Best of „Lesen verboten“
Teil 1 - 3

200 scharfe Briefe aus dem Sex-Kontakter

Das Titelbild steht in keinem Zusammenhang mit dem Inhalt des Buches.

6. Auflage 2005

Schäferweg 14, 24941 Flensburg

E-Mail: info@stephenson.de
Internet: www.stephenson.de
Druck: Nørhaven Paperback A/S, DK-8800 Viborg

Printed in Denmark

ISBN 3-7986-0088-0
0145220 0000 • 656 Seiten

Best of „Lesen verboten“

Teil 1 - 3

200 scharfe Briefe aus dem Sex-Kontakter

Vorwort

Schon lange ist unser Sex-Kontakter das Medium, durch das tabulose Sexler kommunizieren und entsprechend willige Partner finden. Natürlich sind wir neugierig, und so interessierte uns irgendwann auch, ob's denn wirklich geklappt hat und aus dem erotischen Kontakt über unser Magazin einer oder gar mehrere heiße Tage, Nächte, Wochen, Monate oder gar Jahre geworden sind. Wir riefen zu hemmungslosen Sex-Berichten auf, und die Resonanz unserer Leser war grandios: Insgesamt drei Bände „Lesen verboten!" konnten wir schon damit füllen – und ein Ende ist nicht abzusehen! Zum Glück, denn was könnte den Erfolg des Sex-Kontakters besser belegen als lustvolle Erfahrungsberichte, die zeigen, daß sich für jede dort veröffentlichte sexuelle Neigung der richtige Partner finden läßt. Natürlich wahren wir die Regeln der Diskretion und nennen keine Namen, aber die erotischen, sinnlichen, geilen und manchmal auch recht bizarren Storys zeigen einmal mehr, daß an so gut wie jedem Ort und zu jeder Tageszeit alle nur denkbaren Sex-Konstellationen und auch -Ideen munter ausgelebt werden. Viel Spaß beim Lesen!

Verbotenen Briefe

34 Erlebnisberichte

Liebe SK-Redaktion,

Ihr schreibt immer, wir Leser des SK sollten doch mal unsere Erfahrungen und Erlebnisse erzählen, was ich hiermit einmal gern tun möchte:
Also, ich habe schon dreimal inseriert und meine Dienste als Masseur angeboten. Das erste Mal – totale Pleite. Beim zweitenmal bekam ich Post von einem älteren Herren, der für seine Frau mit «Rubensfigur» (ca. 116 kg!) einen Sadisten für besonders strenge Erziehungsaufgaben suchte, wofür er mir sogar ein «Taschengeld» anbot. Na, das war aber gar nicht nach meinem Geschmack. Dann habe ich mit Hilfe Ihrer «Anzeigengeheimnisse» entdeckt, daß meine Anzeige wohl falsch aufgefaßt worden war und die Leser mich für einen Profi halten mußten. Also dritter Anlauf!
Der erste Brief war von einem Paar, ohne richtigen Namen und postlagernd?!? Wer wird denn schon auf so etwas antworten? Ich jedenfalls nicht! Aber dann wurde es besser: Eine Frau, Mitte 40, mit Telefonnummer, schrieb mir, daß sie eine ganz unverbindliche Möglichkeit suche, sich so dann und wann mal richtig verwöhnen zu lassen. Genau so etwas hatte ich mir auch vorgestellt, und so habe ich sie zu der im Brief genannten Zeit angerufen. Es wurde ein Termin vereinbart, und sie kam zu mir.
An diesem Nachmittag habe ich sie zum erstenmal massiert. Zuerst waren in Rückenlage die Beine dran, wobei ich ihre Oberschenkelinnenseiten besonders intensiv behandelte und dabei die Schamhaare wie zufällig streifte. Danach waren Arme und Brüste dran. Die leicht hart gewordenen Brustwarzen zeigten mir an, daß

sie schon ein bißchen erregt sein mußte. Nachdem der Bauch dran war, mußte sie sich umdrehen, und nun massierte ich die Beine von hinten. Erst die Waden, dann die Oberschenkel und den Po. Immer wenn ich beim Massieren ihre Pobacken etwas auseinanderzog, wurde ich Zeuge ihrer Erregung, was mich selbst ganz crazy machte. Nun wandte ich mich dem Rücken, mit besonderer Betonung der Nacken- und Hüftregion, zu. Aber auch das Massieren der Brustansätze von hinten hatte sie sehr gerne, was ich daraus erkennen konnte, daß sie immer schwerer atmete und ihr Körper langsam immer mehr zuckte und sich streckte. Zum guten Schluß habe ich mir dann den Po nochmals ganz intensiv vorgenommen und von dort aus langsam immer tiefer massiert, bis ich endlich zwischen ihren – jetzt weit gespreizten – Schenkeln zum Ziel meiner und ihrer Wünsche gelangte. Durch eine ganz zärtliche und dann immer festere Massage ihrer delikaten Zonen habe ich sie so stark erregt, daß sie mir bei ihrem heftigen Orgasmus beinahe von der Massagebank gefallen wäre.
Sie ist dann etwa ein dreiviertel Jahr fast jede Woche einmal zu mir gekommen, doch leider ist sie dann mit ihrem Mann sehr weit weg gezogen.
Wenn jetzt die eine oder andere SK-Leserin durch meinen Bericht Lust bekommen hat, ähnliches zu erleben, folgendes zu meiner Person: Ich bin 35 Jahre alt, über 1,80 m groß und habe eine kräftige, sportliche Figur. Ich lebe in der Nähe von F–WI–MZ und würde mich sehr auf ein zärtliches, unkompliziertes Treffen freuen.
Mit freundlichen Grüßen
A. Dost

Ich bin 25 Jahre jung, männlich, nicht unattraktiv und sportlich. Ich lese Ihren Sexkontakter mit Begeisterung, da er mich immer wieder von neuem anmacht. Also entschloß ich mich, auf einige Anzeigen zu antworten. Da ich aber sexuell ziemlich unerfahren bin, ich dies fairerweise auch in meinen «Bewerbungen» angab, bekam ich zunächst nur Absagen mit der Begründung, daß ich zu jung und zu unerfahren wäre. Doch eines Tages half mir der Zufall.

Ich gehe ziemlich regelmäßig in den gleichen Läden einkaufen. So auch in einem Zeitschriftenladen, in dem ich mir immer mal wieder Herrenmagazine kaufe, um meine Spannungen abzubauen. Ich gehe dort sehr gerne einkaufen, denn die Verkäuferin hatte für mich immer ein Lächeln oder eine nette Bemerkung übrig, wenn ich mir dort den Playboy oder Penthouse gekauft habe. Sie ist eine Frau so um die 40, attraktiv, groß gewachsen, lange blonde Haare, immer sehr gepflegt gekleidet, trägt gerne Schmuck – also eine sehr begehrenswerte Frau. Eines Tages schob sie mir zusammen mit meinen Magazinen eine Telefonnummer mit der Aufforderung zu, sie nach Feierabend einmal anzurufen. Mir wurde ganz heiß. Was hatte diese Frau vor?

Ich rief also an. Sie erzählte mir kurz und schmerzlos, daß sie eine Anzeige im Sexkontakter aufgegeben hatte und ich mich daraufhin beworben hatte. Sie hatte mich an meinem Foto wiedererkannt. Heute abend würde sie mich daher erwarten.

Ich machte mich schick, kaufte Blumen und ging mit zitternden Knien zu ihrer Haustür. Als sie mir öffnete, fiel ich fast um. Sie stand da, wie ich es mir in meiner Bewerbung gewünscht hatte. Ein sündhaftes Makeup, Finger- und Zehennägel rot lackiert, Ohrringe,

breite metallene Armreifen, Fußkettchen, hochhackige Abendschuhe und ein luftiges Mini-Sommerkleidchen, das eine ganze Menge erahnen ließ. Darunter trug sie absolut nichts! Ihr dunkles Vlies zeichnete sich deutlich ab. Ihre wohlgeformten, langen Beine – nackt. Ein voller Busen, den kein BH zähmte, zierte einen bis zum Nabel reichenden Ausschnitt.
Sie sagte nichts, ergriff nur meine Hand und führte mich in ihr Schlafzimmer. Langsam zog sie mich aus, reizte jede Stelle meines Körpers und küßte mich mit aller Leidenschaft. Sie können sich vorstellen, wie mein Penis darauf reagierte. Sie bemerkte, daß ich diese Spannung nicht mehr lange aushalten würde, kniete sich vor mich hin und begann mit vollen roten Lippen ihr sündiges Spiel. Ich fühlte mich richtig leer und mir standen die Tränen in den Augen. Gott, war das schön! –
Nun, da die erste Aufregung vorbei war, lehrte sie mich, ihren Körper zu erforschen. Jede Stelle, jede Falte sollte ich streicheln, küssen, lecken, massieren. Mein Gott, ist so ein Frauenkörper etwas Lustvolles! – Schnell hatte ich den Dreh raus, und sie fing an, sich unter meinen Händen und meiner Zunge zu rekeln und sich stöhnend zu winden. Wilder und wilder wurde ich, bis sie plötzlich explodierte. Sie warf sich auf mich, setzte sich auf mich drauf und ließ einen heißen Ritt folgen. So etwas Ungezähmtes kann man sich gar nicht vorstellen. Als nächstes fing sie zu schreien an und trieb mich natürlich bis auf die Spitze. Dann endlich der erlösende Orgasmus. Phantastisch. Das ist doch etwas ganz anderes, als selbst Hand an sich zu legen.
Weitere Lektionen folgten an diesem Abend. Leider eröffnete sie mir am Ende, daß dies aus persönlichen Gründen ihrerseits eine einmalige Sache war.

Daß ich dieser Frau immer dankbar sein werde, ist selbstverständlich. Natürlich gehe ich auch weiterhin bei ihr meine Magazine kaufen, die sie mir auch jetzt noch nett lächelnd zuschiebt.
Leider hatte ich auf andere Bewerbungen keine so tolle Resonanz. Deshalb würde ich mich freuen, wenn es auch andere junge Frauen (im Alter von 18–45) im Raum 4000/5000/5100 gäbe, denen das Geschilderte Spaß machen würde. Ich bin übrigens noch sehr lernfähig. Einmalige Treffs wie auch Dauerfreundschaft wären angenehm. Hätte auch an Telefonkontakten und heißem Briefwechsel Spaß.
Bei Veröffentlichung dieses Briefes bitte ich um strenge Diskretion – meinetwegen und auch meiner «Liebeslehrerin» wegen. Deshalb erbitte ich eine Veröffentlichung nur unter Chiffre, ohne Namen und Adresse.
Mit freundlichen Grüßen
Ihr treuer Leser

* * *

Unser schönstes Kontakterlebnis

Sie fordern immer wieder auf, anderen Leserinnen und Lesern zu berichten, wenn man ein besonders schönes Kontakterlebnis erfahren hat. Nun, meine Freundin und ich haben unseren sexuellen Horizont mit einem Freund erweitert, den wir über Ihr Magazin kennengelernt haben.
Meine Freundin heißt Annecke und stammt aus Ost-

friesland, sie ist 34 Jahre alt und diplomierte Sozialpädagogin. Ich heiße Johan, bin gebürtiger Holländer, lebe aber schon seit meiner Kindheit in Deutschland, bin 44 Jahre alt, selbständiger Handelsvertreter.

Unser neuer Freund heißt Sigbert. Er ist bereits 56 Jahre alt. Er ist in betreuender Funktion im Showgeschäft tätig, so umschreiben wir das mal, um sein Inkognito zu wahren. Von ihm wird später noch ausführlich die Rede sein.

Annecke und ich sind ausgesprochene Individualisten, deshalb sind wir auch nicht miteinander verheiratet. Wir kennen uns über fünfzehn Jahre und verstehen uns prächtig. Wir haben uns zusammen ein Doppelhaus gebaut. Jeder wohnt in seiner Hälfte. Uns beiden gemeinsam ist nur ein schöner Partykeller mit Sauna und einem bescheidenen Swimmingpool, zu dem beide Parteien durch eine Kellertür Zugang haben. Dort treffen wir uns, wenn wir sexuell Lust aufeinander haben. Der Raum ist ganz heimelig ausgestattet und hat einen schönen Kamin mit einem in den Fußboden eingelassenen Cockpit, das ganz mit Teppichboden ausgekleidet ist.

Annecke fand eines Tages Ihr Magazin im Briefkasten und dachte natürlich, daß ich ihr dies zugesandt hätte, was aber tatsächlich nicht der Fall war. Mir waren solche Magazine natürlich vertraut, aber Annecke war von solchen Dingen unbeleckt. Ihre angeborene Neugier verleitete sie zur genauen Durchsicht des Heftes. Wir haben es dann auch noch gemeinsam im Partykeller durchgeschmökert und uns in unserer Meinung auf ein paar Inserate geeinigt, die uns beide ansprachen. Dabei wurde noch nicht ausgemacht, solche Leute zu treffen. Aber wir kamen in der Folgezeit immer öfter darauf zu

sprechen. Annecke fragte mich ganz gezielt aus. Sie war wahrscheinlich nicht abgeneigt, jemanden unverbindlich zum Beschnuppern einzuladen, und erklärte sich auch bereit, mit dem Interessenten vorher zu telefonieren, um eventuell von dem Abenteuer doch noch zurückzutreten. Daraufhin schrieb ich mit ihrem Einverständnis an einen 36jährigen Mann und bat ihn, bei Annecke anzurufen. Er signalisierte in seiner Anzeige Niveau, vielseitige Interessen und Erfahrung.
Da stellte sich heraus, daß die Redaktion wohl sein Alter falsch ausgedruckt hatte (oder wie auch immer; so etwas kann immer vorkommen); jedenfalls war er nicht 36, sondern schon 56 Jahre alt. Er machte sofort darauf aufmerksam, als er Annecke anrief, die mit ihm etliche Abende am Telefon verbrachte, denn der Typ war über die Maßen interessant und hatte eine sympathische tiefe Stimme.
Wir wollten ihn einladen. Im Grunde, um einen neuen intelligenten Bekannten zu finden. An Sex mit ihm dachten wir beide nicht. Er war automatisch für uns zu alt.
Wie wir uns da doch täuschen sollten. Wir bezweifeln, ob unser Erlebnis, das wir bald wiederholen werden, mit einem zwanzigjährigen Jüngling in gleicher Gefühlsintensität möglich gewesen wäre.
Aber alles der Reihe nach.
Sigbert kam ganz überraschend vorbei, als er in Hamburg zu tun hatte. Wir wohnen im südlichen Raum außerhalb im Grünen. Er kam also mit seinem gediegenen VOLVO vorbei und traf Annecke an, die gerade zum Kaufmann fahren wollte, weil es Freitag war. Da kauft sie immer ein. Ich war noch unterwegs. Sigbert ist ein Kavalier alter Schule, was Annecke sofort für ihn

einnahm. Wir beide legen Wert auf gute Umgangsformen.
Er fuhr sie selbstverständlich zum Supermarkt und kaufte mit ihr ein und trug die Einkaufstaschen bis ins Haus. Er ist irgendwie ein wenig ein Typ wie der Fiat-Agnelli, gewelltes volles graumeliertes Haar, schlank, groß, elastisch im Gang, sportbegeistert; er spielt Tennis wie ein junger Mann mit flinken Beinen und gutem Auge. Da wir Tennis-Freaks sind, was konnte uns da Besseres passieren, als ihn kennenzulernen. Vielleicht sollte es so sein. Jedenfalls bereichern wir gerade untereinander unser Leben in verschiedenen Beziehungen.
Sie tranken Kaffee zusammen, und Sigbert benahm sich korrekt; keine täppischen Annäherungen, keine Zweideutigkeiten. Sonst hätte er bei Annecke sowieso schon verloren gehabt. Sie unterhielten sich prächtig, zwischen sich auf dem Tisch den kleinen Strauß, den Sigbert ihr mitgebracht hatte. Auch da angemessen und dezent, kein bombastisches Blumenarrangement, auch wenn Sigbert das Geld dafür hat.
Als ich nach Hause kam, wunderte ich mich über den VOLVO mit Münchener Kennzeichen in Anneckes Einfahrt.
Sie winkte mich von Ihrem Wohnzimmerfenster aus zu sich herein, als sie meine Garagentür rummeln hörte. Wir machten uns bekannt, duzten uns spontan. Es gab keinen peinlichen Moment. Der Mann hatte wirklich Ausstrahlung, das mußte ihm der Neid lassen.
Dann kam die Geschäftsführerin von der örtlichen Volkshochschule, um mit Annecke etwas zu besprechen, denn Annecke ist nebenberuflich Abendschuldozentin. So verzogen wir beiden Männer uns in meine Haushälfte, und ich bot Sigbert an, daß er gerne über

Nacht bleiben dürfe, es sei denn, es zöge ihn ins Hotel oder er wolle unbedingt weiter.
So beschlossen wir, den Abend zusammen zu verbringen. Annecke würde ja bald zu uns stoßen.
Wir gingen in den Partyraum, um dort den Kamin in Gang zu setzen. Der Sommer war ja nicht besonders. Wir hatten einen kühlen Abend erwischt. Und was ist ein Kamin, wenn er nicht seine Wärme abstrahlt? Das Anzünden verlief problemlos, der Schornstein zog sofort.
Wir stellten einige Kerzen auf und arrangierten Räucherstäbchen, die wir später anzünden wollten.
Das Cockpit legten wir mit mehreren Felldecken aus, die ich aus meinem Schlafzimmer geholt hatte. Ich hatte auch einige Kassetten mit psychedelischer Musik und mit ausgesprochenen Trommelthemen mitgebracht und unterlegte unsere Tätigkeiten damit. Die Musik fand Sigberts ungeteilten Beifall.
Wir einigten uns darauf, Champagner zu trinken, Anneckes Lieblingsgetränk. Dazu sollte es Schnittchen geben, die wir dann auch noch gemeinsam zubereiteten, bevor Annecke eintraf.
Mir gegenüber verhielt sich Sigbert direkter und fragte mich geradeheraus, wie ich die Situation einschätzte, Dreieraktivitäten zu genießen.
Ich bedeutete ihm, daß ich da keinen Einfluß hätte, alles käme da auf Annecke an, da schätzte ich aber, daß (zumindest an diesem Abend) mit uns zu dritt nichts liefe. Sigbert war da anderer Meinung und wollte nur mein Okay, daß ich ihn machen ließe. Okay, laß ihn machen, dachte ich mir.
Ich hatte mir schon so oft vorgestellt, wie das wäre, aus unmittelbarer Nähe zuzusehen, wenn Annecke von

einem anderen Mann beschlafen würde. Mitzuerleben, wenn sie vor Leidenschaft abgeht.
Langsam wurde die Situation konkret. Bei Sigberts Ausstrahlung war es nicht unmöglich, Annecke zu verführen, auch wenn Annecke keinen Vater-Komplex hatte. Ich nahm Sigbert deshalb die Versicherung ab, er möge ein Präservativ benützen, weil ich nicht in der Lage wäre, Annecke herzunehmen, wenn sie schon einmal überschwemmt worden sei.
Nachdem wir die Schnittchen gemacht hatten und auf einem kleinen Tischchen in der Bar angerichtet hatten, erfrischten wir uns im Bad und zogen Hausanzüge an. Sigbert hatte alles im Gepäck und konnte sich ebenso bequem ankleiden.
Als wir in den Partyraum zurückkehrten, war es schon behaglich warm, und wir nahmen unsere Plätze im Cockpit ein. Das Deckenlicht war aus, die Kerzen und Räucherstäbchen brannten.
Wir stellten fest, daß wir alle Nichtraucher waren. Das Rauchen hatten wir aufgegeben; aber auf Erotik würden wir nie verzichten, waren wir uns einig.
Sigbert rief Annecke an und erzählte ihr, wie schön wir alles hergerichtet hätten und daß nur sie noch fehle, damit es endgültig harmonisch wäre.
Ob das reichte? – Ich bezweifelte das.
Was ich nicht wußte, war, das Annecke schon längst Sigberts Charme theoretisch erlegen war und außerdem ein halbes Dutzend frivole Fotos von Sigbert im Hause hatte, die er ihr vor seinem Besuch übersandt hatte. In Gedanken hatte Annecke schon mit Sigbert geschlafen.
Annecke kam zwanzig Minuten später. Sündiges Makeup. In einem halblangen schwarzen Lackleder-Kleid, seitlich bis hoch auf die Hüften geschlitzt, schenkelhohe

rote Knautschlackstiefel mit Bleistiftabsatz, das Oberteil des Kleides ohne Knöpfe, tief hinuntergeschlitzt bis zum Nabel, einen breiten schwarzen Ledergürtel in der Taille, vorne mit einem großen antiken Messingkopf, breite metallene Armreifen an jedem Arm, um den Hals in gleicher Manier einen Halsreifen, knallrot lackierte Fingernägel, mehrere Ringe mit verschiedenfarbigen Steinen an den langen schlanken Fingern. Wahnsinn, wie das Weib daherkam! –
Ihr tizianfarbenes Haar trug sie offen. Es fiel vorne fast bis auf die Brüste, die ohne BH halbschwer im Oberteil pendelten.
Sie setzte sich kokett zwischen uns und küßte jeden von uns leicht auf die Wange. Wir tranken Champagner und rekelten uns in die Wärme hinein.
Amüsiert verfolgte ich Sigberts Taktik der kleinen Schritte, wobei ich ja nicht wußte, daß sich Annecke nur pro forma zierte.
Ich hielt mich zunächst raus und rutschte sogar ein wenig seitlich weg, um mehr zu sehen. Zentimeterweise schmeichelte Sigbert Annecke den Slip ab, hatte ihr das Kleid hochgeschoben, den Slip halb auf den Schenkeln. Da sah ich zum erstenmal, daß Annecke sich rasiert hatte. Sie hat dicke fransige Schamlippen, fast ein wenig Hottentottenschürzchen, herausquellende kleine innere Labien, schön dunkel pigmentiert, einen schon dick gestielten Kitzlerschaft, wo bereits die kleine Lustperle hervorlugte. Ein traumhaft schöner Anblick. Annecke lag mit zurückgerecktem Kopf und gespreizten Beinen zitternd auf der Kante. Sigbert faßte ihr sanft in den Ausschnitt. Da klingelte das Telefon auf dem Kaminsims. Wir fuhren alle zusammen und starrten den Apparat an.

Rasch ging ich hin und meldete mich. Ausgerechnet jetzt rief ein Paar an, das wir angeschrieben hatten, und wollte sich mit uns auf ein Treffen abstimmen. Einesteils wollte ich sie schnell loswerden, andererseits ritt mich plötzlich der Teufel, und ich erzählte meinen Gesprächspartnern flüsternd, was hier im Partykeller am Werden war. Ich legte den Hörer auf dem Kaminsims ab, Hör- und Sprechmuschel in Richtung Cockpit gedreht, und ging zurück zu Annecke und Sigbert, die sich schon wieder der Leidenschaft hingaben. Sigbert hatte ihr mittlerweile das Kleid ausgezogen und half ihr gerade, den breiten Ledergürtel wieder anzulegen. Ihre Wangen waren vor Eifer gerötet. Die Nippel an ihren Brüsten standen wie kleine harte Bohnen hervor und waren wie die großen Vorhöfe auf ihren Brüsten rassig dunkel pigmentiert. Ein wunderbar aufreizender Anblick, als Annecke durch den Raum stöckelte, um sich vom Champagner nachzuholen.
Sigbert nahm sofort die Gelegenheit wahr und war rucki-zucki nackt, legte seine Kleider als Bündel in eine Ecke. Er wußte, was sich gehörte, und zog auch seine Socken aus. Nichts ist lächerlicher, als ein Mann mit erigiertem Penis und Socken an.
Rasch entkleidete ich mich ebenfalls und warf meine Kleider auf Sigberts Haufen. Ich löste mich mit Sigbert ab und nahm Anneckes Lippendienste in Anspruch, ließ sie jetzt aber auf der Couch im Cockpit sitzen und stellte mich davor und lenkte ihren Kopf mit meinen flach aufgelegten Händen.
Annecke war jetzt ausgelassen wie eine Edelhure. Wir setzten uns zu ihr auf das Sofa und nahmen sie zwischen uns, klappten ihre Schenkel auseinander, legten je eins ihrer Beine quer über unsere Oberschenkel und strei-

chelten sie im Schritt und an den Brüsten. Ich flüsterte Sigbert zu, nicht sofort auf Anneckes Kitzler loszugehen. Sie muß erst viel drumherum genießen, bevor sie darauf aus ist. Sigbert dankte mir mit der Okay-Daumengeste wie ein Düsenjägerpilot.

Es war himmlisch. Solch schöne Lust hatte ich schon lange nicht mehr in meinen Lenden und entlang meiner Wirbelsäule.

Wir machten Annecke jaulig und verrückt, bis wir alle nicht mehr konnten. Dann hatte Sigbert den Vorrang des Gastes, und mir kam die berühmte Gastfreundschaft der Eskimos in den Sinn, wo es zum guten Ton gehört, dem Gast sogar die eigene Frau anzubieten. Sigbert setzte sich auf die Couch, Annecke kletterte auf seinen Schoß, mit dem Rücken zu Sigbert gewandt.

Ich saß fasziniert dabei und streichelte mich selber. Und mir fiel auf einmal ein, daß das Telefon noch durchgeschaltet war. Als ich hineinhorchte, war man am anderen Ende genauso in Aktion, ein Bett quietschte im Takt, eine Frauenstimme stöhnte ab und zu, der Mann spornte sie und sich mit ziemlich obszönen Redensarten an. Reichlich uninteressant. Kurz entschlossen legte ich auf. Wir haben von den beiden nie wieder etwas gehört.

Annecke steuerte auf einen Orgasmus zu, war schweißüberströmt am ganzen Körper, hechelte mit offenem Mund.

Es waren die heißesten Minuten meines Lebens. Komischerweise drängte es mich nicht, Annecke selber herzunehmen. Ich hätte stundenlang so zusehen können. Es war mir, als sei ich selber in ihr.

Hätte ich doch ein Tonband laufen gehabt! – Annecke hob langsam ab, jubelte und schluchzte ein über das andere Mal: «Ach Gott, ist das schön! – Ach Gott, ist das schön!»

Ganz kurz hatte ich Eifersuchtsgefühle, hätte Annecke prügeln mögen. Aber nur ganz kurz, dann regierte wieder die süße Geilheit. Sigbert zeigte leichte Anzeichen der Erschöpfung im Gesicht. Annecke wurde wilder, genoß offensichtlich, daß Sigbert ihre Brüste massiv knetete. Ich kannte das bei ihr. Sie hatte mich früher oft beim Orgasmus aufgefordert: «Tu mir weh! – Tu mir weh!»

Sigbert konnte sie kaum auf seinem Schoß bändigen. Ich sah, wie er darum kämpfte, nicht vor ihr zu kommen.

Sie stand kurz davor, lustvoll zu explodieren, und würde dann ihre Lust lauthals hinausschreien. Ich kannte das ja von ihr. Allein der Gedanke daran ließ mich tief erschauern, meine Wadenmuskeln zogen sich krampfartig zusammen, meine Schienbeine prickelten. Ich konnte kaum atmen. So etwas hatte ich nie vorher empfunden. Ich erinnerte mich an die kleine Flasche mit dem Glyzerin, die auf einem Wandregal für unsere Liebesspiele immer bereitstand, und eilte hin und holte sie. Rasch schraubte ich das Fläschchen auf und goß mir eine Ladung in die hohle Hand, kniete mich vor das Sofa und klappte die Hand auf ihre Kitzlerregion, verrieb dort die ölige Flüssigkeit.

Annecke kam noch einmal, nicht so heftig wie eben, aber immer noch so engagiert, daß sie Sigbert mit ihren Nägeln Streifen auf den Rücken kratzte.

Dann plötzlich forderte sie Sigbert auf, endlich zu kommen. Ich war traurig und enttäuscht; nein, nicht wütend, auch wenn mir die beiden alles weggenommen hatten und für mich zunächst nichts übriggeblieben war.

Ich respektierte Anneckes Gefühle und machte keine Anstalten, mir auch meinen Teil an Lustlösung zu holen.

Und ich kam ja noch zurecht, denn als wir ein wenig geruht hatten, duschten wir alle zusammen, kamen wieder in den Partykeller, aßen unsere Schnittchen und tranken noch etwas Champagner und näherten uns wieder spielerisch zu dritt.

Jetzt war ich unten dran und drin, während sie ihren Kopf in Sigberts Schoß hatte und dessen Glied mit Mund und zärtlichen Händen liebkoste.

Annecke und ich kamen fast gleichzeitig, lange nicht so leidenschaftlich wie zuerst mit Sigbert, aber sehr intensiv und für mich friedvoll. Ich blieb drin, solange mein Glied einigermaßen steif war, zog mich dann in die Halbdistanz zurück, um noch ein wenig optisch zu kiebitzen, einen schönen Ausklang zu haben.

Sigbert zuckte sich in ihrem Mund aus, und sie nahm alles. Er blieb ihr Favorit, denn die beiden teilten auch nachts das Bett bei ihr und machten am nächsten Morgen eine wilde und eine stille Nummer, wie mir Annecke später erzählte.

Das war unser Einstieg in den Gruppensex. Es klappt aber komischerweise nur mit Sigbert so harmonisch und letztendlich eifersuchtslos. Wir haben es einige Male mit Paaren versucht; aber es war nicht so lustvoll. Auch wenn Sigbert nicht da ist, klappt es. Ich brauche Annecke nur ins Ohr zu raunen, was wir alles machen werden, wenn Sigbert wieder einmal zu Besuch kommt, dann geht sie phantasievoll ab wie eine rollige Katze.

Es ist also gar nicht notwendig, ein Adonis von Gestalt zu sein, um eine Frau zu beeindrucken. Die Persönlichkeit macht es, die Ausstrahlung und natürlich auch so ein großes strammes Glied. Man muß sich trauen und es probieren und auch dem älteren und meistens sehr erfahrenen Partner eine Chance einräumen. Es gibt be-

stimmt noch viele Sigberts, die es wert sind, kennengelernt zu werden. Voraussetzung ist dabei lediglich, daß der Partner seiner Frau, Freundin, Verlobten solch ein Erlebnis von Herzen gönnt und mithilft, es zu verwirklichen. Eifersucht muß allerdings hintangestellt werden können, sonst wird es nie etwas.
Wir jedenfalls genießen unseren erotischen Freiraum, solange es irgend geht, und grüßen die Leserinnen und Leser Ihres Magazins und empfehlen Nachahmung.
Annecke, Sigbert und Johan.

* * *

Wer fühlt sich angesprochen?

Es war im letzten Sommer. An einem Montag. Das weiß ich deshalb noch genau, weil ich auf dringende Post wartete und montags der Briefträger bei uns immer schon sehr früh kommt. Das heißt, an diesem Tag war es eine Briefträgerin, eine junge und hübsche Aushilfe. Sie kam später als üblich und schob ihr Fahrrad – mit einem platten Vorderreifen. Ihr eigener Körper war dagegen alles andere als platt, an den richtigen Stellen wohlproportioniert.
Ich war froh, daß mein langerwarteter und wichtiger Brief kam, und sprach sie auf ihr kaputtes Fahrrad an. Sie bat, ihr Postamt von meinem Telefon anrufen zu dürfen, und kam in die Wohnung. Dummerweise lagen dort Herrenmagazine auf dem Sofa, gleich neben dem Telefon, herum.
Ihr Chef teilte ihr mit, daß man ein Auto mit einem anderen Fahrrad vorbeischicken würde, es könne aber

etwas dauern. Während ich für uns einen Kaffee kochte, blätterte Petra in den Magazinen. Ein paar Fotos hatte ich mit Anmerkungen am Rand versehen, eindeutige Anmerkungen. Als ich mit dem Kaffee ins Wohnzimmer kam, hatte sie ihren Blouson abgelegt und streckte mir aufreizend ihren von einem knappen T-Shirt bedeckten Oberkörper entgegen und fragte schelmisch: «Und wie gefällt dir mein Busen?» (Bisher hatten wir uns gesiezt!) Mir fielen die Zuckerdose und die kleine Milchschüssel aus der Hand, ich habe wohl geguckt wie ein Auto. «Oh, wie das spritzt», sagte sie mit Blick auf die Milchdose und lächelte vieldeutig.

Wir räumten die Sachen gemeinsam auf den Tisch und mußten dabei heftig lachen. Als ich mich wieder in der Gewalt hatte, nahm ich allen Mut zusammen und sagte frech: «Wie mir deine Brust gefällt, kann ich so nicht beurteilen!» Sie trug keinen BH, und unter dem T-Shirt wölbten sich längst harte Nippel. Ich hatte gelogen: Natürlich war sehr gut zu beurteilen, daß ihre festen wippenden Brüste meine Phantasien (und meinen Penis) angeregt hatten.

«Wenn's weiter nichts ist», antwortete Petra, schob mit einer Hand das T-Shirt hoch und zog mit der anderen meine recht Hand unter das knapp sitzende Kleidungsstück.

Wir liebten uns heftig, bis es an der Haustür schellte. Der Postfahrer hatte das Fahrrad vor der Tür gesehen und geklingelt.

Petra macht nur ab und zu Aushilfe. Aber jedesmal, wenn ich zu Hause bin, gibt es eine wilde Vereinigung.

Ich habe diese Beziehung vor meiner Frau, die nichts davon mitbekommen hat, geheimgehalten. Mit meiner Frau habe ich ein heftiges Liebesleben (sie hat gelegent-

lich auch ihr Abenteuer). Unsere Beziehung ist gefestigt – bis auf meine Schwäche, daß ich gern ein sexuelles Geheimnis habe. Wir haben gemeinsam auch Pärchen-Parties besucht, aber sie kam bisher immer zu kurz, weil die Männer statt zärtlich nur handgreiflich waren. Dann gönnt sie auch mir kein Lust-Erlebnis, selbst wenn sie dabei ist. Aber wir wollen es wieder gemeinsam versuchen. Nur z. Zt. ist sie darauf nicht ansprechbar. Ich suche aber ständig nach sexuellen Kontakten, und seien sie auch «nur» telefonischer oder brieflicher Natur. Ich mag aufreizende Korrespondenz, offene Telefongespräche (manchmal auch während einer der beiden Gesprächspartner «Liebe macht»), Bildertausch. Oder frivoles Ausgehen, Erotik an ungewöhnlichen Plätzen.
Schön wäre es, wenn Ihre Leser mir schreiben, was sie davon halten. Wer sich angesprochen fühlt: Ich habe schon inseriert, aber wurde bisher offenbar falsch verstanden.
Welches Mädchen, welche Frau hat Interesse an der von mir beschriebenen Art von Erotik? Es können sich auch Paare melden, denn meine Frau wird früher oder später wieder Lust auf Gruppensex haben. Ich beantworte jede Zuschrift, außer kommerziellen und Postfach-Briefen. Wer mit Rückporto und/oder Foto schreibt, wird zuerst bedient. Bei aussagefähigen Briefen mit Bild antworte ich umgehend mit eigenen Fotos. Falls sich die Leser fragen, ob sie schreiben sollten: Wenn Sie sich in der geschilderten Episode mit der Briefträgerin in der einen oder anderen Rolle wohlfühlen könnten, sind Sie schon gemeint! Ansonsten: Fragen kostet nichts, außer Porto!

Leserbrief

Der Sex-Kontakter hat mir beim Lesen der Anzeigen und Leserbriefe schon viele sinnliche Gedanken und Vorstellungen gegeben. Weil ich mich aber nicht nur mit diesen Vorstellungen begnügen wollte, habe ich selber eine Anzeige aufgegeben. Viel Hoffnung auf Antwort hatte ich mir allerdings nicht gemacht, weil ich nur einer von vielen Männern war, die auf der Suche nach einer anderen Beziehung hier inserieren. Leider machen immer noch zu wenig Frauen von dieser sehr guten Möglichkeit Gebrauch, sich, egal ob sie verheiratet sind oder nicht, über eine Anzeige im SK-Kontakter einen entsprechenden Partner, Paar oder Partnerin zu suchen und zu finden, um das eigene Erlebnis nach einer anderen Art der sinnlich erotischen Erfüllung zu erleben und zu genießen, ohne daß der eigene Status dadurch gefährdet wird.

Es hat mich darum besonders gefreut, als ich trotzdem zwei Antworten auf meine Anzeige bekam. Das erste Schreiben bekam ich von einer Dame – sie war wirklich eine – die allein lebte. Sie war 59 Jahre alt und hatte geschrieben, weil sie Sehnsucht nach einer sinnlichen, auf Zärtlichkeit ausgerichteten, körperlichen Beziehung hatte, dies aber nicht in ihrem Bekanntenkreis zu ermöglichen war. Wir trafen uns, nachdem wir einige Briefe gewechselt hatten, in ihrer Wohnung. Es war von Anfang an eine sehr angenehme Begegnung und durch intensive Gespräche kamen wir uns näher. Wir hatten die gleiche Einstellung zu einem gemeinsamen Erlebnis der körperlichen Begegnung. Sie brauchte Zärtlichkeit und gab sie mir in einer unglaublich femininen Art. Unsere Vereinigung war von einer

nicht zu beschreibenden Art, so wie ich es noch nie erlebt hatte.
Das zweite Schreiben bekam ich von einem Ehepaar. Sie war 49 Jahre alt, und er war 64. Ich erzählte diesem Paar bei unserem ersten Treffen von meiner Bekannten, mit der ich eine sinnlich erotische Beziehung aufgebaut hatte, und wollte ihnen eigentlich nur damit kundtun, daß ich diese Beziehung nicht aufgeben wollte, weil es wirklich eine genußvolle Gemeinsamkeit war, in der wir uns befanden. Die Schilderung dieser Beziehung hat sie sehr interessiert und auch neugierig gemacht. Auch sie wollten kein kurzfristiges und einmaliges Sexerlebnis, sondern eine anhaltende gemeinsame Beziehung. Zur zweiten Begegnung habe ich dann meine Bekannte mitgebracht. Und nun ist etwas eingetreten, was ich zwar erhofft, aber nicht für möglich gehalten hatte, wir verstehen uns alle vier sehr gut miteinander und fanden Gefallen aneinander, so daß wir uns, nach zwei weiteren Treffen, keinerlei Scheu und Hemmungen mehr aufzuerlegen brauchten. Es war bei jeder Zusammenkunft immer ein neues und erfülltes Erlebnis, das wir vier uns gemeinsam verschafften. Die beiden Frauen verstanden sich auch körperlich sehr gut, und der Mann und ich hatten auch keine Scheu davor, uns gegenseitig, vor und mit den Frauen gemeinsam, zu streicheln und zu liebkosen. Man kann mit Worten gar nicht alles beschreiben, was wir gemeinsam erlebt hatten.
Auch für meine Ehe habe ich dadurch sehr viele neue Impulse bekommen, die sich sehr positiv ausgewirkt haben. Meine Frau allerdings denkt in dieser Hinsicht anders als ich und möchte ihr sinnliches Erleben nicht mit anderen teilen.

Leider mußte ich aus beruflichen Gründen meinen Wohnsitz nach Nordrhein-Westfalen verlegen und dadurch diese sehr schöne Beziehung zu der Frau und dem Paar aufgeben. Nun hoffe ich, durch diesen Leserbrief wieder jemanden zu finden, der ebenso wie ich an einer umfassenderen Art der erotischen Beziehung zueinander interessiert ist und sie noch nicht gefunden hat. Es würde mich sehr freuen, wenn sich auf diesen Leserbrief eine Frau, Ehefrau und/oder ein Paar meldet, welche in aller Fairneß, Offenheit und Vertrauen solch eine Gemeinsamkeit mit anderen aufbauen und genießen möchte.
Ich bin 42 Jahre alt, sehe attraktiv aus, bin schlank und würde gerne alles mit Ihnen gemeinsam besprechen. Bitte schreiben Sie mir. Ich werde auf jeden Brief sehr diskret antworten. Da ich es ehrlich meine, gehe ich davon aus, daß sich nur wirklich interessierte Frauen oder Paare melden werden, denen es an der gemeinsamen Begegnung mit einem Partner, der ebenso denkt und fühlt wie sie, gelegen ist.

* * *

Eurer Bitte, einmal über «Erfahrungen» zu berichten, komme ich gern nach:
Ganz ohne Zweifel ist der SK eine nützliche und – vom Verlag her – auch seriöse Sache (nur schade: Warum bekommt man ihn nicht in den ORION-Läden?). Nur mit den Inserenten hapert es manchmal. Man schreibt sich die Finger wund, ohne eine Antwort zu erhalten. Ich kann mich des Eindrucks nicht erwehren, daß so manches Inserat von «Brief-Sexisten» aufgegeben wird, die sich an Antworten aufgeilen. Wirkliche Kontakte sind

leider selten. Vielleicht, weil die wenigen Damen solche Brieffluten erhalten, daß sie einfach überfordert sind?
Doch auch über einen netten Kontakt will ich berichten:
Ein Paar in H. suchte einen «Spielgefährten». Eine Begegnung auf «neutralem» Boden fiel zur allseitigen Zufriedenheit aus, und alsbald trafen wir uns in der Wohnung des Paares. Es waren reizende Gastgeber: Er natürlich, aufgeschlossen, freundlich – sie sehr sexy, mit einem Stufen-Mini bekleidet, von fraulich-reifer Gestalt. Die natürliche Befangenheit dauerte nur kurz. Wir saßen zu dritt auf einer Couch, Lotti in der Mitte. Ihr Gatte zauderte nicht lange und machte den Wegbereiter, streichelte sein Weibchen an empfindlicher Stelle, was Lotti gelüstig machte. Ihr Arm, erst um meinen Hals gelegt, ging auf Wanderschaft und fand natürlich gar bald mein Vergnügungszentrum, das inzwischen deutlich erkennbar war.
Uns wurde warm – so warm, daß die Kleider immer störender wurden. Als die letzten Hüllen gefallen waren, zeigte sich meine Gastgeberin in voller Pracht: eine tolle Figur mit «maßgeschneiderten» Brüsten, ideal gepolstert, doch ohne Speckfalten, und ein buschiges Dreieck, das nicht allzu lange mehr die Pforte der Seligkeit verbarg. Rudolf lenkte sein Weibchen zum Wohnzimmertisch, wo er sie wie eine Mahlzeit drapierte und zunächst die Vorarbeit leistete. Dann überließ er mir sein «Opfer», das nun richtig heiß war, dem aber der Tisch gar nicht gefiel. Lotti verführte mich ins Schlafzimmer... Mit fliegenden Händen erforschte sie mich – versuchte es auch mit den Lippen, ehe sie sich bereitlegte und nun mich aktiv sein ließ. Lottis Brüste und ihr weicher Körper hatten es mir angetan. Ihr angenehmer

Duft ließ mich tief in ihren Schoß versinken. Wohl eine Stunde oder länger haben wir geschmust – zwischendurch reichte uns Rudi zur Stärkung belegte Brote. Er war überhaupt sehr um uns besorgt. Auch war er ein eifriger Fotograf (gegen die Zusicherung, daß auch ich Abzüge erhielte).
Doch am Ende war Rudi «sauer». Irgend etwas war nicht nach seinen Wünschen abgelaufen. Waren wir zu sehr miteinander beschäftigt? Machte ihn Lottis Aktivität eifersüchtig? Er brachte mich zu vorgerückter Stunde zwar freundlich, doch merklich zurückhaltender zur Tür. Danach kam kein Kontakt mehr zustande; und Fotos habe ich natürlich auch nie erhalten. Ich weiß nicht, welche Lehre ich daraus ziehen soll, hoffe aber noch immer, ein Paar zu finden, das die Zärtlichkeit und das Temperament eines zusätzlichen Partners zu schätzen weiß. Ob es dieses Paar im Raum Hannover wohl gibt?

* * *

Dank Ihres SK konnte ich mittels einer Anzeige in einer Ihrer letzten Ausgaben eine nette Bekanntschaft machen. Nun ist dies sicherlich nichts Ungewöhnliches. Doch die Tatsache, daß ich auf Grund einer Querschnittslähmung auf einen Rollstuhl angewiesen bin, erschwert doch die Partnersuche erheblich. Dies auch bezogen auf dem Wege von Anzeigen.
Um so mehr habe ich mich deshalb über die Resonanz auf meine Anzeige gefreut. Mein Wunsch war es, eine nette verständnisvolle junge Dame kennenzulernen, die neben dem zärtlichen Sex in Verbindung mit Streicheln, Küssen, Massieren, usw. auch ein Faible für schwarze

Dessous hat. Daraufhin hat sich eine junge Dame bei mir gemeldet, die auch weitestgehend meinen Vorstellungen entsprach. Nach anfänglichem Zögern habe ich mich dann mit einem Brief an sie gewandt. Anschließend hatten wir einen kurzzeitigen Briefwechsel geführt. Im Rahmen dieses Briefwechsels hatte ich sie mitunter auch mit der Problematik meiner Lähmung vertraut gemacht, auch damit, daß beispielsweise Geschlechtsverkehr, durch meine Querschnittslähmung bedingt, mit bestimmten Schwierigkeiten verbunden ist und mir deshalb der zärtliche Sex wie der Austausch von Zärtlichkeiten in allen erdenkbaren Formen sehr, sehr wichtig ist.

Nach einiger Zeit kam nun das langersehnte Treffen zustande. An dem zwischen uns vereinbarten Tag trafen wir uns bei ihr. Obwohl wir uns durch den Briefwechsel schon relativ gut kennengelernt hatten, stand ich nun mit gemischten Gefühlen vor ihrer Wohnungstür und läutete. Es öffnete sich die Tür, und ich trat ein. Vor mir stand nun plötzlich eine junge, gutaussehende Dame, die es zweifelsohne sehr gut verstand, ihre weiblichen Reize durch entsprechende Kleidung zu unterstreichen. Sie trug einen knielangen, knallengen, hochgeschlitzten, schwarzen Rock, schwarze Nylonstrümpfe mit Naht und hochhackige Pumps. Ihren Oberkörper hatte sie mit einer weißen, durchsichtigen Bluse verhüllt, die jedoch mehr zeigte, als sie zu verbergen schien. Darunter zeichnete sich ein wohlgeformter Busen, von einem schwarzen, ebenfalls fast durchsichtigen BH umgeben, ab. Es dauerte nicht lange, bis wir uns auf ihrer Liegewiese wiederfanden. Stück für Stück schälte ich sie küssend aus ihren Textilien, worauf wir uns wie von Sinnen liebten...

Rückblickend darf ich sagen, daß es für uns beide ein wunderschönes Erlebnis war, wenn es auch bei dem Austausch von Zärtlichkeiten geblieben war. Doch bin ich ganz sicher, daß diese Frau unser Treffen in bleibender Erinnerung behalten wird. Vor allem aber glaube ich, hat sich das «Bild» von einem körperbehinderten Menschen in ihr, welches fälschlicherweise in der Öffentlichkeit von einem Behinderten kursiert, gewandelt.
Aus Gründen der sehr großen Entfernung, die zwischen uns lag, waren wir in beiderseitigem Einvernehmen leider dazu gezwungen, unsere Beziehung abzubrechen.
Ich wünsche mir deshalb so sehr, auf diesem Wege wieder eine nette, vorurteilsfreie Dame von ? bis 45 Jahren kennenzulernen, die den zärtlichen Sex im Sinne des Austausches von Zärtlichkeiten in allen erdenkbaren Formen liebt und für die Reizwäsche nicht tabu ist. Einer längerfristigen Beziehung bin ich (24) nicht abgeneigt. Ich würde mich über Deinen Brief riesig freuen, den ich sofort beantworten werde. Ehrlich, was kannst Du denn verlieren, wenn Du mir jetzt schreibst??? Du kannst doch dabei nur gewinnen!!! Hab Vertrauen und gib mir ein Lebenszeichen von Dir!!! Darf ich auf einen Brief von Dir hoffen???
Diesen Leserbrief möchte ich gleichzeitig zum Anlaß nehmen, um einiges zum Thema «Behinderung und Sexualität» zu sagen:
Bedauernswerterweise wird das Thema «Behinderung und Sexualität« in unserer Gesellschaft totgeschwiegen. Als ob es so was nicht gibt, nicht geben darf! Es ist einfach in unserer Gesellschaft nicht vorstellbar, daß auch ein behinderter Mensch sexuelle Gefühle hat. Es sind

doch auch nur Menschen, Menschen wie Du und ich. Kein sogenannter Nichtbehinderter ist davor bewahrt, sei es durch einen Unfall oder ein sonstiges Ereignis, sich schon morgen mit einer körperlichen Behinderung abfinden und fertigwerden zu müssen – und damit auch mit seiner Sexualität.

Gefangene, psychisch Kranke, Behinderte, Kinder, alte Menschen stellen in unserer Gesellschaft eine mehr oder weniger unmündige oder bevormundete, hilflose und dem Schicksal oder dem System ausgelieferte Minderheit dar, die kein Recht zu haben scheint, eine eigene Sexualität zu haben. Ihr Anspruch wird teilweise durch Gesetze, teilweise auch durch Inakzeptanz negiert. Beim Gefangenen wird der menschliche Anspruch zu einem Teil der Sanktionen umkultiviert. Gefühle von psychisch Kranken werden sexuell durch Medikamente oder Eingriffe abgetötet. Die dürfen nicht, weil sie psychisch krank sind. Keiner kommt auf die Idee, Sexualität bei psychisch Kranken zum Teil der Therapie zu machen, sie «Mensch» sein zu lassen. Kein Mensch kann sich mehr im Leben behaupten, wenn er seiner Würde beraubt ist – und mit der Sexualität verliert der Mensch einen Teil seiner Menschenwürde. Beim Behinderten kehrt unsere verlogene Gesellschaft nach außen, daß er «das» angeblich nicht mehr bräuchte, weil sowieso «von da an abwärts» nichts mehr läuft. Die Allgemeinheit wird fälschlicherweise in dieser Form fehlinformiert. Behinderte sind also «geschlechtslosen Wesen» beizuordnen. Bei Kindern schreiben mittelalterliche Gesetze vor, wann man alt genug ist, um zu «dürfen». Der kindliche pubertierende Organismus fragt aber nicht nach dem Alter, er funktioniert einfach, ohne das Gesetz zu befragen.

Onanie mag ein Behelf sein, seinen Körper von allzu großem Druck zu befreien, wenn gerade kein Partner da ist. Aber ein Ersatz für artgerechtes Sexualverhalten ist sie nicht. Dauerhafte Onanie belastet auf jeden Fall die Psyche. Aber was macht die frühentwickelte Elfjährige, wenn sie Gefühle bekommt? Sie muß onanieren und sich sagen: «Ich darf nicht, weil ich noch nicht alt genug bin.» – Was für ein Hohn. – Und alte Menschen? – «... Die brauchen doch nicht mehr, die haben doch genug in ihrem Leben gehabt!»
Liebe Leser, leider stellt dies die knallharte Realität unserer Gesellschaft dar. Für meinen Teil bin ich jedoch nicht bereit, mein Schicksal als Querschnittsgelähmter als unabänderlich hinzunehmen!
Die Meinungen zu diesem Thema aus der Sicht eines sogenannten Nichtbehinderten würden mich sehr interessieren. Ich würde mich deshalb über Meinungsäußerung zu diesem Thema Ihrerseits freuen!
Meine volle Anschrift ist der Redaktion bekannt. Eventuell eingehende Zuschriften werden von der Redaktion an mich weitergeleitet.

* * *

Pustespiele

Wir sind zwei Ehepaare um die dreißig und sind seit mehreren Jahren Nachbarn und Freunde. Unsere Grundstücke liegen nebeneinander, so daß wir uns problemlos jederzeit besuchen können, wovon unsere Kinder am meisten Gebrauch machen.
Auch wir Erwachsenen kommen gesellschaftlich kon-

ventionell zusammen, aber auch zu erotischen Spielen zu zweit, zu dritt oder zu viert. Trotz der Kinder ergeben sich im Jahr immer einige Möglichkeiten, daß wir ungestört ein abwechslungsreiches Liebesleben entfalten können. Unsere Kinder gehen in eine Klasse. Wenn sie auf Klassenreise sind zum Beispiel, sind wir natürlich prompt zusammen. Für uns gibt es auch freie Bahn, wenn sie gemeinsam zum Schwimmen gehen oder einen Zirkus besuchen oder ins Kino gehen.

Am schönsten ist es am Wochenende am späten Nachmittag, so um die Zeit der «blauen Stunde».

Unsere beiden Häuser sind nach dem gleichen Plan erbaut. Jede Familie hat unter dem Dach einen großen holzgetäfelten Raum, wo eine Giebelwand total verglast ist.

Dort befinden sich in jedem Haus die «Spielzimmer» der Eltern, mit Stereo-Anlage, Hausbar und breitem Bett.

Unsere Frauen treffen sich recht häufig, wenn die Dämmerung beginnt, und streicheln sich lange und zärtlich bis zur Lustlösung.

Neulich haben wir beiden Männer mit Marion (Namen geändert. Die Redaktion) an so einem Nachmittag ein neues erotisches Spiel gespielt. Und das kam so. Ich wollte mir bei Marions Mann ein Stück Werkzeug ausleihen und suchte ihn auf. Ich kam ein wenig ungelegen, denn die beiden wollten zusammen ins Bett steigen. Marion war schon oben, frisch geduscht, parfümiert und erwartungsfroh.

«Kommst du?» rief Marion von oben. «Gleich», antwortete G. «H. ist gerade gekommen, er braucht was aus der Werkstatt.» – «Soll mit raufkommen», rief Marion.

So machten wir nach längerer Zeit wieder mal einen flotten Dreier.
Als wir oben ankamen, lag Marion auf dem Bett und fönte sich ihre Muschi. Hingebungsvoll und völlig entspannt lag sie nackt auf dem Bett, nahtlos braun, sie ist von Haus aus schon sehr dunkel pigmentiert, sehr reizvoll auch an den Warzenhöfen.
Wir machten uns rasch nackt und übernahmen den Fön und ließen den warmen Strahl über ihren Körper gleiten, an alle Stellen. Sie mußte sich auf den Bauch rollen, die Beine spreizen, und wir spielten mit dem Luftfinger in ihrem Schritt und über ihre Pobacken, fächelten ihre Brüste und gingen dann, als Marion langsam hitzig wurde, auch mit unseren Fingern ran.
Wir schalteten den Fön jetzt eine Zeitlang ab, weil wir das Bedürfnis hatten, uns ganz dicht zu berühren.
Ich ließ Marion auf mir reiten und G. fönte uns beide zwischen den Beinen. Es war ein ganz tolles Gefühl und machte uns an.
Marion kam rasch, als ich ihre Brüste rieb und knetete. Ich war überreizt und konnte noch nicht kommen. Wenn Marion in Fahrt ist, geht es gleich weiter. G. legte sie zurecht und nahm sie von vorne, während ich den Fön schwang. Wir hatten ein gutes Timing und kamen mit geringen Verzögerungen fast gleichzeitig zur Auslösung.
Den Fön benutzten wir seither manchmal zur Abwechslung bei beiden Paaren.
Gerne würden wir neue Freunde kennenlernen wollen, die auch Spaß an unseren Fön-Spielen haben und Streichel-Sex in der blauen Stunde mögen. Oder Sex um Mitternacht und zuvor frivol ausgehen, die Damen unten ohne und in durchsichtigen Seidenblusen ohne BH.

Wir sind gesund und aufgeschlossen und haben Bildung und Herzenswärme. Es ist noch Winter. Wollen wir ein wenig dichter zusammenrücken?
Schreibt uns mit Telefonangabe. Wir antworten sofort.

* * *

Der unkonventionelle Sex-Wunsch

Ich bin Krankenschwester in einer Großstadt in Norddeutschland, 28 Jahre alt, ledig, stamme aus einem Dorf in Ostfriesland, bin in einer intakten Familie aufgewachsen. In Sachen Sex war ich eine rechte Spätentwicklerin.
Als ich zur Schwesternausbildung nach Hamburg kam, war ich vollkommen unbedarft, was erotische Aktivitäten anbetraf. Ich hatte weder erotische Phantasien, noch masturbierte ich. Zunächst befriedigte ich meinen Nachholbedarf in Sachen Kultur, ging oft ins Kino, frequentierte regelmäßig Theater und Museen und lieh mir stapelweise Bücher aus den öffentlichen Bücherhallen aus. Ich konzentrierte mich auf meine Ausbildung und hatte mit Jungs nichts im Sinn, auch wenn ich ständig hofiert wurde.
Nach der Ausbildung bekam ich eine Anstellung, zog aus dem Schwesternhaus aus und nahm mir eine eigene Wohnung, klein, aber mein, außerdem leistete ich mir einen klapprigen VW-Käfer.
Ich hatte einige lose Freundschaften und sammelte trop-

fenweise körperliche Erfahrung, ohne daß mich der Sex in seinen Bann zog.

Dann lernte ich einen jungen Architekten kennen, mit dem ich mich nach zwei Jahren verlobte. Er zeigte mir, wie schön und vielfältig Sex sein kann. Wir harmonierten, und ich hatte fast bei jedem körperlichen Austausch einen Orgasmus. Freunde hielten uns für das ideale Paar. Nach einem weiteren Jahr Verlobungsstand ließ er mich plötzlich sitzen und heiratete eine Arzttochter aus reichem Hause.

Für mich brach eine Welt zusammen. Fast hätte ich mich umgebracht, so sehr fehlte er mir.

In der Folgezeit lebte ich nur noch für meine Arbeit und nahm an den Schicksalen der meiner Pflege anvertrauten Kranken besonders intensiv Anteil. Deshalb ging mir der Tod einer jungen Frau, die unrettbar an Krebs erkrankt war und zu der ich ein besonders herzliches Verhältnis entwickelt hatte, besonders nahe.

Ich mußte meinen Nachtdienst vorzeitig abbrechen und fuhr mit dem Taxi nach Hause, wo ich mich bei einer Nachbarin ausweinte.

Diese Nachbarin tröstete mich und überredete mich, sie zur Ablenkung auf eine Party zu begleiten. Ich nahm an, und wir fuhren mit ihrem Auto zu einer alten vornehmen Villa und trafen dort auf etwa ein Dutzend gutgekleideter Gäste, wobei die Frauen deutlich in der Unterzahl waren und wir als Verstärkung mit lebhaftem Interesse begrüßt wurden. Es ging fröhlich und locker zu, eigentlich ganz konventionell und mündete gegen Mitternacht wie auf Kommando in eine kleine Orgie.

Unter Normalumständen hätte mich so etwas verschreckt, und ich wäre bestimmt nicht dorthin gegangen. Aber ich wußte ja vorher von nichts.

Jetzt, wo ich da war und mich behaglich in dieser Gesellschaft fühlte, war es mir nicht unangenehm, daß sich zwei der anwesenden Herren ganz eindeutig um mich bemühten und mir, ähnlich den anderen Frauen ringsum, die Oberbekleidung abschmeichelten.
Ich dachte plötzlich an die tote junge Frau, erschauerte schmerzlich und war auf seltsame Weise auf einmal voller Lebensgier, warf mich der erotischen Situation voll in die Arme, kam meinen beiden Kavalieren in allen Belangen entgegen, war nicht gehemmt. Konnte ich mich doch mit meiner zierlichen schlanken Figur sehen lassen. Außerdem war ich durch die zahlreichen wilden Nächte mit meinem Ex-Verlobten erfahren genug, um jederzeit mitzuhalten.
Meine beiden Kavaliere lotsten mich an mehr oder minder entkleideten Grüppchen vorbei aus dem Wohnzimmer und führten mich über eine Treppe in ein Schlafzimmer, in dem nur ein riesiges Himmelbett stand. Die Seitenwände waren total mit Spiegeln ausgekleidet. In einer Ecke gab es einen altmodischen schmiedeeisernen Ständer mit einer Porzellanschüssel und einem Wasserkrug und einige frische Handtücher und Waschlappen. Der Boden war mit Flauschteppich ausgelegt, das indirekte Deckenlicht weit herabgedimmt. Der Raum duftete schwer nach indischem Sandelholz. Ich kannte den Duft genau von meinen Räucherstäbchen zu Hause.
Die beiden Männer, ich schätzte sie auf jeweils etwa fünfzig Jahre, zogen sich rasch in einer Ecke nackt aus. Erleichtert registrierte ich, daß sie auch ihre Socken ablegten, denn auf so einen grotesken Anblick kann ich gar nicht.
Sie waren gut erhalten, sonnengebräunt, ein wenig

grauhaarig, aber insgesamt sehr attraktiv, denn ich stehe sehr auf reife Männer, die im Leben etwas darstellen und Selbstbewußtsein ausstrahlen.
Als sie auf mich zukamen, zuckte es mir in den Lenden. Ich liebe solche Momente und war mehr als nur willens, mich verführen zu lassen. Die beiden harmonierten ideal, ließen sich Zeit, pumpten mir die Lust langsam ins Becken, bis ich es nicht mehr aushielt.
So schön war ich noch nie vorher verführt worden. Sagenhaft, wie zwei Hände und eine Zunge und ein Lippenpaar mehr die Lust steigern können.
Ich war hin vor Behagen und hatte im Verlaufe von zwei Stunden viermal einen strahlenden Orgasmus wie nie zuvor und hätte sogar noch weitergemacht, wenn meine Kavaliere noch gekonnt hätten. Es artete zuletzt ein wenig krampfhaft aus, um ihre Potenz herauszukitzeln. Und so hielten wir natur- und vernunftbedingt mit unserem frivolen Treiben ein.
Es gab drei Badezimmer im Haus, alle waren besetzt. Überall sah man abgekämpfte, aber glückliche Gestalten, teilweise schon wieder bekleidet, einige verließen bereits wieder das Haus.
So reinigte ich mich im Schlafzimmer über der Schüssel und traf auf dem Flur auf meine Nachbarin, die mir meine Kleider brachte. Ich zog mich an und fuhr mit ihr nach Hause.
Als wir zu Hause ankamen und sie ihr Auto geparkt hatte, gab sie mir 100 DM. Sie hatte für sich und mich «Honorar« bekommen.
Wir tranken oben bei ihr noch einen Mokka, und sie erzählte mir, daß sie über Kontaktanzeigen öfter an solchen Parties teilnähme. Sie sei finanzinteressenlos und würde von sich aus nie Geld verlangen. Sie lernt gern

neue Leute kennen und schläft gerne mit mehreren Männern gleichzeitig. Manchmal gibt es eine «Prämie», erzählte sie mir. Die Typen sind fast alle wohlhabend und tun das gerne, wenn es ihnen gefallen hat.

Sie zeigte mir verschiedene Kontaktmagazine, die sie regelmäßig von einem Freund bekommt. Ich lieh sie mir aus, um sie in Ruhe zu lesen, und ging zu Bett, weil ich total abgeschlafft war. Die Nacht zeigte jetzt auch bei mir Wirkung.

Am nächsten Tag war Wochenende, und ich sah mir nach dem Frühstück im Bett die Kontaktmagazine an.

In der Folgezeit spukte mir das Erlebnis jener Nacht immer wieder im Kopf herum; mittlerweile ist ein ziemlicher Drang entstanden, so etwas zu wiederholen.

Ich bin sicher, daß dies nur eine Übergangsphase darstellt. Im Grunde suche ich nur einen Mann, der mich versteht und dem ich vertrauen kann und der mich körperlich befriedigt.

Aber diese Situation mit zwei oder drei Männern zugleich macht mich immer noch gewaltig an. Ich würde so etwas gerne in solch gutem Rahmen wiederholen und bin dabei nicht auf «Prämie» aus, habe keinerlei finanzielle Interessen. Möchte aber mit Männern zusammentreffen, die etwas gesetzter sind und vielleicht einen nicht alltäglichen Beruf haben. Habe Interesse an Esoterik und Astrologie, Kartenschlagen, Orakelbefragung. Außerdem steigendes Interesse an unkonventionellem Sex. Möchte gerne ausloten, wie weit meine Begierden sich entwickeln. Gerne auch Erlebnis mit einem zärtlichen, nicht zu jungen Paar in schöner Wohnlichkeit.

Ich finde die Möglichkeit, sich differenziert in einem Magazin zu äußern, ganz prima. Anzeigen in Tageszeitungen erotischen Inhalts würden zu teuer werden und nur

zensiert angenommen werden. Außerdem hätte ich keine Traute, so etwas über eine Zeitungsagentur zu erledigen.
Wer fühlt sich animiert, mit mir unkonventionell Sex-Wünsche auszuleben? – Antworte auf alle nicht anonymen Briefe mit Rückumschlag. Habe keine erotischen Fotos von mir; also kein Bilderverkauf.

* * *

Die schöne Begegnung

So manches engbefreundete, verlobte oder verheiratete Paar sinnt darüber nach, wie die nahezu magnetische körperliche Anziehung, die anfangs in ihrer Beziehung so drängend vorhanden war, lebendig erhalten werden kann, wenn sie merken – manche bereits nach erschrekkend kurzer Zeit –, daß die Anziehungskraft ihrer Körper aufeinander stark nachzulassen beginnt.
Zwischen meiner Verlobten und mir zeigten sich nach acht Jahren intimen Zusammenseins ähnliche Verschleißerscheinungen, ohne daß wir aber akuten Frust hatten. Wir arbeiteten unabhängig voneinander dagegen an, waren bemüht, keine Mechanismen in unserem Intimleben aufkommen zu lassen, setzten uns aber dennoch irgendwie unter Druck.
Meiner Verlobten war das eines Tages zuviel, sie ergriff die Initiative und begann mit mir einen offenen Dialog zu diesem Thema. Gründlich wie sie ist, hatte sie sich vorher aus einschlägigen Büchern informiert und anschließend unsere intime Lage analysiert.
Verblüfft mußte sie feststellen, daß es in der Sexualität

noch Gebiete gab, über die ich noch nie reflektiert hatte. Ich kannte eine Menge sexualtechnische Dinge, aber meine Kenntnis über die Gefühlswelt der Frauen im allgemeinen und meiner Verlobten im besonderen war minimal, wie ich mir erschreckend eingestehen mußte. Was nützt es, wenn man sich partnerschaftlich in den Alltag teilt, umschichtig abwäscht, einkauft, den Rasen mäht, im Garten sät und erntet, wenn man auf einmal merkt, daß man seinen engsten Partner noch nicht begriffen hat, auch wenn es im Bett gut läuft.
Wir diskutierten alles kreuz und quer, ohne uns weh zu tun oder ernstlich in die Haare zu geraten. Ich habe schon eine an sich gute Ehe hinter mir und bin nicht mehr so leicht zu erschüttern. Und Manja (Name geändert), meine Verlobte, ist bereits 33 Jahre und erfahren genug, um nicht mehr mit dem Kopf durch die Wand zu gehen.
Kaum zu glauben, aber wir waren noch nie eifersüchtig. Vielleicht wurde uns beiden das große Glück zuteil, daß wir von klein auf an stets diese zuverlässige leibhaftige Gegenwart eines anderen Menschen verspüren durften, dem unser uneingeschränktes Vertrauen galt.
Deshalb konnten wir auch ohne falsche Untertöne uns darüber austauschen, ob es uns guttun würde, wenn wir ab und zu sexuell mit anderen neuen Partnern verkehren würden. Wir hatten uns diese Freiheit schon zu Beginn unserer Partnerschaft eingeräumt. Es war nichts Neues für uns und wurde letztlich auch nicht als so probat eingestuft, um in die Realität umgesetzt zu werden.
Wir sprachen dann über die Freundschaft zu einem Paar, das in ähnlicher Situation wie wir sein sollte, ver-

warfen aber auch das, weil wir einsahen, daß dies die Probleme nur noch vergrößern würde. Außerdem hielten wir unsere Verbindung nicht für so ramponiert, um Sex mit anderen wie eine Therapie zu betreiben.
Unser intensives Gespräch über mehrere Abende und Wochenenden entspannte uns. Wir hatten nicht das Gefühl, das Problem zerredet zu haben. Wir fühlten uns als Person wieder mehr anerkannt und geschätzt. Das tat uns gut und ließ uns mit Überzeugung auf einen guten weiteren Verlauf unserer Partnerschaft in die Zukunft blicken.
Wir schliefen für eine längere Spanne mit erstarkten Empfindungen miteinander und fühlten uns wohler.
Eigentlich war wieder alles im Lot. Wir hatten uns ausgesprochen und fühlten uns besser.
Einige Zeit später rettete ich mich vor einem Regenguß in einen Sex-Shop, als ich an einem Freitagabend auf dem Weg zu meiner U-Bahn war. Ich ging interessiert herum und sah mir alles an und war erstaunt, was in den letzten Jahren alles an sexuellen Hilfsmitteln erfunden wurde. In einem Regal lagen verschiedene Kontaktmagazine, wovon mir das Ihre am besten gefiel. Ich kaufte es und nahm es mit nach Hause.
Da wir keine Geheimnisse haben, zeigte ich es auch Manja. Ich duschte heiß, um einer Erkältung vorzubeugen, und kam mit Rotwein und Käsehäppchen ans Bett, wo Manja bereits eifrig in dem Kontaktmagazin schmökerte.
Wir hatten eine vergnügliche Viertelstunde, in der wir uns verschiedene Anzeigen gegenseitig vorlasen und Fotos kommentierten.
Wir zeigten uns gegenseitig auf, was uns anmachte. Dabei fiel uns beiden ein Typ auf, der sich ganz mutig nackt

mit voller Erektion und ohne Augenbalken präsentierte. Sein Glied war durch einen schmalen Schamsteg durch die Redaktion kaschiert worden, was aber der Gesamtwirkung keinen Abbruch tat.
Seine Anzeige umfaßte etwas mehr Text als der Durchschnitt in dem Heft. Der Inhalt fiel etwas aus dem Rahmen, signalisierte Selbstbewußtsein, ohne Überheblichkeit zu vermitteln.
Wir wurden animiert, stellten uns vor, wie es wäre, mit solch einem Freund das Bett zu teilen, und schliefen, indem wir uns gegenseitig anphantasierten, seltsam erregend miteinander.
Ein paar Tage später nahmen wir den Faden wieder auf, bestätigten uns den seltsamen Reiz der Vorstellung, einen zweiten Mann im Bett zu haben, und beschlossen, zu experimentieren und diesem Menschen zu schreiben. Wir waren uneingeschränkt offen und teilten Hausadresse und Tel.-Nr. sowie unsere Gedanken zu einer Freundschaft mit Aspekt auf einen Bettkontakt mit.
Der Junge ist ein Mann der Tat und stand eines Nachmittags auf der Matte vor unserer Tür und überraschte Manja beim Hausputz, was ihr natürlich nicht angenehm war, weil sie sich mit Stirnband und Schürze in ihrer Attraktivität gemindert fand, dabei aber nicht gegenrechnete, daß sie, ohne BH und nur mit einem dünnen T-Shirt bekleidet, einen sehr appetitlichen Anblick bot.
Bastian (Name geändert.) ist 37 Jahre alt, Architekt, vielseitig interessiert, sportlich, ein freundlicher Zeitgenosse, spricht mit angenehmer leiser Stimme, hat gute Manieren, schmeißt sich nicht an andere ran.
Er integrierte sich nahtlos, half Manja, die Fenster zu

putzen, saugte Staub und setzte sich in der Küche ein und kochte eine Minestrone, während Manja die Betten frisch bezog.
Als ich nach Hause kam, fand ich zwei vergnügte Leutchen beim Wein vor, die sich angeregt unterhielten. Wir aßen zusammen die Minestrone, die köstlich geraten war. Ich selber bin ein unbegabter Koch und mehr für Hausreparaturen zuständig.
Die Zeit bis zum Abend verging wie im Fluge. Wir stellten viele Gemeinsamkeiten fest, unter anderem, daß wir gerne fernsehen. Also stiegen wir bei den Abendnachrichten ein und zogen uns anschließend noch einen französischen Spielfilm rein.
Wir hielten uns mit dem Wein zurück, als ob schon festgelegt war, daß wir später das Bett miteinander teilen wollten.
Als Bastian zum Klo ging, rückte Manja an mich heran, küßte mich und sagte ohne Umschweife, daß sie für den flotten Dreier sei, Bastians schlanke Hände und sein klarer Blick würden sie anrühren und bereit sein lassen.
Noch bevor Bastian zurückkam, ging sie nach oben, um sich anzuhübschen und sexy umzukleiden.
Bastian hatte seine Kleider ins Gästezimmer gebracht. Ich zog nach und besorgte auf Wunsch noch einen schwarzen Seidenschal, mit dem wir Manjas Augen verbinden wollten, um den taktilen Reiz unserer Hände auf ihrem Körper zu erhöhen.
In diesem Zusammenhang fiel mir etwas zusätzlich ein, und ich legte außerdem einen elektrischen Rasierapparat, Rasierpinsel, Rasiercreme, eine Schale mit warmem Wasser und einen Einwegrasierer mit Doppelklinge bereit.

Bastian und ich sind beide groß und athletisch und gut gebaut. Manja würde es schön haben mit uns.
Als sie endlich kam, kokett, langsam, lasziv in den Bewegungen, waren wir beide hin. Schön wie Cleopatra, sündiges Make-up mit stark betonten Lidschatten und Augenhöhlen, Haare spanisch straff um den Kopf, Ohren frei mit glitzernden Ohrpendeln behängt, tiefrote Lippen mit Gloss-Effekt, eine lange schwarze Chiffon-Bluse, durchsichtig und offen, einen weißen Winz-Tanga mit Strass-Steinchen an den Hüftbändchen, darunter die tintig schwarze Pracht ihres Vlieses, halterlose schwarze Nylons und schenkelhohe Lackstiefel mit hohem Stiftabsatz, an den Armen jeweils drei breite schwarze Armreifen, die Brüste mit Goldstaub gepudert und die Brustwarzen, die hart gegen den dünnen Chiffon ragten, samt den Höfen goldgelackt.
So schön und begehrenswert hatte ich Manja noch nie empfunden.
Es fiel uns schwer, ihren Neigungen Genüge zu tun und erst reichlich zu streicheln, am liebsten wären wir gleich zur Sache gekommen.
Wir legten uns auf das angenehm warme Bett, die Heizdecke brachte zusätzliche Stimulanz. Übrigens ein Tip für Paare, die kälteempfindlich sind. Selbst im Sommer spricht der Effekt noch an. Ausprobieren.
Wir streichelten Manja und zogen ihr nach und nach die Bluse und den Slip aus.
Wir verbanden Manja die Augen und rasierten sie vorsichtig und genüßlich. Wir bürsteten die Schamhaare hoch, nahmen ihr die Binde ab, und sie stand auf und drehte sich vor dem Wandspiegel, der in unserem Schlafzimmer hängt.
Manja tauschte abwechselnd links und rechts mit uns

wilde Zungenküsse aus und wand sich zuckend zwischen uns, so daß wir sie mit unseren Beinen einklemmten, wobei diese spielerische «Bedrängung» und «Gewalt» ihr sichtlich nicht unangenehm war. Vor Lust blieb ihr die Stimme weg. So hemmungslos war Manja mit mir vorher noch nie im Bett gewesen. Fast wäre ich vorher schon gekommen. Um dies zu verhindern und um Bastian den Vortritt zu lassen, rückte ich etwas abseits und machte lieber den Voyeur.

Und kam dabei voll auf meine Kosten.

Wenn ich mit Manja zusammen schlafe, dann haben wir beide fast immer die Augen zu, wenn wir vereint sind, und genießen mit Innenblick. Vor meinen Augen spielte sich die personifizierte Leidenschaft ab. Manja und ich hatten uns manchmal schon im Spiegel betrachtet, wenn wir uns liebten, aber mehr als ein halbwegs stimulierender Gesamteindruck kommt da ja nicht rüber.

Erregend allerdings war es für mich, in Manjas Gesicht zu sehen, ihre Stöhn- und Seufzlaute zu registrieren. Bastian nahm sie in langsamem Rhythmus her, streute Zungenküsse ein und erhielt Antworten von ihr zurückgeseufzt, wie sie sich alle Männer von Frauen wünschen. Mir ging dabei auf, daß zwischen Manja und mir auf dem Gebiet der Lack auch schon etwas ab war, denn wir hatten in letzter Zeit uns nicht mehr so lustvoll mit Worten beim Verkehr ausgetauscht. Manja kam langsam an die Klimax, hielt sich den Kopf mit beiden Händen, schlug ihn hin und her und bekam den letzten Kick über einen wilden Zungenkuß, nachdem Bastian ihre zuckenden Lippen eingefangen hatte. Und dann schrie Manja auf!

Bastian ließ keuchend und schweißüberströmt von ihr

ab, was Manja ein klagendes entsetztes «Nein!» entlockte.
Ein wenig später wechselten wir die Position und bezogen Bastian wieder mit ein. Manja kam wieder auf Touren und wollte es noch einmal wissen.
Als ich die Frequenz meiner Stöße steigerte, kam ich zähneknirschend und meine Lust herausjaulend und Manja kurz darauf ebenfalls. Wir blieben beide aufeinander liegen und erholten uns.
Bastian war noch unbefriedigt, aber er lächelte und war nicht frustriert. In Manja war zwar keine drängende Lust mehr, aber sie machte sich noch einmal für Bastian bereit.
So kam ich noch einmal in den Genuß des Voyeurs. Ich streichelte Manjas Brüste, nach einiger Zeit wurden die Nippel wieder hart, und sie zuckte auch im Unterleib, die Zunge glitt über ihre Lippen. Lust kam wieder etwas daher und wollte haben...
Wir haben alle drei in jener Nacht nur beglückende Erfahrungen gemacht, sind aber sicher, daß so etwas meistens dem Zufall unterworfen ist.
Nicht jeder Kontakt kann sich so harmonisch entwikkeln, aber einen Versuch ist es immer wert. Anfangsschwierigkeiten sollten nicht entmutigen.
In der Folgezeit blieben die Treffs mit Bastian auf dem gleichen Niveau und ließen an Gefühlsintensität nicht nach. Demnächst wollen wir einen Videofilm von uns drehen.
Leider kann unser Freund nicht öfter kommen, da er in einer anderen Stadt wohnt und überdies verheiratet ist. Seine Frau ist nicht für Experiment und Selbstfindung über Sex.
Wir wollen unsere Aktivitäten nicht überziehen und das

neue Feld nicht zu schnell abnutzen, aber einmal im Monat ein ähnliches Erlebnis würde uns schon reizen.
Unsere Verbindung ist nach wie vor intakt. Wir schlafen miteinander jetzt wieder viel intensiver und lustbesetzter, sind einander wertvoller geworden.
Wo finden wir einen zweiten Bastian, der uns gerne kennenlernen möchte? – Ich bin nicht bi. Bi-Männer zwecklos. Gesundheit, gute gesellschaftliche Stellung und Umgangsformen Voraussetzung; gerne Kontakt mit Arzt, Heilpraktiker, Sozialwerker oder Lehrer, aber nicht Bedingung. Keinerlei finanzielle Interessen.
Gerne auch Kontakt zu intaktem Paar mit Niveau und schöner Wohnlichkeit.
Den erfüllten gesellschaftlichen Umgang halten wir für ebenso wertvoll wie die Bettbegegnung (Theater, Ausstellung, Sport [Reiten, Tennis], Bücher, Eßkultur etc.).
Wer stellt sich ausführlich schriftlich und optisch dar und schreibt uns nicht anonym (Hausadresse/Telefon)? – Wir leben im Großraum Hamburg. Treff auch auf Reisen und im Urlaub möglich (öfter geschäftlich im Raume München/Salzburg).

* * *

Zunächst möchte ich mich für die Briefform und das Papier entschuldigen, aber leider habe ich hier im Wochenendhaus nichts Besseres gefunden.
Als im letzten Juni mein Mann starb, fand ich in der Nachlassenschaft auch Ihren Sex-Kontakter. Dieses Magazin sagt mir unheimlich zu, und ich finde es wirklich gut. Doch leider sind nur wenige Anzeigen, die das S/M Gebiet betreffen, geschaltet. Ich habe im Oktober

auf 6 Anzeigen geschrieben und leider bis heute keine Antwort erhalten. So habe ich mich jetzt entschlossen – und mit der Hilfe eines guten Freundes, der leider verheiratet ist, und zwar Verständnis für meine Veranlagung, aber sonst nichts für mich hat –, eine eigene Anzeige zu schalten. Ich habe aber eine Bedingung – und die wäre das Postfach. Mein Vater ist Pfarrer einer Dorfgemeinde und steht kurz vor dem Ruhestand, seit dem Tod meines Mannes wohne ich wieder im Pfarrhaus und helfe der Wirtschafterin – meine Mutter ist seit Jahren bettlägerig krank – im Haushalt. Mein Vater macht alle Briefe auf. Auch meine. Ich habe deshalb dieses Postfach eingerichtet. Von meiner Veranlagung wissen meine Eltern nichts, und ich befürchte das Schlimmste, sollten sie je davon erfahren. Doch ich kann nicht anders, ich bin so unter Druck, daß ich schon seit Wochen an nichts anderes mehr denken kann.
Doch sollte ich mich erst einmal vorstellen, damit Sie sich ein Bild von mir machen können. Ich bin gerade 27 Jahre alt, 163 cm groß, 52 kg schwer, braune, ca. 70 cm lange Haare, blaue Augen, schlank, etwas zu großen, doch festen Busen. Sonst ist alles gut gebaut. Meine Maße sind 92 – 62 – 90. Von meiner sexuellen Veranlagung her bin ich eine Masochistin. So, jetzt ist es raus, und ich kann jetzt wohl etwas flüssiger schreiben. Ich liebe es, wenn jemand (egal ob Mann oder Frau) hart, manchmal brutal zu mir ist. Je mehr, desto erregter werde ich.
Ich war gerade 17 Jahre alt, als ich meinen Mann kennenlernte. Er kam im Winter öfters ins Pfarrhaus, um mit meinem Vater über ein Landschulheim zu verhandeln. Im Sommer darauf leitete er ein Ferienlager im Schwarzwald, an dem ich auch als Gruppenleiterin teil-

nahm. Ich war zu der Zeit schon keine Jungfrau mehr und hatte schon mit 3 jungen Männern geschlafen, aber die Beziehungen waren nicht von Dauer, da sie mir keine sexuelle Befriedigung gaben. Ich hatte im Freundeskreis deswegen schon den Spitznamen «Die Taube», weil ich angeblich gefühlskalt wäre. Doch dieser Mann wußte sofort, was ich brauchte, um mich zu wecken. Vom ersten Ferientag an habe ich für jeden Fehler den Rohrstock bekommen. Ich mußte dafür abends nach dem Essen zu ihm aufs Zimmer kommen, mich vor ihm hinknien und meine Fehler und Vergehen des Tages aufzählen. So blieb ich manchmal über eine Stunde liegen, bevor er mir die Schläge mit dem Rohrstock aufzählte. Diese Vorbereitung war schon aufregend, und das Warten steigerte meine innere Unruhe und die vorhandene Angst noch mehr. Es war eine herrliche Angst, und die ersten Schläge waren wie eine Befreiung für mich. Zwischendurch streichelte er mich untenherum so lange, daß ich glaubte, einen Orgasmus zu bekommen, doch kurz bevor es soweit war, schlug er wieder zu. Das Schlagen und Streicheln wechselte mehrmals ab und endete immer in meinem Höhepunkt. Ich hatte an den Bestrafungen soviel Gefallen gefunden, daß ich ihn auch nach dem Urlaub immer wieder besuchte und ihn 2 Jahre später heiratete. Er hatte in der Zwischenzeit ein Haus, etwas außerhalb unserer Ortschaft, gekauft und sich als Immobilien- und Finanzmakler selbständig gemacht.
Am Tag vor unserer Hochzeit wurden alle meine Sachen schon vom Pfarrhaus in dieses Haus gebracht. Am Nachmittag waren nur noch das Bett, Hochzeitskleid, der Morgenmantel und ein Nachthemd in meinem Zimmer. Er gab mir dann eine kleine Reisetasche und sagte

mir, daß in dieser noch alles wäre, was ich sonst noch brauchte.
Als ich an diesem Abend endlich zu Bett gehen konnte, war meine Neugier so groß, daß ich die Tasche sofort öffnete, kaum daß ich richtig im Zimmer war. In ihr war ein kurzes Mieder aus weißem Leder, weiße Seidenstrümpfe, weiße hochhackige Schuhe und eine Pappschachtel mit Brief. In dem Brief stand etwa folgendes: «Ich habe gewußt, daß Du die Tasche heute abend noch aufmachst. Ich möchte, daß Du nur diese Sachen und das Hochzeitskleid an dem schönsten unserer Tage trägst. In der Schachtel findest Du alles, was Du brauchst, um Deine Achsel- und Schamhaare zu entfernen. Fange gleich an und schlaf dann schön. Ich liebe Dich.» Es war herrlich aufregend. Ich trug in der Kirche unter dem Hochzeitskleid nur das kurze Mieder, welches meine Brüste zwar etwas anhob, aber völlig unbedeckt ließ. Ein Höschen trug ich nicht, denn es war ja keins in dem Koffer, und so glattrasiert kam ich mir noch nackter als nackt vor. Ich blickte ständig in die Runde, weil ich dachte, daß alle sehen könnten, daß ich unter dem Kleid fast nackt war. Es war herrlich erregend, und ich konnte es fast nicht erwarten, daß ich mit meinem Mann allein in unserem Haus war.
Doch endlich war es soweit. Er schickte mich ins Schlafzimmer. Ich sollte mein Kleid ablegen und auf ihn warten. Ich war gerade fertig, als er ins Zimmer trat. Auch diese Nacht erhielt ich meine Schläge, und wir verbrachten noch eine herrliche Stunde, in der ich ihm alle Glut meines Körpers zurückgeben konnte. Danach mußte ich noch auf einem Gummilaken liegenbleiben. Mein Mann war 12 Jahre älter als ich, und er hat mich zu einer treuen, immer willigen und bereiten Sklavin er-

zogen. Er hat alles, aber wirklich alles mit mir gemacht, was man außer Geschlechtsverkehr noch mit einer Frau machen kann. Noch in der Hochzeitsnacht hat er meine Brüste und Schamlippen gelocht und mit Intimschmuck und Ketten versehen, den ich heute noch ab und zu trage, damit die Löcher sich nicht verschließen.

Jetzt sitze ich hier schon das zweite Wochenende in unserem, ach ja, jetzt ja meinem Wochenendhaus und versuche, diesen Brief fertigzubringen und eine Anzeige aufzugeben. Der Freund, den ich schon anfangs erwähnte, hat mir noch einige Ratschläge gegeben und auch den Scheck für die Anzeige ausgestellt, denn auch hier werde ich von meinem Vater kontrolliert. Er macht für mich die Wohnungsverwaltung und sorgt dafür, daß die Mieten und Zinsen pünktlich eingehen und daß ich nicht zuviel ausgebe.

Aber mit Ratschlägen ist mir nicht geholfen, und die Atmosphäre in diesem Haus erhöht nur meinen sexuellen Druck. Ja, dieses Haus muß ich auch noch erklären. Wir kauften dieses alte Fachwerkhaus vor 2 Jahren. Es diente früher als Forsthaus, liegt mitten im Wald, und der nächste Nachbar ist 20 Min. zu Fuß entfernt. Dieses Haus haben wir uns für unsere Spiele und für meine Erziehung aus- und umgebaut. In diesem Haus gibt es neben der Küche, dem Gäste-WC, dem Kamin- und Schlafzimmer sowie 4 Besucherzimmern nur Räume, die zu meiner «Erziehung» eingerichtet sind. Neben der Kellerbar, welche zu meiner Verführung bestimmt war (leider ist es noch nie dazu gekommen), habe ich hier einen Raum zur Naßbehandlung (Klistier usw.), ein Lederzimmer (ganz mit schwarzem Leder verkleidet) mit allen möglichen Geräten und

Utensilien, aber auch einen Sport- und Turnraum mit Sauna, Schwimmbecken und Solarium.
Wir wollten hier Wochenenden mit Gleichgesinnten verbringen. Nun, das ist vorbei, denn ich habe die Hoffnung nach einem passenden Partner schon fast aufgegeben. Wir konnten dieses Haus leider nie richtig nutzen, denn schon 11 Tage nach der Einweihung hatte mein Mann den tödlich verlaufenden Unfall. Jetzt steht dieses Haus fast verlassen hier. Ich komme noch ab und zu hierher, wenn die Sehnsucht sich nicht mehr beruhigen läßt. Aus diesem Grund hatte ich auch auf die Anzeigen geschrieben. Gibt es denn niemand, der eine Frau mit meinen Veranlagungen behandeln möchte und nicht zimperlich ist? Es muß doch irgendwo auch für mich einen Mann oder auch eine Frau geben, vielleicht sogar ein dominantes Paar oder einen S/M-Kreis oder Club. Also jemanden, der weiß, was eine Frau wie ich unbedingt braucht, um richtig glücklich zu sein.

* * *

Jeder erlebt Sex anders – oder was meinen Sie?

(Freimütige Gedanken einer «geweckten» Ehefrau, die so manchen Ehemann nachdenklich machen werden, dem Pärchenspiele durchs Gemüt geistern.)

Liebe Redaktion,
meine heutigen Zeilen sind kein Jubel-Bericht auf die Freuden des Sex, auch wenn ich insgesamt von schönen

Momenten berichten kann, die mir widerfahren sind. Denn bei der Geschichte ist mein Ehemann ein wenig auf der Strecke geblieben.
Ich nehme an, daß Sie sich einem besinnlichen Schreiben nicht verschließen werden. Bietet es doch die Möglichkeit, Ihren Leserinnen und Lesern aus erster Hand aufzuzeigen, daß Freude und Frust auch beim Sex dicht zusammen sind. Ich habe mich in den letzten Monaten mit immer größerer Freude dem Sex hingeben können. Aber mein Mann knabbert seither etwas an seinem Frust. Und das kam so:
Zuerst ein wenig gerafft etwas Lebensgeschichte, damit Sie und die Leser uns einordnen können.
Jung geheiratet, zwei Kinder, zweite und vierte Klasse. Anfangs mußte ich noch mitarbeiten, da mein Mann gerade erst sein Studium beendet hatte und seine gut dotierte Stellung im Konzern erst festigen mußte.
Wir hatten es bald geschafft und konnten uns ein schönes Häuschen im Grünen mieten. Nicht zu weit draußen, um zur Grünen Witwe verdammt zu sein, aber die Freunde kamen nicht mehr so häufig wie früher. Kinderbetreuung, Haus- und Gartenarbeit gaben in den ersten Jahren keinen Raum für sehr viel eigene Gedankenwelt. Ob sich da unterschwellig ein Defizit an Streicheleinheiten angesammelt hat? – Ich weiß es nicht. Tatsache ist jedoch, daß wir relativ wenig miteinander schliefen und mein Mann viele (freiwillige!) Überstunden leistete, wo ich ihn lieber zu Hause gehabt hätte.
Soviel zu den äußeren Umständen.
Als mein Mann sich soweit nach oben gearbeitet hatte, daß sein Ehrgeiz zunächst befriedigt war, wurde auch unser Sexualleben ereignisreicher. Fast schon zu turbulent. Früher inaktiv, versuchte mein Mann nahezu alles

komprimiert nachzuholen, was er wohl in der beruflichen Aufbauphase versäumt hatte.
War ich zunächst recht erfreut, wandelten sich meine Empfindungen bald in Zurückhaltung. Mir war das alles zu hektisch und ohne tiefere Gefühle. Mir war, als probierte er einen Sexratgeber an mir aus, zumal er mich laufend befragte, wie gewisse Techniken und Hilfsmittel (Vibrator, Noppenpräservative, Lustsalben etc.) auf mich wirkten.
Er versuchte auch, mir Partnertausch in Gesprächen schmackhaft zu machen.
Aufgrund dieser Diskrepanz klappte es bald nicht mehr reibungslos zwischen uns, weil ich nicht so funktionierte, wie er es gerne wollte, denn er war der unumstößlichen Überzeugung, mein Sexmaster zu sein.
Wobei anzumerken ist, daß er über ein bemerkenswertes Stehvermögen und ein nicht alltäglich dimensioniertes Glied verfügen kann, das mir viele Jahre überaus schöne Gefühle geschenkt hat.
Ich wußte gar nicht, daß er sich meiner Gefühlswelt immer mehr entfernte, bis ich zufällig in einem Anzug, den ich zur Reinigung bringen wollte, in der Brusttasche Korrespondenz fand, die eindeutig Partnertauschcharakter hatte und mit Fotos garniert war.
Mein Mann war zu dem Zeitpunkt in den USA, eingeladen von seinem Konzern für gute Verkaufserfolge. Es gab ein großes Meeting in Miami. Vorträge, Medaillen, Belobigungen und was weiß ich noch.
Ich war empört über sein heimliches Verhalten und wünschte, ich hätte ihn vor mir gehabt, um sein Verhalten zu ergründen. Aber, er würde mir nicht davonkommen, wenn er zurückkehrte, nahm ich mir vor. Und ich legte die drei Briefe zunächst beiseite. Sie fielen mir ein

paar Tage später wieder in die Finger, als ich staubwischte. Da mir gerade nach einer Pause zumute war, setzte ich mich mit einer Limo in die Küche und unterzog die Briefe einer eingehenderen Untersuchung und stieß dabei auf die Zeilen und zwei Fotos von einem sehr attraktiven Mann.

Ich meinte immer, ich könnte stark behaarte Männer – vor allem den südländischen Typ – nicht ausstehen. Und mir war auch immer danach, bis ich diese Fotos sah.

Sie zeigten einen sonnengebräunten jungen Mann von etwa 27 Jahren in zwei kaum unterschiedlichen Posen vor einem großen Spiegel und erinnerten mich sofort an die Doppelbilder von Sylvia Sleigh, die durch ihre lebensgroßen und in üppigen Farben ausgeführten Frontdarstellungen männlicher Nacktheit berühmt wurde. Ich fand die beiden Fotos anmutig und auf ihre eigene Art «männlich».

Mich bezauberten die braunen Augen und die edle Nase in dem länglichen Gesicht, das von einem fast schulterbreiten Haarpilz dauergewellter kleiner Locken umkränzt war.

Schlank, Körper und Glieder, nicht übertrieben muskulös, aber sehr kraftvoll in der Ausstrahlung. Die weißen Umrisse der beim Sonnenbaden getragenen Badehose über dem Gesäß und seinen Hüften beeinträchtigten auf den ersten Blick die Harmonie der Abbildung.

Die rassige Behaarung der Brustpartie mit dem schmalen Steg hinab zum Oberbauch, über den Nabel hinweg zum Schamberg, ein dichter dicker Wald wie ein Meerschwamm um die Peniswurzel, ein halbsteifes Glied mit zurückgezogener Vorhaut als Kragen um einen samtigen Eichelkopf, kaum Haare an den Unterarmen und auf den Handrücken, aber stark behaarte Beine und eine großflächige Insel drahtigen Haares, keilförmig aufsteigend aus der Anusfurche, fast wie ein Kreuzbeinwärmer.

Die Augen gaben den Ausschlag, ich driftete in eine erotische Phantasie ab, bezwungen von diesen Augen. Ich konnte nicht anders, hastete förmlich hinauf in unser Schlafzimmer und masturbierte wie eine Wahnsinnige, denn jeden Augenblick konnten die Kinder von der Schule zurückkehren. Ich hatte einen Orgasmus wie nie zuvor und schämte mich nach dem ersten Abklingen meiner Erregung ganz seltsam. Wieder packte ich die erotischen Unterlagen beiseite.

Am nächsten Tag zog es mich erneut an die Briefe und die Fotos. Ich las die Zeilen eingehend und immer wieder und erfuhr, daß mein Mann offensichtlich mit diesem jungen Mann Vorbereitungen treffen wollte, zu dritt – also die beiden und ich – ins Bett zu gehen.

Ich war empört und zugleich innerlich erregt und mußte wie am Vortag masturbieren, um mich vor dem unerträglichen Sehnsuchtsgefühl in den Lenden und im Schritt zu befreien. Es war irgendwie zwanghaft, aber ich wollte es auch, es machte mir Lust.

Die zwanghaften Beziehungen zu dem Brief und den beiden Fotos wurden stärker und führten letztlich dazu, daß ich abends gegen 22.00 Uhr bei dem jungen Mann anrief. Seine Telefonnummer stand offen in dem Brief. Ich gab vor, von dem Arrangement zu wissen und bot mich ihm schamlos an. Ich tat Dinge, die ich nicht sagen wollte, aber ich sagte sie. Irgendwie war wohl in mir eine Sicherung kaputt. Ich kannte mich selber nicht mehr.

Wir unterhielten uns bis weit nach Mitternacht und

hielten mit unseren Gefühlen nicht hinter dem Berg und masturbierten gemeinsam am Telefon. Er hatte eine sinnliche Stimme und war voll Übermut und sagte mir freche Sachen, die mich wie lustvolle Dolche in den Unterleib trafen.
Um die Erklärungen abzukürzen: Ich traf mich mit ihm in seiner Wohnung zwei Tage später. Meine Schwägerin paßte nachmittags auf die Kinder auf, und ich ging wie ferngelenkt zu ihm. Es war alles wie in Zeitlupe. Unsagbar lustvoll und schön. Als ich eintrat, war noch ein Freund von ihm anwesend.
Wie selbstverständlich schmolzen unsere Kleider vom Körper, wir zogen uns gegenseitig aus und liebten uns hingebungsvoll. So intensiv hatte ich noch nie empfunden. Es war himmlisch!!! Ich hing am Haken und wollte es nach einer Pause noch einmal und später noch einmal und wurde nicht enttäuscht. Zwei wunderbare Schwänze, zärtlich derbe Hände, eifrige Münder entzückten mich.
Selbst als mein Mann wieder zu Hause war, setzte ich die Treffs fort und ließ mich auch von anderen Männern lieben, die meine beiden Freunde ab und zu als Abwechslung einluden. Der Reiz des Verborgenen war für mich besondere Stimulans.
Natürlich konnte ich mich nicht ständig ohne aufzufallen absetzen, mußte letztlich meinem Mann beichten und konnte ihm in langen Gesprächen sein Einverständnis abringen, daß ich weiterhin meinen Abwechslungen nachgehen dürfe.
Er ist ein Voyeur, das ist mir klargeworden; aber an manchen Tagen leidet er sehr, denn er hat kein geregeltes Sexualleben mehr. Ich kann mit ihm nicht mehr leidenschaftlich verkehren. Ich gebe mich ihm hin wie ein

Opfertier. Und das merkt er natürlich. Und es tut mir leid für ihn, daß ich an seiner Erfüllung nicht mitwirken kann.
Im Interesse unserer Kinder will ich meine Ehe nicht auflösen. Außerdem ist er der beste Vater für beide, mit viel Verständnis und Güte, intelligent und warmherzig.
Ich liebe ihn und liebe ihn doch nicht, denn ich mache es auch mit anderen Männern. Ich gebrauche dieses Wort bewußt, weil es in mir sinnliche Schauer auslöst. Außerdem drückt es meine Situation treffend aus. Ich fühle mich wie eine Nutte, wenn es mich packt. Und schäme mich nicht dafür. Ich brauche das und will nicht darauf verzichten.
Ich fühle mich sexuell sehr wohl, aber im Verhältnis zu meinem Partner schuldig. Was hat er, was haben wir beide falsch gemacht, daß wir beide – zumindest derzeitig – kein harmonisches Liebesleben mehr haben?
Er hat mir oft von Dreierbeziehungen und Pärchentausch vorgeschwärmt und dabei in mir durchaus einen neugierigen Kitzel ausgelöst. Aber er konnte nicht abwarten. Den Rest kennen Sie ja aus meinem Bericht.
Er hat mich angefleht, ihn mit einzubeziehen. Aber das kann ich nicht. Er würde diese gewisse Spannung vergehen lassen, die meine Begegnungen mit anderen Männern so lustvoll macht.
Wenn er zugucken würde, könnte ich mich nicht mehr fallenlassen, denn ich habe ihm gegenüber keine exhibitionistische Ader. Für die anderen mache ich alles unbedenklich, Pornoaufnahmen auf Video, Polaroidfotos in den gewagtesten Stellungen, in der Atmosphäre außer Haus traumhaft sinnlich, zu Hause ohne Reiz.
Ich maße mir gewiß nicht an, gute Ratschläge zu ertei-

len. Das steht mir nicht zu. Außerdem empfindet jeder Sex auf seine Weise. Aber man kommt an den Tatsachen nicht vorbei, daß mancher Mann einkalkulieren sollte, wohin ein einseitiges Drängen nach freiem Sexualverhalten die eigene Ehefrau oder Freundin treiben kann. Andererseits sollten Frauen die Chance ergreifen, sich mit ihrem Körper selber zu verwirklichen und sich dort anschließen, wo das größte Lustempfinden geweckt wird.
Einige werden sich jetzt fragen, warum ich diese Zeilen eingesandt habe. Nun, ich bin ehrlich, unter dem Druck eines schlechten Gewissens, denn ich habe trotz meines Verhaltens die konventionellen Schranken nicht unberührt erklettert.
Ich würde gerne mit einer Freundin, die in vergleichbarer Lage ist, einen Meinungsaustausch pflegen wollen, um meine Situation besser zu verarbeiten.
Bitte keine Reaktion von Männern; die bisher unbewältigte Beziehung zu meinem Mann – in Sachen Sex – belastet mich schon genug.
Die erwünschte Freundin könnte in unsere Aktionen integriert werden. Viel Gefühl und Herz würden Dich erwarten. Schreib mir gerne, wenn Du mich verstehst. Wir telefonieren dann umgehend.

Mit freundlichen Grüßen
Barbara, 34 Jahre, schlank, 160 cm, 51 kg, dunkelhaarig

* * *

Ein schöner Kontakt

Wir haben letztes Jahr im Sommer über Ihr Magazin auf Anhieb einen schönen Kontakt herstellen können, woraus uns gute Freunde erwachsen sind.
Wir hatten mehr als Versuch auf eine Paaranzeige geantwortet; relativ kurzgehalten, ohne einschlägige Fotos und dann noch mitten in der Urlaubssaison, wo normalerweise in solcher Richtung wenig läuft.
Aber wir erhielten rasch Antwort, telefonierten miteinander und fanden uns von der Lebenshaltung und Einstellung zur Erotik gleichgelagert. Niveaumäßig waren wir ein Level, von den finanziellen Möglichkeiten überhaupt nicht vergleichbar, auch wenn wir einen sehr guten Mittelstand repräsentieren.
Sagen wir doch einfach, wir hatten Glück. Und ähnlich gelagertes Glück kann jedem widerfahren.
Da wir recht gerne reisen, beruflich und im Urlaub, ebnet sich da schon sehr viel ein. Auch bei 900 km Entfernung!
Wenn man sich nicht ständig sieht (und anfaßt...), bleibt der Reiz erhalten. Zwischenzeitlich genügt das Telefon.
Erzählen wir die kleine Story.
Wir kamen aus Jugoslawien zurück, wo wir FKK-Urlaub gehabt hatten und machten im Münchener Raum Station bei unseren Erotik-Freunden, die wir bis dahin nur von Fotos und Telefongesprächen kannten.
Es war Hochsommer, ein brütend heißer Sonnabend, als wir die beiden aufsuchten. Die Gegend wurde ländlicher, fast schon Landschaftsschutzgebiet, als wir endlich anlangten.
Ein großes Atriumhaus mit weitläufigen Rasenflächen

ringsum, der nächste Nachbar weit weg. Ein imponierendes Anwesen, «Kohle» signalisierend und unser an sich intaktes Selbstbewußtsein nicht unbeeindruckt lassend.
Was uns aber nicht hinderte, unser Auto unter einem mehrständigen Car-Port im Schatten abzustellen, auf dem überdachten Zuweg zur Haustür zu gehen und dort, ohne zu zögern, zu klingeln.
Dreimal der AVON-Gong und dann die Gegensprechanlage. Freude am anderen Ende. Zwei Minuten später öffnete uns Thekla (Name geändert) splitternackt, denn sie sonnte sich gerade im Innenhof.
Wir küßten uns gegenseitig auf beide Wangen wie am Mittelmeer und hatten das Gefühl, uns schon ewig zu kennen. Etwaige leichte Bedenken wegen des «Geldadels» waren spätestens zu dem Zeitpunkt nicht mehr akut.
Thekla ist relativ üppig, aber von festem Fleisch und ausgewogenen Proportionen, vollbusig, beileibe nicht breithüftig, schlanke Beine und Fesseln, schwarzhaarig, mit einer angeborenen, leicht olivbraunen Pigmentierung der Haut, ein südländischer Typ!
Sie ging uns auf goldenen Sommersandaletten in den Innenhof voraus. Ulf (Name geändert), ihr Mann, war nicht zu sehen.
Thekla bemühte sich in keinem Augenblick, ihren üppig bewachsenen, schwarzen Schoß zu verhüllen, kredenzte uns eine Erfrischung vom Barwagen unter den Arkaden, die den ganzen Innenhof umzogen. Mitten im Hof gab es einen großen Swimmingpool, wo auf der Wasseroberfläche Lichtreflexe blitzten.
Es gefiel uns ausgezeichnet.
So war es nur natürlich, daß auch wir uns auszogen.

Thekla führte uns in einen Umkleideraum in einem Seitenflügel, wo wir wie in einer Badeanstalt ablegen konnten. Es gab Duschen, frische Handtücher, Seife, Lotions, Cremes zur freien Verfügung.

Wir erfrischten uns unter der Dusche, während Thekla uns zusah, mit uns plauderte und dabei genüßlich rauchte.

Als wir wieder zusammen in den Hof hinaustraten, kamen wir an einem offenen Fenster vorbei, aus dem eindeutige Lustlaute herausdrangen. Eine Frauenstimme, offenbar ihrer Sinne nicht mehr mächtig, jaulte in geilsten Tönen, während ihr Partner durch gekonnt zotige Beireden sie anstachelte.

Wir sahen uns verblüfft an, Thekla lächelte spitzbübisch und winkte uns, ihr zu folgen.

Wir traten durch eine schmale Tür in ein Badezimmer und gingen von dort weiter in ein Schlafgemach nebenan, in dem sich ein Pärchen leidenschaftlich der schönsten Nebensache der Welt hingab.

Ein erregender Anblick. Ulf, ein athletischer Mann, ein Zehnkämpfertyp, kein Gramm Fett am Körper, 35 Jahre, in Saft und Kraft, klebte förmlich auf einer schlanken Frau, von der nicht viel zu sehen war. Sie hatte die Beine um ihn geschlungen und auf dem Rükken Ulfs verschränkt.

Augenblicke später erlitt sie ekstatisch den süßen kleinen Tod, wie die Franzosen zu sagen pflegen.

Langsam fielen Arme und Beine von Ulf ab, der sich ein wenig aufrichtete, aber nicht herauszog, sondern seine Partnerin zärtlich auf die geschlossenen Augen küßte, um dann ihre gegabelten Beine und die Kniekehlen zu massieren, die während des Liebeskampfes strapaziert worden waren.

Besser hätte sich Ulf bei uns gar nicht einführen können. Diese zärtliche Rücksichtnahme brachte ihn uns menschlich sofort näher.
Er ist in der Tat ein nicht alltäglicher Mann, der jünger ist als Thekla, die demnächst 39 Jahre alt werden wird, aber dennoch der ruhende Pol in der Ehe ist. Kein Wunder, daß Thekla trotz ihrer fast vierzig Lenze so ausgeglichen und attraktiv erscheint. Sie bekommt gesellschaftliche Anerkennung, seelische und körperliche Liebe nahezu im Überfluß, gelegentlich durch erotische Abwechslung garniert, siehe unseren Besuch.
Ulf war noch nicht gekommen. Seine Partnerin, ein etwa zwanzig Jahre altes Mädchen mit langen schwarzen Haaren, die über das Kopfkissen fluteten, kleinen runden Brüsten, auf deren Kuppeln gerade wieder die Nippel lang und steif wurden und neuerliches Begehren signalisierten, zog ihn wieder auf sich, und beide fanden wieder ihren Rhythmus.
Der Anblick zog uns in seinen Bann. Wie hypnotisiert gingen wir mit Thekla näher und begannen selber mit Aktivitäten auf dem großen weichen Teppich vor dem Himmelbett, und zwar in einer Vertrautheit und mit einer Selbstverständlichkeit, die ungeschmälerten Genuß brachte.
Manchmal paßt es eben optimal. Kurze Zeit später stiegen noch Ulf und Sabine ein. Wir spielten ausgelassen und mit viel Lachen das Thema der körperlichen Lust mit Variationen.
Unsere gute Stimmung hielt stundenlang an. Als wir uns erholt hatten, verteilten unsere Gastgeber echte Sarongs aus Borneo für alle, in die wir uns einwickelten und gemeinsam in die Küche marschierten, um ein kaltes Büffet für den Abend vorbereiteten, wobei wir ausgelassen

Sekt tranken und auch in der Küche noch einmal unseren Leidenschaften freien Lauf ließen. Herrlich unkonventionell! Irre. In der wunderbaren Intensität des Augenblicks später nicht mehr zu beschreiben.
Im Laufe des Abends kamen noch drei Paare, eines sogar aus Frankreich, was uns Gelegenheit gab, unser Französisch aufzupolieren, obgleich die beiden ausgezeichnet die deutsche Sprache und deutsches Gedankengut anzuwenden wußten.
Gegen Mitternacht erschien noch eine Nachzüglerin, eine Stewardeß, deren Maschine von einem Atlantikflug verspätet eingetroffen war, die sich rasch einen AVIS-Mietwagen am Airport genommen hatte und trotz Müdigkeit dabeisein wollte.
Eine rassige, echte Rothaarige, die neue Impulse in die Runde brachte, von allen Seiten mit allem Drum und Drin verwöhnt wurde und rasch alles aufholte, was wir ihr an Lust während des Abends schon vorausgehabt hatten.
Alle hatten Kraft bis zum frühen Morgen. Wir waren so in Stimmung, daß wir nahtlos ein opulentes Frühstück anschlossen mit viel Bloody Mary und Ei im Glas.
Unvergeßliche Stunden. Rosinen im Alltag des Lebens.
Wir wollten so ein Meeting in gleicher Zusammensetzung wiederholen. Bis jetzt war es nicht möglich. Es ist schwer, alle Termine unter einen Hut zu bekommen, wenn man in der Mehrheit selbständig und viel auf Reisen ist.
Vielleicht hat man solch ein herrliches Erlebnis auch nur einmal im Leben. Weiß man das? –
Wir jedenfalls zehren noch immer davon, erzählen uns oft Einzelheiten von damals, wenn wir zärtlich im Bett

sind, und erfahren immer wieder, wie das anmacht und die Post dann besonders erregend abgeht.
Man kann sich Lebenslust auch aus einer sublimierten Umwandlung der Lendenlust holen.
Begegnungen kleinerer Art mit einzelnen Freunden von damals gab es hin und wieder. Für unsere Belange durchaus ausreichend, denn wir jagen nicht pausenlos hinter dem Sex her.
Aber wir können aus unserer Sicht empfehlen, einen erotischen Kontakt über eine Anzeige anzustreben.
Mit ein wenig Glück erfährt man ein an Höhepunkten reiches Sexualleben.

R. u. Ph. Zl. aus N.

* * *

Masturbation

Irgendwie freue ich mich, daß es in ist, über die eigenen sexuellen Empfindungen zu sprechen, auch wenn ich dies hier nahezu komplett anonym tue, denn im engeren Freundeskreis würde ich mich nicht trauen. Soweit bin ich (noch) nicht. Dabei habe ich es in dieser Hinsicht faustdick hinter den Ohren und zwischen den Beinen. Und auch darüber freue ich mich.
Ich bin 35 Jahre alt, habe zwei gesunde Kinder, wovon eines in den Schulanfangsjahren ist und das andere halbtags aus erzieherischen Gründen – und um mich nervlich zu entlasten – in den Kindergarten geht. Außerdem steht mir ein verständnisvoller, gestandener Mann von 48 Jahren zur Seite, mit dem sich trefflich leben,

und wenn es sein muß, sehr konstruktiv streiten läßt. Ich muß nicht arbeiten. Wir haben ein halbes Haus draußen im Grünen vor der Stadt gemietet, kommen mit unserem Geld ganz gut hin, leben nicht im Luxus. Soviel zu den äußeren Umständen. Was jetzt kommt, befaßt sich mit Empfindungen, mit Lust, ein wenig Gier manchmal, mit Leidenschaft.

Es drängt mich, einfach zu erzählen, daß ich seit etwa einem Jahr mit Wollust masturbiere, wenn es mich überkommt, was sehr oft vormittags der Fall ist, wenn die Kinder aus dem Haus sind, ich unser Heim für den Tag auf Vordermann gebracht habe und nicht mit Besorgungen in der Stadt verplant bin.

An sonnigen Tagen bin ich dabei besonders aktiv, denn ich mache es mir meistens in unserem Schlafzimmer oben unter dem Dach, wo wir eine Giebelseite mit Glas versehen haben und wo die Sonne gegen Mittag genau auf unser breites französisches Bett scheint, auf dem ich mich für meine Schenkelspiele lasziv rekele. Da verbringe ich dann köstliche zwei Stunden mit probaten Hilfsmitteln und meinen Phantasien. Fast wie in meiner Jungmädchenzeit, denn ich habe eigentlich immer mehr oder weniger masturbiert. Heute aber ohne Schuldgefühle und Angst, meine Lustempfindungen ganz voll auskostend. Mein Mann weiß um meine Neigung. Er duldet alles. Was heißt: duldet, er unterstützt es, denn es erregt ihn sehr, wenn wir über meine letzten Phantasien sprechen, zumal sich immer mehr männliche Phantasiepartner aufdrängen. Er ist dann immer besonders leidenschaftlich und dauerpotend, wenn ich ihm beim Vorspiel und beim Verkehr Einzelheiten meiner gehabten Empfindungen aus der Erinnerung preisgebe.

Er würde auch gerne einen oder zwei echte Beimänner

in unserem Ehegemach sehen, dem ich aber in absehbarer Zeit wohl nicht zustimmen kann und werde. Mir genügen meine Phantasien und mein «aufgekratzter» Ehemann.
Weiß ich aber, wohin mich meine zukünftige Lust treibt? –
Schließlich habe ich seinerzeit, als mein Mann zur Abwechslung zwei Gummidildos gekauft hatte, diese Praktiken strikt abgelehnt, weil sie mir nichts gaben und ich unumstößliche Prinzipien hatte.
Und heute spielen diese beiden Dildos eine wesentliche Rolle bei meinen Masturbationspraktiken. Man soll eben nie nie sagen. Wie gesagt, ich haßte diese «Fickepeter» aus Gummi. Heute sind es stumme Freunde, die mich manchmal behexen. Sie liegen auf einem Samtpolster in einer großen verschlossenen Kassette im Kleiderschrank zwischen der Bettwäsche. Sollte jemals bei uns eingebrochen und diese Kassette entwendet werden, würde der Dieb sich wundern, was er da erbeutet hat, sobald er das Behältnis aufbricht.
Aber da meine – übrigens sehr liebe und verständnisvolle – Schwiegermutter seit ihrem Witwendasein öfter mal bei uns hineinschaut, ist die Vorsichtsmaßnahme schon angebracht. Außerdem erhöht es irgendwie meine Lust, wenn ich den Kasten hervorhole, ihn öffne und bereitstelle, wenn es in mir wieder einmal sehnsüchtig brennt und zieht.
In unserer umfangreichen Bibliothek stehen duftig erotische Werke und deftige Pornographie. Die letztgenannte Abteilung (siehe Schwiegermutter) unter Verschluß. Ich mag auch erotische und pornographische Filme, Videos und Magazine. Bei den Magazinen könnten die Herausgeber in Zukunft ein wenig mehr an uns

Frauen denken. Die Zeit ist da, wo wir Frauen diese Magazine als Anreiz für unsere Männer akzeptieren und nicht mehr als Gefahr ansehen.
Jetzt sollte man an uns Frauen Wort und Bild richten. Aber springt uns bitte nicht immer gleich mit einem Schwanzsujet entgegen! – Ich glaube, ich spreche vielen Frauen aus dem Herzen und dem Schenkeldelta, wenn ich dafür plädiere, unsere Phantasie zunächst über ein attraktives Brustfoto eines richtigen Mannsbildes zu wecken. Ein paar spöttische, selbstbewußte Augen, warmherzig, durchdringend über unser eigenes Augenpaar in unseren Schoß, dieses gewisse süße Schaudern auslösend. Das kommt an, macht an und weckt Sympathie und Neugier auf den Schwanz des Herrn auf der nächsten Seite. Verstehen Sie, was ich meine? – – –
Es gibt da in einigen Magazinen schon recht vielversprechende Ansätze, das Ihrige eingeschlossen.
Mein Mann bringt ab und an ein Kontaktmagazin mit nach Hause, auch wenn wir nicht gemeinsam in dieser Richtung auf Suche sind. Aber ich mag diese Magazine. Sie versetzen mich in wollüstige Stimmung und heizen meine Phantasie an. Ich kann mich recht gut mit den Aussagen identifizieren, mit denen einige Anzeigen ganz raffiniert gewürzt sind.
Meistens dusche ich vorher – und nachher – warm, frottiere mich kräftig ab und reibe mich mit einer wohlduftenden Body-Lotion ein. Anschließend hole ich mir einen doppelstöckigen Nußlikör und trinke ein Drittel davon bereits auf der Treppe nach oben. Die Hausklingel ist abgestellt. Mir bleiben noch gute drei, ungestörte Stunden, von denen etwa zwei für meine Leidenschaft eingesetzt werden.
Unter Normalumständen kann ich diesen Nußlikör

nicht ausstehen. Aber wenn es bei mir im Schritt prikkelt, ist er unbegreiflicherweise – aber natürlich sehr willkommen – ein zusätzliches Stimulans. Ich werde an diesen Likör während der nächsten zwei Stunden spurenweise nippen, fast nur die Lippen geringfügig anfeuchten. Mit großartiger Wirkung für meinen Schoß.
Wir haben eine Stereoanlage im Schlafzimmer. Im Laufe der letzten Monate sind mir einige Platten und Kassetten besonders anregend aufgefallen, darunter IAORA TAHITI, aufreizende Folklore mit dumpfrhythmischem Gesang und viel Trommelmusik. Ich höre das über Kopfhörer, schön laut und in Baßbetonung, weil mir das durch und durch geht. Auch die Filmmusik von BILITIS entzückt mir Schoß und Ohren.
In einer flachen Schale auf einem Beistelltischchen ist Glyzerin als bewährtes Gleitmittel. Daneben die Kassette mit den beiden Dildos.
Die Bücher und Magazine sind ausgewählt und meiner Grundstimmung angepaßt, die wechselhaft ist und von romantisch bis bizarr pervers reicht.
Einen Vormittag bringt mich mein Phantasiegeranke über eine romantische Nacktszene im grünen Klee in Ekstase. Ein andermal laufen süße Schauder über meinen Rücken, wenn ich mir vorstelle, daß ich die Person im Keller bin, die gefesselt drei Lüstlingen in Gummi und Leder ausgeliefert ist.
Zunächst lese und schaue ich mich in einigen Büchern und Magazinen ein und berühre mich nur gelegentlich leicht in der Tiefe meines dichten Busches. Ich bin ziemlich stark schambehaart, hoch zum Nabel und dicht bis zum Anus. Mein Mann wühlt mit Wonne darin herum, wenn es ihn überkommt.

Eine meiner Phantasien ist, daß mich zwei unbekannte Männer überfallen, mich vergewaltigen und dann verschwinden. Bei diesen innerlichen Bildern komme ich schnell und kann mich gut auf diesem Plateau für weitere Lustlösungen halten.
Nach relativ kurzer Zeit kann ich jedwede Vorlage entbehren, dann macht alles andere meine Phantasie. Meine Augen sind geschlossen, schön, wenn die warme Sonne zwischen meine weit gespreizten Schenkel scheint, die nicht mehr so jungmädchenhaft schlank ausgebildet sind, sondern gut gerundet sich zeigen, ohne irgendwie fett zu sein. Mein Fleisch ist noch weitgehend straff. Ich finde meine Schenkel heute mehr sexy als früher.
Ich liege mit dem Unterkörper auf einer kleinen Gummimatte, weil ich die Dildos kräftig in Glyzerin tunke, bevor ich sie langsam (gaaanz langsam) zwischen meine Schamlippen schiebe und meinen Rhythmus aufnehme. Ganz locker aus dem Handgelenk baue ich das Lustpotential auf, verzögere, kasteie mich, lasse es noch nicht kommen, bis ich es nicht mehr aushalte und meinen Gefühlen freien Lauf lasse. Die eine Hand führt den dicken Dildo aus und ein, mit der anderen Hand reibe ich meinen Kitzler und schreie tief und komme und komme...
Mein Orgasmus ist aufwühlender, wenn ich es mir selber mache. Aber das Erlebnis mit meinem Mann gibt mir noch mehr, weil ich da Ansprache habe. Außerdem habe ich beim richtigen Geschlechtsverkehr auch Phantasien und kompensiere damit unbewußt auch sehr viel.
Beim Masturbieren mache ich manchmal in der Phantasie ein Sandwich, indem ich einen doppelseitigen Dildo

biege und gleichzeitig in die Vagina und den Anus einführe und mich mit ein wenig akrobatischen Bewegungen erlöse.
Für die Wirklichkeit im Bett fehlt mir (noch) die Traute. Die Neugier, wie es wirklich wäre, ist unbestreitbar da. Ich lasse alles auf mich zukommen. Ich kann jeder Frau nur empfehlen, ihre Masturbationsphantasien auszuleben, wenn sie Zeit und Raum hat. Es macht aufnahmebereiter für den ehelichen oder partnerschaftlichen Sex und baut Spannungen im Körper ab, wenn heterosexueller Verkehr gerade nicht möglich ist.
Ich bin entschlossen, mir diese Nische meiner speziellen Gefühle zu erhalten. Schließlich beeinträchtigen sie mein Eheleben nicht. Im Gegenteil, es belebt unsere Partnerschaft. Und vielleicht schenke ich meinem Mann in absehbarer Zeit sein Trio-Erlebnis. Dann melde ich mich wieder zu Wort. Aber ich werde es – wenn überhaupt – nur aus Überzeugung tun.
Zu meiner Masturbation stehe ich aber allemal.

Mit freundlichen Grüßen
I. G. (Name u. Adresse der Redaktion bekannt.)

* * *

Auf den Geschmack gekommen

(Wiederholung angesagt und gewünscht...)
Ich bin eine sinnliche Ehefrau von 33 Jahren in Zweitehe; mein Mann ist 42. Ich hatte bisher keinerlei Ambi-

tionen auf sexuelle Abwechslung im Bett mit Dritten, auch wenn mein Mann so manches Mal versuchte, mir so etwas schmackhaft zu machen; er ist mir eben an altersbedingter geschlechtlicher Erfahrung ein wenig voraus.

Körperlich passen wir gut zusammen. Jeder hat in seiner Zweitehe den richtigen Partner gefunden, geistig gleichwertig und sexuell nicht so enttäuschend wie der Erstpartner.

Unsere Koitusfrequenz ist hoch, ich schlafe sehr gerne mit meinem Mann. Ich weiß, daß er nahezu eifersuchtslos ist, ideale Voraussetzungen für einen Voyeur. Er hat mir mehrfach eingestanden, wie es ihn erregen würde, mich unter einem anderen Mann zu erleben.

Wollte ihm zu seinem letzten Geburtstag diesen Wunsch erfüllen und hatte schon in dieser Richtung vorgearbeitet, hatte dann aber keine Traute mehr und gekniffen. Hatte aber mein Gesicht nicht verloren, denn die Vorbereitungen waren heimlich. Nur ein befreundetes Paar, die einen Pornoshop gepachtet haben und über die richtigen Beziehungen verfügen und mir einen Typen empfohlen hatten, wußten davon.

Ich bekam damals schon eine gewisse Ahnung, wie süß dies im Delta und im Rückgrat kitzeln kann, als ich mit dem Typen heimlich telefonierte und der mir ganz schön lüsterne Regungen induzierte.

Danach lief in dieser Richtung nichts mehr. Ich hatte genügend Prickel bei unseren privaten Foto- und Videoaufnahmen; wir beide mögen auch Reizwäsche und angedeutete Fesselspiele, ohne da jedoch bizarr abzugleiten.

Auf den Geschmack kam ich durch Zufall; sofern es im Leben überhaupt Zufälle gibt. Ich lese mich gerade in

Literatur ein, die das bezweifelt. Wenn es kein Zufall war, dann jedenfalls eine schöne Fügung, sage ich aus der vollzogenen Rückschau.
Unser Sexualleben hat sich um eine weitere Stufe verbessert.
Wir sind mit einem Franzosen befreundet, den wir vor einigen Jahren im Urlaub in Paris kennengelernt haben und der sehr gut Deutsch in Wort und Schrift beherrscht, da er eine deutschstämmige Mutter hat. Nennen wir ihn der Diskretion halber Pierre.
Er ist Enddreißiger, Vollakademiker, gepflegt, sehr attraktiv, selbständig, unabhängig, viel auf Reisen in Europa und Übersee. Ein rundum interessanter Mann. Wie viele Intellektuelle ein Erotiker mit einem Hang zu bizarren Praktiken, wobei es ihm devote Frauen besonders angetan haben.
Mein Mann, der ihn wohl insgeheim ein wenig beneidet, hat mir oft von Pierres erotischen Eskapaden vorgeschwärmt und mir gesagt, daß Pierre für ihn der ideale zweite Mann im Bett wäre. Ihn könnte er akzeptieren, weil er sicher sei, daß Pierre nicht bi sei. Da hätte er keine Berührungsängste. Wenigstens ist dein Mann kein Voyeur um jeden Preis, dachte ich damals, was aber meine Zurückhaltung für neckische Dreierspiele auch nicht aufbrechen konnte.
Zwar verfolgte ich Pierres Aktivitäten mit Aufmerksamkeit und sah mir auch gerne die Fotos an, die er uns in unregelmäßiger Folge zukommen ließ und die ihn und seine zahlreichen Freunde überall in der Welt bei unzensierten Liebesspielen zeigten.
Irgendwie machte es mich an, aber nicht so, daß ich als Frau scharf auf Pierre geworden wäre, denn ich kannte ihn ja noch nicht persönlich im Intimbereich. Damals in

Paris war er nicht mehr als ein sympathischer gutaussehender Fremdenführer.
Das änderte sich, als Pierre geschäftlich bei uns in der Nähe zu tun hatte und er bei uns übernachtete.
Als er damals bei uns durch die Haustür eintrat, da war jemand Außergewöhnliches gekommen. Eine seltsame Freude war in uns allen, haben wir uns später bestätigt.
Pierre machte sich frisch und kam vollkommen selbstsicher aus dem Gästezimmer, vollkommen nackt, bis auf einen knapp geschnittenen Tanga von Hommes, und fragte mich nach dem Badezimmer.
Bestimmt habe ich damals Untertassenaugen gehabt, denn ich bin eine Frau, die auf schöne Männerkörper abfährt. Pierre ist brillanter Tennisspieler und hat harmonisch durchgebildete Muskeln. Ich erinnere mich noch deutlich daran, daß mir sofort seine übernormalen Unterarmmuskeln links auffielen. Pierre ist Linkshänder und damit sowieso schon eine besondere Sorte Mensch.
Pierre aber war absolut natürlich und machte keine Macho-Show.
Er half unaufgefordert in der Küche, um das Abendessen vorzubereiten, wo wir dann lange tafelten, tranken, rauchten und dann gemeinsam auf unserer zusammengestellten weichen Wohnlandschaft lümmelten und er uns seine neuesten erotischen Fotos vorblätterte und erläuterte.
Wer jetzt meint, jetzt ging's los, der irrt sich. Keiner legte es auf Dreieraktionen an.
Wir gingen schlafen. Pierre blieb unten auf der Wohnlandschaft. Auf besonderen Wunsch, denn er wollte unbedingt bei offener Terrassentür schlafen und unseren

kleinen gemischten Wald rings um das Haus genießen.
Mein Mann war zuerst im Bad. Ich entkleidete mich im Schlafzimmer und bemerkte, als ich meinen Slip abstreifte, daß ich ganz schön feucht im Delta war. Da ich mich selber gerne riechen mag, wurde ich sofort angetörnt und beeilte mich, bevor Frank (Name geändert) aus dem Bad zurückkäme, mich sexy zu verkleiden, wozu wir in unserem Schlafzimmerschrank eine eigene gut bestückte Sektion reserviert haben.
Ich zog mir halterlose schwarze Netzstrümpfe über, wählte einen knappen schwarzen schrittoffenen Spitzen-Slip aus Seide aus, dazu eine Lackleder-Büstenhebe, schwarz, um meine an sich kleinen Honigmelonen vorteilhafter in die Auslage zu bringen. Rasch den Morgenrock über, dann noch das Kästchen mit dem Schmuck aus dem Nachtschrank geholt und unter den Arm geklemmt, das Licht heruntergedimmt und mich an Frank vorbeigedrückt, der seinem Bett zustrebte.
Im Bad parfümierte ich zuerst die strategisch wichtigen Stellen mit meinem Lieblingsparfum (Moschus) und beeilte mich beim Make-up, damit Frank nicht schon in den Schlaf abgetaucht wäre, wenn ich zurückkam, um ihn zu verführen.
Bald blickte ich wie die leibhaftige Sünde. Die Brustwarzen wurden mit rotem Lippenstift einschließlich der Vorhöfe eingefärbt und mit Haarspray wischfest übersprüht. Ein Tip, den ich gerne an die geneigte Freundin weitergebe. Zuletzt behängte ich mich üppig mit Schmuck an Ohren, Hals, Hand- und Fußgelenken und klingelte noch rasch die Treppe hinunter, um meine schwarzen hochhackigen Stiefel anzulegen, die wir ex-

tra für Fotoaufnahmen und Bettspiele gekauft haben und die ich außerhalb des Hauses nicht trage.

Dann noch rasch in die Küche, um eine Flasche Sekt und zwei Gläser mitzunehmen. Und dort stieß ich auf Pierre, der nach einem Nachttrunk suchte und mich in meinem Aufzug mit Olala bestaunte und den ich verwirrt zurückließ. Die Kurzbegegnung erregte mich seltsam. Mein Mann ein Voyeur. Ich eine Exhibitionistin? –

Frank und ich liebten uns leidenschaftlich bei offener Schlafzimmertür, was mich gar nicht störte, im Gegenteil, ich stellte mir vor, daß Pierre weiter hinten im Dunklen auf dem Flur uns zusehen würde, was mich irre geil abfahren ließ. Ich schauderte vor Lust, so sehr bildete ich mir das ein und phantasierte sogar so weit, daß ich mir mit geschlossenen Augen vorstellte, daß nicht Frank, sondern Pierre mich da abritt.

Wir ließen ermattet voneinander ab, nachdem Frank mich vollgespritzt hatte. In mir war noch ein gehöriges Potential an unbefriedigter Lust, das drängte. Ein Umstand, den ich vorher noch nicht kannte und mich irgendwie unleidig reagieren ließ. Ich mußte mir eingestehen, daß ich am liebsten einen weiteren Mann gehabt hätte, um dieser Restlust abzuhelfen.

Es soll aber keiner glauben, ich hätte mir dazu ohne Umschweife den Pierre gekrallt, auch wenn ich damit Franks Wunschvorstellung jederzeit entsprochen hätte.

Es fügte sich ohne gezielte Anstrengungen meinerseits von selber.

Ich ging, noch ein wenig frusty, ins Bad aufs Bidet, wo ich auch einen Irrigator für Scheidenspülungen anschließen kann. Ich hatte an diesem Tag gerade die Bet-

ten frisch bezogen und wollte den ganzen Segen nicht in den Bettüchern haben.
Als ich gerade saß und das Düsenmundstück unten zwischen den Beinen einführte, ging langsam die Tür auf und Pierre kam lächelnd herein. Einfach so, nackt und mit einer mächtigen Erektion als Empfehlung. Ein samtiger Penis wie ich ihn mag, lang und sehr dick, von einer dickkuppeligen Eichel in Form eines amerikanischen Feuerwehrhelms gekrönt, total epiliert (enthaart. Die Redaktion), einen vor Lust zusammengeschnurrten kleinen glatten Sack, wie ein Tabaksbeutel. Ich liebe große Kaliber mit kleinen Bommeln. Glatte, feste, kleine Säcke faszinieren mich.
Vielleicht hatte er wirklich im Flur alles beobachtet. Laut genug, um ihn anzulocken, hatten wir ja getobt. Mit einem gleitenden Schritt war er bei mir, faßte mich mit seiner linken Hand im Genick und dirigierte meinen Mund seinem Glied zu.
Automatisch legte ich beide Hände auf seine Pohalbkugeln und verlor prompt den Irrigator aus der Scheide, der in der Bidetschüssel umherflitzte und uns beiden die Beine bespritzte.
Pierre zog sich zurück, mich vom Bidet hoch, drehte die Wasserzufuhr ab, zog ein Handtuch vom Halter und trocknete sich ab und warf mir dann erst das Handtuch zu. Kein Zoll mehr ein Kavalier, eher ein sadistischer Satyr, der mich so mir nichts, dir nichts willenlos machte. Plötzlich gierte ihm mein Schoß entgegen. Egal wie, ich wollte ihn haben! –
Ich stand mitten im Gewitter meiner erotischen Gefühle, gleich würde ich vor Geilheit explodieren. Ich hatte zwei Momente, wo ich dachte, ich schreie hysterisch los und renne weg, bis ich nicht mehr kann. Mein

Herz hopste und wollte mir zum Hals heraus. Ich konnte nichts sagen. Meine Zunge war gelähmt. Keine Sekunde ein Gedanke an Frank nebenan. Seine Existenz tropfte erst in mein Bewußtsein, als mich Pierre mit festem Griff im Genick in Richtung Schlafzimmer führte. Einfach so. Ich war nackt und trug nur noch die Netzstrümpfe sowie die Schaftstiefel und einigen Schmuck.
Frank saß wach im Bett und blickte ungläubig auf uns. Pierre instruierte ihn in einem Schwall rasanter Worte auf französisch, so daß ich den wesentlichen Inhalt seiner Rede nicht verstehen konnte, denn ich habe nur drei Jahre Volkshochschule in dieser Sprache.
Frank hat unter anderem vier Semester an der Sorbonne studiert und ist sprachlich firm.
Einesteils war ich wütend, daß mich die beiden scheinbar, was sage ich, offensichtlich, wie eine Käufliche für ihre Gelüste einsetzen wollten und ich mangels französischen Sprachwissens keine Chance hatte, meine Gefühle und Wünsche einzubringen.
Andererseits war es lustvoll für mich, nicht zu wissen, was die beiden mit mir anstellen würden. Es war ja nur eindeutig, daß sie mich zusammen nehmen wollten. In welchen Variationen, blieb mir zunächst verborgen.
Sie hießen mich zwei Kerzenhalter mit Bienenwachskerzen aus dem Wonzimmer holen, die Frank im Schlafzimmer an Stellen arrangierte, wo sie auch bei leidenschaftlichen Aktionen nicht heruntergefegt werden konnten.
Außerdem noch Räucherstäbchen mit Opium-Duft. Frank sorgte für rhythmische Trommelmusik vom Band aus den Kugellautsprechern unter der Decke. Ich dresste mich auch noch einmal extra für die beiden an. Mein Lieblingskostüm: einen schwarzen Latex-

Gummi-BH, brustspitzenfrei, und aus demselben Material einen schrittoffenen Slip.
Ich mag den Gummitouch sehr, diese Spannung über Hüften und Po, der Reiz an den kammartig im Schritt herausgepreßten Schamlippen, die bei mir sehr fleischig sind. Eine schöne Spannung auch an meinen Brüstchen, wie permanente Hände, kegelig geformte Busen, auf deren Spitze die dicken krausen Nippel thronen, an denen ich gerne zärtliche Lippen und sanft drückende und drehende Fingerspitzen spüre. Schade, daß ich meine Netzstrümpfe und die Stiefel nicht ablegen konnte, denn meine mir liebsten Streicheleinheiten sind Fußrücken und Vorderseite Unterschenkel an beiden Beinen. Wer mich dort gekonnt und ausgiebig streichelt, für den steht mein Tunnel sofort weit offen.
Aber ich wollte den Männern den aufreizenden Anblick nicht nehmen, den Stiefelfrauen abgeben. Außerdem sind meine Beine nicht superschlank, was die Netzstrümpfe optisch ein wenig ausgleichen. Dabei sind meine Beine fest im Fleisch und gut proportioniert. Eine kleine Sorgenmacke bezüglich des Aussehens hat wohl jede Frau. Bei mir sind es eben die Beine. Sonst habe ich dieserhalb keine Probleme.
Dafür bin ich stolz auf meine untere Ausstattung: dichter schwarzer Pelz bis hin zum Anus (sog. Tanga-Scham), angenehm eng und durch trainierte Scheidenmuskeln unterstützt, was mir und meinem Liebeskavalier beim Akt Wohlbehagen der besonderen Art bereitet.
Als ich wieder ins Schlafzimmer eintrat und mich darbot, konnte ich mich über mangelnde Zuwendung nicht beklagen.
Ich weiß seltsamerweise manche Einzelheit dieser turbulenten Nacht nicht mehr. Was geblieben ist, ist eine

sanfte Sehnsucht nach Wiederholung, weil alles so schön war. Ich hatte Orgasmen, als müßte ich auseinanderplatzen, und langgezogene süßgeile Schwebephasen, als flöge ich körperlich ins All.

Ich habe das traurige Gefühl, daß so etwas in der Intensität wie damals nicht wiederholt werden kann.

Frank und ich werden immer wieder von der Erinnerung gepackt, wenn wir uns bei unseren Bettspielen Details erzählen, wobei Frank wohl alles lückenlos wie ein optischer Schwamm aufgesogen hat. Oder er verflicht immer mehr, was ihm damals als Voyeur geschenkt wurde, mit neuerlichem Wunschdenken für Triolen-Sex.

Wie dem auch sei, auch ich werde angetörnt, wenn er mir bildhaft vor Augen führt, wie ihn das ergötzt hat, zuzusehen, wie mich Pierre durch seine gebieterische Art behandelte.

Wie sich mein Gesicht verzerrte, als es mir kam. Dinge, die weder er noch ich bewußt wahrnehmen können, wenn wir beide allein im Bett sind.

Ich bin kompliziert in meinem Gefühlsleben. Ich könnte es vielleicht nicht ertragen, wenn Frank vor meinen Augen eine andere Frau zum Orgasmus reizen würde. Zumindest glaube ich das, habe es aber noch nicht ausprobiert, weil Frank nicht nach dieser Freiheit verlangt.

Vielleicht bin ich doch die Exhibitionistin meiner damaligen Empfindung, als mich Pierre in der Küche traf.

Wenn die Stimmung paßt, zeige ich mich ungeniert und lege mich lustvoll auch für mehrere hin.

Ich will auch nicht verschweigen, daß ich zwischenzeitlich Phasen hatte, wo ich mir sagte: Wie konnte ich nur?! – Wobei man wissen muß, daß ich mich für Frauenbelange sehr stark engagiere und durchaus als Feministin zu bezeichnen bin.

Meine Gewissensbisse vergehen aber gewöhnlich schnell, weil es sich dann wieder so süß und lockend im Gemüt regt. Ich bin ehrlich, ich liebe Gruppensex, wenn Zeit, Ort und Beteiligte harmonieren.
Brechen wir hier ab, ich möchte ja nicht beichten oder angeben, sondern Interesse für einen oder mehrere Partner in spe hervorrufen.
Da unser französischer Freund so selten kommt, würde ich gelegentlich in der Zwischenzeit einen neuen geeigneten Partner zum Freund gewinnen wollen.
Ich denke dabei an einen sportlich athletischen Typ zwischen 30 und 45 Jahren, intelligent und charmant, möglichst unverheiratet oder geschieden, denn mir widerstrebt es, evtl. einer Geschlechtsgenossin Leid zuzufügen, die mit Handlungen ihres Mannes in Sachen Sex außer Haus nicht einig geht.
Außerdem lege ich Wert auf ein wohlgestaltetes dickes und langes Glied mit ausgeprägter Eichel.
Er muß mir sexuell sagen, wo es langgeht, den Ton angeben und mir und meinem Mann als direkter integrer Freund das bieten, was in meinem Text zum Ausdruck kam, ohne aber nur zu kopieren. Eigene Ideen und viel Phantasie sind gefragt und erwünscht. Wer schreibt mir ausführlich und offen? – Anonym und postlagernd sowie Postfachadressen zwecklos. Privatanschrift und Telefon sind obligatorisch. Über ein Foto oder ein unverbindliches Treffen auf einen Kaffee zum vorherigen Kennenlernen reden wir später.
So mancher geeignete Partner wird jetzt in Urlaub sein. Deshalb sind auch spätere Zuschriften willkommen, die erst im Spätherbst oder Winter in die Realität münden können. Zumal meine Anforderungen den Kreis der Mutigen und Geeigneten ziemlich einengen.

Auch ein gebildetes eifersuchtsloses Paar/Ehepaar würde ich gerne kontakten wollen, wenn meine Person, meine Neigungen und meine Lebensphilosophie rüberkommen.

* * *

Erfolgreicher Kontakt durch Ihren SK

Bezug: Ihr Vorschlag, uns zu melden und zu berichten, was wir von unserem Inserat hatten, um es im freien Forum des «SK» als Leserbrief zu veröffentlichen und Ihren Lesern mehr Mut zum Inserieren zu geben. Ich bin sicher, daß unsere Geschichte überzeugen kann.

Liebe Redaktion!

Fast ein Jahr ist es nun her, seitdem ich den «Sex-Kontakter» und den «Treffpunkt für Sie und Ihn» kenne, und mein von Ihnen im «SK» Nr. 11 veröffentlichter Leserbrief hat mir den Weg zu meinem jetzigen Erfolg gewiesen.

Viele Leser haben mir im Laufe der Zeit geschrieben. Auch durch diese Zuschriften habe ich meinen hier im Gefängnis begrenzten Bekanntenkreis erweitern können. Weiterhin ist es mir gelungen, einige nette Briefkontakte zwischen inhaftierten Mädchen und Jungen, in Richtung Außenwelt, zu vermitteln. Nicht immer war diese meine Vermittlertätigkeit sehr dankbar, weder von der einen noch von der anderen Seite, und so manches gefangene Mädchen hat seine an Pärchen oder Einzelpersonen geschickten Fotos, die sie ja verständlicherweise hier nur in begrenzter Stückzahl haben kann, von diesem Personenkreis nicht zurückbekommen. Das ist sehr bedauerlich, aber der Redaktion nicht anzulasten, schwarze Schafe gibt es halt überall. Wer sich angesprochen fühlt, möge sich jetzt ein bißchen schämen, die besagten Fotos in ein Kuvert legen und anonym an mich schicken, ich leite sie dann wie gewohnt weiter.

Im Kern aber war meine Aktion ein voller Erfolg, nicht nur, was ich für meine Leidensgenossen und -genossinnen tat, sondern auch, was mich selbst betrifft.

Es lag sicherlich nicht nur an der Konstellation meines Inserattextes, daß ich so viel Resonanz zu verzeichnen hatte, und auch nicht an der Tatsache, daß ich mich im Gefängnis befinde, denn alle meine Briefkontakte werden in keiner Weise von einem «Mitleidsaspekt» getragen. Es spielt keine Rolle, wie das Inserat formuliert ist, sondern wieviel Persönlichkeit und Echtheit darin mitschwingen. Diese seelischen Schwingungen werden von sensiblen Menschen beim Lesen gespürt, und dann bleiben Zuschriften nicht aus. – Und was ich als Gefangener schaffe, der den Menschen, die sich für mich interessieren, in absehbarer Zeit keinerlei Anwesenheit garantieren kann, das müßte draußen doch «mit links» zu schaffen sein.

Seit nunmehr ca. einem halben Jahr bin ich mit einer sehr, sehr lieben Frau zusammen, die mir seelisch, geistig und körperlich viel bedeutet. Man kann sogar schon von Liebe sprechen, die uns beide verbindet. Das, obwohl, außer ein wenig Petting beim Besuch, kaum körperlicher Kontakt möglich ist. Wir haben Zukunftspläne und werden – wenn wir ein bißchen Glück haben – zusammenbleiben, und ich weiß, daß jemand auf mich wartet, wenn ich eines Tages entlassen werde.

Es war sehr merkwürdig – fast ein Phänomen. Sie schrieb auf mein Inserat im «Sex-Kontakter» und auf mein weiteres Inserat im «Treffpunkt» und sonst niemandem, also auf kein weiteres Inserat mehr. Aber dies, ohne zu wissen, daß der Verfasser dieser beiden Inserate ein und dieselbe Person ist. – Und ich schrieb auf ihr Inserat am gleichen Tag (Chiffre Nr. der Redaktion bekannt) aus dem «Treffpunkt», und die Briefe kreuzten sich. Fatalistisches Denken ist mir sonst fremd, aber in diesem Fall kann man wohl nicht anders.

Wir tauschen in unseren ellenlangen Briefen die heißesten Träume, die begehrlichsten Wünsche und die tollsten, erregendsten und freizügigsten Fotos, die ich je gesehen habe und die sie allein oder mit einer Freundin von sich für mich aufnimmt. Wenn sie mich alle 14 Tage besucht, vergessen wir die Welt um uns herum, und die Besuchszeit, nur von unseren heißen Küssen und innigen Umarmungen getragen, vergeht wie im Fluge. Wir streicheln uns verdeckt überall, dank unserer zugänglichen Bekleidung, so halt irgendwo eine Falte für die Hände offen ist, hier ein herausgetrenntes Taschenfutter und dort eine aufgetrennte Rocknaht; Not macht eben erfinderisch, und die Not ist groß.

So erlebte ich es nach langer Zeit wieder einmal, zu spüren, wie sich unter dem Streicheln meiner Hand die Klitoris meiner geliebten Freundin aufrichtete, nach einer Weile des Liebkosens zwischen meinen Fingern zu zukken begann und wie sich ihr Liebessaft mit einem Seufzer, den wir in einem heißen Kuß erstickten, über meine massierende Hand ergoß. Auch das Streicheln ihrer Hand blieb nicht ohne heiße, nasse Folgen, und es

machte mich an diesem Tag glücklich, einen Waschtag außer der Reihe für meinen Jogginganzug einlegen zu müssen – Bescheidenheit kann man lernen.
Also Ihr da draußen, tut was für Euer Glück. Für jedes Schlößchen gibt es ein Schlüsselchen und umgekehrt. Kommt mit einem kleinen Inserattext aus Euch heraus und verwirklicht auch Eure Träume.
Mein Inserat beweist, daß auch die ausgefallensten Wünsche Resonanz finden, denn mein Schätzchen ist wirklich mit einer ausgesprochen stark ausgeprägten Muschi ausgestattet und zählt auch zu einer der wenigen Frauen, die sichtbar ejakulieren können – was will ich noch mehr!?
Ich danke der Redaktion für die Veröffentlichung meines Briefes und wünsche allen zukünftigen Inserenten viel Erfolg. Ich stehe gerne für Ratschläge und weitere Kontakte von hier nach draußen zur Verfügung.
Hans H. S. aus K.

* * *

Ehefrauen bekennen sich zu ihrer außerehelichen Sexualität

(Heute eine Buchhändlerin, 34 Jahre, 14 Jahre verheiratet, keine Kinder)

Den eigentlichen Bericht hat eine sehr vertraute magazinerfahrene Freundin von mir aufgeschrieben, der ich

vor einiger Zeit Einblick in mein Intimleben gewährt habe. Ich stehe mit eigenen Fingern also nur für die Einleitung. Ich kann zur Zeit meine erotischen Gefühle einfach nicht meiner Gemütslage gemäß in eine aussagefähige Schriftform bringen.
Menschliche Ansprache in bezug auf meine Probleme habe ich eigentlich genug, denn meine Freundin versteht mich in allen Belangen und ermuntert und unterstützt mich in meinem Bemühen, mich über meinen Körper zu verwirklichen.
Meine Freundin ist aktiv in der Frauenbewegung tätig und ist der Meinung, daß ich mich auch anderen Frauen mitteilen sollte, um zu ermuntern und dazu beizutragen, daß wir Frauen uns unserer Sexualität besser bewußt werden. Wir sollten uns als Frau neu in uns aufsteigende Wünsche erfüllen, um zu zusätzlichen körperlichen Erfahrungen durchzustoßen.
Mittlerweile ist es für selbstbewußte Frauen ja auch nicht mehr ehrenrührig, sich in Sachen Sex über einschlägige erotische Magazine zu informieren und weiterzuentwickeln.
Soweit eigenhändig. Nach diesem Satz begegnen die Leser meinen Gedanken in der Beschreibungsform meiner Freundin, gleichwohl aber in der Ich-Form. Ich stamme aus gutem Hause, hatte eine glückliche Jugend, später keine Schwierigkeiten in der Schule, eine fundierte Ausbildung und lebte bisher konventionell und monogam. Seit meiner Heirat ging der Vorhang in bezug auf andere Männer herunter und basta.
Meine Ehe entwickelte sich in allen Belangen gut, auch in sexueller Hinsicht. Auch heute noch geht mir mein Mann über alles. Mit ihm möchte ich alt werden. Ich fühle mich glücklich verheiratet; trotzdem schlafe ich

mit anderen Männern, weil mich das auf einmal über die Maßen erregt.
Mein Mann ist ein geistig besonders qualifizierter Partner, sehr einfühlsam und tolerant. Ich achte ihn, denn er hat nicht gegen mich und meine Gefühle gearbeitet, als er bemerkte, daß nach so vielen Jahren ein ziemlicher Teil unserer gemeinsamen körperlichen Gefühle dahinwelkte.
Wir haben nicht ausdrücklich vereinbart, daß ich außereheliche Erfahrungen sammeln darf. Ich sehe auch keinen Grund für eine Genehmigung durch den Mann. Ich bin doch nicht sein Eigentum. Ich gebe aber zu, daß ich mich innerlich ein wenig unbehaglich fühle, weil ich ihm über meine Gefühle keinen reinen Wein einschenke, denn er ahnt gewiß viel, was da läuft.
Also verdränge ich ein wenig, meistens mit der innerlichen Schutzbehauptung, daß, wenn ich mich ihm offenbarte, vielleicht der Zauber des Neuen und Unbekannten abfiele und mir Begegnungen mitanderen Männern plötzlich ebenso fade vorkommen könnten. Ich habe jede Menge freie Zeit für mich, wenn ich aus dem Geschäft komme, denn mein Mann ist regelmäßig für längere Zeiträume in ganz Europa beruflich unterwegs. Habe mir bisher keine Gedanken darüber gemacht oder hinterfragt, wen er auf seinen Reisen zum Sex trifft. Will es aber auch gar nicht wissen.
Wir hatten viele Jahre ein erfülltes Liebesleben und schlafen auch heute noch miteinander, wobei ich leicht zum Orgasmus komme, denn mein Mann kennt natürlich meinen Körper genau und weiß, wo ich gerne gestreichelt, geknetet, gekniffen, geklapst, gewalkt und geküßt werden möchte, damit ich komme.

Mittlerweile haben wir Massen an raffinierten Dessous aus aller Welt und zahlreiche erotische Spielgeräte zur Abwechslung, haben Action-Fotos von uns gemacht und Video-Experimente. Aber jetzt ist durch die langjährige Vertrautheit keine Steigerung beim Sex mehr möglich, irgendwie ist die Luft raus. Bildlich gesprochen brauche ich ab und zu eine neue «Luftpumpe».
Zu S/M-Praktiken fühle ich mich nicht hingezogen, habe damit aber noch nicht praktisch experimentiert. Unter Umständen gäbe es da eine lustvolle Periode. Aber ich glaube, ich würde in solch einer Konstellation den devoten Part vorziehen und könnte mir nicht vorstellen, daß mein ausgeglichener Mann die notwendigen unnachgiebigen Dominus-Qualitäten entwickeln könnte, um uns gemeinsam befriedigend Lust zu verschaffen. Blieben also auch dort nur Dritte. Zunächst also nichts für mich.
Warum soll sich eine reife Frau sexuell nicht anderweitig orientieren dürfen? – Also, ich finde, Partner, die sich lieben, sollten keine Ausschließlichkeitsansprüche anmelden und dem anderen persönliche Freiräume einräumen, auch für den Sex. Ich jedenfalls nehme mir diesen Freiraum und genieße gerade den Sex mit neuen Männern.
Mich erregen fremde Männerhände, die auf meinem Körper spazierengehen, ich lasse mich hingebungsvoll erkunden. Auch für meinen Partner bin ich neu. Es ist schön und aufregend für beide, das teilt sich der Situation mit. Und wenn der Mann dann noch gut küssen kann und es auch zwischen meinen Schenkeln ausgiebig tut, schmelze ich förmlich weg. So eingestimmt, lasse ich neuerdings die Hure raus.
Manchmal phantasiere ich und sehe mich rollig und

hemmungslos zwischen mehreren Männern, die mich gemeinsam hernehmen.
Ich brauche ein schönes langes Vorspiel für mich, bin aber auch selber gerne aktiv, denn ich bin eine leidenschaftliche Fellatio-Liebhaberin. Vor einiger Zeit schlief ich mit einem Mann, der war unten total rasiert. Es war aufregend. Wir spielten einen ganzen Nachmittag mit unseren Körpern in einem sonnigen Hotelzimmer.
Ich habe neue Begriffe für mich verinnerlicht. Hatte ich früher auf reiner Eheebene eine Vulva und mein Mann seinen Penis, so ist das heute meine Möse, mit Eigenleben und eigener Dimension. Manchmal spreche ich sogar mit meiner Möse. Sie hat an Bedeutung für mich gewonnen. Ein Mann hat einen Schwanz. Möse und Schwanz, diese Worte sind neuerdings für mich eigenartig lustbesetzt. Ich liebe es, an solche Worte zu denken, sie auszusprechen, sie in Büchern und Magazinen wiederzufinden.
Seit Wochen habe ich nur noch Sex im Kopf, kann mich manchmal im Geschäft nicht konzentrieren, schlafe schlecht. Plötzlich kann ich die Jungens von siebzehn, achtzehn verstehen, wie sehr sie ihren sexuellen Wünschen ausgesetzt sind, was das für ein Streß ist, zeitweilig körperlich unerfüllt zu sein. Jetzt weiß ich, was mit denen los ist. Mir geht es gerade ähnlich, irgendwie habe ich eine physiologische Veränderung durchgemacht.
Ich, eine sittsam erzogene Frau, habe neuerdings Phantasievorstellungen, «es» an ungewöhnlichen Orten zu treiben (Fahrstuhl, fremder Hausflur, auf dem Dachboden zwischen der Wäsche wie die Mutzenbacherin, nachts im Park).

Ich kenne mich selber nicht wieder. Aber ich akzeptiere mich voll.

Es begann vor ein paar Monaten. Ich war Strohwitwe. An einem Sonntagmorgen bei der Körperpflege posierte ich vor dem mannshohen Spiegel im Badezimmer und betrachtete mich eingehend. Plötzlich war mir, als schaute mir bedrohlich das Alter über die Schulter, und ich erschrak fast bis zur Depression. Ich untersuchte meinen Körper auf Abnutzungserscheinungen, fand überall negative Ansätze. War ich für meinen Mann noch attraktiv genug? – Wann hatten wir zuletzt zusammen geschlafen ? – (Es war länger her, als ich dachte.)

Ich rief eine Freundin an und besprach mit ihr meine Ängste. Am Ende unseres stundenlangen Gespräches hatte sich bei mir der Rat meiner Freundin verwurzelt, mein angeknackstes Selbstvertrauen durch einen Liebhaber zu therapieren. Sie kannte einen passenden Mann, der mich am selben Abend noch anrief. Wir verstanden uns prächtig am Telefon und telefonierten in Abständen vierzehn Tage lang, ehe ich mich entschloß, in seine Wohnung zu gehen.

Ich habe es nicht bereut, denn ich traf einen attraktiven Anfangsvierziger, schlank, gepflegt, intelligent, zweimal geschieden, also eheerfahren und problembewußt. Seine Wohnung war großzügig geschnitten und geschmackvoll eingerichtet. Er hatte ein spezielles kosiges Fickzimmer, ein kleiner Raum, in dem nur ein großes Bett mit schwarz bezogener Satin-Wäsche und ein kleines Tischchen mit Obst und Getränken stand. Decke, Wände und Fußboden komplett mit Teppichboden in einem warmen Braun bezogen; indirekte Beleuchtung, dazu mehrere Kerzen in antiken Messingleuchtern. Eine Stereoanlage, aus der psychedelische Musik in den

Raum waberte. Die Balkontür offen, auf dem Balkon, der von den Nachbarn nicht einzusehen war, ein Urwald von Grünpflanzen. Eine laue, würzige Nacht, in der wir kein Auge zutaten. So begann meine neue körperliche Selbstentdeckung, die meine sexuelle Neugier befriedigt (offensichtlich habe ich Nachholbedarf) und probat gegen Depressionen wirkt.
Ich genieße die süße Sucht nach sexueller Erregung und möchte meine Erfahrungen auf Begegnungen mit niveauvollen Paaren und gleichgelagerten Freundinnen erweitern. Ich lebe im Großraum Hamburg, reise aber häufig Richtung Frankfurt und München. Würde gerne intelligente, gepflegte Partner (verheiratet kein Hindernis, wenn kein eifersüchtiger Ehepartner im Hintergrund) zum Reden und Anfassen kennenlernen wollen. Wen drängt es sexuell so süß verwirrend wie mich? –

* * *

Das Leserecke-Interview

(auszugsweise vom Tonband)
Anne, 43 Jahre, Diplom-Psychologin und Sexualkundlerin, spricht mit Lea (33) und Wolf (47), verheiratet, zwei Kinder (Zwillinge), über deren ein wenig von der Norm abfallendes Sexualverhalten.
(Aus Diskretionsgründen sind die Vornamen des Ehepaares geändert. Die Redaktion)

Anne: Lea und Wolf, wir sitzen hier behaglich mit einem Glas Wein vor dem Kamin. Mich beeindruckt

euer individuell eingerichtetes Haus. Und euer Intimleben.
Lea: Wir lieben dieses Haus. Es bietet der Familie alle Möglichkeiten für eine harmonische Umwelt.
Wolf: Die zwei Jahre intensive Eigenarbeit ohne Urlaub haben sich gelohnt, auch wenn es nicht immer leicht war, mit diesen wilden Zwillingen im Hintergrund, die Lea sogar heute noch schaffen, auch wenn sie heute schon fünf und ziemlich verständig sind.
Anne: Dieses schöne Zuhause ist also eure Basis?
Lea: Ohne Zweifel. Das trägt dazu bei. Aber für mich ist die Entwicklung unser beider Persönlichkeiten wichtiger. Also, ich für meinen Teil nehme mich jetzt besser an, fühle mich ausgeglichener.
Anne: Und du, Wolf?
Wolf: Auch mir geht die Familie über alles. Ich habe deshalb nach der Geburt der Zwillinge auch sofort meinen Außendienstjob aufgegeben, um jeden Abend pünktlich bei meiner Familie zu sein.
Was die Entwicklung meiner Persönlichkeit betrifft, da habe ich die Kurve noch nicht gekriegt. Ich habe unsere Sexualsituation noch nicht aufgearbeitet.
Anne: Das erstaunt mich aber. Du räumst doch Lea alle Freiheiten ein.
Wolf: Zugegeben. Aber im Innersten manchmal nicht unberührt.
Anne: Wie lange seid ihr verheiratet?
Wolf: Sechs Jahre.
Anne: Irgendwelche Abnutzungserscheinungen?
Lea: Wie meinst du das? –
Anne: Nun, bei manchen Ehepaaren läßt die Anziehungskraft der Körper nach, und dann sucht man oftmals nach Ersatzbefriedigung.

Lea: Nein, unser Verhältnis ist ungetrübt. Ins Bett hier im Haus gehört nur Wolf. Und das bleibt so. Hier wollen wir alt werden. Ich fühle mich zufrieden wie damals in den Flitterwochen auf Capri.
Wolf: Ja, du. Weil alle Vorteile auf deiner Seite sind.
Lea: Das sehe ich nicht so. Hättest du neben deinem Lustgewinn als verhinderter Voyeur eine echte andere weibliche Beziehungsperson, dann würdest du dich nicht beklagen.
Wolf: Müssen wir das hier erneut ausdiskutieren?
Lea: Selbstverständlich nicht. Wir waren uns doch in bezug auf unsere Körperbedürfnisse immer einig.
Anne: Wenn ihr euch jetzt in die Haare kriegt, war das ganze Interview umsonst. Und niemand erfährt, welche pikante sexuelle Variation das Leben bereithalten kann, wenn man seinen Veranlagungen folgt.
Lea: Ach, ich habe den Faden verloren.
Anne: Dann laßt mich das kanalisieren.
Aus unseren Vorgesprächen ist mir bekannt, daß du, Lea, ein besonderes außereheliches Verhältnis pflegst, was Wolf duldet, weil er damit Lust aus seiner Veranlagung als Voyeur zieht.
Ich frage dich, Wolf: Bist du ein Voyeur?
Wolf: Wie antworte ich dir dazu? – Lea sagte vorhin, ich bin ein verhinderter Voyeur. Das trifft zu, denn ich habe Lea noch nie mit einem anderen Partner beim Koitus beobachtet. Demnach bin ich ein Voyeur in meiner Phantasie. Und dagegen kann ich nicht an. Und will es auch nicht, denn es erregt mich, mir vorzustellen, daß Lea es mit anderen Männern treibt.
Anne: Würdest du ihn zusehen lassen?
Lea: Nein! – Das heißt, ich weiß nicht. Tja, noch nicht. Ich habe das Gefühl, ich verliere dann etwas.

Anne: Wolf, würdest du gerne zusehen, wenn sich Lea körperlich auslebt?
Wolf: Natürlich. Ja. Aber ich weiß nicht, wie ich bei so direkter Konfrontation reagieren würde. Grau ist alle Theorie. Und ich denke komischerweise an Goethes Gedichte über den Zauberlehrling. Man setzt was in Gang und kann's plötzlich nicht mehr regieren.
Anne: Würdest du diese Beziehung im Interesse deiner Familie aufgeben, Lea?
Lea: Spontan entschieden, ja. Aber ich kenne mich. Wenn es wirklich ansteht, darüber zu entscheiden, wer weiß...
Anne: Das heißt, du bist voll auf der Schiene?
Lea: Im für unsere Partnerschaft ungünstigsten Falle ja.
Anne: Spannen wir die Leser nicht auf die Folter. Welche sexuelle Besonderheit bestimmt eure Partnerschaft?
Wolf: Willst du oder soll ich?
Lea: Mach du. Ich «bekenne» dann nur noch. (Streichelt spontan und liebevoll Wolfs Hand.)
Wolf: Ich hätte nie gedacht, daß Lea abseits körperliche Befriedigung suchen würde.
Zwar hatte ich mit einer gewissen Sorge beobachtet, daß sie in verstärktem Maße Frauenliteratur las und in unsere Bibliothek einstellte. Ich machte mich darauf gefaßt, in absehbarer Zeit mit einer engstirnigen Feministin verbunden zu sein.
Es kam jedoch ganz anders.
Lea: Komm, laß mich lieber erzählen. Ich habe doch alles hautnah im wahrsten Sinne des Wortes erlebt.
Deine Phantasie hat Pause.
Also, ich hatte auf der Frauenwoche in Hamburg mit

zwei Mädchen Bekanntschaft geschlossen, die TAI CHI-Unterricht (Meditationsgymnastik. Die Red.) nahmen und mich animierten, die Sprache des Körpers im Einklang mit der Seele zu erlernen.
In der Folge bildeten die regelmäßigen Wochenstunden eine willkommene Abwechslung zu meinem Hausfrauenalltag. Wolf betreute liebevoll die Zwillinge, so daß ich gelöst meine Atem-Übungen, Taoistisches Yoga, die «8 Brokate des Shao Lin», diverse Stille Meditationen sowie periodisch eingestreute Partner-Massagen erleben durfte.
Eigentlich unsportlich, war ich über mich selber verblüfft, was ich beim TAI CHI zu leisten imstande war. Eines Abends hatte ich eine Sensation. Die CHI-Energie, die bekanntlich unterhalb des Nabels konzentriert ist, strömte nicht nur wellenartig durch meine Bauchregion, sondern tröpfelte auf meine Labien und erfüllte mich mit friedlicher Wollust. Wie ein wundervolles Reservoir, abrufbereit zur Lustlösung, was der Fortgang des Abends auch noch brachte. Während aller Übungen summte ein Bienenkorb der Lust in meinem Delta. Ich verausgabte mich in allen Positionen voll und war am Schluß des Workshops alle.
Eine Ruhepause, wie nach einem Saunagang, hätte mir gutgetan.
Trotz meiner Ausgelaugtheit erklärte ich mich bereit, unseren Kursleiter und zwei seiner Freunde mitzunehmen und abzusetzen. Ich mußte mich stark konzentrieren, so spätabends noch sicher zu chauffieren.
Anne: Ist dies alles so wichtig, um breit ausgewalzt zu werden?
Lea: Für mich ja. Es kam doch alles aus der Situation heraus. Ich war doch gar nicht auf Sex aus.

Also, wir kommen an, und ich lasse mich noch auf eine Schale grünen Tee nach oben überreden.
Eine Pause würde mir vor der Heimfahrt – immerhin 25 km – guttun, dachte ich.
D. R. (Name aus Diskretionsgründen abgekürzt. Die Red.) entzündete Räucherstäbchen und zwei Kerzen und begab sich in die Küche, um den Tee zuzubereiten, während wir anderen drei uns unter dem Poster von Bhagwan Shree Rajneesh an der Wand auf einem breiten Matratzenlager zur Ruhe fallen ließen. Ich schlief fast, war total müde.
D. R. brachte den Tee und schenkte uns ein. Wir tranken die Labe zu den Klängen eines Tonbandes mit Sphärenmusik von Celestial Octaves.
Der Tee belebte mich. Und diese Musik! – Sie tröpfelte auf meine Genitalien, garnierte meine CHI-Energie, die dort schon angesammelt war. Nicht, daß ich einfach geil wurde, nein, meine Möse begann, süß zu klagen. In meinem Gefühlspuzzle fehlten noch drei passende Teilchen für das fertige Bild.
Aber sie waren ja da, diese drei fehlenden Puzzleteilchen, neben mir.
D. R. erbot sich, gegen meine Müdigkeit eine alte chinesische Nackenmassage anzuwenden, und ließ seine schmalen nervigen Finger klammerartig reibend um Hals und Nacken und Hinterkopf agieren.
Wie wohl das tat. Nach einer Weile begann ich zu schweben. Ich driftete ins All. Unsagbar schön. Die Musik trug mich.
D. R.'s Stimme holte mich auf einmal zurück, denn meine Ohren vernahmen ganz dicht den Beuteruf: «Jetzt wirst du gefickt!»
Was mich irritierte und aus der schönen Strömung warf.

Aber da war ich schon nackt und fühlte sechs Hände an mir und blickte mich um und sah in faunisch lächelnde Gesichter meiner drei Bhagwani, die gleichfalls nackt, nur die Mala (Perlenkette mit dem Medaillon Bhagwans) um den Hals, mich mit wippenden Steifrohren umdrängten.

Es gab keinen Bruch. Die Musik perlte und paßte zu meinen Bewegungen, als ich die drei Schwänze mit Händen, Mund und Körper liebkoste.

Ich liebe es, zu fühlen, wenn sich das Skrotum wie ein praller Tabaksbeutel zusammenzieht, meinen Mund über die glänzenden Eicheln zu stülpen. Ich bin süchtig danach. Bin eine ausgesprochene Hosenladenguckerin und stehe auf enge Jeans, wo sich alles vorne abzeichnet.

Wolf: Also, ich meine, das reicht. Jedenfalls reicht es mir. Ich spiele doch nicht für die Leser den gehörnten Clown.

Lea: Bitte, faß dich! – Niemand hat dir etwas weggenommen. Man hat mir nur etwas geschenkt, was du mir allein in unserem Eheverband nicht schenken kannst. Dafür können die drei mir nicht das geben, was nur du für mich machst.

Wenn du mich liebst, gönnst du mir meine neue Lust, die mir Kraft für den Alltag gibt.

Anne: Du ziehst also Kraft für den Alltag aus deinen sexuellen körperlichen Empfindungen?

Lea: Oh, ja. Ich bin in der glücklichen Lage, alles so intensiv zu genießen, ohne daß ein Schuldgefühl oder ein Quentchen unerfüllte Sehnsucht zurückbleiben.

Schade, daß Wolf für sich irgendwie ein wenig auf der Strecke bleibt. Ich wünschte ihm einen friedvollen Endzustand wie mir, wenn ich meinen Sex gehabt habe.

Ihm fehlt die letzte Lustlösung. Er kommt in seinen Phantasien über das Vorspiel nicht hinaus. Und ich kann ihm nicht alles haarklein berichten, wenn ich mit meinen Bhagwanis zusammen bin. Ihre Intimsphäre ist eben auch schutzwürdig, und ein wenig will ich diese Erlebnisse auch ganz für mich haben. Ich weiß nicht, ob ich mich da klar artikuliere.

Anne: Hast du keinen friedvollen Endzustand, wie Lea es formulierte?

Wolf: Wenn ich ehrlich bin, nein. Es gibt immer wieder diese süße Spannung, die ich nicht missen möchte. Aber die Pausen dazwischen sind manchmal unerträglich für mich.

Anne: Masturbierst du, wenn du deine sexuellen Phantasien stark auslebst?

Wolf: Ja, meistens. Aber es entspannt nur kurze Zeit. Dann erwacht das unbefriedigte Tier in meinen Lenden erneut und ist nur durch neuerliche Phantasien niederzuhalten.

Früher hatte ich ja nur diese Phantasien ohne konkrete Details über Lea. Da war es besonders frustrierend. Für mich hat sich die Situation schon gebessert, seitdem Lea sich verraten hat.

Anne: Wieso verraten? – Das verstehe ich nicht.

Wolf: Darf ich das ungeschminkt aufklären, wie es war, Lea?

Lea: Ja. Denn es war ja so.

Wolf: Nun, damals in der bewußten Nacht, als Lea den drei Bhagwanis hörig wurde...

Lea (empört): Ich bin nicht hörig! – Das weißt du. Ich brauche das. Aber doch nicht um jeden Preis. Also bin ich nicht hörig. Und wie oft mache ich es? Wenn es hoch kommt, einmal im Monat. Mensch, Wolf!

Wolf: Gut, dann kürze ich ab. Ich hatte mir Sorgen gemacht, weil Lea nach Mitternacht noch nicht zu Hause war. Ist doch normal. Sie kam morgens um 4.00 Uhr, glaube ich.

Gut, daß es die Nacht von Sonnabend auf Sonntag war. Da konnte sie wenigstens ausschlafen.

Und dieses Ausschlafen brachte es an den Tag.

Ich wache auf, wie immer automatisch dicht an sie rangerutscht im Schlaf. Mein Gesicht in ihren Haaren. Räucherstäbchenduft schlägt mir entgegen. Patschuli, wie ich mittlerweile weiß.

Lea liegt bloßgestrampelt im Bett, die Schenkel halb aufgeklappt.

Und da fällt mein Blick auf ihre Pussy. Angeschwollen wie zwei Männerfäuste! – Lea hat von Natur aus eine sehr kuppelige, dicht bewaldete Pussy mit dicken dunklen Schamlippen. Das bedeutet, daß Erregungsstaus besonders offenbar werden.

Sie war bei einem anderen Kerl!

Ich war wie erschlagen. Bei der Menge des retournierten Segens von mehreren Männern, das schien mir klar. Ich dachte, ich sterbe. Mein Herz verhopste sich im Rhythmus. In der ersten Aufwallung hätte ich sie würgen können.

Doch meine Eifersucht wurde kurz darauf seltsam kompensiert. Ich wurde maßlos geil, als ich Leas übergelaufene Pussy sah und ich mir vorstellte, wie man sie lustvoll gefüllt hatte. Ich bekam eine Riesenerektion und wäre am liebsten entfesselt über diese lustgeschändete Spalte hergefallen, wenn nicht mein verletzter Stolz Einhalt geboten hätte.

Bis zu ihrem Aufwachen legte ich mir zig harsche Worte zurecht, um sie richtig zu demütigen.

Anne: Kam es zum Eklat, als du wach wurdest, Lea? – Gab es handfesten Streit?
Lea: Gott sei Dank, nein. Wir hatten sogar eine stundenlange fruchtbare Aussprache, an deren Ende wir ganz leidenschaftlich miteinander schliefen und Versöhnung feierten.
Wolf: Heute kann ich es ja sagen. Ich mußte bei deinem Anblick wie zwanghaft masturbieren, sah deine abgefickte Pussy und beschimpfte dich im stillen mit den schlimmsten Ausdrücken, die ich hier nicht wiedergeben möchte, weil ich mich dann schämen müßte. Aber damals war ich nicht mehr Herr meiner Sinne.
Kurz bevor du aufwachtest, war ich durch mein Masturbieren gekommen. Und da war dann so kurz darauf kein Raum mehr für Randale.
Und daß ich so leidenschaftlich mit dir schlafen konnte, resultierte aus meiner wilden Phantasie. Während ich dich hernahm, stellte ich mir fortwährend vor, wie sie es mit dir gemacht hatten. Und ich genoß die Situation bis zur Erschöpfung. Wie ich dich kenne, hast du bestimmt ebenso die Ereignisse der vergangenen Nacht noch einmal verinnerlicht und wurdest von den drei Bhagwani noch einmal bei Sphärenmusik erlöst.
Anne: Du würdest Lea bestimmt einmal gerne mit anderen Männern beobachten?
Wolf: Mein sehnsüchtigster Wunsch. Aber am liebsten unerkannt, damit sie sich nicht verstellt, weil sie weiß, ich bin in der Nähe.
Lea: Bestimmt gibt es da einen Weg, auch wenn ich spontan dazu keine Idee habe. Du hast ja bald Geburtstag. Vielleicht gibt es eine Überraschung.
Anne: Habt ihr nie an gemeinsamen Gruppensex gedacht?

Lea: Nein, kein Bedarf.
Wolf: Nein, ich sehne mich nicht nach einer fremden Pussy. Leas Lust hautnah zu erleben, wäre für mich genug.
Anne: Möchtest du gerne die Massagetricks der Bhagwani erlernen? – Offenbar hatten sie bei Lea beim raffinierten Einstieg an jenem Abend großen Erfolg.
Wolf: Auch wenn Lea es nicht gerne hört. Ich bin der Meinung, da war auch noch etwas im Tee.
Nein, ich möchte diese Massage nicht erlernen. Es bringt ja auch nichts. Es sind doch die sechs unruhigen Hände, drei Münder und drei Penisse gleichzeitig, die den Reiz ausmachen. Drei Kehlen, die Reizworte formulieren. Das gekonnt koordiniert, ist in der Tat unschlagbar, kann immer eine Frau verwirren.
Aber so etwas muß geplant werden. Zumindest jetzt, wo die Beteiligten Gefallen an der Viererkonfiguration gefunden haben.
Da habe ich den Vorteil, daß *ich* jederzeit greifbar und in Laune bin. Auf Sex kann ich immer, was Lea schätzt und gerne in Anspruch nimmt. Und ich verfüge über ein überdurchschnittlich dimensioniertes Glied, das Lea in *unseren* Situationen gerne anbetet.
Anne: Würdest du einen zweiten Mann im Bett akzeptieren, Wolf?
Wolf: Wenn ich im voraus wüßte, daß ich mich mit ihm verstehe und er nicht Dinge mit Lea macht, die ich nicht akzeptieren würde, z. B. Analverkehr, dann ja.
Er könnte ruhig jünger sein. Ich habe keine Komplexe, bin schlank und fit und habe keinerlei Potenzprobleme.
Er müßte auch ein sehr starkes Glied haben. Ich würde dann gerne von ganz dicht zusehen wollen, wie Leas

Pussy reagiert, was einem ja beim eigenen Akt verwehrt ist. Spiegel sind da nur ein kümmerlicher Ersatz.
Anne: Und du, Lea? – Wolf und noch ein Mann im Bett mit dir?
Lea: Eigentlich kein Bedarf. Aber Wolf zuliebe könnten wir es vielleicht demnächst probieren.
Anne: Und eine zweite Dame, wie wäre das?
Wolf: Für mich kein besonderer Anreiz. Ich habe keine Phantasien, wo Lea von einer anderen Frau gestreichelt wird. Es macht mich nicht an.
Lea: Noch nie probiert, aber neugierig wäre ich schon. Nur, ich glaube, solche Damen sind Mangelware, die sich einem Paar paritätisch zur Verfügung stellen und auch den Mann wollen. Im Trio bieten diese Mädchen doch fast immer nur die Bereitschaft von Frau zu Frau an.
Anne: Du könntest es demnach ertragen, daß Wolf vor deinen Augen mit einer anderen schläft?
Lea: Ich gönne es ihm, auch wenn ich nicht so darauf stehe zuzusehen. Er hat einen Bonus verdient. Eine Freundin ist für mich kein Grund zur Eifersucht, es sei denn, sie versucht, unseren Familienverband zu sprengen. Dann würde ich kämpfen.
Wolf: Anne, du hörst hier dies alles von uns. Wie reagierst du auf dieses erotische Thema?
Anne: Sagen wir es einmal so, meine Schenkelregion ist nicht unbeeindruckt dabei. Mehr sage ich nicht. Wir hatten übrigens ausgemacht, daß meine Fragen nicht mit Gegenfragen beantwortet werden sollen.
Wolf: War ja nur so. Ob du mit uns beiden schlafen willst, frage ich dich erst nachher, wenn das Bandgerät abgeschaltet ist (lacht dabei sympathisch).
Anne: Habt ihr Wünsche, die über das Interview an den Leserkreis einfließen sollen?

Wolf: Wenn Lea es nicht ablehnt, würde ich gerne im Hinblick auf den athletischen zweiten Mann um Fotopost an Lea bitten.
Lea: Einverstanden. Wer Niveau und erotische Ausstrahlung hat, kann sich gerne um den Posten als zweiter Mann für ein Wochenende bewerben.
Auf eine Dame, die uns beide mag, wage ich nicht zu hoffen. Aber auch sie ist herzlich eingeladen. Wir hätten uns bestimmt viel zum Thema Erotik zu erzählen und zu experimentieren. Wenn du reizvolle Seidenwäsche magst, bist du doppelt willkommen, liebe Freundin.
Anne: Soweit dies. Für diesen Exkurs spendiert euch die Redaktion bestimmt eine Chiffre-Möglichkeit. Wer also Lea und Wolf schreiben möchte, ist herzlich eingeladen. Lea, Wolf, ich bedanke mich für das interessante Gespräch und wünsche euch weitere Harmonisierung eurer Sexualbeziehungen, die eigentlich so weit ab von der Norm nicht sind.
Ihr seid nur etwas mutiger als der Durchschnitt und stellt euch euren Körpersehnsüchten. Vom Prinzip her zur Nachahmung empfohlen. Ciao.

* * *

Meine Frau, ein Freund und ich …

In einer ausgewogenen Partnerschaft muß die Wechselwirkung zwischen Nähe und Distanz klappen.
Die Fähigkeit, zu lieben, besteht im wesentlichen darin,

die Nähe des anderen zuzulassen, aber ebenso, die Distanz zu ihm auszuhalten.
Nähe zulassen bedeutet, die Offenheit des anderen anzunehmen, seine starken Gefühle zu akzeptieren. Das ist die eine Seite der Medaille.
Die andere heißt Distanz. Sie zuzulassen bedeutet, daß der Partner sich nach außen wenden darf, ohne einer Überwachung zu unterliegen, was bei einem selber ein festes Vertrauenspotential voraussetzt.
Ich (selbständiger EDV-Berater, 35 Jahre) hatte eigentlich keine Veranlassung, davon auszugehen, daß Beate (Name geändert) und ich nicht ideal mit Nähe und Abstand unserer Gefühle umgehen könnten.
Ich hätte jede Wette angenommen, daß wir in allen Belangen des Lebens, also auch im Bereich des Sex, sehr gut harmonierten.
Meine kurzen Abwesenheiten von zu Hause, wenn ich meine neuen Programme vorstellte oder Schulungen bei Kunden abhielt, ließen in den fünf Jahren unserer Ehe nach meiner Auffassung in Sachen Sex eher positive als negative Aspekte erkennen.
Bei jeder Rückkehr von einer Geschäftsreise ging es stets möglichst schnell ins Bett. Wir waren dann besonders scharf aufeinander und tobten uns stundenlang in allen Varianten aus.
Ich hielt mich für den idealen Liebhaber, weil ich zärtlich und rücksichtsvoll mit Beate umging, immer erst an ihre Lusterfüllung und dann erst an meine Lustlösung dachte. Ich half im Haushalt, putzte und kochte. Wir stritten uns nie um Geld, aber das brauchten wir ja auch nicht, denn Beate hatte in manchem Monat mit ihrem kleinen Steuerberaterbüro mehr Gewinn als ich mit meiner Software.

Wir besprachen alles. Dachte ich, denn ich hielt mich für vollkommen offen. Ich konnte mit Beate über meine sexuellen Wünsche und Neigungen ganz konstruktiv reden. Sie experimentierte gerne mit mir, wenn ich etwas Neues anregte.
Aber irgendwie habe ich mir wohl nie die Mühe gemacht oder nicht richtig hingehört, um festzustellen, ob auch in ihr besondere Sehnsüchte schlummerten. Ich war ja so erfahren, bildete ich mir ein, um sie jederzeit in den leidenschaftlichen Sexhimmel zu entführen.
Und so mußte ich durch Zufall und durch Tatsachen darüber aufgeklärt werden, daß selbst ein Mensch, den man inwendig und auswendig zu kennen glaubt, noch jede Menge unentdeckte Winkel und Geheimnisse hat.
Um es vorwegzunehmen, die Geschichte endete happy für alle Beteiligten. Es gab keine Katastrophe. Zumindest für uns drei nicht. Wer weiß, wie destruktiv andere Charaktere gehandelt hätten.
Ich muß ja zugeben, daß ich in der Situation der Wahrheit auch erst mit einer Neigung meiner Person konfrontiert wurde, die ich im Normalzustand als Theorie weit von mir gewiesen hätte.
Heute muß ich ehrlich bekennen, ich bin ein ausgesprochener Voyeur.
Glücklicherweise treffen dabei meine Neigungen mit Beates Sexualgefühlen harmonisch zusammen, denn sie liebt es, wenn man ihr zusieht, wie sie leidenschaftlich abhebt.
Aber zu diesem speziellen Punkt gleich mehr.
Blicken wir also den damaligen Tatsachen ins Auge. Ich kam von einer Geschäftsreise einen Tag früher als gewöhnlich zurück, weil durch einen Kabelbrand im Dop-

pelboden die Computeranlage meines Kunden kurzfristig ausgefallen war und die Reparatur mehrere Tage dauern würde.

Als ich an unserem Bungalow vorfuhr, standen zwei Autos vor der Garage, Beates Golf und dahinter ein dikker Mercedes. Ich mußte außerhalb der Zufahrt in der Straße parken.

Da der Schlüssel von innen steckte, kam ich nicht durch die Haustür. Als ich ums Haus ging, waren alle Fenster dunkel bis auf das Schlafzimmerfenster, und mein Innerstes schrie plötzlich Alarm.

Außer einem leichten Lichtsaum rings um die herabgelassene Jalousette konnte ich nichts erkennen.

Die Garage! Die Verbindungstür in die Garage! – Möglichst geräuschlos öffnete ich das große Tor und kam dann ungehindert durch die kleine Stahltür in den Vorratskeller, den Heizungskeller und so in den Kelleraufgang.

Ich ließ Schuhe und Jacke im Keller zurück und schlich die Kellertreppe hinauf. Meine Krawatte strangulierte mich. Ich riß sie ab und ließ sie achtlos auf die Treppe fallen.

Merkwürdigerweise wandelte sich die abgrundtiefe Wut und Eifersucht in meiner Brust und meinen Gedärmen in eine sonderbare Schmerzlust, die von meinem Unterbauch Besitz ergriff und meinem Hoden und Penis zuströmte. Erregung und Angst erfaßten mich. Als ich oben auf dem Treppenabsatz anhielt, hörte ich das Blut in meinen Schläfen rauschen und pochen, konnte ich kaum atmen, mein Herz verhopste sich.

Wer so etwas nicht selber erlebt hat, kann sich schwerlich vorstellen, welchem Schauer von Gefühlen man da ausgesetzt ist.

In Richtung Schlafzimmer vorzupirschen, machte keine Probleme. Kacheln knarren nicht wie alte Fußböden.
Die Tür zum Vorraum unseres Schlafzimmers zu öffnen ebensowenig.
Vor unserem Schlafzimmer befindet sich ein größerer Raum mit Einbauschränken für uns beide und den Zugängen zu den beiden Badezimmern, ein Luxus, den wir uns seinerzeit nach Absprache geleistet hatten.
Hin zum Schlafzimmer gibt es nur einen Rundbogen mit einem braunen Samtvorhang.
Mittlerweile hatte ich mich – mit kurzem, aber zwecklosem Erschrecken – in einen geilen Voyeur verwandelt und kniete hinter dem Vorhang, um ins Zimmer zu spähen.
Drei Kerzen flackerten im Raume, Räucherstäbchen erfüllten die Luft mit betäubendem Duft. Unser Kassettenrecorder spielte leise im Hintergrund, afrikanische Trommelmusik, ein Band, das nicht aus unserer Sammlung stammte.
Aber sagenhaft passend für die Situation.
Ich beglückwünschte mich, daß ich nicht ins Zimmer gestürzt war und alles kaputtgemacht hatte.
Was ich sah, verschlug mir den Atem.
Beate war mit ausgebreiteten Armen und Beinen an die vier Bettpfosten unseres antiken Messingbettes gefesselt, total nackt, nur mit einer breiten schwarzen Augenbinde um den Kopf.
Ein ebenfalls nackter Mann, etwa mein Alter, athletisch und gepflegt, peitschte Beate mit einer kleinen Peitsche aus dünnen flachen Gummiriemen auf die Brüste, die Vulva und die Schenkel und garnierte seine Tätigkeit mit aufreizenden Worten aus dem Sexualvokabular.
Wenn er um das Bett herumging, um Beate an den ver-

schiedensten Intimstellen ihres Körpers zu erreichen, wippte sein dickes hoch aufgerichtetes Glied vor seinem Unterbauch, was mich an mein eigenes angeschwollenes Organ in der Hose erinnerte. Augenblicke später war ich selber nackt: Meine Lust war da, aber noch ganz weit hinten in der Leistenregion. Eine unbändige Vorfreude zog in mir ein. Solch wunderbares Gefühl hatte ich noch nie vorher erlebt. Es war einmalig, einzigartig. So etwas kann man nicht beschreiben. Und schon gar nicht so viel später. Der bewußte Abend liegt schon drei Jahre zurück. Eigentlich hätte ich vor Eifersucht wüten müssen, aber ich genoß statt dessen das Schauspiel von nebenan.

Beate stöhnte immer drängender und flehte fast: «Nimm mich! Nimm mich!»

Worauf der Typ sie losband und mit Klapsen auf Schenkel und Po in die Kuhposition dirigierte.

Und das alles vor meinen Augen und Ohren mit meiner mir angetrauten Frau! –

Eifersucht und Geilheit fingen wieder an zu kämpfen in mir. Die Geilheit siegte. Lust strömte in mir zwischen meinen gierigen Augen und meinem pulsierenden Glied, meine Wirbelsäule als kommunizierende Röhre benutzend, was mir wohltat.

Beate rieb sich wollüstig auf der Hand zwischen ihren Schenkeln, maunzte fordernd.

Dann begann der Typ in sie zu dringen. Führte langsam unter ihren Wollustseufzern ein und bediente sie rhythmisch a tergo.

Beate trug immer noch die Augenmaske. Der Typ begann zu erzählen, daß sie prädestiniert sei, von mehreren Männern gleichzeitig genommen zu werden, was begeisterte Bewegungen ihrerseits auslöste. So hatte ich

nie zu Beate zu sprechen gewagt. Zwischen uns schwang immer die zärtliche Blume der Romantik, gab es wenig bizarre Abwechslung. Von dem Typen konnte man noch lernen, stellte ich neidlos (na ja, fast neidlos) fest.
Da trieb es mich durch den Vorhang. Nicht als Rächer, bewahre, nein, ich mußte sie ebenfalls berühren, sie ebenso in meinen Bann ziehen wie er. Sonst würde ich sie für immer verlieren.
Als ich den Typen an der Schulter antippte, erschrak dieser nur kurz und erwiderte meinen hochgestreckten Daumen über der Faust mit demselben Zeichen. Einverstanden. Wir machen es ihr gemeinsam. In diesem winzigen Augenblick habe ich erkannt, daß niemand niemandes Eigentum ist. Selbst durch Heirat kann man kein Ausschließlichkeitsrecht erlangen.
Beneidenswert solche Frauen wie Beate, die diese Sinnlichkeit verinnerlicht haben und ausleben können. Ich freue mich, ihr in meinem Leben begegnet zu sein.
Beate erstarrte, fragte verwirrt, was Sache wäre. Da brach es aus mir heraus. Ich war nicht mehr ich selber. Ich überschüttete sie mit aggressiven Sexausdrücken.
Ihre Verwirrung hielt aber nur ganz kurz an, dann ließ sie sich fallen, ließ ihren Körpergefühlen und ihrer animalischen Sinnlichkeit freien Lauf.
Sie kam auf eine Art, wie sie bei mir noch nie gekommen war, noch wilder, noch hemmungsloser, mit einer Art Inbrunst, wie ich sie alleine aus ihr bisher nicht hervorlocken konnte.
Und dann schämte ich mich plötzlich, unheimlich ernüchtert, wie ich mich noch nie in meinem Leben geschämt hatte. Aber das ging bald vorbei, weil das harmonische Gefühl zwischen uns dreien überwog.

Wir haben mittlerweile dieses Spiel noch manchmal gespielt. Ich komme überraschend nach Hause, und Beate macht es mit ihrem Liebhaber. Ich beobachte und stoße dann dazu, im wahrsten Sinne des Wortes. Leider nutzt sich diese Konfiguration auf Dauer ab. Wir würden gerne neue Partner (Bi-Paar bis 40 Jahre oder virile Einzelmänner der gleichen Alterskategorie) kennenlernen wollen, mit denen man gleichartig spielen kann.
Wer hat Lust und Leidenschaft und liegt auf unserer Wellenlänge? – Beate ist 34, schlank, samthäutig, mit großen Brüsten und einer üppig behaarten Scham.
Wir antworten auf alle ausführlichen nicht anonymen Fotobriefe. Rückporto erbeten.

* * *

Mein Freund und ich (39/33) lesen regelmäßig den Sexkontakter und ziehen daraus so manche prickelnde Anregung.
Es ist eines der besten Magazine dieser Art auf der Szene, vor allem, weil es Raum bietet für persönlichen Meinungsaustausch. Es sollten nur noch mehr Leser ihre Wünsche und Phantasien rauslassen.
Dank der Unterstützung meines sehr toleranten Partners kann ich meine sexuellen Phantasien voll ausleben.
Mein Freund und ich denken uns im Bett häufig in besondere, nicht alltägliche erotische Situationen hinein und malen uns aus, welch schöne Lust daraus erwachsen könnte, wenn man die richtigen Partner dazu fände.
Meine neueste Sehnsucht ist, daß ich mich gerne an einem passenden Ort (verschwiegen, ein wenig luxuriös) mehreren Partnern (weiblich wie männlich) gemeinsam ausliefern und hingeben möchte.

Mein Freund sollte dabei möglichst integriert sein, zumindest zusehen dürfen. Er sieht mich gerne in performance.

Ihm gefällt es, solche Begegnungen vorzubereiten, damit er Überraschungseffekte einbauen kann, da ich immer nur in Ansätzen weiß, was mich erwartet. Schön wäre ein zärtliches Bi-Paar mit Freundin oder Freund oder eine gut eingespielte Männerriege (drei oder vier athletische, überdurchschnittlich ausgestattete Herren mit Niveau).

Ich würde sexy angezogen und eingestimmt am Treffpunkt erscheinen, wo mir eine Hilfsperson (z. B. als Dienstmädchen verkleidet) eine schwarze Augenbinde anlegt. Ich will zunächst nicht wissen, wer mir gegenübertritt, will zunächst nur fühlen, will überall befaßt und befingert und gestreichelt werden.

Ich möchte in fröhlicher Atmosphäre und mit lockeren lasziven Worten langsam entkleidet und zur Luststatt geführt werden, vielleicht auf ein breites Bett, wo später alle Beteiligten ausreichend Platz haben. Dann will ich diese vielen zärtlichen Hände überall fühlen, vielleicht unterstützt durch einen buschigen Fuchsschwanz oder eine Pfauenfeder.

Die Berührungen werden fordernder, die Worte deftiger und «schmutzig». Und dann lassen die Männer ihrer Leidenschaft freien Lauf und erfüllen mich vaginal und oral.

Ich liebe es, scharf abgeritten zu werden, wobei ich gut getimte Klapse auf die Pohügel als wonnesteigernd schätze.

Wir sind nicht versnobt, möchten aber nach Möglichkeit nur mit niveauvollen Partnern zusammentreffen, die Herzensbildung und Lebensart vereinen. Eine weitere Voraussetzung wäre eine heimelige Wohnlichkeit. Ideal wäre ein Wochenendhaus mit Komfort. Wir laden auch gerne in unser behagliches Haus ein. Dauerfreundschaft wird angestrebt. Sind in der Freizeit aktive Tennisspieler und Opernliebhaber, lesen viel und verreisen gerne in südliche Länder. Sprechen mehrere Fremdsprachen, so daß wir auch gerne Ausländer zu unseren neuen Freunden zählen würden.

Ich selber bin überdies in der Frauenbewegung engagiert und beschäftige mich außerdem gerne mit Parapsychologie und okkulten Sexualriten.

Da wir oftmals geschäftlich unterwegs sind, sind Begegnungen in der ganzen BRD, der Schweiz, Österreich und Frankreich möglich.

Selbstverständlich haben wir keinerlei finanzielle Interessen. Im Gegenteil, wird der Aufwand für unsere Partner zu groß, beteiligen wir uns angemessen.

Welches Bi-Paar fühlt sich angesprochen und schreibt uns ausführlich mit Foto? – Rückporto erbeten.

Gerne auch niveauvoller Einzelherr, wenn echte 20×6 cm (oder mehr) vorhanden. Seit Jahren unerfüllter Wunsch...

Sind überdies auch bizarren Praktiken bei richtigen Partnern nicht abgeneigt.

Mit herzlichen Grüßen
Ihre Gie. Z.

* * *

Meinem Mann und mir gefällt der Sex-Kontakter mit jedem neuen Heft einmal mehr, und ich halte Ihr Magazin derzeit für das inhaltlich beste auf der Erotik-Szene.

Ich habe mich entschlossen, ebenfalls etwas beizutragen; wie man sehen wird, nicht ganz uneigennützig.
Dabei bin ich im Augenblick gar nicht sexuell angeregt. Und wenn ich es wäre, schriebe ich jetzt wahrscheinlich nicht.
Aber da mein Mann auf einer Vortragsreise unterwegs ist, bin ich nicht abgelenkt und kann mich mitteilen.
Es wäre schön, wenn sich meine Zeilen zum Abdruck in einem der nächsten Hefte eignen würden, denn dann könnte ich meinen Mann überraschen, der so happy wäre, weil ich endlich meine bereits seit meiner Jugendzeit bestehende erotische Wunschvorstellung aktiv in die Realität übernehme.
Wir haben schon des öfteren, um uns gegenseitig zu stimulieren, nachts beim Vorspiel Einzelheiten dazu diskutiert und so manche Zukunfts-Sequenz im Hinblick auf andere Partner im Bett vor unserem inneren Auge ablaufen lassen.
Ich weiß deshalb genau, was mir und ihm diesbezüglich gefallen würde.
Mein Mann ist der geborene Voyeur. Er wäre mit Sicherheit entzückt, mich einmal aus eigenem Antrieb heraus willenlos ausgestreckt und geil unter einem anderen Mann zu erleben.
Wir lieben uns sehr. Ich möchte ihm diesen Wunsch gerne erfüllen, zumal er sich mit meinem langjährigen körperlichen Sehnsuchtsempfinden deckt.
Aus meinen bisherigen Äußerungen können Sie das erotische Motiv für mein Handeln noch nicht ableiten, deshalb eine kleine notwendige Rückblende.
Ich war gerade achtzehn Jahre alt geworden und stand vor dem Abitur, als es überraschend einen Lehrerwechsel gab und wir einen neuen Englischlehrer bekamen,

der mich auf unerklärliche Weise vom ersten Augenblick an, als er in unsere Klasse kam, erotisch faszinierte.
Denken Sie jetzt bloß nicht automatisch an einen Adonis oder einen Tennislehrer-Typ.
Dieser Lehrer – nennen wir ihn zur Verfremdung und der Einfachheit halber Kurt – war schon Mitte Fünfzig, nicht sehr groß, untersetzt, ohne jedoch fett zu sein, muskulös und mit federndem Gang und temperamentvollen Bewegungen, mit fleischigen, für mich übersinnlichen Lippen, Knollennase, ein wenig Basedow-Augen, buschige Augenbrauen, große Ohren und eine Halbglatze.
Also wahrlich keine Schönheit, aber ein Mann mit Ausstrahlung, was nicht zuletzt seiner tiefen und samtigen Stimme zuzuschreiben war, die mir zu gewissen Momenten tagträumerisch meine Bauch- und Lendenregion kribbeln und meine Labien im Schritt sich kräuseln ließ. Von seinen großen starken Händen, die an der Oberseite dicht dunkel behaart waren, träumte ich nächtelang.
Ich habe damals in mein Tagebuch geschrieben, daß ich eine erotische Sanduhr bin, daß ich manchmal das Gefühl habe, in erotischen geheimen Stunden rieseln viele kleine Körnchen der Geilheit aus meiner Scham. Gedanken, die mir damals große Lust bescherten.
Mit Kurt als Traumpartner in meinen erotischen Phantasien erarbeitete ich mir in der Folgezeit das himmlische Gefühl des Orgasmus. Ich lernte schnell, brauchte nur nach innen zu hören und mir vorzustellen, was Kurt mit seinen kräftigen Händen, den saugenden Lippen und seinem großen Glied mit mir anstellte.
Ich habe mich Kurt nie offenbart. So weiß ich natürlich

bis heute nicht, ob er wirklich so ein stattliches Glied dort unten trug, wie es mir meine Phantasien vorgaukelten.

Dann lernte ich während meines Studiums Bengt kennen, meinen späteren Mann.

Er studierte Volks- und Betriebswirtschaft. Ich machte in Literatur und Zeitungswissenschaften, denn ich wollte Journalistin werden.

Wir verstanden uns sexuell von Anfang an blendend und heirateten bald. Ich hatte damals außer dem Phantasie-Kurt und Bengt keine anderen Männer gehabt.

Die Phantasien mit Kurt ließen nach und hörten dann ganz auf, denn Bengt war ein ausdauernder phantasievoller Liebhaber, der neben seiner liebenswerten Persönlichkeit auch ein dickes Glied mit einer ausgeprägten Eichel mit in die Ehe brachte. Als unsere Examina anstanden, schliefen wir nicht mehr so oft miteinander. Bengt war auch meistens in seiner Arbeitsgruppe an der Universität.

Da fing ich wieder an, gelegentlich zu masturbieren und ab und zu auch Kurt wieder herbeizuwünschen.

Es war zwar nicht mehr so intensiv wie früher, aber das Prinzip funktionierte noch. Ich konnte mir wie früher schöne Orgasmen selber machen und damit dem Druck in meinen Lenden etwas begegnen.

Mittlerweile sind wir zehn Jahre verheiratet und leben arriviert. Bengt ist 40 Jahre alt, ich bin kurz vor Vollendung des vierunddreißigsten.

In den letzten fünf Jahren hatten wir jeder einige Affären, ohne daß dies unsere Beziehung beeinträchtigt hätte. Da wir von Anfang an eine offene Ehe führten, erzählten wir uns alles und konnten es aushalten.

Der Gedanke, daß es demnächst wahr werden könnte,

diese alten Kurt-Phantasien aufzuarbeiten, versetzt mich in Erregung.
Deshalb: In völliger Übereinstimmung mit meinem Mann suche ich zur erotischen Aufarbeitung meiner Jugendphantasien und zum Ausbau meiner Körpererfahrung einen Kurt-Typ wie vorstehend beschrieben, Höchstalter 50 Jahre.
Es muß kein Lehrer sein, aber sehr gutes Niveau und Stil sind Voraussetzung.
Das Erscheinungsbild mit dem bewußten Kurt sollte in möglichst vielen Punkten übereinstimmen.
Schönheit braucht also nicht zu sein; aber eine tiefe Stimme, starke behaarte Hände und kräftige Arme und ein Glied über dem Durchschnitt (nicht unter 20×6 cm) mit großer Eichel sind unerläßlich.
Auch jüngere Bewerber von Klasse willkommen, jedoch nicht unter 35 Jahren.
Mein Mann sieht nur zu.
Wir möchten das Erlebnis gerne auf Video aufzeichnen, aber nicht Bedingung.
Bei Zustimmung zu Video würden wir Ganzmasken aus schwarzem Leder besorgen, damit die Diskretion absolut gewahrt ist.
Auf Wunsch auch Aufnahmen an neutralem Ort (leere Altbauwohnung mit Matratzen, gemietetes Wochenendhaus). Haben Video-Erfahrung. Es stört nicht, weil bei Elektronik kein Geräusch. Wer wagt es? –
Gerne auch zwei neue Partner gleichzeitig.
Mein Partner muß besonders einfühlsam sein und sich mir zunächst romantisch nähern und sich bis zum richtigen Breakpoint als Gentleman aufführen.
Ab einem gewissen Punkt sollte er lasziv werden und in richtigen kleinen Dosen meine erotische Spannung auf-

bauen. Seine behaarten Hände sollten dabei kräftig zupacken und mich nicht schonen. Ich möchte im gegebenen Augenblick gleichsam verzaubert den spontanen Einfällen meines Liebhabers willenlos unterliegen, mich fallenlassen bis zur Tabulosigkeit.
Ein paar wohldosierte Klapse, um mich dorthin zu bringen, können nicht schaden.
Wer möchte mit mir spielen? –
Adresse ist der Redaktion bekannt. Wer schreibt mit Foto und nicht anonymer Adresse/Telefon? Mit warmem Schoß und freundlichen Grüßen.
Ihre Ritza

* * *

Der Leserbrief «I like TV/TS» im «Sex-Kontakter» Nr. 7, Seite 47, hat mich dazu bewogen, für die Leserschaft ein paar Zeilen über TS zu schreiben, um die weitgehend nicht vorhandenen Kenntnisse in der Unterscheidung von TV und TS einmal herauszustellen.
Als ehemalige TS und heute seelisch wie körperlich eine Frau, mit vollständigen Ausweisen, geänderter Geburtsurkunde, Zeugnissen und Arbeitspapieren unauffällig in die Gesellschaft und Arbeitswelt integriert, mit einem bürgerlichen Beruf und ungestörten Kontakten zu meiner Umwelt, weiß ich, wovon ich spreche.
TV sind fast allen ziemlich bekannt. Von ihrer Sorte gibt es viele. Sie sind hundertprozentige Männer, die gerne Frauenkleidung und noch so einiges mehr tragen. Die Spielarten sind vielfältig, und manch einem der Sex-Kontakt-Leser sind sie wohlvertraute Partner. Die bürgerliche Gesellschaft zählt TV zu den sexuellen Abwei-

chungen (Perversionen), die wir alle mehr oder weniger haben, nicht nur die Leser des Sex-Kontakters, sondern auch viele sog. «unbescholtene Bürger», die es eben nicht zugeben wollen und sich lieber frustieren als sich ausleben.

Dennoch zeigen die Anzeigen im Sex-Kontakter immer wieder eine Verwirrtheit von TV und TS bei den Kontaktsuchenden.

TS steht für Transsexuelle. Sie sind Menschen, die an einer medizinisch und psychologisch sehr seltenen Krankheit leiden, einer sog. psycho-sozialen, nicht wie vermutet sexuellen Behinderung: Sie empfinden von Kind an das ihrem biolog. Geschlecht entgegengesetzte Geschlecht (engl. gender dysphoria syndrome, zu deutsch Störung der Geschlechtsidentität, ein sehr viel besserer und zutreffender Begriff als das fälschliche Wort: Transsexualität).

Die Krankheit hat also nichts mit Sexualität zu tun. Das Mißempfinden ist lebenslang – wird es nicht gelöst, endet die TS im Suicid oder der Betreffende stirbt an den Folgen von schwersten psychosomatischen Störungen – ist weder durch psychologische noch psychotherapeutische Maßnahmen zu behandeln und nur durch eine Geschlechtsangleichung (Hormonbehandlung und genitalkorrigierende Operation) aus der Welt zu schaffen. Findet das statt, ist die TS absolut geheilt. TS ist eine der ganz wenigen Krankheiten mit vollkommener Heilung. Die Störungen sind nach der Operation wie weggeblasen, und die Erinnerung an den alten Zustand ist so, als wäre er nie gewesen. Dennoch tun sich deutsche Mediziner und Ärzte sehr schwer in der Behandlung und setzen die Transsexuellen jahrelangen medizinischen und psychologischen Foltern aus, aus der manch einer als

Wrack hervorgegangen ist und sich schließlich das Leben genommen hat. Viele Selbstmorde müssen auf eine bestandene Transsexualität zurückgeführt werden, weil sie niemand erkennen kann, als eben der Patient selbst, sich in vielen Fällen nicht traut, darüber zu reden.
In Amerika gibt es «Gender Identity Clinics», in denen die Transsexuellen systematisch auf den Geschlechtswechsel vorbereitet werden, in Deutschland gibt es das nicht und wird es auch nach dem neuesten Stand der Diskussion nicht geben. Man hat sich hier entgegen den amerikanischen Forschungsergebnissen seine eigene nicht beweisbare Theorie zurechtgebastelt nach der be(miß)handelt wird.
Eine Transsexuelle ist eine Mann-zu-Frau-TS, ein Transsexueller ein Frau-zu-Mann-TS.
Nichts ist unangebrachter und diskriminierender, als diesen Personenkreis mit seinem biologischen Geschlecht anzureden, zu nennen, zu bezeichnen. Es gibt Zeitgenossen, die dies selbst noch bei operierten TS tun. Im übrigen sind solche Anreden beim Wissen um eine gewesene TS nach dem Transsexuellengesetz strafbar (Ausforschungsverbot nach § 5). Der Staat hat den Geschlechtswechsel per Gesetz sanktioniert.
Die Körperlichkeit eines Menschen kann niemals sein Geschlecht alleine bestimmen, sondern sein Bewußtsein. Es ist eben sein ureigenes Bewußtsein und nicht das der andern, daß er sich so empfindet, wie er gerne innerlich und äußerlich gesehen sein möchte.
Die Respektierung dieser Tatsache ist ein Stück praktizierte Menschlichkeit.
TS kann man an den von vielen vermuteten Orten der «Unterwelt» nicht finden. Dort können zwar TS sein, aber wenn, dann sind sie aus irgendwelchen anderen

unglücklichen Umständen dorthin abgerutscht und müssen um ihr Überleben kämpfen. Sie werden dort meist ausgebeutet und nicht akzeptiert, sondern nur als Schaustücke toleriert.

Die meisten TS bewegen sich im Alltagsleben und sind in nichts von der Masse der Bürger zu unterscheiden, weder durch Aussehen, Stimme, Kleidung noch Verhaltensweisen. Alles ist bis auf wenige «Unstimmigkeiten», die sich im Rahmen allgemeiner Abweichungen halten, angepaßt. Es ist müßig, in anders aussehenden Frauen/Männern TS sehen zu wollen. Es gibt ziemlich männlich aussehende Frauen und ziemlich weiblich aussehende TS-Frauen. Solange die Umwelt nichts weiß, ist alles in Ordnung.

Wird aber auch nur etwas bekannt, dann bleiben abfällige Reden, Diskriminierungen, Benachteiligungen, subtile Unterdrückung am Arbeitsplatz und Sticheleien fast nie aus. Bei aller Aufklärung und scheinbarer Unbekümmertheit unserer heutigen Mitmenschen sind sehr viele intolerant, wenn sie etwas über diese «Andersartigkeit» eines Mitmenschen wissen, und zwar in dem Maße wie sie selbst das «Normale» suchen oder bereits erreicht haben, was auch immer sie selbst darunter verstehen. Selbst die so «fortschrittliche Jugend» kapituliert mehr noch als ältere Mitbürger vor TS. Viele Ältere sehen das eben als eine Krankheit an. So haben mich denn auch einige Anzeigen im Sexkontakter geschockt, da steht z. B. «Klistier, Anal, TS», oder an anderer Stelle heißt es «Liebhaber des dritten Geschlechts».

Inserenten im «Sex-Kontakter» sind beim Zusammentreffen mit einer TS ganz mächtig verklemmt und reagieren ebenfalls ziemlich intolerant und abweisend trotz Vorgabe von Tabulosigkeit.

Wir sollten vielleicht mit all diesen Begriffen sehr vorsichtig sein und uns immer wieder vor Augen halten, daß es eben Dinge gibt, die wir noch nicht wissen, bei aller Kenntnis und Erfahrung im sexuellen Bereich.

Das Risiko, daß wir uns durch das Wissen der Mitmenschen um unseren gewesenen Zustand vielfacher Repressionen aussetzen, ist groß.

Daher muß Transsexualität ein Tabu bleiben, das heißt, daß jede Aufklärung darüber in der Öffentlichkeit vermieden wird. Zu dieser Öffentlichkeit gehören Rundfunk, Fernsehen, Zeitschriften und Illustrierte, die von der Masse der Bevölkerung benutzt werden, weil man eben dieses Phänomen nicht versteht, weil man selbst keine Probleme mit der eigenen Geschlechtsidentität hatte und auch niemals haben wird. Das Geschlecht ist in den Köpfen der meisten Mitmenschen etwas Unwandelbares und gehört mit zu der menschlichen Natur: jeder ist von Geburt an weiblich oder männlich. Das ist eben nicht so bei Transsexuellen.

Das Geschlecht, die Geschlechtszugehörigkeit geht niemanden etwas an, jeder ist Mann oder Frau. Was kann man davon haben zu wissen, ob ein Mensch ein(e) TS war? Nichts, außer daß dadurch entweder Ablehnung, Mitleid oder bestenfalls Neugier entsteht, aber niemals Mitmenschlichkeit, auch nicht im tabulosen Sex-Kontakter. Wir Betroffenen erleben das immer wieder.

Mary S.

* * *

Durch Partnertausch gerettet

Ich bin durchaus nicht geneigt, den Gruppensex oder Partnertausch grundsätzlich als Allheilmittel hinzustellen. Jedoch glaube ich, daß sich dabei nicht unbedingt nachteilige Folgen für ein Ehepaar einstellen müssen. Und ich weiß von Fällen, wo Paare ihre Ehe dadurch gerettet haben.

Zwei Beispiele dafür: Ein Ehepaar, fast sieben Jahre verheiratet, hatte sich im Bett kaum noch etwas zu bieten, obwohl beide Partner eher heißblütig veranlagt waren. Man sprach bereits von Scheidung, als man zufällig in einen Kreis geriet, der sich nicht eben konventionell vergnügte. Für beide war dies eine so starke Stimulans, daß sie auch zu zweit wieder miteinander harmonierten.

Im zweiten Fall hatte sich ein Ehepaar, erst drei Jahre verheiratet, ein Haus gebaut, beide waren überfordert und nervös, der Mann hatte sich körperlich derart stark verausgabt, daß bei ihm nichts mehr ging, auch dann nicht mehr, als das Haus stand und beide wieder ruhiger wurden. Durch die Teilnahme an Zusammentreffen mit zwei anderen Paaren setzte auch bei ihm die nötige Spannung wieder ein, so daß die beiden heute wieder sehr gut miteinander klarkommen.

Diese Beispiele ließen sich fortsetzen. Aber sie sind sicher nicht für jedermann gültig. Entscheidend ist, daß sich die beiden Partner offen und ehrlich über ihre Wünsche und Forderungen aussprechen und daß ein Partner nicht zu etwas gezwungen wird, was er an sich gar nicht tun will. Wenn eine Frau zum Beispiel stark ästhetisch geprägt ist, muß es schiefgehen, wenn dieses Paar mit einem anderen zusammenkommt, bei dem der Mann dem Schönheitsideal dieser Frau entgegensteht.

Wenn sich Ehepartner über dieses Thema aussprechen und auf einen gemeinsamen Nenner kommen, sind Partnertausch oder Gruppensex jedenfalls eine weitaus ehrlichere Sache – für beide – als das übliche Fremdgehen, an dem sich komischerweise heute kaum noch jemand stößt.
Th. K.

* * *

Ich bin schon fast verzweifelt. Seit nun knapp einem Jahr gehöre ich zu Ihren Stammlesern, aber habe bisher leider keinerlei Erfolge verbuchen können. Ich frage mich, woran das liegt. In jeder Ihrer Ausgaben gibt es mindestens 20 Anzeigen, die mein Interesse wecken. Bei einigen fehlt aber immer wieder eine nähere Ortsangabe, so daß ich nur auf gut Glück schreiben kann. Viele Briefe werden überhaupt nicht beantwortet, obwohl ich jedesmal einen Rückumschlag und meist ein freizügiges Bild von mir mitschicke. So langsam wird es mir jedoch zu kostspielig. Deshalb habe ich einige Verbesserungsvorschläge, die wahrscheinlich Ihr Heft verteuern würden, aber gleichzeitig die Chance der Interessenten verbessert. Deshalb bitte ich Sie, sich meine folgenden Überlegungen mal gründlich durch den Kopf gehen zu lassen.
Zunächst ist es sehr schade, daß Sie in der Regel nur einmal im Quartal erscheinen und dann immer nur die Möglichkeit bieten, unter Chiffre zu veröffentlichen. Sie sollten sich mal überlegen, ob es nicht vorteilhafter wäre, das Heft in Kategorien zu unterteilen. Das heißt, den wohl größten Teil aller Inserenten unter Chiffre in Wohnregionen (z. B. Bundesländer) mit oder ohne Bild

im ersten Teil zu drucken. Ich weiß aus anderen Heften, daß es auch eine Menge Leute gibt, die bereit sind, ihre Adresse oder Postlagernummer veröffentlichen zu lassen, die Sie dann in einem Teil unter «Sofortkontakte» drucken könnten. Auch sollten jene Anzeigen, die z. B. Fotos gegen Unkostenbeteiligung bieten, gesondert veröffentlicht werden. Außerdem sollte für mehr Popularität gesorgt werden durch entsprechende Kleinanzeigen in den dafür geeigneten Illustrierten. Oder durch mehr Vertrieb in anderen Erotikshops. Ich merke immer mehr, daß gerade Berlin sehr dürftig im SK vertreten ist. Viele Stammleser fordern immer öfter, Ihr Heft abonnieren zu können. Tun Sie doch endlich da etwas! Und bieten Sie doch die Möglichkeit, daß eine Anzeige gleich in mehreren Ausgaben erscheinen kann. Ich glaube und hoffe, erst mal genug Anreize gebracht zu haben, um Ihr ohnehin schon gutes Kontaktheft zur Note «sehr gut» zu verhelfen.

Ich würde mich freuen, wenn Sie hierzu Stellung beziehen würden. So viel zu meiner Meinung über dieses Heft, doch als nächstes möchte ich noch versuchen, jemanden zu animieren, in Kontakt zu mir zu treten.

Ich bin noch blutjung (18 J.) und habe trotzdem oder gerade deswegen die starke Begierde, in sexueller Hinsicht wesentlich mehr zu erleben. Mein Problem ist nur, daß ich immer wieder aufgrund meines Alters unterschätzt werde. Dazu kommt noch, daß ich mich seit meiner Geburt mit einem Schönheitsfehler herumschlage. Ich bin körperbehindert, mein rechtes Bein ist mißgebildet. Ich selber komme damit bestens klar und habe dadurch nie so richtig Probleme gehabt, bis ich anfing, mich für mehr als nur eine feste Freundin zu interessieren, die mir z. Zt. auch noch fehlt. Ich habe festgestellt, daß ich wohl auf normale Art und Weise nie oder erst in mehreren Jahren die Frau finden werde, die nicht nur äußerlich akzeptabel ist, sondern auch dieselbe sexuelle Neigung hat wie ich. Ich will nicht irgendwann eine feste Bindung haben, wo ich nur sie besteigen darf und sonst mich nur selber betätigen kann. Nein, ich suche einen möglichst großen Kreis, wo immer die Abwechslung gewährleistet ist. Das heißt nicht, daß ich mich nicht an eine Frau fest binden will, ich brauche jedoch eine, die auch mit Partnertausch einverstanden ist und selbst nie genug Befriedigung findet. Zu diesem Zweck versuche ich jetzt einmal, mein Leben auszukosten, bis ich genau die Frau gefunden habe.

Ich will mit möglichst vielen Frauen oder Paaren intimen Kontakt haben, aber ich bin nicht der Aufreißer oder auch Macho, der so etwas auf der Straße schafft. Ich helfe mir mit solchen Kontaktheften, wo ich inseriere und auf Anzeigen schreibe. Egal, ob sie in Berlin wohnen oder mal max. 600 km weg. Man kann auch solche Art der Beziehung über mehrere Kilometer aufrechthalten. Ich bin auch nicht böse, wenn ich an so eine Nymphomanin gerate, die mich nur für eine Nacht will, um anschließend jede Menge anderer Männer zu vernaschen, daß sie dann nie mehr Zeit für mich hätte. Sympathie und Niveau ist die Hauptsache, der Rest kommt von selber. Ich betreibe fast alle Praktiken, doch anale Praktiken und brutale Sachen mag ich nicht. Es muß nur ohne Druck und mit Gefühl kommen, dann macht es auch jedem Beteiligten Spaß.

Wer von denen, die das jetzt alles gelesen haben, will denn nun auch mal versuchen, mich näher zu betrachten? Irgendwo im Heft muß auch eine Anzeige mit Bild von mir sein. Frauen und Paare – egal welchen Alters,

na, sagen wir bis 45 J. –, die freizügig und endlos geil sind, müßten sich jetzt doch bei mir melden. Ich freue mich auch schon, wenn es nur zu Briefkontakten kommt. Wer erlöst mich von der «Qual»? Ich würde mir wünschen, wenn Sie diesen Brief unter Chiffre veröffentlichen würden.
Mit besten Grüßen
Euer C. aus Berlin

* * *

Wenn man den Nebentitel meines Buches, das ich noch in diesem Jahr gedenke fertigzustellen, liest, dann ist man leicht geneigt, den damit verbundenen Gedanken in das Reich der Phantasiewelt als unnatürlich und unrealistisch abzutun. Für mich hat sich seit langer Zeit schon die Frage aufgeworfen, warum das eigentlich so ist. Mediziner, Wissenschaftler und Sexualforscher haben bis heute kein klares Bild über das wirklich umfassend geweckte Liebesgefühl der Frau und der damit kongruent einhergehenden körperlichen Reaktion schaffen können.

Ich bin weder Sexualforscher noch Mediziner, und trotzdem wage ich mich an das so totgeschwiegene Thema der weiblichen Ejakulation heran, weil ich den Wissenschaftlern gegenüber etwas voraus habe: praktische Erfahrung und eine Ehefrau, die mit beiden der obengenannten «Phänomene» aufwarten kann.

Sicherlich wird es mir nicht möglich sein, das Thema so nüchtern und trocken, wie das Sachbücher oftmals sind, abzuhandeln. Ich bin bemüht, dem Leser soviel Freiraum zu lassen, daß er sich unterhält, entspannt, miterfährt und sein Wissen bereichert.

Nun möchte ich natürlich nicht den Eindruck hinterlassen, als würde ich auf diesem Wege Werbung für mein Werk machen wollen. Das möchte ich nicht. Ich möchte sehr wohl informieren und interessieren, denn ich verfolge bei der Erstellung meines Buches ein ganz bestimmtes Konzept.

Es mag ein gutes Gefühl sein, von sich behaupten zu können, ein Buch geschrieben zu haben. Ich bin keinesfalls abgeneigt, dieses Gefühl zu genießen und auszukosten. Doch ich bin immer ein Mensch gewesen, der die Gabe hatte, auch das Wenige, was er hatte, mit anderen Menschen zu teilen, mag es noch so süß und schmackhaft gewesen sein. Und so möchte ich auch dieses Gefühl, Buchautor zu sein, mit einigen auserwählten Menschen teilen. Menschen, die bereit sind, wirklich Engagement zu zeigen, und so stark sind, auch einen evtl. Mißerfolg zu verkraften. Denn die Garantie, daß ein Buch gleich ein Bestseller wird, gibt einem niemand. Wer hat also Mut, sich mit der Darstellung eigener Erfahrungen im genannten Themenbereich an der Erstellung und Illustration des Buches zu beteiligen? – Natürlich kommen nur der Wahrheit entsprechende Berichte in Betracht, deren Wahrheitsgehalt durch deutliche Illustrationen untermauert ist. Neben dem Haupttenor des Werkes, der meiner Feder erwachsen ist, wird das Buch zum anderen Teil von den Berichten und Erlebnissen der interessierten Mitautoren getragen, die dann anteilmäßig – gemessen an der jeweiligen Auflage – auch den finanziellen Erfolg mit mir gemeinsam genießen werden.

Interessierte Paare und Einzelpersonen mögen sich bitte melden, die mit mir den – auch sichtbaren – Beweis dafür erbringen, daß nicht nur meine Frau im Besitz einer «Stielklitoris» (übergroße, penisähnliche Klitoris, die

bei sexueller Erregung erektionsfähig ist) ist. Welche oder wessen Frau oder Freundin ist sexuell so stark geweckt, daß sie über das «Normale» hinaus Empfindungen erlebt, die nicht mehr an dem zu messen sind, was man allgemein als «Orgasmus» bezeichnet?
Kritiker werden jetzt fragen, woran denn überhaupt die Intensität der Sexualgefühle gemessen werden kann – ein Gerät dafür gibt es ganz sicher nicht. Doch dieses Geheimnis lassen Sie mich nicht vorwegnehmen, denn gerade *das* Thema ist mittragendes Element des Inhalts meines Buches, das folgende weitere Themen enthalten wird:
1.) «Übergroße Klitoris» (sog. Stielklitoris); eine Laune der Natur oder manipulierbar?
2.) Warum es einen Zusammenhang gibt zwischen der Größe der Klitoris und der Fähigkeit der Frau, sichtbar zu ejakulieren.
3.) Wie sexuelle Lustgefühle der Frau – und auch Orgasmusempfinden – durch spezielle Psycho-Sensual-Meditation in Verbindung mit einer Ultra-Massagetechnik auf Dauer bis ins Unermeßliche gesteigert werden können.
4.) Wie die Intensität des Orgasmusgefühls ohne jegliche Apparatur meßbar wird.
5.) Warum viele Frauen unter Orgasmusstörungen leiden und wie diese Qual in nur wenigen Tagen beendet werden kann.
6.) Wie praktisch mit einfachen Mitteln die Drüsenfunktion der Frau so aktiviert werden kann, daß ein «Trockenwerden» beim GV nicht mehr vorkommt.
7.) Mit welch lustigen Spielen die Scheidenmuskulatur trainiert werden kann und somit zusätzlich das Lustgefühl für beide Partner noch gesteigert werden kann.

8.) Welche Masturbationstechniken von der ersten Entdeckung des eigenen Körpers – z. B. ab der Pubertätszeit oder früher – zu ausgeprägten Schamlippen und einer großen Klitoris führen.
9.) Weitere «Phänomene» in Wort und Bild.
10.) Erlebnisberichte in Wort und Bild.
Zehn Themen, die für interessierte Mitautoren Anreiz sein sollten, frei und ohne Scheu daran mitzuarbeiten. Wer kann also einen illustrierten und gut ausgelegten Bericht über eigene Erfahrungen zum gesamten Themenbereich oder nur zu einem Thema abgeben?
Welche oder wessen Frau (Freundin, Bekannte) ejakuliert sichtbar mit Einsetzen des Höhepunktes? Dabei sollte es sich nachweisbar um echtes Sekret der bei einer Frau nicht verkümmerten, entsprechenden Drüsen handeln. Denn es ist ohne weiteres möglich, daß sich bei einer überstark empfindenden Frau der Harn-Schließmuskel nicht mehr kontrollieren läßt und dieser sich – einhergehend mit den rhythmischen Kontraktionen beim Orgasmus – mit öffnet und schließt und dann durch die ebenso rhythmische Ausstoßung des Urins der Eindruck entsteht, als würde sie ejakulieren. Es ist deshalb recht schwierig, das genau zu erkennen, weil das echte Ejakulat der Frau aus zwei unmittelbar unter der Harnröhrenöffnung liegenden Drüsenkanälchen spritzt – bei meiner Frau und bei einem uns bekannten Mädchen sichtbar – je nach Erregungsgrad – bis zu 30 cm weit. Es sollten sich also nur der Sache offen und ehrlich gegenüberstehende Leute melden. Das Alter spielt dabei keine Rolle. Der Grad der Wahrheit ist einzig wichtig, denn er entscheidet letztlich über unseren gemeinsamen Erfolg.
Da ich als gebürtiger Däne auch die skandinavischen

Sprachen verstehe und auch insoweit ungestörte Kommunikation möglich ist, dürfen sich ruhig auch Leute aus dem Grenzgebiet und Skandinavien melden, die der Sache positiv gegenüberstehen.

Verehrtes Verlagsteam! – Es würde uns wirklich freuen, wenn Ihr unseren Leserbrief veröffentlichen würdet und wenn Ihr selbst evtl. Interesse zeigen würdet, Euch als Verleger unserem Werk nach Fertigstellung anzunehmen. – Alle zukünftig an unserem Buch mitwirkenden und auf Wunsch auch im Buch namentlich genannten Mitautoren, meine liebe Ehefrau und auch ich selbst, würden uns sicherlich glücklich schätzen, dieses Buch einem auf diesem Sektor so renommierten Verleger wie dem Stephenson Verlag anzuvertrauen. Unter Ihrer Obhut wäre der Erfolg schon zur Hälfte garantiert. Und weil auch alle Leser die Qualität und das Niveau Ihres Verlages kennen, werden auch sicher viele mitmachen.
Ich freue mich gemeinsam mit meiner Frau auf zahlreiche Zuschriften unter nachstehender Chiffrenummer. Miteingesandte Fotos werden hundertprozentig zurückgesandt und nur im Falle des aktiven Mitwirkens an der Herstellung und Illustration des Buches (vertraglich) darin veröffentlicht.
In Erwartung Ihrer geschätzten Antwort
mit freundlichem Gruß
Sigrid + Hansi

* * *

Mir und anderen zur Freude…

Mein Mann ist Nautiker bei der Handelsmarine und manchmal monatelang auf See.
Jedesmal, wenn er heimkommt, bringt er kleine ausgefallene Antiquitäten für unsere Wohnung mit, dazu ein paar Flaschen Champagner und Berge von ausländischen und deutschen Zeitschriften und Magazinen, worunter auch erotische Machwerke sind. Neulich war auch Euer Magazin dabei. Es hat uns gefallen. Wir halten es für ein willkommenes Mittel gegen das bourgeoise Mittelmaß unserer Zeit, wo sich jede Menge Spießer schon wieder breitmachen, wozu wir aber nicht gehören wollen und werden.
Wir genießen das Leben. Wenn Freder (Name geändert. Die Redaktion) wieder einmal zu Hause einfällt, kommen wir drei Tage nicht aus dem Bett heraus. Wir haben dann unsere Rosinenzeit, wie wir das empfinden, lieben uns hingebungsvoll und stundenlang, lesen, schlafen, trinken, rauchen.
Wenn wir hungrig sind, gehen wir schnell in ein Restaurant um die Ecke, denn an solchen Tagen verschwende ich keine Minute in der Küche.
Freder und ich führen eine offene Ehe. Er fährt mit Leib und Seele zur See und ist oft so lange fort. Wir sind beide in Sachen Sex stark drauf und vermissen relativ bald die schönen Körperkontakte. Wir haben uns bereits vor unserer Hochzeit deshalb sexuelle Freiheit eingeräumt.
Zwar bin ich noch relativ jung (26 nämlich), aber ich weiß genau, wie ich es im Leben gern hätte.
Ich bin in der glücklichen Lage, daß ich nur halbe Tage

zu arbeiten brauche und viel Freizeit für meine Person in Anspruch nehmen kann.
Glücklicherweise habe ich keine Kinder. Das ist aber nicht abwertend gemeint. Ich glaube nur, ich wäre eine unzulängliche Mutter. Das Gegenteil zu meiner Schwester mit ihren drei Sprößlingen. Sie bewundere ich ob ihres Organisationstalents und ihrer Zähigkeit und Nervenkraft im täglichen Lebenskampf.
So kann ich also unbeschwert meine Neigungen ausleben und mir körperlich und seelisch das gönnen, wonach mir der Sinn steht. Dabei betone ich keineswegs den Sex.
Mein früherer Biologielehrer am Gymnasium sagte immer, man müsse sich interessieren von Einstein bis zur öffentlichen Hinrichtung. Dieser Ausspruch trifft auch ein wenig mein Wesen. Von Kindesbeinen an war ich stets neugierig und experimentierfreudig.
Ich tanze gerne (aber nicht Disco!!), fahre gerne rasant Auto (Flitzer vorhanden), spiele Tennis und reite zweimal im Monat bei Freunden auf dem Lande.
Wenn ich Lust habe, renoviere ich unser Fachwerk-Wochenendhaus, das wir uns kürzlich im Landkreis gekauft haben, oder bin auf der Jagd nach alten Bauernmöbeln dafür, wozu ich manchmal gerne eine fachkundige Begleiterin oder einen Begleiter hätte. Na ja, und dann zugegebenermaßen den Sex, der mich ständig aufs neue fasziniert. Ich bin froh darüber, daß unsere moderne Zeit uns Frauen erlaubt, selber aktiv zu werden, daß wir nicht warten müssen, umworben und verführt zu werden.
Vor einiger Zeit hatte ich über eine konventionelle Anzeige in einer Tageszeitung einen Tanzpartner gesucht und erhielt neben den seriösen Zuschriften auch drei

eindeutig zweideutige Angebote, von denen ein Herr ganz raffiniert schrieb.
Diese erotische Post hat mich angemacht. Es wäre schön, wenn ich aufgrund meiner heutigen Zeilen ein ähnliches Echo hätte.
Aber bitte keine plumpen Sudeleien, sondern viel Herz und eine gute Portion Niveau. Ich suche aber keine Korrespondenzlust, wünsche mir ledigich einen unkonventionellen Einsteigerbrief.
Am liebsten würde ich ein Ehepaar/Paar kennenlernen, das möglichst nicht älter als 40 Jahre sein sollte und wo sie zärtliche Streicheleinheiten mag und er dabei nicht ungeduldig wird. Dauerfreundschaft wird angestrebt. Ich möchte mich nicht in mehreren Verhältnissen verzetteln.
Gerne auch gepflegte Einzelherren mit Niveau oder eine Freundin, wenn ihnen die Möglichkeiten einer offenen Ehe oder Partnerschaft zur Verfügung stehen wie in meinem Falle. Solo-Männer ohne Wissen der Ehefrau und dann vielleicht noch mit Postlagerkarte haben keine Chance.
Auf sehr dicke Partner fahre ich leider nicht ab. Es müssen keine Superfiguren sein, aber kleine Rundungen müssen noch dezent und harmonisch sein. Ich selber bin appetitlich schlank, kann essen was und wann ich will, habe da keine Probleme.
Eigentlich bevorzuge ich als Liebhaber den großen athletischen Mann (Bodybuilder wäre allerdings zuviel) mit voluminösem Glied.
In letzter Zeit erscheint in den Damenanzeigen immer mehr das Maß 20×6 cm, eine Dimension, bei der auch meine Phantasie auf Reisen geht. Das würde mir ebenfalls gefallen. Echte 20×6 cm! – Gibt es die wirklich? –

Vielleicht mit einem Kerl dran, der Niveau mitbringt, der romantisch sein kann, aber im leidenschaftlichen Augenblick kräftig zupacken kann. Ich mag es, wenn es zum Höhepunkt hin etwas derber hergeht und es auch verbal deftiger wird. Ich genieße dann doppelt. Würde mich aber auch gerne in S/M-Praktiken unterweisen lassen, die mich mehr und mehr interessieren. Vielleicht könnte ich irgendwo Literatur darüber ausleihen und Meinungsaustausch pflegen (per Telefon, kein Interesse an Sexkorrespondenz).

Ich würde auch gerne einen kleinen Masturbationskreis gründen wollen. Ohne Männerbeteiligung. Könnte dafür mittelfristig unser Wochenendhaus auf dem Lande kostenlos zur Verfügung stellen. Vielleicht könnte man daraus später auch einen Hexenkonvent entwickeln und dann auch Männer zulassen. Wer hat von Starhawk «Der Hexenkult» (als Ur-Religion der Großen Göttin) gelesen? – Oder von Hans-Dieter Leuenberger «Der Baum des Lebens» (Schule des Tarot)? Oder von Havas Pauwels «Die letzten Tage der Monogamie»?

Beschäftige mich mit steigendem Interesse mit Okkultismus und Tarot als Mittel der Selbstreflexion, um mich und meine Umwelt damit auszuleuchten. So wie ich im Tarot jederzeit selber bestimmen kann, wohin und wieweit ich mit meinen Karten gehe, sehe ich auch mein Verhältnis vom Sex. Wie im Tarot soll der Sex meinen Alltag bunter machen. Mir geben die Karten Antwort, und ich suche Antwort in der Reaktion meines Körpers im Zusammenspiel mit anderen Körpern als vitale ornamentale Struktur. Es wäre schön, wenn jemand auf mich zukäme, der weiß, was ich mit den vorangegangenen dürren Sätzen aussagen und anregen wollte.

Kürzlich habe ich ein Ehepaar kennengelernt, das für seine Liebesspiele einen großen Fundus an Leder- und Gummikleidung zusammengetragen hat. Sie zeigten mir bei meinem Besuch Wandschränke voll Dessous, Anzüge, Schuhe, Stiefel, Peitschen etc. etc. Fast alles Maßanfertigung, ein Vermögen, angelegt nur für den Sex. Das hat mir irgendwie imponiert. Ich habe mit der Frau stundenlang anprobiert, ein Großteil der Sachen paßte auch mir. Seither liebe ich Verkleidungen.
Es war ein elementares Erlebnis, als wir vor der Spiegelwand im Schlafzimmer zusammen posierten und immer neue Personen schufen und reflektierten. Der Mann hat dabei Polaroid-Fotos gemacht, die ich wie einen Schatz hüte und so manches Mal in einer stillen Stunde vor mir ausbreite und mich da hineinversenke.
Es wäre die ideale Verbindung für mich gewesen. Ein intelligentes Paar mit einer Luxuswohnung und diesen irren Requisiten. Leider wurde Madame urplötzlich eifersüchtig auf mich und blockierte unser Trio, noch bevor es mit Leben erfüllt werden konnte.
Schade, so etwas in der Richtung suche ich. Ein bißchen Luxus wäre fein. Und ich höre schon einige aufheulen, die mir Schickeria-Allüren vorwerfen. Selbstverständlich bin ich nicht darauf fixiert. Lebensart ist ja nicht an Villen und Penthouses gebunden. Ich antworte auf jede Zuschrift mit Ausstrahlung.
Nicht vergessen möchte ich zu erwähnen, daß ich gerne Freder eingebunden sehen möchte, wenn er wieder einmal an Land ist.
Es wäre schön, wenn man ihn gelegentlich als harmonisch Mitwirkenden akzeptieren würde. Aber dies ist nicht Bedingung. Ich habe ja den Freiraum, absolut eigene Freunde nur für mich zuzulassen.

Über pfiffige Brieflein würde ich mich freuen, gerne mit der Schreibmaschine, liest sich dann leichter. Fotografische Beigaben sehr erwünscht, bei Bedenken auch in Textilausführung. Mit Gesicht (!) ist wichtig. Bitte bei Soloherren *keine gesichtslosen Penisabbildungen.* Da kann ich nicht drauf.
Für mich ist kein Motiv vorstellbar, daß eine Frau Bilder «sammelt». Ausflüchte mit Hinweis darauf sehe ich als nicht ernsthaftes Interesse an, eine Freundschaft zu beginnen.
Außerdem kennt die Redaktion meine Adresse. Ich retourniere alle Beigaben in kürzester Frist.
Ich hoffe auf ein passendes Echo und bin gerne bereit, in verschlüsselter Form und Wahrung aller Diskretion eines Tages mitzuteilen, ob sich meine Träume realisieren ließen.
Mich würde interessieren, ob es andere offene Ehen gibt, wo sich Ehefrauen verwirklichen möchten und dabei den Sex nicht ausnehmen. Vielleicht könnten wir Anregungen austauschen und unseren frauenspezifischen Freiraum optimieren.
Mit freundlichen Grüßen und Erwartung im Hintergrund
Ihre Wencke B. (Adresse der Redaktion bekannt.)

* * *

Warum bist du nicht gekommen, Freund?

Wir hatten aufgrund einer Anzeige (Mann für Trio gesucht) ein gutes Echo und erhielten reichlich Zuschriften.
Entgegen unserem eigentlichen Prinzip, nicht auf Postlagerkarte zu schreiben, hatten wir uns doch gemeldet, weil uns der Brief und die Fotos eines jungen Mannes sehr ansprachen.
Er war für uns genau der Typ, den wir uns für eine prikkelnde Begegnung ausgemalt hatten.
Wir teilten unsere Tel.-Nr. mit und bekamen auch bald abends einen Anruf, konnten eine sympathische Stimme registrieren und einiges voneinander erfahren. Unter anderem erzählte er uns, daß er bereits bei einem Pornofilm mitgewirkt habe.
Es gab große Sympathie, und wir erzählten ihm im Vorfeld der Begeisterung auch recht intime Einzelheiten unserer Zweisamkeit.
Wir kamen überein, uns auf eine Tasse Kaffee in der Stadt zu treffen, denn der Typ interessierte uns, auch wenn wir seine Anschrift und seine Telefonnummer nicht kannten und er uns nur als «Wolf» bekannt war.
Einen Tag vor der Begegnung sagte er jedoch ab und entschuldigte dies mit einer Geschäftsreise.
So etwas kann ja vorkommen. Warten wir eben noch ein wenig, dachten wir.
Wolf meldete sich auch wieder, und wir kamen überein, dann doch lieber gleich bei uns zu Hause zusammenzutreffen, um ohne Umschweife zusammen aktiv zu werden.

Wir besprachen Einzelheiten im Laufe der Woche. An dem besagten Freitag nahmen wir extra Urlaub, um für den Abend alles schön vorzubereiten, stellten das Schlafzimmer um, weil wir in diesem Raum bei Kerzenlicht auch essen wollten, legten Reizwäsche zurecht, hatten seine Zigarettenmarke und sein Lieblingsgericht und sein Lieblingsgetränk erfragt und parat. Kurzum, wir hatten weder Aufwand noch Mühe gescheut, um die Nacht für alle zu einem Erlebnis werden zu lassen.
Und dann saßen wir beide sexy gedressed da, Kerzen an, schmusige Musik, nippten an unseren Drinks und warteten auf ihn, der da kommen wollte.
Aber – unser Freund kam nicht. Kam einfach nicht! – Zwei akademische Viertelstunden verstrichen, wo wir noch hofften, aber er kam nicht. Keine Erklärung, nichts.
Uns fiel kein Hinderungsgrund ein. Wir sind selber jung und attraktiv. Daran kann es nicht gelegen haben.
Wir waren froh, daß wir in unserer Begeisterung ihm nicht auch noch Fotos von uns über «Postlagernd» überlassen hatten, die wären wir dann ja wohl losgewesen. War uns das peinlich, was wir ihm alles über unser körperliches Tun erzählt hatten! –
Aber wir fingen uns bald und hatten noch einen schönen angeregten Abend und motivierten uns, indem wir uns erzählten, wie schön es geworden wäre, wenn er dagewesen wäre.
Wir würden ihm sogar noch eine Chance geben, sich zu erklären.
Wir sind nach wie vor interessiert an Dir, lieber Wolf. Melde Dich doch, auch wenn unser Kontakt nun schon zehn Wochen zurückliegt. Uns liegt daran, zu erfahren, warum Du uns so versetzt hast.

So mancher Leser wird jetzt sagen: Das hätte mir passieren sollen! – Ich wäre gekommen.
Wir müssen also erkennen, daß es selbst nicht einfach ist, aus einer relativ großen Masse an männlichen Einzelangeboten einen passenden Partner für sich zu gewinnen.
Zur Zeit sind wir unentschlossen, ob wir so etwas noch einmal wagen. Vielleicht taucht unser «Wolf» ja noch einmal auf. Uns stört es nicht, wenn Du verheiratet sein solltest, solange Du Deine Frau unseretwegen im Hintergrund nicht unfair behandelst.
Wir sind aber auch nicht abgeneigt.
Überlassen wir es der Redaktion, ob sie unsere Zeilen für mitteilenswert hält.
Unsere Adresse werden wir der Redaktion mitteilen.
Ein evtl. neuer «Wolf» sollte nicht älter als 35 Jahre sein, dabei gepflegt, groß, athletisch, intelligent und einfühlsam und erfahren im Trio-Spiel (ohne Berührungsängste; er ist nicht bi zur Beruhigung, schaut aber gerne zu). Großer dicker Dong erwünscht.

* * *

Es wäre schön, wenn...

Im Zuge einer erotischen Brieffreundschaft mit einem Paar aus dem Rheinland kamen wir (verheiratet, 33 und 41 Jahre, selbständig [wenn auch nicht reich], Weltbürger, vielseitig interessiert) in den Besitz einiger Ihrer Magazine, die wir mit Vergnügen gelesen haben.
Wir mögen solche Anzeigen, auch wenn sie sich oft wiederholen, weil nicht jeder so pfiffig ist, seine Wünsche an die Frau und/oder den Mann zu bringen.

Da hat man etwas mehr von den Leserbeiträgen, wo man nicht so sparsam formulieren muß, wenn man seine Gefühle herausläßt.
Uns haben jedenfalls einige Leserzuschriften angeregt, über eigene phantasievolle Abwechslung im Ehebett nachzudenken.
Wir sind beide gut fünf Jahre in zweiter Ehe verheiratet und haben störende Verhaltensmuster aus der vergangenen ersten Verbindung weitgehend abgebaut.
Eine besondere Klammer in unserer Beziehung bildet die körperliche Liebe, ein Lebensbestandteil, der in unserer ersten Ehe jeweils zu kurz kam.
In langen nächtlichen Gesprächen haben wir Einzelheiten über unser sexuelles Verhalten herausgefunden, die an der Basis unseres erotischen Wunsches stehen, den wir vielleicht bald realisieren können.
Wir wünschen uns eine Trio-Begegnung. Nicht in der Form wie 99 % gleichgelagerter Ehepaare: Ehepaar + attraktive Freundin, sondern Ehepaar + attraktiver Freund.
Bestimmt wird es schwer, jemanden zu finden, der unsere harmonische Zweisamkeit ergänzt. Wir wollen ihn ja nicht benutzen, sondern gemeinsam gleichrangig erleben.
Ob er Single sein soll oder auch verheiratet sein darf; wir wissen es (noch) nicht. Das sind Überlegungen, für die noch Zeit bleibt.
Gehen wir doch einfach auf unser Wunschziel los. Skizzieren wir für unsere Partner in spe, wie es ablaufen könnte, wenn... (wobei wir uns damit nicht festlegen möchten; unsere zukünftigen Partner können jederzeit mit eigenen Ideen zusteigen. Wir kombinieren gerne.)
Wir meinen, daß am Anfang ein schwerpunktmäßiges

Kennenlernen stehen sollte, und zwar in der Trio-Konstellation genauso wie in Begegnungen unseres neuen Freundes nur mit ihr und mit ihm. Wohlgemerkt, nur platonisch und konventionell. Das Körperliche kommt später.

Wir sollten zusammen Tennis spielen, auf einen Kurztrip verreisen, ins Kino und ins Theater gehen und viel, viel reden.

Es ist durchaus denkbar, daß wir bis zu drei solcher Freunde nebeneinander einführen möchten, um die Chancen zu erhöhen, einen wirklich passenden Partner zu haben oder gleich für Abwechslung zu sorgen. Vielleicht bringt es uns Freude, eines Tages zu viert, also Ehepaar + 2 Freunde, zu genießen.

Tun wir doch aber schon so, als seien wir an der Schwelle unseres gewünschten Erlebnisses.

Wir haben aus unserem erotischen Fundus schon einen Tag vorher für sie die Kostümierung ausgesucht: schenkelhohe schwarze Lederstiefel, Nylons, Straps, Winz-Tanga, Büstenhebe, ellenbogenlange Handschuhe, dünner Nylonmantel, Federmaske, alles in schwarzer Ausführung, dazu jede Menge Straßschmuck für die Ohren, den Hals und die Arme.

Für ihn und den Gast genügen je ein knapper Lederslip in schwarzem Knautschlack.

Wenn unser Freund am Abend eintrifft, kennt er seine Umgebung schon länger und ist nicht irritiert.

Wir essen zusammen bei Kerzenlicht und sind dabei festlich angezogen.

Nach dem Mahl räumen wir beiden Männer ab, während sie nach oben geht, um sich umzuziehen.

Unser Schlafzimmer ist schon vorbereitet mit Stereo-Anlage, Kerzenlicht, Sektkühlern mit gestoßenem Eis,

kleinen Platten mit Appetithappen für später, seidener schwarzer Bettwäsche und Räucherstäbchen. Wir warten im Wohnzimmer, das Licht gelöscht, nur eine einsame Kerze auf dem Tisch zwischen der ledernen Sitzgarnitur. Wir haben uns entkleidet und tragen nur die kleinen Lederslips, trinken etwas und warten.
Endlich klappern die Stöckelabsätze auf der Holztreppe. Sie kommt, mit einem dreiarmigen Leuchter in der Hand, langsam ins Wohnzimmer, blitzt uns durch die mit Federn besetzte Halbmaske an und verkündet mit verhangener Stimme, sie wäre bereit. Wir beiden Männer sind es längst und haben uns eingehend abgesprochen, wie es oben im Schlafzimmer vor sich gehen soll.
Wir küssen sie leicht auf den Mund und folgen ihr nach oben, genießen die bizarre Atmosphäre, die verlockenden Details unter dem dünnen Morgenmantel im Kerzenlicht, das uns in ihrer Hand voranflackert.
Im Schlafzimmer spielt monotone Trommelmusik von einer Spezial-Kassette. Sanftes Kerzenlicht, schwerer Räucherkerzenduft in der Luft.
Sie stellt den Leuchter auf das kleine Fensterbrett, kommt zurück, trinkt ein wenig aus ihrem Sektglas. Wir nicken uns zu. Jetzt ist sie fällig. Ich ziehe ihr den leichten Mantel aus und lege ihn beiseite, komme zurück und stelle mich hinter sie und umfasse ihre Brüste mit beiden Händen, streichele sie sanft, mache die Warzen hart. Sie reagiert schnell (wie immer). Zungenkuß.
Der Hausfreund ist versiert und nicht schüchtern und spricht seine Gefühle auch aus. «Komm, du. Jetzt ziehen wir dir langsam den Slip aus.» Tut dies millimeterweise, kniet sich hin, läßt seine Zunge auf ihrem Bauch kreiseln, wandert hinab zur Haargrenze. Sie kann schon ihre Beine nicht mehr stillhalten, seufzt leise. (Sie liebt

es, wenn man ihr den Slip auszieht. Ein Befehl an sie, es selber zu tun, hätte nicht diese «naßmachende» Wirkung.)
Es dauert zwei lustvolle Minuten, dann hängt der kleine Slip an den dünnen Seitenbändern auf Höhe ihrer Oberschenkel am Oberrand der hohen Stiefel. Wir prüfen ihren Schritt auf Naßwerden. Sie läuft schon gut. Wibbeln sie mit den Fingern, daß sie aufstöhnt.
Dann kniet sie vor uns auf dem Bett, herrlich anzusehen in den langen Stiefeln, die sie auch im Bett nicht ausziehen wird. Beide Männer mögen Stiefel. Die Brüste pendeln frei, denn auch der BH ist dem Slip in die nächstgelegene Zimmerecke gefolgt.
Wir betrachten sie von hinten, streicheln ihre Brüste, fassen von hinten zwischen die Beine, massieren ihren Bauch, die Hüften, fassen immer wieder kurz zwischen ihre Schenkel.
Noch sind wir alle drei gelassen, auch wenn ab und zu ein tieferer Schnaufer anzeigt, daß sich etwas im Fleische tut.
Mentalisch gehöre ich voll zu meinem Mann. Ich möchte mit keinem anderen verheiratet sein. Aber deshalb kann ich doch einen anderen Partner genießen...
Wenn ich dabei seine Schaulust befriedigen kann, gibt es doch uns beiden etwas.
Ich stelle es mir himmlisch vor, von zwei athletischen Männerkörpern in die Mitte genommen zu werden. Ich mag es gerne, wenn man mich kräftig umfaßt und mich deftig drückt, wenn die Leidenschaft steigt und der Orgasmus bald einkippen und mich hinwegschwemmen wird.
Ich schreie dann gerne unkontrolliert und feure meinen

Liebhaber, im Wunschfalle meine beiden Liebhaber, an. Wir wohnen so günstig, daß wir uns ohne Einschränkungen wegen evtl. Nachbarn voll austoben könnten.

Was ich nicht mag, sind die öden Gummidildos und Vibratoren. Als Umrahmung mag ich jedoch sehr: Parfums, Reizwäsche, Kerzenlicht, aufreizende Musik, seidene Bettwäsche und neuerdings ein Paarungskissen, das man mit warmem Wasser füllen kann. Ich liege dann gerne auf dem Bauch, das herzförmige Kissen unter mir und lasse mich von hinten verwöhnen.

Eigentlich wäre es auch schön, wenn sich neben unseren männlichen Wunschpartnern auch ein harmonisches Paar einstellen würde, das ähnlich empfindet wie wir und altersmäßig schon ein wenig zu uns passen sollte.

Wir könnten ein so schönes gemeinsames Wochenende aufziehen mit Tennis, Restaurantbesuch, evtl. Theater- oder Clubbesuch (die Damen unten ohne) und dann zu Hause die wilde Nacht mit allem Drum und Drin.

Also, wer sich angesprochen fühlt, sollte bald ein Briefchen an uns loslassen. Falls mutig, schon mit eindeutigem Foto (sonst später, wenn Sympathie/Diskretion gesichert erscheinen); wir antworten umgehend adäquat und senden Hausadresse/Telefonnummer.

Also, wir sind neugierig, ob unsere Träume wahr werden. Wir setzen auf die Möglichkeit Ihres Magazins.

Falls nicht, macht es auch nichts. Wir haben schon bei der Besprechung und dem Verfassen unseres heutigen Beitrages genügend neue Impulse empfunden und würden dann auf andere Art und Weise uns mehr Lust und Abwechslung im Bett verschaffen.

Wir sind fest entschlossen...
Mit besten Grüßen
A.+P. St.

* * *

Ich heiße Torsten, bin 27 Jahre alt, Angestellter, ledig.
Häufig beklagen sich männliche Magazinleser darüber, daß sie zuwenig oder gar kein Echo aufgrund ihrer Zuschrift an Damen- und Paaranzeigen erhalten.
Dafür mag es vielerlei Gründe geben, meistens wohl die ungenügende äußere Form, fehlendes Rückporto, Postlageradresse etc. und nicht zuletzt wohl das fehlende Quentchen Glück, wenn vielleicht der Brief zu einem Zeitpunkt eintrifft, wo die Dame oder das Paar schon gewählt haben.
Ich meine, daß ich eine Möglichkeit kenne, die Chancen zu erhöhen, Antwort zu erhalten und die Kontaktbereitschaft zu wecken, sich kennenzulernen.
Ich halte mich in meinen Briefen entsprechend zurück.
Es ist doch grundfalsch, dem Paar oder der Dame die wildesten erotischen Situationen zu beschreiben.
Die Freunde in spe wollen doch wissen, welch ein Mensch da brieflich anklopft, und nicht ein anonymes Geschlechtsorgan «einkaufen».
Also, um zur Sache zu kommen, ich gebe zu erkennen, welche sexuelle Grundeinstellung ich habe, liefere alle meine persönlichen Daten einschl. nichtanonymer Adresse/Telefon, gestützt durch ein Strandbild vom letzten Sommer und erzähle dann aber recht ausführlich von meinen Freizeitvorlieben.
Ich habe einige Jahre Schlagzeugunterricht genommen

und spiele seitdem mehrere Perkussionsinstrumente, u. a. Marimbaphon.
Mein Musikhobby hat mir ganz unerwartet den Anschluß an einen Freizeitkreis für Perkussion ermöglicht, wo auch die erotische Komponente nicht zu kurz kommt.
Unsere Gruppe trifft sich einmal im Monat in einem schönen alten Haus im Park in einem Ostseebad. Immer sind interessante Gäste eingeladen. Manche der Freunde studieren noch und kommen extra aus Marburg oder München zu dem betreffenden Wochenende angereist. Die Alterspalette reicht von zwanzig bis fünfundvierzig. Allen gemeinsam ist die Liebe zur Perkussion und zur subtilen Erotik.
Es herrscht ein schöner Teamgeist. Einige haben eingekauft, einige kochen und decken den Tisch in der großen alten Küche, wo noch der seinerzeit herrschaftliche Kohleherd steht. Nach dem Essen wird gemeinsam abgewaschen, danach gehen wir am Strand spazieren. Zurückgekehrt, gibt es an dem langen Holztisch Kaffee und Kuchen. Danach geht es ins Wohnzimmer an die Instrumente.
Das Wohnzimmer ist ausgeräumt. Große Fenster und breite Flügeltüren gehen auf den verwilderten Park hinaus.
Im ganzen Raum sind teppichbespannte Podeste aufgebaut, auf denen man sitzen und liegen kann, wenn gespielt und im weiteren Verlauf auch geliebt wird.
Wir haben ausgemacht, daß an diesen Wochenenden in der Gruppe nicht geraucht wird und kein Alkohol getrunken wird. Drogen hat noch nie jemand von uns genommen. Die gewisse Verzückung stellt sich im Laufe des Perkussionsspiels ein.

Räucherstäbchen werden angesteckt, in Wandhaltern brennen auf unterschiedlichen Höhen Kerzen. Es gibt verschiedene Säfte.
Alle Teilnehmer kommen im Lendenschurz und mit einem Stirnband. Einige der anwesenden Frauen tragen kurze buntbestickte Bolerojäckchen. Einige sind wie selbstverständlich oben ohne.
Wenn eine unserer Freundinnen biologisch verhindert ist, trägt sie ein einfarbig rotes Stirnband, ohne dies als Stigma zu empfinden. Warum soll sie auch ausgeschlossen sein? – Schließlich ist die erotische Komponente eine Zugabe aus der gemeinsamen Freude an der Musik.
Man wird sie in den gewissen Augenblicken nicht umwerben und verführen. Aber sie ist dabei.
Nach und nach erwachen die verschiedenen Instrumente zum Leben, finden sich aus der individuellen Phrasierung in den Gruppenrhythmus und steigern sich in lange sich wiederholende Wellen, was bei einigen früher, bei anderen später ein schönes ekstatisches Körpergefühl erzeugt, das manchmal sehnsüchtig nach erotischer Betätigung verlangt.
Harmonisch und zwanglos machen die Partner auf dem richtigen Sehnsuchtsplateau davon Gebrauch, verlassen ihre Instrumente und wenden sich körperlich einander zu, während die anderen weiterspielen und manchmal ihren Rhythmus und die Lautstärke den dargebotenen tätigen Leibern anpassen und die Leidenschaft untermalen.
Die Musik ist aber nicht Zweck zur Einstimmung in eine Massenorgie.
Neben den biologisch verhinderten Damen im Raum gibt es auch Herren, die körperlich nicht einsteigen, weil ihnen eben gerade mehr nach Musik ist.

Pausen gibt es gegen Abend, wenn die Sportschau läuft. Dann glucken die Frauen in der Küche bei Tee oder Kaffee und tauschen Meinungen, Kochrezepte und Strickmuster aus, während die Männer begeistert die Glotze frequentieren.
Nach dem Abendessen steigt eine neue Session, wo noch einmal alle Bedürfnisse nach Musik und Körperkontakt ausgetobt werden.
Ganz zärtlich veranlagte Teilnehmer ziehen sich dann noch paar- oder gruppenweise auf die Zimmer in den Obergeschossen zurück.
Zärtlichkeiten gibt es am nächsten Sonntagmorgen noch bedarfsweise vor dem Frühstück. Dann fährt jeder in seine Richtung nach Hause. Mit einer Art süßer Trauer im Gemüt, jedoch um freundschaftliche Erfahrung reicher und mit der freudigen Zuversicht auf ein neues Treffen im kommenden Monat.
Nächstes Jahr wollen wir alle gemeinsam ans Mittelmeer verreisen und mit unserer Musik und unseren Körperspielen in einer einsamen Bucht wie Robinson ein paar Wochen zubringen.
Ich wollte mit meinen Zeilen eine Anregung geben, wie schön man sich in der Freizeit arrangieren kann. Vielleicht entwickeln sich gleichgelagerte Aktivitäten auch anderswo. Unsere Gruppe würde dann gerne über die Redaktion davon hören.
Und meine erotisch interessierten Artgenossen sind aufgerufen, sich in puncto puncti (also, was das rein Sexuelle anbetrifft) nicht gleich so hemmungslos darzustellen, sondern mehr zur eigenen Person auszusagen und Schwerpunkte im Gleichklang des Wesens zu setzen; den Gleichklang der Körper gibt es später gratis.
Torsten Klo.

Es hat geklappt!

Wie der Zufall so spielt. Wir waren auf einer Geschäftsreise in unserem altbewährten Hotel abgestiegen und gingen, da wir ziemlich spät eingetroffen waren, nach dem Abendessen bald auf unser Zimmer.

Wir wollten noch ein wenig lesen und hatten uns im Foyer einige Zeitungen und Illustrierte gekauft.

Gelesen haben wir aber dann etwas anderes, nämlich Ihr Kontaktmagazin, das ganz oben im Einbauschrank auf einem Bord lag und offensichtlich von unseren Vorgängern (Doppelzimmer) da vergessen (oder absichtlich dort ausgelegt?) worden war.

Wir haben uns ohne Umschweife bei unserem obligatorischen Zubettgeh-Whisky aus der Kofferflasche über das Heft hergemacht und uns den Inhalt mit wachsender Lust zu Gemüte geführt.

Auch wenn wir schon davon gehört hatten, so direkt war uns solch ein Magazin noch nicht präsentiert worden.

Umschichtig lasen wir uns die Anzeigen und Lesermeinungen vor, wobei immer der zuhörende Teil den Lesepartner sanft an den erogenen Zonen stimulierte, was nach geraumer Zeit in einen leidenschaftlichen Koitus mündete, so sehr hatte uns das Thema erregt.

Selbstredend nahmen wir das Heft mit. Am nächsten Wochenende zu Hause heizten wir uns noch einmal gleichartig ein und kamen überein, auf drei Anzeigen, die uns besonders ansprachen, zu antworten.

Zwei der Paare sagten uns in sehr netter Form ab und begründeten dies damit, daß das Heft zwar noch nicht so alt sei, aber daß ihre Anzeige daraus schon ausreichend Zuschriften gebracht habe, daß sie sich schon optimal anschließen konnten.

Wir hatten in unseren Zuschriften zum Ausdruck gebracht, daß wir demnächst in Urlaub gehen würden und ggfs. auch noch nach dem Urlaub ein positives Echo begrüßen würden. Mutig hatten wir Hausadresse und Telefon mitgesandt und einige Fotos, die uns in der Sauna zeigten.
Am Abend vor unserer Abreise kam ein Anruf. Das dritte Paar meldete sich, und wir vier konnten uns wechselseitig fast zwei Stunden lang über unsere Person und unsere Neigungen auslassen.
Wir würden uns nach unserem Urlaub treffen, vereinbarten wir.
Als Urlaubsbonbon gaben sie uns die Adresse und die Telefonnummer eines jungen Paares in Paris. Wir sollten dieses Paar unbedingt aufsuchen, legten sie uns nahe und wollten auch dort anrufen und uns avisieren, was sie auch getreulich freundschaftlich taten.
Also legten wir unsere Route um und fuhren zunächst nach Paris.
Schenken wir uns die Schilderung der Atmosphäre der Seine-Metropole. Es war ja nicht unser erster Besuch dort.
Kommen wir zur Sache, denn wir haben schöne Momente der Erotik erfahren und ausgekostet, haben uns einer bisher für uns unbekannten Variante des Sex geöffnet.
Wir trafen ein wirklich attraktives weltoffenes Paar (29/35 Jahre) an. Am ersten Abend machten wir, um uns besser kennenzulernen, zahlreiche Nacktfotos mit einer Sofortbildkamera in ihrer großen luxuriös ausgestatteten Altbauwohnung. PT gab es noch nicht, der blieb dem Folgeabend vorbehalten und stellte alle zufrieden. Wir fühlten alle ein schönes Band der Freund-

schaft und Kameradschaft wachsen und folgten deshalb auch dem Vorschlag der beiden, zu einem besonderen Ereignis in ihren Privatclub zu gehen.
In einem verwilderten Park gibt es eine alte Villa. Ein Flügel des Gebäudes dient ausschließlich erotischen Zwecken.
Die Teilnehmer an solchen Treffs sind vorher ausgesucht und instruiert und haben eigene Schlüssel und kommen unerkannt von hinten durch den Park.
Die Damen erscheinen in den aufregendsten Dessous (wobei reine Seide dominiert) und tragen als ziviles Kleidungsstück lediglich einen weiten Mantel. Fast alle tragen hochhackige Stiefel, oftmals in grellem Rot oder aus schwarzem Lack.
Die hohen Zimmer mit den fast antiken Tapeten sind nahezu leer. Es gibt keine Gardinen oder Vorhänge an den Fenstern. Man blickt auf den Blätterwald des Parks mit den vielen Büschen, Hecken, Rabatten und sorgfältig geharkten Wegen, die der Pflanzenwildnis einen besonderen Akzent verleihen.
Kein Teppich auf dem alten Parkett. In der Mitte des Raumes eine dick gepolsterte Liege von etwa 3×2 m, die mit handschuhweichem, schwarzem Leder überzogen ist, kassettenartig eingenoppt wie eine alte englische Couch. An den Wänden gibt es jede Menge Schnallvorrichtungen aus schwarzem Leder.
Im Erdgeschoß gibt es als Spielwiese Wasserbetten mit warmem Wasser, die man wegen des enormen Gewichts nicht auf den Etagen verwenden kann.
Erwarten Sie jetzt keine S/M-Aktivitäten. Es kommen also weder Peitsche noch brutale Demütigungen ins Spiel. Der verbleibende Maso-Touch ist deshalb vergleichsweise harmlos, aber auf seine Art sehr erregend.

Die Männer wissen immer, was geschehen wird, denn sie werden vorher eingehend befragt (einen Tag vorher telefonische Abstimmung). Die Frauen können sich – zumindest beim ersten Mal – ganz dem Genuß der bizarren Überraschung hingeben.
Unsere Pariser Freunde leisten sich fast jeden Monat solchen Anreiz.
Unser Spielzimmer an jenem späten Nachmittag lag im ersten Stock. Als wir die lange Treppe hinter uns hatten, sahen wir einen Gang, auf den neun hohe zweiflügelige Türen mündeten.
Aus der vorletzten Tür links trat ein junger Mann in Dieneruniform und winkte uns lächelnd, trat dann ins Zimmer zurück.
Viola hatte den Vortritt. Kaum hatte sie die Schwelle passiert, da packten sie zwei Paar Hände von links und von rechts, hielten sie fest, knöpften den Mantel auf und zogen diesen geschickt von den Armen und den Schultern. Ehe sich Viola von diesem kleinen unerwarteten Überfall erholen konnte, war sie schon breitbeinig und breitarmig flach an die Wand geschnallt. Denise, die solches schon kannte, hing eine Minute später neben ihr.
Danach verließen alle Männer den Raum durch eine kleine Nebentür, die zu einem geräumigen Ankleidezimmer gehörte, worin sich nach und nach alle die Männer einfanden und freundschaftlich begrüßten, die für das schöne Ereignis ausgewählt worden waren.
Denise neckte Viola, die auf einem Gemütsniveau zwischen angstartigem Unbehagen und langsam aus den Labien in die Hüften und die Rückgrat-Lendenregion anschwellenden Lust pendelte.
Der eine Diener ging noch einmal nach drüben und

steckte einige stark süßlich glimmende Räucherstäbchen in Wandhalterungen und stellte ein batteriegetriebenes Kassettengerät mit eingebautem Lautsprecher in die Ecke und schaltete es ein. Monotone türkisch oder arabisch klingende Musik begann.
Inzwischen waren alle Männer, sieben an der Zahl, die Ehemänner eingeschlossen, nackt. Einigen sah man die aufkeimende Leidenschaft bereits an. Einer spielte sich in Stimmung, während er die letzten Züge aus seiner Zigarette nahm.
Die fünf Fremden legten dann einheitlich schwarze Augenmasken an, was nichts mit Anonymität oder Diskretion zu tun gehabt haben dürfte. Es erhöhte den Effekt für die Damen im Spielzimmer. Nach kurzer Abstimmung folgten dann auch die Ehegatten. Danach strömte man nach nebenan.
Alle gingen sanft und lieb mit den beiden Frauen um, streichelten, herzten und küßten sie, faßten sie aber auch überall ungeniert an, entfernten die BHs und die Slips, die Viola auf Anraten von Denise, die alles ja schon kannte, als Bindeslip gewählt hatte.
Viola verausgabte sich fast bis zur Bewußtlosigkeit, ritt auf so vielen Orgasmuswogen, daß ihrem Mann ganz bange wurde und er beschloß, so etwas nie wieder einzufädeln.
Abends im Hotel passierte alles noch einmal Revue und war schon wieder so verlockend, daß er (in Superform in allen Belangen) den Kavalieren vom vergangenen Nachmittag nacheiferte und selbstverständlich Wiederholung angesagt war.
Für Denise blieb genügend übrig, sei noch vermerkt.
Auf der Rückreise haben wir nochmals zwei Tage miteinander verbracht, allerdings ohne Clubbesuch.

Zwischenzeitlich haben uns die beiden bereits in Deutschland besucht, und wir haben auch das Paar aus Berlin kennengelernt (27/46 Jahre), das alles eingefädelt hatte.
Auslöser aber war Ihr Magazin, das wir jedem empfehlen können, der Sinn für subtile Erotik hat.
Sollten unsere Zeilen Anlaß sein, auszugsweise einen Beitrag für Ihre Leserecke abzugeben, stimmen wir dem gerne zu.
Wir selber sind 29/40 Jahre alt. Alle drei Paare sind gebildet, finanziell gut gestellt (also keinerlei finanzielle Interessen) und auf besondere Diskretion angewiesen.
Wir würden uns über evtl. weitere Partner im In- und Ausland freuen, die unseren kleinen Kreis kennenlernen möchten. Wer fährt demnächst nach Paris? – Gerne von uns Adresse und Telefon. Für Berlinreisende dito. Wir leben im Großraum Hamburg.
Mit Gruß Ira und Wolf aus B.

* * *

Da in der letzten Ausgabe vom SK aufgefordert wurde, von Erfahrungen und Erlebnissen zu berichten, die durch die SK-Inserate zustande gekommen sind, möchten wir, Isabelle, 24 Jahre, und Klaus, 30 Jahre, dazu beitragen.
Wir hatten zwei Anzeigen aufgegeben. In der einen suchten wir außer Paaren auch einzelne Herren, da Isabelle gerne einmal erleben wollte, wie es so mit zwei Männern ist. Doch was uns da so alles schrieb, war sehr enttäuschend. Wir bekamen Schmierzettel und Supermänner präsentiert. Nur ein netter, junger Mann, so wie

wir ihn uns vorstellten, war nicht dabei. Freiumschlag oder Rückporto scheinen für einige ein echtes Fremdwort zu sein (wobei wir keinerlei finanzielles Interesse haben). Eigentlich eine traurige Bilanz.
Wir legen Wert auf Dauerfreundschaft und nicht auf schnelle Ex und Hopp-Bumserei. Einige Herren sollten wohl doch lieber div. Bordelle aufsuchen, nur dort muß für die schnelle Nummer bezahlt werden. Bei uns können jedenfalls solche Typen nicht landen.
Doch nun genug vom Negativen, denn unsere zweite Anzeige war ein voller Erfolg. Wir suchten mit diesem Inserat einige Paare und Bi-Girls, nicht älter als 40, die mit uns eine heiße FKK-Party feiern wollen. Da wir eine große Wohnung haben mit Hausbar, Solarium usw., haben wir den Platz und die Möglichkeit, solche Partys zu feiern. Es meldeten sich acht Paare und zwei einzelne Bi-Girls. Nach Auswahl der Fotozuschriften meldeten wir uns sofort per Telefon, um den Partytermin bekanntzugeben. Zuschriften ohne Fotobeilage konnten wir leider nicht berücksichtigen (es hätten auch Textilfotos sein können). Fünf Paare und die beiden Bi-Girls sagten fest zu, so daß wir uns darauf einrichten konnten. Eine Woche später war es dann soweit.
Es war Samstagabend 19.30 Uhr, Isabelle zog ihre schwarze Wäsche an, Strapse, Büstenhebe, wo ihre prächtigen Brüste so richtig zur Geltung kamen, Nahtstrümpfe und hochhackige Lackschuhe. Auf einen Slip verzichtete sie. Ich zog nur einen kleinen Herren-Stringtanga an. Wir waren schon recht aufgeregt und konnten es kaum erwarten, wer wohl zuerst klingeln würde. Pünktlich um 20.00 Uhr klingelte es das erstemal an der Tür, das erste Paar stand vor uns (Namen nennen wir aus Diskretionsgründen nicht). Wir baten sie herein,

und sie legten ihre Kleidung ab. Auch sie waren sexy gekleidet und in guter Stimmung. Isabelle bot unseren Gästen einen leichten Drink an, und ich mußte schon wieder zur Tür, weil unsere nächsten Partygäste eingetroffen waren. So gegen 21.00 Uhr waren alle vollzählig. Ich hielt eine kurze Begrüßungsrede und machte alle darauf aufmerksam, daß niemand einem Zwang untersteht und nur das gemacht wird, was uns allen Spaß machen würde. Aus den Lautsprechern klangen ruhige Melodien zum Tanzen und Unterhalten. Wir machten uns miteinander bekannt, und die ersten tanzten auch schon.

Da wir ja nur mit Slip bekleidet waren und auch schon einige nackt waren, konnte man schon an den ersten Reaktionen erkennen, daß die Party den gewünschten Erfolg bringen würde.

Isabelle stellte einen großen Cognacschwenker, gefüllt mit bunten «Verhüterlis» auf den Tresen. (Denn auch wir sind durch die Aidskampagnen vorsichtig geworden.) Sie wurde bejubelt und alle fanden die Idee einfach super. Da wir uns als Gastgeber etwas zurückhielten, beobachteten wir das bunte Treiben. Es war erstaunlich, wie geil es doch zuging, obwohl einige Leutchen den direkten Partnertausch ablehnten. Nur alleine vom Zusehen und gegenseitigen Berühren hatte sich meine Männlichkeit stramm aufgerichtet. Auch Isabelle amüsierte sich hinter dem Tresen auf ihre Weise. Eine der Frauen gesellte sich zu ihr, um ein wenig Hand anzulegen und auch mit der Zunge dabeizusein. Es war schon ein toller Anblick, wie die beiden sich gegenseitig zwischen den Schenkeln und an den Brüsten spielten.

Nach Blickkontakt mit einem Paar, wobei es sich um

eine vollbusige Blonde und einen attraktiven, schlanken Mann handelte, wollte man mich in ihr Treiben einbeziehen. Ich griff in den Cognacschwenker, schnappte mir eine rote «Lümmeltüte» und gesellte mich zu ihnen. Meine Gespielin nahm meinen Penis in den Mund, bis er ganz fest war. Dann bumsten wir immer im Wechsel. Es war einfach herrlich, wie ihre Brüste bebten, sie immer feuchter wurde und dann von einen Orgasmus in den anderen fiel.
Isabelle und ihre Spielgefährtin legten sich zu uns. Auf mir saß nun die Blondine und über meinem Kopf eine rasierte Brünette. Isabelle vergnügte sich mit zwei Herren. Um mich herum ein Raunen und Stöhnen, und in der Luft lag nur noch knisternde Erotik. Nackte Leiber betasteten sich und schmusten miteinander, alle waren wir wie in einem Rausch, es war einfach super. Wir könnten jetzt natürlich noch einiges berichten, aber sicher würde dann die SK-Redaktion unseren Erlebnisbericht kürzen müssen. Der Abend ging bis morgens 4.00 Uhr, und alle waren glücklich und zufrieden. Darum werden wir jetzt regelmäßig solche Partys bei uns starten.
Also, wer Lust hat mit uns einen Kreis zu gründen und nicht über 40 Jahre ist, der sollte an uns unter Zusendung eines Fotos schreiben, wir melden uns dann umgehend bei Euch telefonisch oder schriftlich. Eure Fotos bekommt Ihr natürlich sofort zurück. Einzelne Herren haben absolut keine Chance. Es kommen also nur Paare und einzelne Bi-Girls in Frage. Sicherlich wollt Ihr auch wissen, wie wir aussehen. Da wir nicht wissen, ob Fotos von uns zu diesem Brief mit abgedruckt werden, beschreiben wir uns kurz.
Isabelle, 162 cm groß, 24, schlank, mit festem Busen

und teilrasierter Scham. Klaus, 190 cm groß, 30, sportliche Figur und mit allen Attributen ausgestattet, die bei einem Mann erforderlich sind. Ausgestattet sind wir auch mit Geist, Niveau, Herz und viel Gefühl.
Die SK-Redaktion möge uns verzeihen, wenn in diesem Brief eine versteckte Anzeige enthalten ist, aber da wir regelmäßig bei Ihnen inserieren, würden wir uns freuen, wenn Sie diesen Bericht den SK-Lesern nicht vorenthalten. Auch in dieser Ausgabe finden Sie eine Anzeige vor, in der Isabelle eine feste Bi-Freundin sucht.
Unsere Adresse können Sie veröffentlichen, da wir uns nicht verstecken wollen und den Weg für alle Interessierten einfacher machen wollen.

* * *

I like TV/TS

Verehrte Redaktion,
durch Ihr Magazin habe ich, Günter (Name geändert), 38 J., 1,76 m, schlank, dunkelblond und wie man mir immer wieder sagt, gut aussehend, zwei bezaubernde Menschen kennengelernt, Denise und Tian, 22 und 27 Jahre.
Bis vor fünf Jahren glaubte ich noch, nur bei einer richtigen Frau kann ein Mann Erfüllung finden. Ich hatte damals längere Zeit in Hamburg beruflich zu tun und lernte eines abends bei einem meiner Streifzüge durch die Lokale eine bildhübsche und langbeinige rassige junge Frau mit einer faszinierenden formvollendeten Oberweite kennen. Noch in derselben Nacht landeten wir in ihrer Wohnung. Sie hatte mich dermaßen ange-

macht, daß ich gleich zur Sache kommen wollte. Sie verstand es jedoch, mich erst einmal hinzuhalten, obwohl ich schon splitternackt mit meinem Mannesstolz neben ihr auf dem breiten französischen Bett lag und sie noch BH, Straps mit schwarzen Netzstrümpfen mit Naht, Slip und Unterröckchen anhatte. Wir küßten und schmusten unheimlich leidenschaftlich und doch unwahrscheinlich zärtlich. Jedesmal, wenn meine Hände zwischen ihren Schenkeln den Weg suchten oder ich ihr ein weiteres Wäschestück ausziehen wollte, verstand sie es meisterhaft mit List und Zärtlichkeit, dieses zu verhindern.
Das Feuer, das in mir brannte, verzehrte mich schon fast ganz. Noch nie hatte eine Frau so viel Zärtlichkeit mir gegenüber aufbringen können, die ich ebensosehr beantworten konnte. Nun erst sagte sie, daß sie nicht so eine Frau wäre, wie ich sie mir sicherlich vorstelle. Das begriff ich nicht sogleich, und sie wurde deutlicher. Sie sagte, daß sie fühle und empfinde wie eine richtige Frau, doch vor drei Jahren wäre sie noch ein Mann gewesen und ein Teil davon sei noch sehr gut vorhanden. Ich war nun so aufgepeitscht und auf sie fixiert, daß ich ihr bedeutete, es wäre mir völlig egal. Daraufhin legte sie selbst ihren BH ab, und zum Vorschein kamen die wunderschönsten weiblichen Brüste, die ich bisher in meinem Leben zu Gesicht bekommen hatte. Dann hob sie ihr Unterröckchen und zog den Slip aus. Das brachte mich dann doch allerdings aus der Fassung. Doch zugleich durchströmte mich ein anderes, bisher nicht gekanntes Gefühl. Denn was ich jetzt sah, hätte so manch anderen Mann neidisch werden lassen. Der Penis, der sich mir entgegenreckte mit seinen Idealmaßen, stand wie eine Eins. Ich konnte nicht anders. Ich mußte ihn zärtlich berühren.

Nun war die Reihe wieder an Nadine, so nannte sie sich nämlich, und brachte bei mir den «Topf» zum Überkochen. Meine Gefühle schlugen Purzelbäume, und ich wurde fast wahnsinnig, denn nun brachte Nadine ihre Zunge zum Großeinsatz und bedeutete mir damit gleichzeitig, was meinem Unterleib bevorstand. Es war Wahnsinn und für uns beide auf jeden Fall himmlisch. Die ganze Nacht taten wir natürlich kein Auge zu und trennten uns erst am frühen Morgen. Von da ab waren es noch fast ganze zwei Wochen, die wir zusammen waren, bis ich für längere Zeit in die USA mußte. Dadurch verloren wir uns leider ganz aus den Augen, da sie selbst verreiste, um in Marrokko durch eine Operation ganz Frau zu werden. In den USA lernte ich noch weitere TV bzw. TS kennen und auch lieben.
Heute lebe ich in Norddeutschland in einer Kleinstadt mehr oder weniger zurückgezogen. Zu den echten Frauen habe ich aber ebenfalls noch ein echtes und herzliches Verhältnis.
Leider mußte Denise für längere Zeit nach Südafrika reisen.
Wir hatten vor, einen kleinen Kreis von TV/TS zu bilden, um u. a. zu diskutieren und Probleme zu meistern. Gern würden Tina und ich diesen Plan durchführen und uns über jede ehrliche und offene Zuschrift freuen. Die Adresse ist der Redaktion bekannt. Bitte Freiumschlag beifügen.

Berührungen

Wer mag sie nicht, diese raffinierten taktilen Reizungen beim Sex? – Im Grunde sprechen wir alle darauf an, einige mehr, einige weniger. Einige jedoch besonders. Und davon soll nachfolgend die Rede sein.

Wir sind frankophil und fahren im Urlaub häufig nach Frankreich, wobei ein Aufenthalt bei Freunden in Paris obligatorisch ist.

Unsere Freunde sind sexuell freizügig wie wir. Sie nehmen uns gerne in private Clubs mit. Bei unserem letzten Trip nach Paris luden uns Solange und Xavier zum Abendessen in ein besonderes Restaurant ein.

Der Abend begann ganz nach unserem Geschmack, klassische französische Küche. Aber für den Leser interessanter als das Jugendstilambiente des Restaurants, ist sicher der erotische Club in der Kellerregion, dessen Einzelheiten wir den Lesern nicht vorenthalten werden.

Die Überleitung zum erotischen Teil des Abends geschah, als die Desserts serviert wurden.

Ohne jegliche süffisante Geste oder Anspielung erhielten beide Damen einen erotischen Wackelpeter, fleischfarben getönt, im Halbrelief, erigiert, mit prallem Hodensack und großer entblößter Eichel, um die, nachdem das Schälchen mit dem leicht nachwabbelnden Genital mundgerecht auf dem Tisch abgestellt war, der garçon eine Ladung crème fraîche wirkungsvoll verlaufen ließ.

Die Männer mußten mit einem vergleichsweise unterkühlten Halbrelief von Busen vorliebnehmen, wo der besondere Effekt nicht durch die Sahne, sondern eine glasierte tiefrote Kirsche als erigierter Nippel angelegt war.

So waren wir richtig drauf und eingestimmt und stiegen beschwingt die stählerne Wendeltreppe hinab in die Katakomben, wie sie im Club-Jargon genannt werden.
Eigentlich eine unzutreffende Bezeichnung, denn da unten herrschte nun wahrlich keine Grabesstimmung. Im Gegenteil, pralles Leben unter dem Motto: Bitte anfassen! Den Ersteindruck darf man getrost mit Super-Peep-Show zusammenfassen. Man muß das alles selber gesehen haben.
In die Nischen eines alten Weinkellers hatte man raffinierte Kabinen eingebaut, in etwa einem Fotoautomaten auf einem Bahnhof vergleichbar, nur größer und technisch ausgeklügelter.
Vor einigen Boxen waren Rolläden heruntergelassen; damit Vorraum leer, kein Voyeur.
Die Mehrzahl der Kästen war jedoch besetzt, weiblich zu männlich im Verhältnis fifty-fifty. Eine sagenhafte Exhibitions-Idee!
Die Show-Objekte – nein, nennen wir sie lieber Show-Akteure – standen in ihrer Box, kopflos, da der Kopf unsichtbar mit einer Gummihalskrause durch den Himmel der Box den Blicken der Betrachter entzogen war.
Die Arme waren bis etwa Mitte der Unterarme, ebenfalls durch Gummimanschetten kaschiert, durch die Seitenwände der Box gesteckt.
Männlein wie Weiblein waren im Anfangsstadium halbnackt, die Männer in knappen, penisbetonten Slips, die Damen im Tanga oder mit sehr knappem Cache-Sex, manche mit, manche ohne BH oder Büstenhebe.
Büstenstützen und Schrittbekleidung bei Mann und Frau waren mit leicht lösbaren Schleifenverbindungen versehen.

Da die Beine der Show-Personen mit wattierten Fesselmanschetten in Höhe der Knöchel durch kurze Ketten an die Seitenwand fixiert waren, hätte man mit Normal-Dessous das jeweilige Delta am Ende der mit leichten Spreizbeinen dastehenden Personen nicht freilegen können. – So aber konnte man nach Bedarf die Schleifen aufziehen, um zum Kern der Sache zu gelangen. In Kopfhöhe der verborgenen Person blinkte ein Spiegelband von etwa 20 Zentimeter Höhe und über die gesamte Breite der Box reichend. Man hatte schnell erkannt, daß es sich um einen Trickspiegel handelte, durch den der Box-Inhaber seine Voyeure vor dem Kasten unerkannt betrachten und einschätzen konnte. Zu jeder Box gehörte eine Lautsprecheranlage mit Gegensprechmikrofonen, die die Stimme des Box-Bewohners bewußt verfälschte und so entscheidend zur Diskretion beitrug.

Im Anfangsstadium blieben die Boxen an der Vorderseite durch eine Kristallglasscheibe verschlossen.

Das Spiel hieß, zunächst verbal die Lust zu wecken, um auf Knopfdruck von innen die Trennscheibe zu senken, damit Direktkontakt eingeleitet werden konnte. Man muß gut französisch parlieren können, um da seine Chance zu haben, auch wenn hinter der Scheibe so mancher Nichtfranzose zu finden war.

An jenem Abend wurde offenbar, was Sexual-Wissenschaftler seit langem erkannt haben, daß Frauen nicht weniger angeregt werden als Männer, wenn sie in erotische Situationen geraten. Eine Dame der besten Gesellschaft hatte einen der Box-Männer dazu gebracht, seine Scheibe zu öffnen, und widmete sich hingebungsvoll mit hochroten Wangen diesem Herrn, während ihr Mann im Hintergrund mit ihrem und seinem

Champagnerglas in den Händen gespannt alles verfolgte, was die Gattin mit geschickten Fingern anrichtete.

Das Ende der Bemühungen entging uns, weil gegenüber gerade eine langbeinige Aphrodite ihre Scheibe versenkte und sich einem jungen Paar auslieferte, das lange gekämpft hatte und dem letztendlich der nahtlos braune Körper mit dem knappen weißen Tanga zugefallen war.

Vor der Kabine drängten sich mit uns etwa zehn Personen.

Wir standen vorne und waren hautnah dabei, als der Tanga über die Hüftschleifchen entfernt wurde und ein Prachtbär zum Vorschein kam. Der junge Mann führte seine Eroberung vor und spreizte mit V-Fingern den dunklen Spalt. Ein Könner, dem seine Partnerin in nichts nachstand.

Um diesen Beitrag nicht zu sprengen, enthalten wir uns weiterer Details und stellen abschließend die Frage, ob es vergleichbare Möglichkeiten auch bei uns in Deutschland gibt. Wenn nein, wie könnte man so etwas selber initiieren? – Wer würde mitmachen? – Wir hätten Interesse und Möglichkeiten.

Wer möchte doch noch Einzelheiten zu diesem Club wissen? – Wer möchte unsere Freunde in Paris und uns kennenlernen? –

Wir antworten auf jede offene Zuschrift sofort, Foto wäre schön (muß nicht Akt sein), aber nicht Bedingung, anonym jedoch zwecklos.

Da der Redaktion bekannt, kein Risiko für Ihre Diskretion. Stehen selber exponiert im Leben. Unser Alter: 29/37; schlank, gepflegt, Niveau. Unsere französischen Freunde sind altersmäßig fast gleich.

Wir akzeptieren Partner bis fünfzig Jahre, wenn schlank und sehr gepflegt, dabei spielt Paar oder Single keine Rolle, entscheidend ist das erotische Faible.

* * *

Madame Unbekannt und ihre Diener

Heutzutage kann sich jede Frau und jeder Mann, jedes Paar, unschwer über einschlägige Anzeigenmagazine oder in erotischen Privatzirkeln Abwechslung vom Liebesalltag verschaffen.
Erotische «Rosinenstunden», die nicht alltäglichen Begebenheiten im Garten der Lüste, sind jedoch selten und fallen Leuten außerhalb der Szene nur manchmal zu.
Meinem Freund und mir ist solch ein Glücksumstand zuteil geworden.
Wir hatten auf einer Fachmesse dank guter Beziehungen einem Unternehmer zu einem Geschäftsabschluß verholfen, wofür er sich mit einem fürstlichen Abendessen in einem der großen Hotels in der Stadt bedankte.
Als Bonbon wollte er uns zu gegebener Zeit in sein Haus einladen und versprach, er wolle uns eine erotische Überraschung servieren, wie wir sie wohl bisher noch nie erlebt hätten.
Einige Monate später gab es eine ähnliche Messe in der Heimatstadt unseres Bekannten, und er bat uns, dorthin zu kommen, und erneuerte seine geheimnisvolle Einladung.

Wir versprachen uns einige Extra-Urlaubstage und sagten zu.
Wir fuhren in seine Villa, über deren Belegenheit und wunderschöne Innenausstattung ich nicht weiter berichte, um nicht Hinweise für eine Indiskretion zu liefern und um niemanden zu kompromittieren.
Mit Ultraschallfunktion öffneten sich Hoftor und Garage. Aus der geheizten Garage, die uns wohlig warm aufgenommen hatte, gingen wir direkt durch eine schmale Eisentür und über einen engen Gang ins Innere des Hauses.
Ein wenig seltsam muteten die beiden schwärzlich glänzenden Fensterscheiben an, die in die beiden Innenwände des L-förmigen Raumes eingelassen waren. Diese Fenster, hinter denen nichts zu entdecken war, waren etwa einen Meter hoch und jedes fast so breit, wie die L-Proportionen des Raumes lang waren. Das Glas schimmerte wie von alten blinden venezianischen Spiegeln.
Also, wir waren gespannt, wie das weitergehen würde.
Wir hatten gerade in den wohlig weichen Sesseln im längeren Teil des Raumes Platz genommen, als auch schon ein rassiges junges Dienstmädchen in der Tracht der zwanziger Jahre auf hochhackigen Lackpumps hereingetrippelt kam und uns auf einem kleinen Silbertablett frisch geschenkten Champagner servierte.
Nach einem Knicks trippelte sie hinaus. Wir sollten sie kurz darauf in einer ähnlichen Funktion während der Vorführung erleben.
Wobei ich mich frage, ob die Bezeichnung Vorführung überhaupt angebracht ist.
Ich glaube nicht, daß die Beteiligten hinter der Scheibe

für uns eine Vorführung veranstalteten. Der gewitzte Leser dieser Zeilen wird schon gemerkt haben, daß die Scheiben die Rückseite von Trickspiegeln darstellten, wo man also von der Bar aus unerkannt in den Raum dahinter sehen konnte, ohne selber bemerkt zu werden.

In Anbetracht der kleinen Panne am Ende der Ereignisse, worüber ich noch berichten werde, also wohl keine Show. Andererseits ist aber auch bekannt, daß das Gefühl, beim Liebesspiel beobachtet zu werden, vielen Menschen einen zusätzlichen Lustreiz beschert.

Wie dem auch sei, kommen wir den Dingen denn näher.

Während wir uns zuprosteten, wurde es hinter der Scheibe langsam heller. Über einen Dimmer wurde Licht in den Nebenraum gelassen, während in gleichem Maße in unserem Raum das Licht zurückging, so daß bei uns fast Dunkelheit herrschte.

Orgelmusik klang auf, und zwar aus verborgenen kleinen Lautsprechern in den gepolsterten Ohren unserer Sessel. Bach in gedämpftem Stereo oder Grieg, ich bin keine sehr gute Musikkennerin. Aber die Musik paßte vorzüglich zu allen sich anschließenden Ereignissen.

Mein Freund und ich sahen uns verblüfft an und fühlten uns auf seltsame Weise unheimlich wohl und angeregt, fasziniert neugierig, denn wir wußten ja, es ging um Erotik und Sex. Wir küßten uns kurz und innig und wandten uns gespannt den Dingen jenseits der Scheibe zu.

Im Nebenzimmer, das etwa sechs mal drei Meter messen mochte, waren Decke und Wände mit schwarzem

Samtstoff verhüllt; an der Decke in bauchigen Mulden, grob gefältelt an den Wänden.
Wir konnten seitlich in den Raum hineinsehen, von den anderen beiden Sesseln aus hätte man den Nebenraum in Längsrichtung einsehen können.
An der Schmalseite ohne Trickspiegel war eine Art Thron errichtet, rechteckige Absätze und Stufen, eine in einen Würfel eingelassene Sitzfläche, eine hohe Rückenlehne, alles ebenfalls mit Schwarzsamt bespannt.
In dem gewolkten Deckenstoff waren kleine Punktstrahler verborgen, die man elektrisch verstellen und damit den Lichtstrahl in verschiedene Richtungen lenken konnte, außerdem konnten verschiedenfarbige Vorsatzgläser ein- und ausgeschwenkt werden, oder man konnte das Licht dimmen. Eine kleine technische Einrichtung wie im Theater. Und so gut organisiert war die Vorführung, pardon: das Ereignis, dann auch.
Vor dem Thron, mittig und längsgerichtet, ziemlich dicht am Trickspiegel an der Schmalseite des Raumes gab es einen klobigen Tisch, der eine Tischplatte von etwa einem Meter Breite und zwei Meter Länge aufwies, die wohl gut zwanzig Zentimeter dick war und auf einem mächtigen Quader ruhte.
Auch dieser Tisch war mit Schwarzsamt vollständig umkleidet. Drei kleine feste Samtkissen in leuchtendem Rot lagen auf dem etwa 75 Zentimeter hohen Vorführtisch verstreut. Eine sagenhaft aufregende Atmosphäre. So etwas muß man erleben. Man kann es gar nicht so schildern, wie einem schon, weil man weiß, worauf es hinausläuft, allein durch räumliche Umgebung ein prikkelnder erotischer Schauer durch den Körper rieselt.
Es war noch gar niemand da. Und doch pochte es mir schon wer weiß wie im Unterleib.

Der Fußboden im Raum und um den Sockel des Throns war mit einem rubinroten dichten Teppich ausgelegt. Die auf den Boden gerichteten Spotlights stanzten ellipsenförmige warmrote Flecken darauf aus.
Wenn die Spotlights nicht gewesen wären, wäre die Einrichtung einem Totengewölbe nahegekommen.
Über allem die Orgelmusik, die in Kaskaden phrasierender Töne in unsere Ohren floß.
Dann ging nebenan langsam das Licht weg, bis auf zwei Punktstrahler, deren Lichtfinger in die Ecke rechts hinter dem Throngebilde wiesen.
Die Orgel spielte nun leiser und getragener, als sich in der Ecke der schwarze Wandbehang auftat und eine phantastisch kostümierte Frau hereinschlüpfte und innehielt und sich präsentierte, wobei die beiden Lichtfinger der Scheinwerfer Ausschnitte ihrer Gestalt anboten, sich überkreuzten, ihren Körper abliefen.
Geheimnisvoll, erregend, verblüffend. So etwas hatte ich wirklich noch nie zuvor in der Perfektion gesehen.
Sie trug ein schwarzglänzendes Cape mit einem schräg aufgestellten hohen Kragen, das vor ihrem Hals mit einem breiten Band gehalten wurde, auf dem viele kleine Straßsteinchen dicht an dicht im Spotlight gleißten und funkelten.
Ihre Arme waren noch in dem Umhang verborgen.
Auf dem Kopf trug sie einen bizarren Hahnenkopf aus einem gummiähnlichen Material, der ähnlich wie eine Badekappe gearbeitet war und ihren Kopf bis zum Halsansatz und im Nacken hinten abschloß, jedoch durch entsprechende Löcher die Ohren freiließ und vor den Augen eine Maske bildete, aus deren Sehschlitzen, die in übergroßen Hühneraugen angeordnet waren, ein irgendwie aggressives Augenpaar herausblitzte.

Unterhalb der Augenmaske und weit über die Nase seiner Trägerin ragend, gab es einen gelben Schnabel, der jedoch nur aus der oberen Hälfte bestand. Man konnte die Lippen, den Nasenansatz, das Kinn der Dame sehr gut ausmachen, aber keinerlei Schlüsse weiterer Art auf das verhüllte Gesicht ziehen.

Ein dicker roter Hahnenkamm, gezackt und lappig, hing halbsteif auf dem Kopf und fiel je nach Haltung seiner Trägerin mal rechts, mal links seitlich herab.

Verfolgt von den Lichtfingern, nahm unsere geheimnisvolle Lady anschließend auf dem Thron Platz, wobei die Orgelmusik fast ganz zurückging.

Deutlich hörten wir das Rascheln ihrer Kleidung, begleitet von Quietschtönen, die vom Plastik oder Lackleder ihres Umhanges stammen mochten.

Nebenan mußten sich ganz empfindliche Mikrofone befinden, die jedes Geräusch in unsere Lautsprecher in der Ohrpolsterung unserer Sessel übertrugen.

Als sie saß, schlug sie mit feierlicher Gebärde ihren schwarzen Umhang auf und gewährte unseren Augen Zugang zu schlanken Beinen, die in hohen knallroten Lacklederstiefeln steckten, die bis auf die Mitte ihrer Oberschenkel reichten, mit mindestens zwei Zentimeter dicken Plateausohlen und bleistiftdünnen hohen Absätzen.

Die Dehnungs- und Ausgleichsränder schwarzer dünner Strümpfe waren oberhalb der Stiefelschäfte noch ein wenig sichtbar. Dünne Strapse führten zu einer schwarzen Lackledercorsage mit angearbeitetem Büstenhebeteil.

Schwarzes, lackiges Material, hoher französischer Beinschnitt, schrittoffen, wespenartig eingeschnürte Taille.

Ihre weiß gepuderten Brüste lagen dekorativ hochgedrückt in der gepolsterten Hebeleiste des angedeuteten Büstenhalters. Brustwarzen und Höfe waren glänzend rot lackiert. Ein bißchen wie Kabuki-Theater in Japan.
Sie trug dazu lange schwarze Handschuhe, die bis fast in ihre Achselhöhlen reichten und mit einem kleinen strapsartigen Halter über ihren Schultern befestigt waren.
Sie hatte das Halsband ihres Umhanges gelöst und den Mantel vollends links und rechts beiseitegeklappt und ließ sich nach hinten gegen die hohe Lehne gleiten.
Eine unsichtbare Männerstimme begann jetzt Regie zu führen. Ein tiefes, sonores Organ, dem Bonanza-Boss Cartwright täuschend ähnlich.
Bei seinen Worten rieselte es auch mir parallel wohlig über die Wirbelsäule rücklings ins Becken und in die Labien.
Die Stimme befahl ihr, sich selbst unten zu streicheln, worauf Madame die Beine auseinanderklappte und ihre dicht bebuschte, aus dem offenen Schritt hervorquellende Vulva präsentierte und mit ihrem Mittelfinger und nach Anweisung der Stimme aus dem Nichts sich im Bereich ihrer Wollustknospe zu liebkosen begann.
Ein gut ausgerichtetes Mikrofon übertrug uns jedes Geräusch, jeden Atemzug.
Die Orgel schwieg und sollte erst später für lustvollere Harmonie weiter Stimulanz bieten.
Raffiniert rechtzeitig, bevor Madame auf den Wogen der Lust davonschwamm, hieß die Stimme sie einzuhalten.
Im Raum wurde es langsam gleichmäßig heller, es

blieb aber ein gedämpfter Gesamteindruck. Spots waren aus.
Und es erschienen aus derselben Ecke wie vorhin vier junge Männer. Junge athletische Burschen, nackt bis auf einen knappen Slip mit angearbeitetem Penisfutteral und eine Ganzmaske. Slip und Maske aus glänzendem gummiartigem Material, jeder Mann in einer anderen Farbe, knallig rot, gelb, hellgrün und schwarz.
Einem kundigen Auge würde sofort an den Bewegungen auffallen, daß alle vier aus der Tänzer-Szene stammen. Ein harmonischer Anblick, den ich genoß.
Von irgendwoher hatte Madame plötzlich eine kleine Glocke in der Hand und läutete damit, worauf sich fast ohne Verzögerung der Wandbehang in der bewußten Ecke teilte und unser schon bekanntes Dienstmädchen eintrat.
Immer noch an dem kleinen weißen Häubchen als Dienstmädchen erkennbar, jetzt jedoch nur mit einem kleinen ärmellosen Jäckchen über dem nackten Oberkörper, mit einem schwarzen Winz-Tanga vor der Scham und hinten nur Strings, daß der knackige Po rundum sichtbar war. Strapse und die schon benannten Nylons und Lackpumps vervollständigten ihren Aufzug.
Sie ging über die Stufen nach oben zu Madame, die aufgestanden war, nahm deren Cape auf und brachte es nach draußen, während Madame die vier jungen Männer vor ihrem Thron in einer Reihe antreten ließ und aufreizend geschmeidig die Front abschritt und dabei zart die in ihren Hüllen baumelnden Penisse ihrer Garde streichelte, was deutlich Reaktionen hinterließ, wie sich unschwer erraten läßt. Als das Dienstmädchen zurückkam, nahm sie der Madame die langen Handschuhe

einschließlich der Halterung ab und knöpfte ihr von der Corsage eine Art Slip in Teilen ab und legte damit einen etwas zerdrückten Busch frei, den sie anschließend mit einer Haarbürste in einen üppigen Wald aufbürstete.
Wahnsinn, da zuzuschauen! – Ich wußte gar nicht mehr, was ich denken sollte. Konnte das Geschehen gar nicht mehr mit meinen persönlichen Empfindungen und meiner Einstellung zum Sex reflektieren.
Von irgendwoher aus dem Dunkel des Hintergrundes brachte einer der Männer zwei dünne rote Seidenschals, die er Madame um je ein Handgelenk schlang und verknotete. Dann hob er ihre Arme nach hinten über den Kopf und band die langen Schals an Ringen fest, die an den Ecken der Tischplatte vorhanden waren.
Madame lag jetzt ein wenig wehrlos, aber dafür lustvoll und schamlos vor den Männern.
Jetzt läutete einer der Männer mit der kleinen Glocke mit dem Silberton. Wieder kam das Dienstmädchen, von einem Spotlight aus der Ecke abgeholt.
Sie trug auf einem Silbertablett ein kleines Salbentöpfchen. Sie setzte das Tablett zwischen den gespreizten Beinen von Madame ab, ließ sich aus ihrer ärmellosen Weste helfen, worauf ihre schaukelige Pracht mit dunkelbraunen Warzenhöfen und erigierten Nippeln zu Tage trat.
Madame wurde noch einmal entfesselt und mußte sich so weit nach unten legen, daß ihre Beine in Höhe der Kniekehlen über die Schmalseite des Tisches herabbaumelten.
Anschließend wurde sie in gleicher Weise wie vorher wieder fixiert.

Und dazu immer noch die klassische Orgelmusik.

Man brachte ein kleines schwarzes Podest heran und stellte es an der Schmalseite ab.

Die sonore Stimme meldete sich wieder und kommentierte die Situation auf eine raffiniert gekonnte obszöne Art, wobei er Madame in eine Hurenposition rückte, was dieser jedoch beileibe nicht unangenehm war, denn sie stöhnte wollüstig und bewegte sich zuckend in ihrer leichten Fesselung.

Man war dicht um Madame herum, so daß wir abwechselnd aufstanden, um auch durch das kleinere Fenster an der Schmalseite zu blicken. Für mich ein weiterer Hinweis darauf, daß die Show nicht unseretwegen da drüben ablief. Außerdem legte der Hausherr immer wieder die Finger an die Lippen, um absolute Ruhe auf unserer Seite einzuhalten.

Dann schwieg die Orgel plötzlich. Die Spotlights erfaßten nur die Unterkörper der beiden Frauen. Am oberen Rand des Lichtkegels schaukelten harmonisch die Bälle des jungen Mädchens, der man nach einiger Zeit das Salbentöpfchen hinhielt, woraus sie sich mit Zeige- und Mittelfinger der rechten Hand eine Portion der giftgrünen Masse aus dem Tiegelchen herausgriff.

Diese Creme massierte sie Madame auf den Kitzlerbereich. Anschließend trat sie ab und tauchte nicht wieder auf. Komisch; wir alle waren geil. Ich selber schwamm unten wie nie zuvor, die Hosen meines Bekannten, des Hausherrn und der vier Hengste jenseits der Spiegel beulten sich, Madame maunzte wohlig. Nur das Dienstmädchen erschien mir sexuell wie neutral.

Und dann wurde es noch weiter dramatisch.

Drüben war zunächst Stille. Die vier Männer beugten sich erwartungsvoll vor und starrten auf den Körper

von Madame, die ganz leicht zu zucken begann und kleine spitze Schreie ausstieß. Kleine Ohs in unregelmäßiger Folge, begleitet von kleinen Rucks der Gliedmaßen und des Unterkörpers stellten sich ein.
Die Wirkung der Salbe wurde offensiver.
Die Männer hatten sich zwischenzeitlich ihrer Slips entledigt und standen mit hoch erigierten Gliedern bereit. Da gab es kein Hartmachen mit der Hand. Die Umstände waren so aufregend, daß da kein Mann Potenzprobleme gehabt hätte.
Madame zerrte an ihrer Fesselung und stöhnte und flehte vor Geilheit. Wir haben nie in Erfahrung bringen können, was für eine Art Salbe oder Creme das war.
Man sprach jetzt tabulos miteinander. Die Männer mochten es, sie mochte es; die Männer brauchten es, Madame brauchte es. So war allen Beteiligten wohlgetan.
Alle – auch wir als Zuschauer – genossen es.
Sie nahmen ihr die Korsage ab, beließen ihr nur die Maske, die langen Stiefel und die Strümpfe.
Sie mußte sich ausliefern, nach Aktion betteln. Unten brannte es, und niemand erklärte sich bereit, zu löschen.
Sie schwor, alles zu machen, was man von ihr verlangte, und hielt diesen Schwur hundertprozentig.
Als man ihr die Arme losband, ging sie vor nicht befriedigter Gier fast weinend zum Angriff über und stopfte sich förmlich den nächststehenden Mann hinein. Sie lag auf dem Tisch, kniete darauf, stand breitbeinig davor, wurde geleckt, spielte bei allen die Fellatrice und kam mehrfach, was mir als Zuschauerin noch Tage später frustartig anhing, weil ich selbst noch nie solche elementaren Orgasmen erleben konnte.

Mittlerweile habe ich solche Situationen schon selber als Mitspielerin hinter mir und weiß, daß es die Umstände sind, die Sexpartner, die Neugier, die mich gleichwertig reagieren lassen.
Bei meiner heutigen Einstellung hätte ich mich auf meinen Bekannten gestürzt und ihn noch in der Bar vernascht.
Damals schwamm ich vor Geilheit, war aber trotzdem noch so verklemmt, daß ich mir alles für das Hotelzimmer aufheben mußte.
Die Zeit stand still. Ich kann heute nicht mehr in allen Einzelheiten beschreiben, wie drüben getobt wurde. Ich weiß nur, daß ich meine Augen nicht wegwenden konnte. Leibhaftige ungehemmte Lust in nur ein Meter Entfernung.
Und dann kam es zur Panne. Madame flog auf einer Woge von Lust schreiend zum Mond und riß sich, da sie offensichtlich ohne Kontrolle war, die Hahnenmaske vom Kopf, worauf eine Fülle langen schwarzen Haares hervorquoll und über ihr Gesicht fiel, das der nach links und rechts zuckende Kopf zu einem Knäuel verwirbelte.
Überrascht starrten wir nach drinnen. Das war doch...!
Ja, in der Tat, es war eine Dame, die viele kennen, aber deren Inkognito es zu wahren gilt. Deshalb nennen wir auch ihr Metier nicht. Sie ist eine zauberhafte Frau, verheiratet, Kinder.
Die Regie für nebenan hatte sofort geschaltet und einen Blackout eingeleitet. Tiefes Schwarz nebenan. The party was over.
Erschöpft fanden wir uns wieder. Der Hausherr war verwirrt, aber er ließ sich nichts weiter anmerken. Wir haben mit keinem Wort darüber gesprochen. Er nahm

uns kein Ehrenwort ab. Lediglich unsere Bekanntschaft lief aus, wurde von ihm abgeblockt. Schade, er wäre uns bestimmt ein guter Freund geworden.
Mehrere Jahre haben wir von diesem Erlebnis gezehrt. Es uns so manches Mal zu Hause im Bett gegenseitig erzählt und daraus Luststeigerung gezogen. Über Annoncen oder dergleichen haben wir damals nicht nachgedacht.
Ein paar Jahre später hatten wir dann ein in etwa gleichgelagertes Erlebnis in Paris, aber da als aktive Teilnehmer einer kleinen Runde und ein wenig bizarr, denn zwischenzeitlich bekennen wir uns auch zu unkonventionellen Praktiken, die wir über einen kleinen erotischen Privatkreis in unserer Stadt ausleben.
Wir sind jetzt 34 und 41 Jahre alt und würden uns über Zuschriften freuen, die uns gleichgesinnte Paare, interessante Einzelherren und ab und zu eine Dame bescheren, die sich zu ihren Neigungen bekennen und mit uns in dem besagten Privatzirkel einen lustvollen Abend oder ein Wochenende verleben möchten.
Wir beantworten alle nichtanonymen Zuschriften bei Rückumschlag. Fotobrief muß nicht; aber Fotozuschriften werden bevorzugt. Wir sind korrekt und fair.

* * *

* * *

Lesen verboten!

87 Briefe aus dem Sex-Kontakter

Ein «flotter Dreier»

So manches eng befreundete, verlobte oder verheiratete Paar sinnt darüber nach, wie die nahezu magnetische körperliche Anziehung, die anfangs in ihrer Beziehung vorhanden war, lebendig erhalten werden kann. Das ist der Zeitpunkt, wenn sie merken, daß die gegenseitige Anziehungskraft ihrer Körper stark nachzulassen beginnt.

Zwischen meiner Verlobten und mir zeigten sich nach acht Jahren intimen Zusammenseins ähnliche Verschleißerscheinungen.

Meine Verlobte ergriff die Initiative und begann einen offenen Dialog zu diesem Thema. Gründlich wie sie ist, hatte sie sich vorher aus einschlägigen Büchern informiert und anschließend unsere intime Lage analysiert.

Verblüfft mußte sie feststellen, daß es in der Sexualität noch Gebiete gab, über die ich noch nie nachgedacht hatte. Ich kannte eine Menge sexualtechnische Dinge, aber meine Kenntnis über die Gefühlswelt der Frauen war minimal, wie ich mir eingestehen mußte. Was nützt es, wenn man sich partnerschaftlich die Arbeit teilt, umschichtig abwäscht, einkauft, den Rasen mäht, wenn man auf einmal merkt, daß man die Wünsche seines Partners nicht erkannt hat, auch wenn es im Bett gut läuft.

Wir diskutierten alles kreuz und quer, ohne uns weh zu tun oder ernstlich in die Haare zu geraten. Ich habe schon eine Ehe hinter mir und bin nicht mehr so leicht zu erschüttern. Und Maja, meine Verlobte, ist erfahren genug, um nicht mehr mit dem Kopf durch die Wand zu gehen. Kaum zu glauben, aber wir waren noch nie eifersüchtig. Vielleicht wurde uns beiden das große Glück zuteil, daß wir von klein auf an stets diese zuverlässige leibhaftige Gegenwart eines anderen Menschen verspüren durften, dem unser uneingeschränktes Vertrauen galt.

Deshalb konnten wir uns auch ohne falsche Untertöne darüber austauschen, ob es uns guttun würde, wenn wir ab und zu sexuell mit anderen neuen Partnern verkehren würden. Wir hatten uns diese Freiheit schon zu Beginn unserer Partnerschaft eingeräumt.

Wir sprachen dann über die Freundschaft zu einem Paar, das in ähnlicher Situation wie wir sein sollte, verwarfen aber auch das, weil wir einsahen, daß dies die Probleme nur noch vergrößern würde.

Außerdem hielten wir unsere Verbindung nicht für so ramponiert, um Sex mit anderen wie eine Therapie zu betreiben.

Unser intensives Gespräch über mehrere Abende und Wochenenden entspannte uns. Wir hatten nicht das Gefühl, das Problem zerredet zu haben. Wir fühlten uns als Person wieder mehr anerkannt und geschätzt. Das tat uns gut und ließ uns mit Überzeugung auf einen guten weiteren Verlauf unserer Partnerschaft in die Zukunft blicken. Wir schliefen für eine längere Spanne mit erstarkten Empfindungen miteinander und fühlten uns wohler. Eigentlich war wieder alles im Lot.

Einige Zeit später rettete ich mich vor einem Regenguß in einen Sex-Shop. Ich ging interessiert herum und sah mir alles an. In einem Regal lag der Sex-Kontakter. Ich kaufte mir das Magazin und nahm es mit nach Hause.

Dort zeigte ich es Manja. Wir hatten eine vergnügliche Zeit, in der wir uns verschiedene Anzeigen gegenseitig vorlasen und Fotos kommentierten. Dabei fiel uns beiden ein Typ auf, der sich ganz mutig nackt präsentierte. Seine Anzeige fiel etwas aus dem Rahmen, signalisierte Selbstbewußtsein, ohne Überheblichkeit zu vermitteln. Wir wurden animiert, stellten uns vor, wie es wäre, mit ihm das Bett zu teilen. Dann beschlossen wir, diesem Menschen zu schreiben. Wir waren uneingeschränkt offen und teilten Hausadresse und Telefonnummer sowie unsere Gedanken zu einer Freundschaft im Hinblick auf einen Bettkontakt mit.

Der Junge ist ein Mann der Tat und überraschte Maja eines Nachmittags beim Hausputz. Bastian ist Architekt, vielseitig interessiert, sportlich, spricht mit angenehm leiser Stimme, hat gute Manieren.

Als ich nach Hause kam, fand ich zwei vergnügte Leute beim Wein vor, die sich angeregt unterhielten. Die Zeit bis zum Abend verging wie im Fluge. Wir hielten uns mit dem Wein zurück, als ob schon festgelegt war, daß wir später das Bett miteinander teilen wollten.

Als Bastian kurz das Zimmer verließ, rückte Manja an mich heran, küßte mich und sagte ohne Umschweife, daß sie für einen «flotten Dreier» sei. Dann ging sie nach oben, um sich sexy umzukleiden. Ich besorgte noch einen schwarzen Seidenschal, mit dem wir Majas Augen verbinden wollten, um den Reiz unserer Hände auf ihrem Körper zu erhöhen. Ich legte außerdem einen elektrischen Rasierapparat, Rasierpinsel, Rasiercreme, eine Schale mit warmem Wasser und einen Einwegrasierer mit Doppelklinge bereit.

Als Manja endlich wiederkam, kokett, langsam, lasziv in den Bewegungen, waren wir beide fasziniert. Schön wie Cleopatra, sündiges Make-up, Haare spanisch straff um den Kopf, glitzernde Ohrringe, tiefrote Lippen, eine lange schwarze Bluse, durchsichtig und offen, einen weißen Tanga, darunter die schwarze Pracht ihres Vlieses, halterlose schwarze Nylons und schenkelhohe Lackstiefel mit hohem Absatz, die Brüste mit Goldstaub gepudert und die Brustwarzen, die hart gegen den dünnen Stoff ragten, samt den Höfen goldgelackt. Am liebsten wären wir gleich zur Sache gekommen.

Wir legten uns gemeinsam auf das Bett, streichelten Manja und zogen ihr nach und nach die Bluse und den Slip aus. Wir verbanden ihr die Augen und rasierten sie vorsichtig und genüßlich. Dann nahmen wir ihr die Binde ab, und sie betrachtete erfreut unser Kunstwerk. Sie tauschte abwechselnd links und rechts mit uns wilde Zungenküsse aus und wand sich zuckend zwischen uns, so daß wir sie mit unseren Beinen einklemmten, was ihr sichtlich angenehm war. So hemmungslos war Manja mit mir vorher noch nie im Bett gewesen. Fast wäre ich vorher schon gekommen. Um dies zu verhindern und um Bastian den Vortritt zu lassen, rückte ich etwas abseits und spielte lieber den Voyeur.

Wenn ich mit Manja schlafe, dann haben wir beide fast immer die Augen zu. Vor meinen Augen spielte sich nun die personifizierte Leidenschaft ab. Manja und ich hatten uns manchmal schon im Spiegel betrachtet, wenn wir uns liebten, aber mehr als ein halbwegs stimulierender Gesamteindruck kam nicht rüber.

Erregend war es für mich, in Majas Gesicht zu sehen, ihre Stöhn- und Seufzlaute zu registrieren. Bastian nahm sie im langsamen Rhythmus, peitschte sie mit Worten auf. Wir hatten uns in letzter Zeit nicht mehr so lustvoll mit Worten beim Verkehr ausgetauscht. Manja stand kurz vor dem Orgasmus, hielt sich den Kopf mit beiden Händen, schlug ihn hin und her und bekam den letzten Kick über einen wilden Zungenkuß, nachdem Bastian ihre zuckenden Lippen eingefangen hatte. Und dann schrie Manja auf! Bastian ließ keuchend und schweißüberströmt von ihr ab.

Ein wenig später wechselten wir die Position. Manja kam wieder auf Touren und wollte es noch einmal wissen. Als ich die Frequenz meiner Stöße steigerte, kam ich zähneknirschend und meine Lust herausjaulend und Manja kurz darauf ebenfalls. Wir blieben beide aufeinander liegen und erholten uns. Bastian war noch unbefriedigt, aber er lächelte. In Manja war zwar keine drängende Lust mehr, aber sie machte sich noch einmal für Bastian bereit. So kam ich noch einmal in den Genuß des Voyeurs. Ich streichelte Majas Brüste, nach einiger Zeit wurden die Nippel wieder hart, und ihr Unterleib zuckte, die Zunge glitt über ihre Lippen ...

Wir hatten alle drei in jener Nacht nur beglückende Erfahrungen gemacht, sind aber sicher, daß so etwas meistens dem Zufall unterworfen ist. Nicht jeder Kontakt kann sich so harmonisch entwickeln, aber einen Versuch ist es immer wert. Anfangsschwierigkeiten sollten nicht entmutigen. In der Folgezeit blieben die Treffs mit Bastian auf dem gleichen Niveau und ließen an Gefühlsintensität nicht nach. Demnächst wollen wir einen Videofilm von uns drehen. Leider kann unser Freund nicht öfter kommen, da er in einer anderen Stadt wohnt und überdies verheiratet ist.

Wir wollen unsere Aktivitäten nicht überziehen und das neue Feld nicht zu schnell abnutzen, aber einmal im Monat ein ähnliches Erlebnis würde uns schon reizen. Unsere Verbindung ist nach wie vor intakt. Wir schlafen miteinander jetzt wieder viel intensiver und lustvoller, sind einander wertvoller geworden.

Mit freundlichen Grüßen,
L. Jürgensen

Liebe Redaktion

Ich bin 25 Jahre jung, männlich, nicht unattraktiv und sportlich. Ich lese Ihren Sex-Kontakter mit Begeisterung, da er mich immer wieder von neuem anmacht. Also entschloß ich mich, auf einige Anzeigen zu antworten. Da ich aber sexuell ziemlich unerfahren bin, ich dies fairerweise auch in meinen «Bewerbungen» angab, bekam ich zunächst nur Absagen mit der Begründung, daß ich zu jung und zu unerfahren wäre.

Doch eines Tages half mir der Zufall: Ich gehe ziemlich regelmäßig in den gleichen Läden einkaufen. So auch in einem Zeitschriftenladen, in dem ich mir immer mal wieder Herrenmagazine kaufe, um meine Spannungen abzubauen. Ich mag diesen Laden, denn die Verkäuferin hat für mich immer ein Lächeln oder eine nette Bemerkung übrig, wenn ich mir dort den Playboy oder Penthouse kaufe. Sie ist eine Frau so um die 40, attraktiv, groß gewachsen, lange blonde Haare, immer sehr gepflegt gekleidet, trägt gerne Schmuck – also eine sehr begehrenswerte Frau. Eines Tages schob sie mir zusammen mit meinen Magazinen eine Telefonnummer mit der Aufforderung zu, sie nach Feierabend einmal anzurufen. Mir wurde ganz heiß. Was hatte diese Frau vor?

Ich rief also an. Sie erzählte mir kurz und schmerzlos, daß sie eine Anzeige im Sex-Kontakter aufgegeben und ich mich daraufhin beworben hatte. Sie hatte mich an meinem Foto wiedererkannt. Abends würde sie mich daher erwarten.

Ich machte mich schick, kaufte Blumen und ging mit zitternden Knien zu ihr. Als sie mir öffnete, fiel ich fast um. Sie stand da, wie ich es mir in meiner Bewerbung gewünscht hatte. Ein sündhaftes Make-up, Finger- und Zehennägel rot lackiert, Ohrringe, breite metallene Armreifen, Fußkettchen, hochhackige Abendschuhe und ein luftiges Mini-Sommerkleidchen, das eine ganze Menge erahnen ließ. Darunter trug sie absolut nichts! Ihr dunkles Vlies zeichnete sich deutlich ab. Ihre wohlgeformten, langen Beine – nackt. Ein voller Busen, den kein BH zähmte, zierte einen bis zum Nabel reichenden Ausschnitt.

Sie sagte nichts, ergriff nur meine Hand und führte mich in ihr Schlafzimmer. Langsam zog sie mich aus, reizte jede Stelle meines Körpers und küßte mich mit aller Leidenschaft. Sie können sich vorstellen, wie mein Penis darauf reagierte. Sie bemerkte, daß ich diese Spannung nicht mehr lange aushalten würde, kniete sich vor mich hin und begann mit vollen roten Lippen ihr sündiges Spiel. Ich fühlte mich richtig leer, und mir standen die Tränen in den Augen. Gott, war das schön!

Nun, da die erste Aufregung vorbei war, lehrte sie mich, ihren Körper zu erforschen. Jede Stelle, jede Falte sollte ich streicheln, küssen, lecken, massieren. Mein Gott, ist so ein Frauenkörper etwas Lustvolles! Schnell hatte ich den Dreh raus, und sie fing an, sich unter meinen Händen und meiner Zunge zu rekeln und sich stöhnend zu winden. Wilder und wilder wurde ich, bis sie plötzlich explodierte. Sie warf sich über mich, setzte sich auf mich drauf und ließ einen heißen Ritt folgen. So etwas Ungezähmtes kann man sich gar nicht vorstellen. Als nächstes fing sie zu schreien an und trieb mich bis auf die Spitze. Dann endlich der erlösende Orgasmus! Phantastisch! Das ist doch etwas ganz anderes als selbst Hand an sich zu legen.

Weitere Lektionen folgten an diesem Abend. Leider eröffnete sie mir am Ende, daß dies aus persönlichen Gründen ihrerseits eine einmalige Sache war.

Natürlich gehe ich auch weiterhin bei ihr meine Magazine kaufen, die sie mir auch jetzt noch nett lächelnd zuschiebt.

Mit freundlichen Grüßen,
Ihr treuer Leser
Peter Z.

Leserbrief

Der Sex-Kontakter hat mir beim Lesen der Anzeigen und Leserbriefe schon viele sinnliche Gedanken und Vorstellungen beschert. Weil ich mich aber nicht nur mit diesen Vorstellungen begnügen wollte, habe ich selber eine Anzeige aufgegeben.

Viel Hoffnung auf Antwort hatte ich mir allerdings nicht gemacht, weil ich nur einer von vielen Männern war, die auf der Suche nach einer anderen Beziehung hier inserieren. Leider machen immer noch zu wenig Frauen von dieser sehr guten Möglichkeit Gebrauch, sich über eine Anzeige im Sex-Kontakter einen entsprechenden Partner, ein Paar oder eine Partnerin zu suchen und zu finden, um das eigene Erlebnis nach einer anderen Art der sinnlich-erotischen Erfüllung zu erleben und zu genießen, ohne daß der eigene Status dadurch gefährdet wird. Es hat mich darum besonders gefreut, als ich trotzdem zwei Antworten auf meine Anzeige bekam. Das erste Schreiben bekam ich von einer Dame, die allein lebte. Sie war 59 Jahre alt und hatte geschrieben, weil sie Sehnsucht nach einer sinnlichen, auf Zärtlichkeit ausgerichteten, körperlichen Beziehung hatte, dies aber nicht in ihrem Bekanntenkreis zu ermöglichen war.

Wir trafen uns, nachdem wir einige Briefe gewechselt hatten, in ihrer Wohnung. Es war von Anfang an eine sehr angenehme Begegnung, und durch intensive Gespräche kamen wir uns näher. Wir hatten die gleiche Einstellung zu einem gemeinsamen Erlebnis der körperlichen Begegnung. Sie brauchte Zärtlichkeit und gab sie mir in einer unglaublich femininen Art. Unsere Vereinigung war von einer nicht zu beschreibenden Art, so wie ich es noch nie erlebt hatte.

Das zweite Schreiben bekam ich von einem Ehepaar. Sie war 49 Jahre alt, und er war 64. Ich erzählte diesem Paar bei unserem ersten Treffen von meiner Bekannten, mit der ich eine wunderschöne Erotikbeziehung aufgebaut hatte, und wollte ihnen eigentlich nur damit kundtun, daß ich diese Beziehung nicht aufgeben wollte, weil es wirklich eine genußvolle Gemeinsamkeit war.

Auch sie wollten kein kurzfristiges und einmaliges Sexerlebnis, sondern eine anhaltende gemeinsame Beziehung. Zur zweiten Begegnung habe ich dann meine Bekannte mitgebracht. Und nun ist etwas eingetreten, was ich zwar erhofft, aber nicht für möglich gehalten hatte: Wir verstanden uns alle vier sehr gut und fanden Gefallen aneinander, so daß wir uns, nach zwei weiteren Treffen, keinerlei Scheu und Hemmungen mehr aufzuerlegen brauchten. Es war bei jeder Zusammenkunft immer ein neues und erfülltes Erlebnis, das wir vier uns gemeinsam verschafften. Wir hatten keine Scheu davor, uns gegenseitig zu streicheln und zu liebkosen. Man kann mit Worten gar nicht alles beschreiben, was wir gemeinsam erlebt haben.

Viele Grüße,
Euer Olaf

Durch Partnertausch «gerettet»

Ich bin durchaus nicht geneigt, Gruppensex oder Partnertausch grundsätzlich als Allheilmittel hinzustellen. Jedoch glaube ich, daß sich dabei nicht unbedingt nachteilige Folgen für ein Ehepaar einstellen müssen. Und ich weiß von Fällen, wo Paare ihre Ehe dadurch gerettet haben. Zwei Beispiele dafür:

Ein Ehepaar, fast sieben Jahre verheiratet, hatte sich im Bett kaum noch etwas zu bieten, obwohl beide Partner eher heißblütig veranlagt waren. Man sprach bereits von Scheidung, als man zufällig in einen Kreis geriet, der sich nicht eben konventionell vergnügte. Für beide war dies eine so starke Stimulans, daß sie auch zu zweit wieder miteinander harmonierten.

Im zweiten Fall hatte sich ein Ehepaar, erst drei Jahre verheiratet, ein Haus gebaut, beide waren überfordert und nervös, der Mann hatte sich körperlich derart stark verausgabt, daß bei ihm nichts mehr ging, auch dann nicht mehr, als das Haus stand und beide wieder ruhiger wurden. Durch die Teilnahme an erotischen Zusammentreffen mit zwei anderen Paaren setzte auch bei ihm die nötige Spannung wieder ein, so daß die beiden heute wieder gut miteinander klarkommen.

Diese Beispiele ließen sich fortsetzen. Aber sie sind sicher nicht für jedermann gültig. Entscheidend ist, daß sich die beiden Partner offen und ehrlich über ihre Wünsche und Forderungen aussprechen und daß ein Partner nicht zu etwas gezwungen wird, was er an sich gar nicht tun will. Wenn eine Frau zum Beispiel stark ästhetisch geprägt ist, muß es schiefgehen, wenn dieses Paar mit einem anderen zusammenkommt, bei dem der Mann dem Schönheitsideal dieser Frau entgegensteht.

Wenn sich Ehepartner über dieses Thema aussprechen und auf einen gemeinsamen Nenner kommen, sind Partnertausch oder Gruppensex jedenfalls eine weitaus ehrlichere Sache als das übliche Fremdgehen, an dem sich komischerweise heute kaum noch jemand stößt.

Mit freundlichen Grüßen,
Th. K.

Liebe SK-Redaktion,

häufig beklagen sich Magazinleser darüber, daß sie zu wenig oder gar kein Echo aufgrund ihrer Zuschrift erhalten. Dafür mag es vielerlei Gründe geben, meistens wohl die ungenügende äußere Form, fehlendes Rückporto, Postlageradresse etc. – und nicht zuletzt wohl das fehlende Quentchen Glück.

Ich meine, daß ich eine Möglichkeit kenne, die Chancen zu erhöhen, Antwort zu erhalten und die Kontaktbereitschaft zu wekken. Ich halte mich in meinen Briefen entsprechend zurück. Es ist doch grundfalsch, die wildesten erotischen Situationen zu beschreiben. Die Freunde in spe wollen doch wissen, welch ein Mensch da brieflich anklopft und kein anonymes Geschlechtsorgan «einkaufen». Also, um zur Sache zu kommen, ich gebe zu erkennen, welche sexuelle Grundeinstellung ich habe, liefere alle meine persönlichen Daten einschließlich Adresse/Telefon, gestützt durch ein aktuelles Bild und erzähle dann aber recht ausführlich von meinen Freizeitvorlieben.

Mein Musikhobby hat mir Anschluß an einen Freizeitkreis ermöglicht, wo auch die erotische Komponente nicht zu kurz kommt. Unsere Gruppe trifft sich einmal im Monat in einem schönen Haus an der Ostsee. Die Alterspalette reicht von zwanzig bis fünfundvierzig. Allen gemeinsam ist die Liebe zur Musik und zur subtilen Erotik. In unserem Wohnzimmer sind teppichbespannte Podeste aufgebaut, auf denen man sitzen, und sich im weiteren Verlauf des Abends auch lieben kann. Nach und nach erwachen die verschiedenen Instrumente zum Leben, finden sich zum Gruppenrhythmus und steigern sich in lange sich wiederholende Wellen, was bei einigen früher, bei anderen später ein schönes ekstatisches Körpergefühl erzeugt, das manchmal sehnsüchtig nach erotischer Betätigung verlangt. Harmonisch und zwanglos machen die Partner auf dem richtigen Sehnsuchtsplateau davon Gebrauch, verlassen ihre Instrumente und wenden sich körperlich einander zu, während die anderen weiterspielen und manchmal ihren Rhythmus und die Lautstärke den dargebotenen tätigen Leibern anpassen und die Leidenschaft untermalen.

Nach dem Abendessen steigt eine neue Session, wo noch einmal alle Bedürfnisse nach Musik und Körperkontakt ausgetobt werden.

Ganz zärtlich veranlagte Teilnehmer ziehen sich dann paar- oder gruppenweise auf die Zimmer in den Obergeschossen zurück.

Ich wollte mit meinen Zeilen eine Anregung geben, wie schön man sich in der Freizeit arrangieren kann. Vielleicht entwickeln sich gleichgelagerte Aktivitäten auch anderswo.

Mit freundlichem Gruß,
Thorsten H.

Liebe Redaktion

Viele Leser haben mir im Laufe der Zeit aufgrund meines von Ihnen veröffentlichten Leserbriefes geschrieben.

Durch diese Zuschriften habe ich meinen hier im Gefängnis begrenzten Bekanntenkreis erweitern können. Weiterhin ist es mir gelungen, einige nette Briefkontakte zwischen inhaftierten Mädchen und Jungen, in Richtung Außenwelt, zu vermitteln. Meine Aktion war ein voller Erfolg; nicht nur durch das, was ich für meine Leidensgenossen und -genossinnen tat, sondern auch was mich selbst betrifft.

Es lag sicherlich nicht nur an der Konstellation meines Inserattextes, daß ich so viel Resonanz zu verzeichnen hatte, und auch nicht an der Tatsache, daß ich mich im Gefängnis befinde, denn alle meine Briefkontakte werden in keiner Weise von einem «Mitleidsaspekt» getragen. Es spielt keine Rolle, wie das Inserat formuliert ist, sondern wieviel Persönlichkeit und Echtheit darin mitschwingt. Diese seelischen Schwingungen werden von sensiblen Menschen beim Lesen gespürt, und dann bleiben Zuschriften nicht aus.

Seit nunmehr einem halben Jahr bin ich mit einer sehr lieben Frau zusammen, die mir seelisch, geistig und körperlich viel bedeutet. Man kann sogar schon von Liebe sprechen, die uns beide verbindet. Und das, obwohl, außer ein wenig Petting beim Besuch, kaum körperlicher Kontakt möglich ist. Wir haben Zukunftspläne und werden – wenn wir ein bißchen Glück haben – zusammenbleiben, und ich weiß, daß jemand auf mich wartet, wenn ich eines Tages entlassen werde.

Es war sehr merkwürdig – fast ein Phänomen. Sie schrieb auf mein Inserat im Sex-Kontakter. Wir tauschen in unseren ellenlangen Briefen die heißesten Träume, die begehrlichsten Wünsche und die tollsten, erregendsten und freizügigsten Fotos aus, die ich je gesehen habe. Wenn sie mich alle 14 Tage besucht, vergessen wir die Welt um uns herum, und die Besuchszeit, nur von unseren heißen Küssen und innigen Umarmungen getragen, vergeht wie im Fluge. Wir streicheln uns verdeckt überall. Das geht dank unserer zugänglichen Bekleidung, wo halt irgendwo eine Falte für die Hände offen ist, hier ein herausgetrenntes Taschenfutter und dort eine aufgetrennte Rocknaht; Not macht eben erfinderisch, und die Not ist groß!

So erlebte ich es nach langer Zeit wieder einmal, zu spüren, wie sich unter dem Streicheln meiner Hand die Klitoris meiner geliebten Freundin aufrichtete, nach einer Weile des Liebkosens zwischen meinen Fingern zu zucken begann und wie sich ihr Liebessaft mit einem Seufzer, den wir in einem heißen Kuß erstickten, über meine massierende Hand ergoß. Auch das Streicheln ihrer Hand blieb nicht ohne heiße, nasse Folgen, und es machte mich an diesem Tag glücklich, einen Waschtag außer der Reihe für meinen Jogginganzug einlegen zu müssen – Bescheidenheit kann man lernen.

Also, Ihr da draußen, tut was für Euer Glück! Für jedes Schlößchen gibt es ein Schlüsselchen und umgekehrt. Kommt mit einem kleinen Inserattext aus Euch heraus, und verwirklicht auch Eure Träume. Ich danke der Redaktion für die Veröffentlichung meines Briefes und wünsche allen zukünftigen Inserenten viel Erfolg!

Mit herzlichen Grüßen,
Hans K.

Es hat geklappt!

Wie der Zufall so spielt. Wir waren auf einer Geschäftsreise in unserem altbewährten Hotel abgestiegen und gingen nach dem Abendessen bald auf unser Zimmer. Wir wollten noch ein wenig lesen und hatten uns im Foyer einige Zeitungen und Illustrierte gekauft. Gelesen haben wir aber dann etwas anderes, nämlich Ihr Kontaktmagazin, das auf einem Bord lag und offensichtlich dort von unseren Vorgängern vergessen worden war.

Wir haben uns ohne Umschweife über das Heft hergemacht und uns den Inhalt mit wachsender Lust zu Gemüte geführt.

Auch wenn wir schon davon gehört hatten, so direkt war uns solch ein Magazin noch nicht präsentiert worden. Umschichtig lasen wir uns die Anzeigen und Lesermeinungen vor, wobei immer der zuhörende Teil den Lesepartner sanft an den erogenen Zonen stimulierte, was nach geraumer Zeit in einen leidenschaftlichen Koitus mündete, so sehr hatte uns das Thema erregt. Am nächsten Wochenende zu Hause heizten wir uns noch einmal gleichartig ein und kamen überein, auf einige Anzeigen, die uns besonders ansprachen, zu antworten.

Wir brachten in unseren Zuschriften zum Ausdruck, daß wir demnächst Urlaub machen würden, jedoch auch noch nach den Ferien ein positives Echo begrüßen würden. Mutig hatten wir Hausadresse, Telefonnummer und einige Fotos mitgesandt.

Am Abend vor unserer Abreise kam ein Anruf. Ein Paar meldete sich, und wir vier konnten uns wechselseitig fast zwei Stunden lang über unsere Person und unsere Neigungen auslassen. Wir würden uns nach unserem Urlaub treffen, vereinbarten wir. Als Urlaubsbonbon gaben sie uns die Adresse und die Telefonnummer eines Paares in Paris. Wir sollten dieses Paar aufsuchen, legten sie uns nahe und wollten auch dort anrufen und uns avisieren, was sie auch taten.

Also legten wir unsere Route um und fuhren zunächst nach Paris, wo sich eine bisher für uns unbekannten Variante des Sex öffnete. Wir trafen ein attraktives Paar an. Am ersten Abend machten wir, um uns besser kennenzulernen, zahlreiche Nacktfotos mit einer Sofortbildkamera in ihrer Wohnung. Partnertausch gab es noch nicht, der blieb dem Folgeabend vorbehalten und stellte alle zufrieden. Schließlich folgten wir dem Vorschlag der beiden, zu einem besonderen Ereignis in ihren Privatclub zu gehen. Die Teilnehmer an solchen Treffs werden vorher ausgesucht und instruiert. Die Damen erscheinen in den aufregendsten Dessous und tragen als ziviles Kleidungsstück lediglich einen weiten Mantel. Die hohen Zimmer mit den fast antiken Tapeten sind nahezu leer. Es gibt weder Gardinen noch Vorhänge an den Fenstern. Kein Teppich auf dem alten Parkett. In der Mitte des Raumes eine Liege von etwa 3 x 2 m, die mit weichem Leder überzogen ist. An den Wänden gibt es jede Menge Schnallvorrichtungen aus schwarzem Leder. Erwarten Sie jetzt keine S/M-Aktivitäten. Es kommen also weder Peitschen noch brutale Demütigungen ins Spiel. Der verbleibende Maso-Touch ist deshalb vergleichsweise harmlos, aber auf seine Art sehr erregend.

Die Männer wissen immer, was geschehen wird, denn sie werden vorher eingehend befragt (einen Tag vorher telefonische Abstimmung). Die Frauen können sich – zumindest beim ersten Mal – ganz dem Genuß der bizarren Überraschung hingeben. Unser Spielzimmer an jenem Nachmittag lag im ersten Stock.

Viola hatte den Vortritt. Kaum hatte sie die Schwelle passiert, da packten sie zwei Paar Hände von links und von rechts, hielten sie fest, knöpften den Mantel auf und zogen diesen geschickt aus. Ehe sich Viola von diesem kleinen unerwarteten Überfall erholen konnte, war sie schon breitbeinig und breitarmig flach an die Wand geschnallt. Denise, die solches schon kannte, hing eine Minute später neben ihr.

Denise neckte Viola, die auf einem Gemütsniveau zwischen angstartigem Unbehagen und langsam aus den Labien in die Hüften und die Rückgrat-Lendenregion anschwellender Lust pendelte.

Inzwischen waren alle Männer, sieben an der Zahl, die Ehemänner eingeschlossen, nackt. Einigen sah man die aufkeimende Leidenschaft bereits an.

Die fünf Fremden legten dann einheitlich schwarze Augenmasken an. Es erhöhte den Effekt für die Damen im Spielzimmer. Alle gingen sanft und lieb mit den beiden Frauen um, streichelten, herzten und küßten sie, faßten sie aber auch überall ungeniert an. Viola verausgabte sich fast bis zur Bewußtlosigkeit, ritt auf vielen Orgasmuswogen.

Auf der Rückreise haben wir nochmals zwei Tage miteinander verbracht, allerdings ohne Clubbesuch.

Zwischenzeitlich haben uns die beiden bereits in Deutschland besucht, und wir haben auch das Paar Berlin kennengelernt, das alles eingefädelt hatte. Auslöser aber war Ihr Magazin, das wir jedem empfehlen können, der Sinn für subtile Erotik hat.

Mit Gruß
Ira und Wolf aus B.

Jeder erlebt Sex anders!

(Freimütige Gedanken einer «geweckten» Ehefrau, die so manchen Ehemann nachdenklich machen werden, dem Pärchenspiele durchs Gemüt geistern.)

Liebe Redaktion,

meine heutigen Zeilen sind kein Jubel-Bericht auf die Freuden des Sex, auch wenn ich insgesamt von schönen Momenten berichten kann, die mir widerfahren sind. Denn bei der Geschichte ist mein Ehemann ein wenig auf der Strecke geblieben. Und das kam so:

Zuerst ein wenig gerafft etwas Lebensgeschichte, damit Sie und die Leser uns einordnen können. Jung geheiratet, zwei Kinder. Anfangs mußte ich noch mitarbeiten, da mein Mann gerade erst sein Studium beendet hatte und seine gut dotierte Stellung im Konzern erst festigen mußte. Schließlich konnten wir uns ein schönes Häuschen im Grünen mieten. Nicht zu weit draußen, um zur Grünen Witwe verdammt zu sein, aber die Freunde kamen nicht mehr so häufig wie früher. Kinderbetreuung, Haus- und Gartenarbeit gaben in den ersten Jahren keinen Raum für sehr viel eigene Gedankenwelt. Ob sich da unterschwellig ein Defizit an Streicheleinheiten angesammelt hat? Ich weiß es nicht. Tatsache ist jedoch, d aß wir relativ wenig miteinander schliefen und mein Mann viele (freiwillige!) Überstunden leistete, obwohl ich ihn lieber zu Hause gehabt hätte. Soviel zu den äußeren Umständen.

Als mein Mann sich soweit nach oben gearbeitet hatte, daß sein

Ehrgeiz zunächst befriedigt war, wurde auch unser Sexualleben ereignisreicher. Fast schon zu turbulent. Früher inaktiv, versuchte mein Mann nahezu alles komprimiert nachzuholen, was er wohl in der beruflichen Aufbauphase versäumt hatte. War ich zunächst recht erfreut, wandelten sich meine Empfindungen bald in Zurückhaltung. Mir war das alles zu hektisch und ohne tiefere Gefühle. Mir war, als probierte er einen Sexratgeber an mir aus, zumal er mich laufend befragte, wie gewisse Techniken und Hilfsmittel (Vibrator, Noppenpräservative, Lustsalben etc.) auf mich wirkten. Er versuchte auch, mir Partnertausch in Gesprächen schmackhaft zu machen.

Aufgrund dieser Diskrepanz klappte es bald nicht mehr reibungslos zwischen uns, weil ich nicht so funktionierte, wie er es gerne wollte, denn er war der unumstößlichen Überzeugung, mein Sexmaster zu sein. Wobei anzumerken ist, daß er über ein bemerkenswertes Stehvermögen und ein nicht alltäglich dimensioniertes Glied verfügen kann, das mir viele Jahre überaus schöne Gefühle geschenkt hat. Ich wußte gar nicht, daß er sich meiner Gefühlswelt immer mehr entfernte, bis ich zufällig in einem Anzug, den ich zur Reinigung bringen wollte, in der Brusttasche Korrespondenz fand, die eindeutig Partnertauschcharakter hatte und mit Fotos garniert war. Mein Mann war zu dem Zeitpunkt geschäftlich in den USA. Ich las die Briefe und stieß dabei auf die Zeilen und zwei Fotos von einem sehr attraktiven Mann. Sie zeigten einen sonnengebräunten jungen Mann von etwa 27 Jahren. Ich fand die beiden Fotos anmutig und auf ihre eigene Art «männlich». Mich bezauberten die braunen Augen und die edle Nase in dem länglichen Gesicht. Schlank, Körper und Glieder nicht übertrieben muskulös, aber sehr kraftvoll in der Ausstrahlung. Die weißen Umrisse der beim Sonnenbaden getragenen Badehose über dem Gesäß und seinen Hüften beeinträchtigten auf den ersten Blick die Harmonie der Abbildung. Die rassige Behaarung der Brustpartie mit dem schmalen Steg hinab zum Oberbauch, über den Nabel hinweg zum Schamberg, ein dichter dicker Wald, ein halbsteifes Glied mit zurückgezogener Vorhaut als Kragen um einen samtigen Eichelkopf, kaum Haare an den Unterarmen und auf den Handrücken, aber stark behaarte Beine.

Ich las die Zeilen eingehend immer wieder und erfuhr, daß mein Mann offensichtlich mit diesem jungen Mann Vorbereitungen treffen wollte, zu dritt – also die beiden und ich – ins Bett zu gehen.

Ich war empört und zugleich innerlich erregt und begann zu masturbieren, um mich von dem unerträglichen Sehnsuchtsgefühl in den Lenden und im Schritt zu befreien. Es war irgendwie zwanghaft, aber ich wollte es auch, es machte mir Lust.

Meine Verwirrung wurde immer stärker und führte letztlich dazu, daß ich abends gegen 22 Uhr bei dem jungen Mann anrief. Seine Telefonnummer stand offen in dem Brief. Ich gab vor, von dem Arrangement zu wissen und bot mich ihm schamlos an. Wir unterhielten uns bis weit nach Mitternacht, hielten mit unseren Gefühlen nicht hinter dem Berg und masturbierten gemeinsam am Telefon. Er hatte eine sinnliche Stimme, war voll Übermut und sagte mir freche Sachen, die mich wie lustvolle Dolche in den Unterleib trafen.

Um die Erklärungen abzukürzen: Ich traf mich zwei Tage später mit ihm in seiner Wohnung. Es war alles unsagbar lustvoll und schön. Als ich eintrat, war noch ein Freund von ihm anwesend. Wie selbstverständlich glitten unsere Kleider vom Körper, wir zogen uns gegenseitig aus und liebten uns hingebungsvoll. So intensiv hatte ich noch nie empfunden. Es war himmlisch! Ich wollte es nach einer Pause noch einmal und später erneut und wurde nicht enttäuscht. Zwei wunderbare Schwänze, zärtlich-derbe Hände, eifrige Münder entzückten mich.

Selbst als mein Mann wieder zu Hause war, setzte ich die Treffs fort und ließ mich auch von anderen Männern lieben, die meine beiden Freunde ab und zu als Abwechslung einluden. Der Reiz des Verborgenen war für mich besondere Stimulans.

Natürlich konnte ich mich nicht ständig ohne aufzufallen absetzen, mußte letztlich meinem Mann beichten und konnte ihm in langen Gesprächen sein Einverständnis abringen, daß ich weiterhin meinen Abwechslungen nachgehen dürfe.

Im Interesse unserer Kinder will ich meine Ehe nicht auflösen. Außerdem ist er der beste Vater für beide, mit viel Verständnis und Güte, intelligent und warmherzig. Doch ich schlafe auch mit anderen Männern und schäme mich nicht dafür. Ich brauche das und will nicht darauf verzichten. Ich fühle mich sexuell sehr wohl, aber im Verhältnis zu meinem Partner schuldig. Was hat er, was haben wir beide falsch gemacht, daß wir beide – zumindest derzeitig – kein harmonisches Liebesleben mehr haben? Er hat mir oft von Dreierbeziehungen und Pärchentausch vorgeschwärmt und dabei in mir durchaus einen neugierigen Kitzel ausgelöst. Aber er konnte nicht abwarten. Den Rest kennen Sie ja aus meinem Bericht. Er hat mich angefleht, ihn mit einzubeziehen. Aber das kann ich nicht. Er würde diese gewisse Spannung vergehen lassen, die meine Begegnungen mit anderen Männern so lustvoll macht. Wenn er zugucken würde, könnte ich mich nicht mehr fallenlassen, denn ich habe ihm gegenüber keine exhibitionistische Ader. Für die anderen mache ich alles schamlos mit, Pornoaufnahmen auf Video, Polaroidfotos in den gewagtesten Stellungen, in der Atmosphäre außer Haus traumhaft sinnlich, zu Hause ohne Reiz.

Ich maße mir gewiß nicht an, gute Ratschläge zu erteilen. Das steht mir nicht zu. Außerdem empfindet jeder Sex auf seine Weise. Aber man kommt an den Tatsachen nicht vorbei, daß mancher Mann einkalkulieren sollte, wohin ein einseitiges Drängen nach freiem Sexualverhalten die eigene Ehefrau oder Freundin treiben kann. Andererseits sollten Frauen die Chance ergreifen, sich mit ihrem Körper selber zu verwirklichen und sich dort anschließen, wo das größte Lustempfinden geweckt wird. Einige werden sich jetzt fragen, warum ich diese Zeilen eingesandt habe. Nun, ich bin ehrlich, unter dem Druck eines schlechten Gewissens, denn ich habe trotz meines Verhaltens die konventionellen Schranken nicht unberührt erklettert.

Mit freundlichen Grüßen,
Barbara

Sex vor der Kamera

Wenn Rainer K. «Action» ruft, hört sich das an, als habe er in seinem Leben nichts anderes gemacht als Regie geführt. Jedoch ist er nicht nur Regisseur, sondern auch noch sein eigener Beleuchter und Kameramann. Sein Filmteam besteht maximal aus fünf Personen. Im Fernsehen wird man seine Videos jedoch nicht zu sehen bekommen. Die Kassetten verschwinden im Wohnzimmerschrank, zu dem nur er und seine Frau Karen Zugang haben. Sie ist übrigens die Hauptdarstellerin in seinen Sex-Filmen.

«Angefangen hat alles zum Geburtstag meines Mannes, dem ich eine Videokamera geschenkt habe», erzählt Karen.

«Ich wollte wirklich nicht meine eigenen Pornofilme machen», wirft Rainer ein.

Es war mehr ein Zufall, daß der Amateurfilmer völlig neue Videofreuden entdeckte. Es passierte, als Karen eines Tages aus dem Badezimmer kam, während er gerade mit seiner neuen Kamera herumhantierte.

«Ich habe einfach aus Spaß draufgehalten», sagt Rainer. «Karen hat sofort mitgespielt.»

Karen schlug den Kimono zurück, Rainer brachte sie dazu, immer gewagtere Posen einzunehmen. Sie erregten ihn so, daß er schließlich die Kamera aus der Hand legte und seine Frau leidenschaftlich an sich zog.

«Wir haben es nicht mehr bis ins Schlafzimmer geschafft, sondern uns auf dem Boden vor der Badezimmertür geliebt», erzählt Karen.

Dafür sah sich das Ehepaar dann abends im Bett die am Morgen aufgenommene Kassette an. «Das hat uns wirklich angemacht», nickt Rainer. «Plötzlich hatten wir eine völlig neue Möglichkeit für unser Liebesspiel entdeckt.»

Bei Rainer und Karen wurde das Spiel vor der Kamera zum festen Bestandteil ihrer Sexgewohnheiten. Doch schon bald reichten Rainer die aufreizenden Posen seiner Frau nicht mehr. Er montierte daraufhin die Kamera auf ein Stativ und trat selbst in Aktion.

«Was dabei herauskam, war zwar ganz schön erregend», sagte Rainer, «aber verlor dann doch bald an Reiz für uns.»

«Das lag an der starren Kameraeinstellung», erklärte Karen.

«Es war immer der gleiche Bildausschnitt zu sehen, das wurde mit der Zeit zu langweilig.»

Doch Rainer konnte nicht im Bett seinen Mann stehen und gleichzeitig die Videokamera führen. Die Lösung dieses Problems war so einfach: Rainer wünschte sich einen Liebhaber für seine Frau.

«Als Rainer mich fragte, ob ich es mit einem anderen Mann vor der Kamera machen würde, war ich ziemlich verwirrt», gibt Karen zu. «Doch dann passierte etwas Merkwürdiges. Ich stellte mir vor, es mit einem mir völlig fremden Mann zu machen. Das erregte mich so, daß ich mich fast schämte, es Rainer gegenüber einzugestehen. Natürlich müßte dieser Mann mir sympathisch sein und einen tollen Körper haben. Diese Vorstellung war sehr aufregend für mich. Deshalb stimmte ich auch zu.»

Rainer steht auf und schiebt eine Videokassette in den Recorder. Während er den Fernseher einschaltet, schenkt Karen Kaffee nach. Sie macht einen sehr selbstbewußten Eindruck, und niemand käme auf den Gedanken, daß sie Spaß daran fände, sich vor der Videokamera einem fremden Mann hinzugeben. Doch die Bilder auf dem Fernsehschirm beweisen eindeutig das Gegenteil. Karen vergnügt sich im Garten mit zwei Männern und einer Frau auf sehr eindeutige Weise.

«Gleichzeitig war ich aber auch irgendwie fasziniert von dem Gedanken, von einem Fremden genommen zu werden, während Rainer uns filmt», gesteht Karen. «Das Problem war nur, jemanden zu finden, der mir sympathisch war und auch mitmachte.»

Doch dieses Problem schien schnell gelöst zu sein. Im Sex-Kontakter boten sich zahlreiche Männer für Aufnahmen dieser Art an. Doch nach entsprechender Kontaktaufnahme mußten Rainer und Karen enttäuscht feststellen, daß die Texte in den Anzeigen mit der Wirklichkeit wenig zu tun hatten.

«Wir hatten uns nacheinander mit drei Männern verabredet. Zum Glück erst einmal an einem neutralen Ort.» Karen lacht auf, als sie sich erinnert. «Beim ersten Mal war es ein blonder Jüngling mit Pickeln im Gesicht, der Erfahrungen sammeln wollte. Beim zweiten Mal kam ein Mann Ende sechzig, und der Dritte war ein tätowierter, schmuddeliger Typ. Mit dem hätte ich nun wirklich nichts machen können.»

«Nach diesen Erfahrung reichte es uns», sagt Rainer. «Daraufhin haben wir dann unter einer Chiffrenummer unsere eigene Kontaktanzeige aufgegeben. Mehr als zwanzig Zuschriften bekamen wir auf die Annonce. Der größte Teil davon landete allerdings gleich im Papierkorb.»

«Da haben wir noch nicht daran gedacht, Paare einzuladen», sagt Karen. «Und von den Männern, die uns geschrieben hatten, kamen nur zwei in die engere Wahl.»

«Die Entscheidung habe ich meiner Frau überlassen», betont Rainer. «Denn der Mann mußte ja in erster Linie ihr gefallen.»

Karen entschied sich für Mario, einen 30jährigen Krankengymnasten mit der Figur eines Zehnkämpfers. Mit ihm und seiner Frau drehte Rainer seinen ersten Film.

«Ich hatte mir eine richtige kleine Story für uns ausgedacht», sagt er. «Darin überrascht Mario meine Frau im Pool, und dann kommen sich die beiden sehr schnell näher.»

Karen bemerkt, daß es für sie zuerst nicht leicht gewesen sei, sich ihrem Liebhaber nach Rainers Regieanweisungen hinzugeben. Aber schon bald beherrschte sie ihre Rolle perfekt.

«Ich bewege mich vor der Kamera zwar so, wie mein Mann es sich wünscht, aber ich kann mich trotzdem ganz auf meine Gefühle konzentrieren», sagt sie.

Deshalb ist ihr sexueller Höhepunkt in diesen Filmen nicht nur vorgetäuscht. Karen gibt zu, daß es für sie wahnsinnig erregend ist, sich ihrem Liebhaber hinzugeben, während ihr Mann jede Szene aus nächster Nähe aufnimmt. Rainer beteiligt sich nie an den Aktionen seiner Darsteller. Er konzentriert sich nur auf Regieanweisungen und eine geschickte Kameraführung.

Karen erklärt, daß diese Filme nach wie vor eine Anregung für spätere lustvolle Abende zu zweit seien. Und der vielversprechende Blick, den sie dabei ihrem Mann zuwirft, läßt keinen Zweifel daran, daß sich Rainer in der trauten Zweisamkeit des ehelichen Schlafzimmers nicht nur mit der Rolle eines Voyeurs begnügt. Allerdings geben beide zu: Ohne unsere Filme täte sich im Ehebett überhaupt nichts mehr.

Inzwischen läßt Rainer außer seiner Frau und Mario noch ein weiteres Ehepaar vor der Kamera agieren. Zwei 45-Minuten-Filme mit dem Quartett sind bereits fertiggestellt. Zur Zeit schreibt Rainer ein Drehbuch für seinen ersten abendfüllenden Film. Er soll vier

Stunden lang werden, und wie immer wird seine Frau Karen die Hauptdarstellerin sein. Sie freut sich schon auf ihre neue Rolle.

Ein treuer Leser

Gudrun

Es war im vergangenen Sommer. An einem Montag. Das weiß ich deshalb noch genau, weil ich auf dringende Post wartete und montags der Briefträger bei uns immer schon sehr früh kommt. Das heißt, an diesem Tag war es eine Briefträgerin, eine junge und hübsche Aushilfe. Sie kam später als üblich und schob ihr Fahrrad – mit einem platten Vorderreifen. Ihr eigener Körper war dagegen alles andere als platt, an den richtigen Stellen wohlproportioniert.

Ich war froh, daß mein lang erwarteter und wichtiger Brief kam, und sprach sie auf ihr kaputtes Fahrrad an. Sie bat, ihr Postamt von meinem Telefon anrufen zu dürfen, und kam in die Wohnung. Das *«Sex-Kontakt-Magazin»* lag dummerweise im Wohnzimmer auf dem Sofa, gleich neben dem Telefon, herum …

Ihr Chef teilte ihr mit, daß man ein Auto mit einem anderen Fahrrad vorbeischicken würde, es könne aber etwas dauern. Während ich für uns einen Kaffee kochte, blätterte Gudrun im *Sex-Kontakter.* Ein paar Fotos hatte ich mit Anmerkungen am Rand versehen, eindeutige Anmerkungen.

Als ich mit dem Kaffee ins Wohnzimmer kam, hatte sie ihre Jacke abgelegt, streckte mir aufreizend ihren von einem knappen T-Shirt bedeckten Oberkörper entgegen und fragte schelmisch: «Und wie gefällt dir mein Busen?» (Bisher hatten wir uns gesiezt!) Mir fielen die Zuckerdose und das kleine Milchkännchen aus der Hand, ich habe wohl geguckt wie ein Auto.

«Oh, wie das spritzt», sagte sie mit Blick auf das Milchkännchen und lächelte vieldeutig.

Wir räumten die Sachen gemeinsam auf den Tisch und mußten dabei heftig lachen. Als ich mich endlich wieder in der Gewalt hatte, nahm ich all meinen Mut zusammen und sagte äußerst frech: «Wie mir deine Brust gefällt, kann ich so einfach nicht beurteilen!»

Das war jedoch gelogen. Sie trug keinen BH, und unter dem engen T-Shirt wölbten sich längst harte Nippel. Natürlich war sehr gut zu beurteilen, daß ihre festen wippenden Brüste meine Phantasien (und meinen Penis!) angeregt hatten.

«Wenn's weiter nichts ist», antwortete Gudrun, schob mit einer Hand das T-Shirt hoch und zog mit der anderen meine rechte Hand unter das knapp sitzende Kleidungsstück. Ihr Busen bebte vor Erregung. Sie stöhnte, als meine Finger zur Eroberung ihrer brennenden Lustgrotte die zarten Lippen teilten und in der nassen Tiefe verschwanden. Wir glitten zu Boden und liebten uns heftig auf dem weichen Teppich, bis es an der Haustür schellte ...

Gudrun macht nur ab und zu Aushilfe. Aber jedesmal, wenn ich zu Hause bin, gibt es eine wilde Vereinigung. Ich habe diese Beziehung vor meiner Frau, die nichts davon mitbekommen hat, geheimgehalten. Mit meiner Frau habe ich ein heftiges Liebesleben (sie hat gelegentlich auch ihr Abenteuer). Unsere Beziehung ist gefestigt – bis auf meine Schwäche, daß ich gern ein sexuelles Geheimnis habe.

Mit freundlichen Grüßen,
H. Christiansen

Liebe Redaktion

Eurer Bitte, einmal über «Erfahrungen» zu berichten, komme ich gern nach:

Ganz ohne Zweifel ist der Sex-Kontakter eine nützliche und – vom Verlag her – auch seriöse Sache.

Nur mit den Inserenten hapert es manchmal. Man schreibt sich die Finger wund, ohne eine Antwort zu erhalten. Ich kann mich des Eindrucks nicht erwehren, daß so manches Inserat von «Brief-Sexisten» aufgegeben wird, die sich wohl an Antworten aufgeilen. Wirkliche Kontakte sind leider selten. Vielleicht, weil die wenigen Damen solche Brieffluten erhalten, daß sie einfach überfordert sind?

Doch auch über einen netten Kontakt will ich berichten:

Ein Paar suchte einen «Spielgefährten». Eine Begegnung auf «neutralem» Boden fiel zur allseitigen Zufriedenheit aus, und alsbald trafen wir uns in der Wohnung des Paares. Es waren reizende Gastgeber: Er muskulös, natürlich, aufgeschlossen, freundlich, sie sehr sexy, mit einem knappen Mini bekleidet, von fraulich-reifer Gestalt. Die natürliche Befangenheit dauerte nur kurz. Wir saßen zu dritt auf einer Couch, Anja in der Mitte. Ihr Mann zauderte nicht lange und machte den Wegbereiter, streichelte seine Frau an empfindlicher Stelle, was Anja sehr geil machte. Ihr Arm, erst um meinen Hals gelegt, ging auf Wanderschaft und fand natürlich bald mein Vergnügungszentrum, das inzwischen deutlich erkennbar war.

Uns wurde warm – so warm, daß die Kleider immer störender wurden. Als die letzten Hüllen gefallen waren, zeigte sich meine Gastgeberin in voller Pracht: eine tolle Figur mit «maßgeschneiderten» Brüsten, ideal gepolstert, doch ohne Speckfalten, und ein buschiges Dreieck, das nicht allzu lange mehr die Pforte der Seligkeit verbarg.

Christian lenkte Anja zum Wohnzimmertisch, wo er sie wie eine Mahlzeit drapierte und zunächst die Vorarbeit leistete. Dann überließ er mir sein «Opfer», das nun richtig heiß war, dem aber der Tisch gar nicht gefiel. Anja führte mich ins Schlafzimmer …

Mit fliegenden Händen erforschte sie mich – versuchte es auch mit den Lippen, ehe sie sich bereitlegte und nun mich aktiv sein ließ. Anjas Brüste und ihr weicher Körper hatten es mir angetan. Ihr angenehmer Duft ließ mich tief in ihren Schoß versinken. Mit der Hand fuhr ich ihr zwischen die Schenkel. Es war dort sehr feucht. Ich badete meine Hand in der Nässe und führte sie dann zum Mund. Es schmeckte unheimlich gut. Wohl eine Stunde oder länger haben wir geschmust – zwischendurch reicht uns Christian zur Stärkung ein Glas Sekt. Er war überhaupt sehr um uns besorgt und gesellte sich schließlich zu uns …

Das war der Auftakt zu einer sehr schönen und aufregenden Affäre.

Mit freundlichem Gruß,
Ihr Axel

Pustespiel!

Wir sind zwei Ehepaare um die Dreißig und sind seit mehreren Jahren Nachbarn und Freunde. Unsere Grundstücke liegen nebeneinander, so daß wir uns problemlos jederzeit besuchen können, wovon unsere Kinder am meisten Gebrauch machen.

Auch wir Erwachsene kommen gesellschaftlich konventionell zusammen, aber auch zu erotischen Spielen zu zweit, zu dritt oder zu viert. Trotz der Kinder ergeben sich immer einige Möglichkeiten, daß wir ungestört ein abwechslungsreiches Liebesleben entfalten können.

Unsere Kinder gehen in dieselbe Klasse. Wenn sie auf Klassenreise sind zum Beispiel, sind wir natürlich prompt zusammen. Für uns gibt es auch freie Bahn, wenn sie gemeinsam zum Schwimmen gehen, einen Zirkus besuchen oder ins Kino gehen.

Am schönsten ist es am Wochenende am späten Nachmittag, so um die Zeit der «blauen Stunde».

Unsere beiden Häuser sind nach dem gleichen Plan erbaut. Jede Familie hat unter dem Dach einen großen holzgetäfelten Raum, wo eine Giebelwand total verglast ist. Dort befinden sich in jedem Haus die «Spielzimmer» der Eltern mit Stereoanlage, Hausbar und breitem Bett.

Unsere Frauen treffen sich recht häufig, wenn die Dämmerung beginnt, und überlegen sich neue Spielchen für spätere Liebesstunden.

Neulich haben wir beiden Männer mit Maria an so einem Nachmittag ein neues erotische Spiel gespielt. Und das kam so:

Ich wollte mir bei Marias Mann ein Stück Werkzeug ausleihen und suchte ihn auf. Ich kam ein wenig ungelegen, denn die beiden wollten zusammen ins Bett steigen.

Maria war schon oben im Liebeszimmer, frisch geduscht, parfümiert und erwartungsfroh …

«Kommst du?» rief Maria von oben.

«Gleich», antwortet Kosta.

«Jan ist gerade gekommen, er braucht was aus der Werkstatt.»

«Soll mit raufkommen», rief Maria.

So sollten wir nach längerer Zeit wieder mal zu einem flotten Dreier kommen …

Als wir oben ankamen, lag Maria auf dem Bett und fönte sich ihre Muschi. Hingebungsvoll und völlig entspannt lag sie nackt auf dem Bett, nahtlos braun, sie ist von Haus aus schon sehr dunkel pigmentiert, sehr reizvoll auch an den Warzenhöfen. Wir zogen uns rasch aus und übernahmen den Fön und ließen den warmen Strahl über ihren Körper gleiten, an allen Stellen. Sie mußte sich auf den Bauch rollen, die Beine spreizen, und wir spielten mit dem «Luftfinger» in ihrem Schritt und über ihre Pobacken, fächelten ihre Brüste und gingen dann, als Maria langsam hitzig wurde, auch mit unseren Fingern ran.

Wir schalteten den Fön jetzt eine Zeitlang ab, weil wir das Bedürfnis hatten, uns gegenseitig berühren.

Ich ließ Maria auf mir reiten, und Kosta fönte uns beide zwischen den Beinen. Es war ein ganz tolles Gefühl und machte uns an. Maria kam rasch, als ich ihre Brüste rieb und knetete. Ich war überreizt und konnte noch nicht kommen. Wenn Maria in Fahrt ist, geht es gleich weiter. Kosta legte sich zurecht und nahm sie von vorne, während ich den Fön schwang. Wir hatten ein gutes Timing und kamen mit geringen Verzögerungen fast gleichzeitig zur Auslösung. Den Fön benutzen wir seither machmal zur Abwechslung bei beiden Paaren.

Wir grüßen die Leser Ihres Magazins und empfehlen Nachahmung.

Viele Grüße,
Maria & Kosta Jan & Jasmina

Liebe SKS-Redaktion

Dank Ihres Sex-Kontakters konnte ich mittels einer Anzeige eine nette Bekanntschaft machen. Nun ist dies sicherlich nichts Ungewöhnliches. Doch die Tatsache, daß ich auf Grund einer Querschnittslähmung auf einen Rollstuhl angewiesen bin, erschwert die Partnersuche erheblich.

Um so mehr habe ich mich deshalb über die Resonanz auf meine Anzeige gefreut. Mein Wunsch war es, eine nette verständnisvolle junge Dame kennenzulernen, die neben dem zärtlichen Sex in Verbindung mit Streicheln, Küssen, Massieren usw. auch ein Faible für schwarze Dessous hat.

Daraufhin hat sich eine junge Dame bei mir gemeldet, die auch weitestgehend meinen Vorstellungen entsprach. Nach anfänglichem Zögern habe ich mich dann mit einem Brief an sie gewandt. Im Rahmen des Briefwechsels hatte ich sie auch mit der Problematik meiner Lähmung vertraut gemacht, auch damit, daß beispielsweise Geschlechtsverkehr, durch meine Querschnittslähmung bedingt, mit bestimmten Schwierigkeiten verbunden ist und mir deshalb der zärtliche Sex wie der Austausch von Zärtlichkeiten in allen erdenkbaren Formen sehr, sehr wichtig ist.

Nach einiger Zeit kam nun das langersehnte Treffen zustande. An dem zwischen uns vereinbarten Tag trafen wir uns bei ihr. Obwohl wir uns durch den Briefwechsel schon relativ gut kennengelernt hatten, stand ich mit gemischten Gefühlen vor ihrer Wohnungstür und läutete. Es öffnete sich die Tür.

Vor mir stand eine junge, gutaussehende Dame, die es zweifelsohne sehr gut verstand, ihre weiblichen Reize durch entsprechende Kleidung zu unterstreichen. Sie trug einen knielangen, knallengen, hochgeschlitzten schwarzen Rock, schwarze Nylonstrümpfe mit Naht und hochhackige Pumps. Ihren Oberkörper hatte sie mit einer weißen, durchsichtigen Bluse verhüllt, die jedoch mehr zeigte, als sie zu verbergen schien. Darunter zeichnete sich ein wohlgeformter Busen ab, von einem schwarzen, ebenfalls fast durchsichtigen BH umgeben. Es dauerte nicht lange, bis wir uns auf ihrer Liegewiese wiederfanden. Stück für Stück schälte ich sie küssend aus ihren Textilien, dann liebten wir uns …

Rückblickend darf ich sagen, daß es für uns beide ein wunderschönes Erlebnis war, wenn es auch bei dem Austausch von Zärtlichkeiten geblieben ist. Doch bin ich ganz sicher, daß diese Frau unser Treffen in bleibender Erinnerung behalten wird.

Wegen der sehr großen Entfernung, die zwischen uns lag, waren wir in beiderseitigem Einvernehmen leider dazu gezwungen, unsere Beziehung abzubrechen.

Diesen Leserbrief möchte ich gleichzeitig zum Anlaß nehmen, um einiges zum Thema «Behinderung und Sexualität» zu sagen:

Bedauernswerterweise wird das Thema «Behinderung und Sexualität» in unserer Gesellschaft totgeschwiegen. Als ob es so was nicht gibt, nicht geben darf! Es ist einfach in unserer Gesellschaft nicht vorstellbar, daß auch ein behinderter Mensch sexuelle Gefühle hat. Kein sogenannter Nichtbehinderter ist davor bewahrt, sei es durch einen Unfall oder ein sonstiges Ereignis, sich schon morgen mit einer körperlichen Behinderung abfinden und fertigwerden zu müssen – und damit auch mit seiner Sexualität.

Mit freundlichen Grüßen,
Kai H.

Ich mag TV/TS

Verehrte Redaktion,
durch Ihr Magazin habe ich zwei bezaubernde Menschen kennengelernt.

Bis vor vier Jahren glaubte ich noch, nur bei einer richtigen Frau könne ein Mann Erfüllung finden. Ich hatte damals längere Zeit in Hannover beruflich zu tun und lernte eines abends bei einem meiner Streifzüge durch die Lokale eine bildhübsche und langbeinige, rassige junge Frau mit einer faszinierenden, formvollendeten Oberweite kennen. Noch in derselben Nacht landeten wir in ihrer Wohnung. Sie hatte mich dermaßen angemacht, daß ich gleich zur Sache kommen wollte. Sie verstand es jedoch, mich erst einmal hinzuhalten, obwohl ich schon splitternackt mit meinem Männerstolz neben ihr auf dem breiten französischen Bett lag und sie noch BH, Strapse mit schwarzen Netzstrümpfen, Slip und Unterröckchen anhatte. Wir küßten uns und schmusten unheimlich leidenschaftlich und zärtlich. Jedesmal wenn meine Hände zwischen ihren Schenkeln den Weg suchten oder ich ihr ein weiteres Wäschestück ausziehen wollte, verstand sie es meisterhaft mit List und Zärtlichkeit, dieses zu verhindern.

Das Feuer, das in mir brannte, verzehrte mich fast. Noch nie hatte eine Frau so viel Zärtlichkeit mir gegenüber aufbringen können. Nun erst sagte sie, daß sie nicht so eine Frau wäre, wie ich sie mir sicherlich vorstelle. Das begriff ich nicht sogleich, und sie wurde deutlicher. Sie sagte, daß sie fühle und empfinde wie eine richtige Frau, doch vor drei Jahren wäre sie noch ein Mann gewesen und ein Teil davon sei noch sehr gut vorhanden. Ich war nun so aufgepeitscht und auf sie fixiert, daß ich beteuerte, es wäre mir völlig egal.

Daraufhin legte sie selbst ihren BH ab, und zum Vorschein kamen die wunderschönsten weiblichen Brüste, die ich bisher in meinem Leben zu Gesicht bekommen hatte. Dann hob sie ihr Unterröckchen und zog den Slip aus. Das brachte mich dann doch allerdings aus der Fassung. Doch zugleich durchströmte mich ein anderes, bisher nicht gekanntes Gefühl. Denn was ich jetzt sah, hätte so manch anderen Mann neidisch werden lassen. Der Penis, der sich mir mit seinen Idealmaßen entgegenreckte, stand wie eine Eins. Ich konnte nicht anders. Ich mußte ihn zärtlich berühren. Nun war die Reihe wieder an Nadja, so nannte sie sich nämlich, und sie brachte bei mir den «Topf» zum Überkochen. Meine Gefühle schlugen Purzelbäume, und ich wurde fast wahnsinnig, denn nun brachte Nadja ihre Zunge zum Großeinsatz und zeigte mir damit gleichzeitig, was meinem Unterleib bevorstand.

Es war Wahnsinn und für uns beide auf jeden Fall himmlisch. Die ganze Nacht taten wir kein Auge zu und trennten uns erst am frühen Morgen. Von da ab hatten wir fast ganze zwei Wochen, die wir zusammen verbrachten, bis ich für längere Zeit nach England mußte. Dadurch verloren wir uns leider ganz aus den Augen, da sie selbst verreiste, um durch eine Operation ganz Frau zu werden. In England lernte ich weitere TV und TS kennen – und auch lieben!

Mit freundlichem Gruß,
Roberto

Anzeigenvorlage

Sehr geehrte SKS-Redaktion,

heute endlich möchte ich auf Ihr sehr liebes Schreiben antworten, welches mir endlich wieder Hoffnung gemacht hat. Leider gab es in der ehemaligen DDR keinen Anzeigendienst, der spezielle Kontaktanzeigen veröffentlichte. Angeblich gab es keine Homos, Lesbierinnen oder Transsexuelle. Heute kann man solche Inserate in fast jeder Zeitung oder Zeitschrift lesen. Darüber freue ich mich sehr. Durch Zufall habe ich Ihr Magazin in die Hand bekommen und Ihnen gleich geschrieben. Hiermit möchte ich Sie damit beauftragen, meine Sex-Kontaktanzeige in Ihrem Magazin abzudrucken und unter Chiffre oder Pseudonym herauszubringen. Da mir nicht gleich ein Pseudonym einfällt, bitte ich Sie, für mich ein Pseudonym zu wählen. Vielen Dank.

Also, jetzt zu Euch Frauen. Solltet Ihr Interesse an einem Dauerkontakt haben, dann erwarte ich Euren Brief, welchen ich dankend entgegennehmen werde, denn ich möchte nicht mehr allein sein. Es gibt da jedoch ein Problem – meine Veranlagung auf dem sexuellen Gebiet. Ich fühle nämlich anders als all die anderen «normalen» Männer. Ich stehe nicht auf hetero, bi, Homosexuelle u.a., sondern auf lesbisch veranlagte Frauen. Ich habe bis vor ein paar Jahren auch Kontakt zu einem lesbischen Paar gehabt, was bei uns in der ehemaligen DDR nicht gern gesehen wurde. Deshalb mußten wir uns heimlich treffen. Leider wurde diese Beziehung durch einen tragischen Unfall abrupt beendet, und das ist jetzt auch schon wieder ein paar Jahre her. Doch ich gebe die Hoffnung nicht auf, eine neue Beziehung zu finden, wie ich oder wie wir sie hatten.

Nun zu meiner Person: Ich heiße Siegfried, genannt Skorpi, weil der Skorpion mein Sternzeichen ist. Ich bin 33 Jahre alt, geboren wurde ich in Leipzig – also bin ich ein Sachse aus dem schönen Sachsenland. Ich bin 184 cm, vollschlank und leicht gehbehindert durch ein Hüftleiden, aber mit gutem Charakter Frauen gegenüber. Ach, die Augen- und Haarfarbe hätte ich bald vergessen. Meine Augen und meine Haare sind braun. Meine Hobbys sind Bücher, Musikhören (von Hard-Rock bis Schlagermusik), Tiere, Natur, Fotografieren, Fernsehen und ab und zu Kino sowie politisches Kabarett. Ich bin humorvoll, naturverbunden, tierlieb, anpassungsfähig, ernst, zurückhaltend ... Alles andere werdet Ihr herausfinden. Da es mich wie gesagt zur lesbischen Lebensweise hinzieht, suche ich auch Kontakt zu einem lesbischen Paar. Meine Wunschvorstellung: Sie sollten nicht älter als 25 bis 35 Jahre alt , 160 bis 175 cm groß, 50 bis 65 kg schwer und schlank sein. Sehr gut gebaut, mit großen festen Brüsten, behaart (auch unter den Armen), Augenfarbe blau oder braun, Haarfarbe blond, braun oder schwarz, mittellanges bis langes Haar. Hautfarbe egal – Mensch ist Mensch. Sternzeichen: Stier, Jungfrau, Skorpion. Ihr könnt auch tätowiert sein oder tätowieren können – das wäre schön. Bin für jede Art von Sex aufgeschlossen: oral, manuell, Lack und Leder, Strapse, Strümpfe und Gummi, aber nicht Bedingung. Habe kein finanzielles Interesse. Keine Gewalt, Masochismus, Sadismus und Kaviarspiele. Sonst mach ich alles mit, was es noch gibt. Wer von Euch Interesse hat, schreibt mir bitte mit Farbfoto. Bei Nichtgefallen garantiert zurück. Also los, habt Mut und schreibt mir unter ... Ich warte gespannt auf Eure Post. Laßt meine Hoffnung nicht sterben.

Bis bald,
Euer Skorpi

Vergangenes Jahr im Sommer

Wir haben im vergangenen Sommer über Ihr Magazin auf Anhieb einen schönen Kontakt herstellen können, woraus uns gute Freunde erwachsen sind.

Wir hatten mehr als Versuch auf eine Pärchenanzeige geantwortet; relativ kurz gehalten, ohne einschlägige Fotos und dann noch mitten in der Urlaubssaison, wo normalerweise in solcher Richtung wenig läuft. Aber wir erhielten rasch Antwort, telefonierten miteinander und fanden uns von der Lebenshaltung und Einstellung zur Erotik gleichgelagert. Niveaumäßig waren wir ein Level, von den finanziellen Möglichkeiten überhaupt nicht vergleichbar, auch wenn wir einen sehr guten Mittelstand repräsentieren.

Sagen wir doch einfach, wir hatten Glück. Und ähnlich gelagertes Glück kann jedem widerfahren. Da wir recht gerne reisen, beruflich und im Urlaub, ebnet sich da schon sehr viel ein. Auch bei der großen Entfernung, die zwischen uns lag! Wenn man sich nicht ständig sieht (und anfaßt ...), bleibt der Reiz erhalten. Zwischenzeitlich genügt das Telefon.

Erzählen wir also unsere kleine Story ...

Wir kamen gerade von unserem FKK-Urlaub aus Italien zurück, und machten im Münchener Raum bei unseren Erotik-Freunden Station, die wir bis dahin nur von Fotos und Telefongesprächen kannten. Es war Hochsommer, ein brütend heißer Sonnabend, als wir die beiden aufsuchten. Die Gegend wurde ländlicher, fast schon Landschaftsschutzgebiet, als wir endlich ankamen. Ein großes Atriumhaus mit weitläufigen Rasenflächen ringsum, der nächste Nachbar weit weg. Ein imponierendes Anwesen, «Geld» signalisierend und unser an sich intaktes Selbstbewußtsein beeindruckend. Was uns aber nicht hinderte, unser Auto unter einem mehrständigen Car-Port im Schatten abzustellen, auf dem überdachten Zuweg zur Haustür zu gehen und dort, ohne zu zögern, zu klingeln. Dreimal der Gong und dann die Gegensprechanlage. Freude am anderen Ende. Zwei Minuten später öffnete uns Tina splitternackt, denn sie sonnte sich gerade im Innenhof.

Wir küßten uns gegenseitig auf beide Wangen und hatten das Gefühl, uns schon ewig zu kennen. Etwaige leichte Bedenken wegen des «Geldadels» waren spätestens zu dem Zeitpunkt nicht mehr vorhanden. Tina ist relativ üppig, aber von festem Fleisch und ausgewogenen Proportionen, vollbusig, beileibe nicht breithüftig, schlanke Beine und Fesseln, schwarzhaarig, mit einer leicht olivbraunen Haut, ein südländischer Typ! Sie ging uns auf goldenen Sommersandaletten in den Innenhof voraus. Uli, ihr Mann, war nicht zu sehen.

Tina bemühte sich in keinem Augenblick, ihren üppig bewachsenen, schwarzen Schoß zu verhüllen, kredenzte uns eine Erfrischung vom Barwagen unter den Arkaden, die den ganzen Innenhof umzogen. Mitten im Hof gab es einen großen Swimmingpool, wo auf der Wasseroberfläche Lichtreflexe blitzten. Es gefiel uns ausgezeichnet. So war es nur natürlich, daß auch wir uns auszogen.

Tina führte uns in einen Umkleideraum in einem Seitenflügel, wo wir wie in einer Badeanstalt ablegen konnten. Es gab Duschen, frische Handtücher, Seife, Lotions, Cremes zur freien Verfügung.

Wir erfrischten uns unter der Dusche, während Tina uns zusah, mit uns plauderte und dabei genüßlich rauchte.

Als wir wieder zusammen in den Hof hinaustraten, kamen wir an einem offenen Fenster vorbei, aus dem eindeutige Lustlaute herausdrangen. Eine Frauenstimme, offenbar ihrer Sinne nicht mehr mächtig, jaulte in den geilsten Tönen, während ihr Partner sie durch gekonnte Worte anstachelte. Wir sahen uns verblüfft an, Tina lächelte spitzbübisch und winkte uns, ihr zu folgen.

Wir traten durch eine schmale Tür in ein Badezimmer und gingen von dort weiter in ein Schlafgemach nebenan, in dem sich ein Pärchen leidenschaftlich der schönsten Nebensache der Welt hingab. Ein erregender Anblick.

Uli, ein athletischer Mann, ein Zehnkämpfertyp, kein Gramm Fett am Körper, 35 Jahre, in Saft und Kraft, klebte förmlich auf einer schlanken Frau, von der nicht viel zu sehen war. Sie hatte die Beine um ihn geschlungen und auf seinem Rücken verschränkt. Augenblicke später erlitt sie ekstatisch den «süßen, kleinen Tod», wie die Franzosen zu sagen pflegen. Langsam fielen Arme und Beine von Uli ab, der sich ein wenig aufrichtete, aber nicht herauszog, sondern seine Partnerin zärtlich auf die geschlossenen Augen küßte, um dann ihre Beine und die Kniekehlen zu massieren, die während des Liebeskampfes strapaziert worden waren.

Besser hätte sich Uli bei uns gar nicht einführen können. Diese zärtliche Rücksichtnahme brachte ihn uns menschlich sofort näher. Er ist in der Tat ein nicht alltäglicher Mann, der jünger ist als Tina, die demnächst 39 Jahre alt werden wird, aber dennoch der ruhende Pol in der Ehe ist. Kein Wunder, daß Tina trotz ihrer fast vierzig Lenze so ausgeglichen und attraktiv erscheint. Sie bekommt gesellschaftliche Anerkennung, seelische und körperliche Liebe nahezu im Überfluß, gelegentlich durch erotische Abwechslung garniert, siehe unseren Besuch.

Uli war noch nicht gekommen. Seine Partnerin, ein etwa zwanzig Jahre altes Mädchen mit langen schwarzen Haaren, die über das Kopfkissen fluteten, kleinen runden Brüsten, auf deren Kuppeln gerade wieder die Nippel lang und steif wurden und neuerliches Begehren signalisierten, zog ihn wieder auf sich, und beide fanden wieder ihren Rhythmus.

Der Anblick zog uns in seinen Bann. Wie hypnotisiert kamen

wir mit Tina näher und begannen selber mit Aktivitäten auf dem großen weichen Teppich vor dem Himmelbett, und zwar in einer Vertrautheit und mit einer Selbstverständlichkeit, die ungeschmälerten Genuß brachte.

Manchmal paßt es eben optimal. Kurze Zeit später stiegen noch Uli und Sabine ein. Wir spielten ausgelassen miteinander, genossen mit viel Spaß die Liebe.

Unsere gute Stimmung hielt stundenlang an. Als wir uns erholt hatten, verteilten unsere Gastgeber echte Sarongs aus Borneo für alle, in die wir uns einwickelten und gemeinsam in die Küche marschierten, um ein kaltes Büffet für den Abend vorzubereiten, wobei wir ausgelassen Sekt tranken und auch in der Küche noch einmal unseren Leidenschaften freien Lauf ließen. Herrlich unkonventionell – irre!

Im Laufe des Abends kamen noch drei Paare, eines sogar aus Frankreich, was uns Gelegenheit gab, unser Französisch aufzupolieren. Gegen Mitternacht erschien noch eine Nachzüglerin, eine Stewardeß, deren Maschine von einem Atlantikflug verspätet eingetroffen war, die sich rasch einen Mietwagen am Airport genommen hatte und trotz Müdigkeit dabeisein wollte. Eine rassige, echte Rothaarige, die neue Impulse in die Runde brachte, von allen Seiten mit allem Drum und Dran verwöhnt wurde und rasch alles aufholte, was wir ihr an Lust während des Abends schon vorausgehabt hatten. Alle hatten Kraft bis zum frühen Morgen. Wir waren so in Stimmung, daß wir nahtlos ein opulentes Frühstück anschlossen.

Unvergeßliche Stunden. Rosinen im Alltag des Lebens. Wir wollten so ein Meeting in gleicher Zusammensetzung wiederholen. Bis jetzt war es nicht möglich. Es ist schwer, alle Termine unter einen Hut zu bekommen, wenn man in der Mehrheit selbständig und viel auf Reisen ist. Vielleicht hat man solch ein herrliches Erlebnis auch nur einmal im Leben. Weiß man das? – Wir jedenfalls zehren noch immer davon, erzählen uns oft Einzelheiten von damals, wenn wir zärtlich im Bett sind, und erfahren immer wieder, wie das anmacht und die Post dann besonders erregend abgeht.

Man kann sich die Lebenslust schließlich auch aus einer sublimierten Umwandlung der Lendenlust holen. Begegnungen kleinerer Art mit verschiedenen Freunden von damals gab es schon hin und wieder mal. Für unsere Belange jedoch durchaus ausreichend, denn wir jagen nicht unbedingt pausenlos hinter dem Sex her.

Aber wir können aus unserer Sicht empfehlen, einen erotischen Kontakt über eine Anzeige anzustreben. Mit ein wenig Glück erfährt man ein an Höhepunkten reiches Sexualleben.

Mit freundlichem Gruß,
Ihre Leser
Ralf und Eva K.

«Sandwich-Sex» oder als mich zwei Männer vernaschten

Ich bin Krankenschwester in einer Großstadt in Norddeutschland, 30 Jahre alt, ledig, stamme aus einem Dorf in Ostfriesland und bin in einer intakten Familie aufgewachsen. In Sachen Sex war ich eine rechte Spätentwicklerin.

Als ich zur Schwesternausbildung nach Hamburg kam, war ich vollkommen unerfahren, was erotische Aktivitäten betraf. Ich hatte weder erotische Phantasien, noch masturbierte ich. Zunächst befriedigte ich meinen Nachholbedarf in Sachen Kultur, ging oft ins Kino, Theater und Museen und lieh mir stapelweise Bücher aus den Büchereien aus. Ich konzentrierte mich auf meine Ausbildung und hatte mit Männern nichts im Sinn.

Nach der Ausbildung bekam ich eine Anstellung, nahm mir eine kleine Wohnung und leistete mir einen klapprigen VW-Polo.

Ich hatte einige lockere Freundschaften und sammelte tropfenweise körperliche Erfahrung, ohne daß mich der Sex in seinen Bann zog.

Dann lernte ich einen jungen Architekten kennen, mit dem ich mich nach zwei Jahren verlobte. Er zeigte mir, wie vielseitig und aufregend Sex sein kann. Unsere Freunde hielten uns für das ideale Paar. Doch dann ließ er mich plötzlich sitzen und heiratete eine Arzttochter aus reichem Hause. Für mich brach eine Welt zusammen. Er fehlte mir so sehr.

In der Folgezeit lebte ich nur noch für meine Arbeit und nahm an den Schicksalen der meiner Pflege anvertrauten Kranken besonders intensiv Anteil. Deshalb ging mir der Tod einer jungen Frau, die unheilbar an Krebs erkrankt war und zu der ich ein besonders herzliches Verhältnis entwickelt hatte, besonders nahe. Ich brach meinen Nachtdienst vorzeitig ab und fuhr mit dem Taxi nach Hause, wo mich meine Nachbarin tröstete und mich überredete, sie zur Ablenkung auf eine Party am Wochenende zu begleiten.

Ich nahm an, und wir fuhren mit ihrem Auto zu einer alten vornehmen Villa und trafen dort auf etwa ein Dutzend gutgekleideter Gäste, wobei die Frauen deutlich in der Unterzahl waren und wir als Verstärkung mit lebhaftem Interesse begrüßt wurden. Es ging fröhlich und locker zu und mündete gegen Mitternacht wie auf Kommando in eine kleine Orgie.

Unter Normalumständen hätte mich so etwas verschreckt, und ich wäre bestimmt nicht dorthin gegangen. Aber ich wußte ja vorher von nichts. Jetzt, wo ich da war und mich behaglich in dieser Gesellschaft fühlte, war es mir nicht unangenehm, daß sich zwei der anwesenden Herren ganz eindeutig um mich bemühten.

Ich warf mich der erotischen Situation voll in die Arme, kam meinen beiden Kavalieren in allen Belangen entgegen – war nicht gehemmt. Konnte ich mich doch mit meiner zierlichen schlanken Figur sehen lassen. Außerdem war ich durch die zahlreichen wilden Nächte mit meinem Ex-Verlobten erfahren genug, um jederzeit mitzuhalten.

Meine beiden Kavaliere lotsten mich an mehr oder weniger entkleideten Grüppchen vorbei aus dem Wohnzimmer und führten mich über eine Treppe in ein Schlafzimmer, in dem nur ein riesiges Bett stand. Die Seitenwände waren mit Spiegeln ausgekleidet. Der Boden war mit einem flauschigen Teppich ausgelegt, das indirekte Deckenlicht weit herabgedimmt. Der Raum duftete schwer nach indischem Sandelholz. Ich kannte den aufregenden Geruch von meinen Duftblüten zu Hause.

Die beiden Männer, ich schätzte sie auf jeweils etwa vierzig Jahre, zogen sich rasch nackt aus. Sie waren gut gebaut, sonnengebräunt, schon ein wenig grauhaarig, aber insgesamt sehr attraktiv. Ich stehe sehr auf reife Männer, die im Leben etwas darstellen und Selbstbewußtsein ausstrahlen. Als sie auf mich zukamen, zuckte es mir in den Lenden – ich liebe solche Momente – und war mehr als bereit, mich verführen zu lassen. Die beiden ließen sich Zeit, pumpten mir die Lust langsam ins Becken, bis ich es nicht mehr aushielt. So schön war ich noch nie vorher verführt worden. Sagenhaft, wie zwei Hände, eine Zunge und ein Lippenpaar mehr die Lust steigern können. Ich war hin vor Behagen. Auch lernte ich durch die beiden den «Sandwichsex» kennen – wobei einer unter mir und einer über mir lag, während wir uns liebten. Es war neu und wahnsinnig aufregend für mich. Im Verlaufe von zwei Stunden hatte ich viermal einen Orgasmus – wie nie zuvor – und hätte sogar noch weitergemacht, wenn meine Kavaliere noch gekonnt hätten. So hielten wir natur- und vernunftbedingt mit unserem frivolen Treiben ein und verließen das Zimmer.

Überall sah man abgekämpfte, aber glückliche Gestalten, teilweise schon wieder bekleidet, einige verließen bereits wieder das Haus. Auf dem Flur traf ich auf meine Nachbarin, die mir meine Kleider brachte. Ich zog mich an und fuhr mit ihr nach Hause.

Wir tranken oben bei ihr noch einen Espresso, und sie erklärte mir, daß sie über Kontaktanzeigen öfter an solchen Parties teilnähme. Sie lernt gern neue Leute kennen und schläft gern mit mehreren Männern gleichzeitig.

Sie zeigte mir den Sex-Kontakter, den sie vom Orion-Versand bekommen hatte. Ich lieh ihn mir aus, um ihn in Ruhe zu lesen, und ging zu Bett, weil ich sehr müde war. Die Nacht zeigte jetzt auch bei mir Wirkung. Am nächsten Tag sah ich mir nach dem Frühstück im Bett in aller Ruhe das Kontaktmagazin an – ich war begeistert!

In der Folgezeit spukte mir das Erlebnis jener Nacht immer wieder im Kopf herum, und ich werde es bestimmt irgendwann wiederholen.

Mareike P. aus München

Kalter Wind und heißer Grog

Ich heiße Stefan und bin 24 Jahre alt. Schon öfter hatte ich über diverse Magazine versucht, einen adäquaten homosexuellen Partner finden. Auch in Szene-Lokalen hatte ich Ausschau nach einem lieben Freund gehalten, bisher leider ohne Erfolg. Vielleicht lag es daran, daß ich ein eher schüchterner Typ bin und mich nicht traute, Männer, die mir gefielen, auch anzusprechen, da ich noch keine Erfahrungen mit Männern hatte.

Deshalb hatte ich die Hoffnung schon fast aufgegeben und mir nicht träumen lassen, Erfolg durch mein im Sex-Kontakter aufgegebenes Inserat zu haben.

Doch was soll ich Ihnen sagen? Ich habe durch dieses Inserat meinen lieben Freund Jens kennengelernt, mit dem ich jetzt schon fast ein halbes Jahr zusammen glücklich bin. Und wie sich das abspielte, will ich Ihnen nun erzählen:

Ich hatte schon einige Zuschriften bekommen, und als letzte trudelte die von Jens ein. Er beschrieb sich als sportlich, muskulös, und hatte ähnliche Interessen wie ich. Nach einigem Zögern faßte ich mir ein Herz und rief ihn an. Wir sprachen fast eine Stunde miteinander und verabredeten uns für den kommenden Sonntag bei ihm in Hamburg.

Als Jens die Tür öffnete, bekam ich ziemliches Herzklopfen. Nein, er hatte wirklich nicht gelogen, er war groß, von sportlicher Statur, blond und braungebrannt, und zu seinem gewinnenden Lächeln blitzten freundlich seine hellblauen Augen.

Wir frühstückten ausgiebig in einem netten Café und machten uns dann auf den Weg zu einer Wattwanderung an die Nordseeküste. Der Wind blies eisig in unsere Gesichter, die Möwen kreischten über uns, Wolkenberge türmten sich auf, und die Luft roch nach Meer, während ich das Salz auf meinen Lippen schmecken konnte. Wir unterhielten uns über alles mögliche und bemerkten gar nicht, wie die Zeit verging und wie durchgefroren wir waren. Wieder bei ihm zu Hause angekommen, servierte er mir einen ziemlich starken Grog und legte mir Handtücher für eine heiße Dusche bereit. Das warme Wasser tat mir wirklich gut, und ich genoß den heißen Guß ausgiebig. Plötzlich kam Jens dazu und fragte, ob er auch mitduschen dürfte, da er furchtbar frieren würde. Ich nickte etwas schüchtern und beobachtete dann aus dem Augenwinkel, wie er erst seinen Pulli auszog und dann seine Jeans an ihm hinabglitt. Dann streifte er seinen schwarzen Minislip ab und stand völlig nackt, fast wie ein leibhaftiger Adonis, vor mir.

Mir war eigentlich gar nicht mehr kalt, und ich hätte wohl in diesem Augenblick eine kalte Dusche gebrauchen können, als er zu mir in die Duschkabine stieg. Er fragte mich, ob ich ihm den Rücken einseifen können, was ich auch gleich tat. Er hatte eine wunderbare weiche Haut, und als er sich zu mir umdrehte, um mir den Rücken zu waschen, schimmerten seine blonden Haare golden auf seiner braungebrannten, muskulösen Brust.

Er seifte mir den Rücken ein, ganz langsam und zärtlich, so daß mir abwechselnd heiß und kalt wurde. Seine Hände glitten meinen Po hinab, meine Schenkel hinunter und an den Innenseiten wieder hinauf. Meine Erregung wuchs sichtbar an, und als er mich an den Schultern faßte und mich zu ihm herumdrehte, schien er sichtlich zufrieden mit dem Ergebnis seiner Seifenkünste zu sein. Auch er war schon sehr erregt, und sein Zauberstab reckte sich mir vorwitzig entgegen.

Wir küßten und streichelten uns wohl stundenlang unter der Dusche, zumindest kam es mir so vor, bevor wir nackt und erhitzt von den Zärtlichkeiten und dem heißen Wasser auf sein Futon sanken um unser Liebesspiel dort fortzusetzen.

Es war eine total heiße, geile und trotzdem zärtliche Liebesnacht. Am darauffolgenden Wochenende lud ich ihn zu mir nach Hause ein, und wir verlebten ein paar wunderbare Tage. Seitdem sehen wir uns mehrmals in der Woche und verbringen die Sonntage zusammen, den ich wohne nur cirka 50 Kilometer entfernt. Wir sind, dank dem Sex-Kontakter, zu einem harmonischen Paar geworden und wünschen den anderen Inserenten, daß auch sie durch dieses Magazin den Partner finden, nach dem sie sich vielleicht schon lange gesehnt haben und mit dem sie glücklich werden.

Stefan und Jens

Aber bitte mit Sahne!

Letzten Herbst antwortete ich auf ein Inserat in Ihrem Magazin, da mein Mann mehrere Monate auf Montage war. Unsere Beziehung ist sehr gefestigt, so daß wir in Bezug auf außereheliche Kontakte sehr tolerant sind.

So lernte ich Silvio kennen, einen Italiener, mit einer Super-Figur, pechschwarzem Haar und so richtig leidenschaftlich und glutäugig. Er besitzt eine Eisdiele im süddeutschen Raum, und an diesem Abend besuchte er mich mit einer riesigen Schüssel Eis und einer anderen, in der sich verschiedenes Obst befand. Eine Flasche Sekt hatte er auch mitgebracht, und er zündete eine Kerze auf dem Tisch an, bevor er den Korken knallen ließ. Ich legte eine CD auf mit der passenden italienischen Schmusemusik.

So schlürften wir den Asti und alberten herum. Silvio küßte mich voll solcher Inbrunst, wie es eben nur Italiener können, knöpfte langsam meine schwarze Seidenbluse auf und streifte sie mir von den Schultern. Auch mein schwarzer Ledermini folgte der Bluse recht rasch, und mein Body nahm schnell denselben Weg, so daß ich nur noch in Strapsen, Seidenstrümpfen, String-Tanga und hochhakkigen Stilettos vor ihm auf der Couch lag.

Ich bat Silvio, das Fenster zu schließen, da ich leicht fror. Doch Silvio spielte nur mit seiner flinken Zunge an meinen von der kühlen Luft schon steil in Höhe stehenden Nippel. Dann grinste er frech und breit und kündigte mir mit lustigem Augenzwinkern an, daß mir gleich noch kälter würde.

Eigentlich sollte mir beim Liebesspiel mit ihm doch heißer werden, dachte ich noch, als er aufsprang und kichernd in der Küche verschwand. Aber Silvio hat immer irgendwelche verrückten Ideen, das hatte er mir auch schon in unserem ersten Telefongespräch angekündigt, er hasse nichts mehr als Langeweile im Bett. Und bisher hat er sein Versprechen auch gehalten, es war immer irgendwie außergewöhnlich mit ihm.

Er kam aus der Küche, in der einen Hand die Schüssel mit dem Eis, in der anderen die mit dem Obst balancierend, seine Hose wies eine außergewöhnlich starke Beule auf, die mir irgendwie übertrieben schien. Dazu sang er: «O sole mio …!»

Ich hatte eine Ahnung und fröstelte noch mehr. Er stellte die

Schüsseln auf dem Tisch ab und schloß das Fenster.

Dann begann er mich genüßlich zu garnieren. Zwei Ananasscheiben umkreisten plötzlich meine Brustwarzen, Mandarinenstückchen zierten meinen Bauch in schlangenförmiger Anordnung und mein Venushügel wurde mit Aprikosenhälften dekoriert.

Danach plazierte er vorsichtig je eine Kugel Malaga-Eis auf den Ananasscheiben und krönte das Ganze mit jeweils einer Puschkinkirsche. Mein Venushügel wurde mit einer Kugel Zabaione bedacht, und auf meinen Bauchnabel folgte eine mit dem Geschmack von Schokolade.

Zum Schluß legte er mir ein Viertel Pfirsich auf meine Lustgrotte, kniete vor der Couch nieder und begann versonnen und voller Hingabe, das Dessert von meinem Körper zu naschen. Dabei verwöhnte er mich mit geschickten Zungenspielen, so daß ich immer heißer wurde.

Mit meiner Hand forschte ich nach seiner enormen Ausbuchtung in der Hose, um seinen Penis aus dem engen Gefängnis zu befreien. Um so erstaunter war ich, als ich eine Dose mit Sprühsahne hervorzauberte. Er murmelte nur, daß er mir dankbar sei, da es für beide mittlerweile doch sehr eng geworden wäre.

Er hatte nun schon das ganze Obst von meinem Körper heruntergeknabbert und das Eis weggeschleckt, so daß ich mich nun auch endlich wieder bewegen konnte, ohne meine neue Couch mit Eis zu taufen.

Ich öffnete sein Hemd, so daß ich mit seiner muskulösen, schwarzlockig-behaarten Brust spielen konnte, und knöpfte seine Hose ganz auf, um sie ihm von seinen schmalen Hüften zu streifen. Danach folgte sogleich sein weißer String-Tanga, der sich ausgezeichnet von seiner braunen Haut abhob.

Sofort streckte sich mir sein Penis in beachtenswerter Größe entgegen. Ich hatte seinen Hinweis wohl verstanden, sprühte munter drauflos und verzierte ihn nun mit kleinen Krönchen und Linien aus Sahne. Dann begann ich damit, meinen Nachtisch ausgiebig zu genießen, und Silvio schien es auch sehr gut zu gefallen.

Es wurde jedenfalls eine lange, heiße Nacht, und jedesmal wenn ich seitdem an einer Eisdiele vorbeigehe, muß ich automatisch in mich hineinschmunzeln.

Ich bedanke mich hiermit beim Sex-Kontakter, der mir diese

Erlebnisse erst ermöglicht hat und wünsche allen, daß sich ihr Inserat auch so sehr gelohnt hat wie meines. Ich habe es noch keinen Moment lang bereut, bei Ihnen inseriert zu haben.

Ihre Claudia

Die Unersättlichen aus Witten

Dieses Paar will mehr vom Sex als Hemdchen hoch und Höschen herunter. Sie wollen Partnertausch, den wilden Dreier mit Sandwich. Sogar Impotente bekommen Frühlingsgefühle bei dem Angebot. Ich auch, denn um 15 Uhr hatte ich einen Termin mit beiden.

Ein hübsches Mädchen, die Tina, sauber, adrett und sehr reizvoll. Uli, ihr Mann, war auch da, denn wir hatten uns ja zu dritt verabredet. Nach einem Plausch hatte ich meine restlichen Hemmungen und die Kleider abgelegt. Zu dritt gingen wir ins Bad und dann in ein großes, breites Bett.

Langsam näherten sich Tinas Finger, schoben sich zwischen Gummiband und Haut, kraulten in meinen Schamhaaren. Ich schob ein Bein zwischen ihre Schenkel. In ihren Augen stand die Geilheit, und als ich ihren Busen berührte, wurde Lust daraus.

Zwischen ihren Brüsten hatte sich ein dünner Schweißfilm gebildet. Sie roch nach Frau und Chanel Nr. 5. Mit der flachen Hand strich ich ihren Bauch hinab – erforschte die sanfte Wölbung ihres Venushügels, die Rundungen ihrer Hüften und des Pos. Ich fühlte die prallen, fleischigen Schamlippen und den Saft, in dem sie schwammen. Mein Zeigefinger ertastete einen vorwitzig vorstehenden, harten Kitzler. Weit spreizte sie ihre Beine, hob sie an. Das Tor zur Lust lag weit geöffnet vor mir.

Dann stieß ich zu. Ihr Schoß war warm und eng. Lange, das wußte ich, würde ich es nicht zurückhalten können. Sie stöhnte unter meinen wuchtigen Stößen. Mit gekonnten Beckenschwung kam sie mir entgegen. Ihr Atem wurde rasend schnell. Ihr Körper verkrampfte und schüttelte sich. Ein langgezogener Schrei war verbaler Ausdruck ihres Höhepunktes.

Nachdem der Sturm vorüber war, lagen wir einander schweigend in den Armen und schauten uns verzückt an. Ihr Bauch zitterte, und ihre Grotte umklammerte mein Glied so fest wie eine Hand. «Hast du keine Lust mehr?» fragte Tina, als wir unsere Zigarette danach zu Ende geraucht hatten. Natürlich hatte ich!

Jetzt trat auch Uli in Erscheinung, der sich bisher in vornehmer Zurückhaltung geübt hatte. Einstimmig wurde beschlossen: «Jetzt nehmen wir Tina zu zweit!» Einer von hinten, der andere in die Grotte.

Es wurde ein Erlebnis, das man nicht beschreiben kann – man muß es erleben. Ich führte ihn in den hinteren Eingang ein, behutsam, langsam und immer tiefer. Ulis gewaltiger Riemen füllte ganz ihr Pfläumchen, und seine Bewegungen übertrugen sich auf meinen Penis. Wir kamen gleichzeitig. Es war irre. Noch öfter traf ich die beiden. Wir erprobten alle möglichen Varianten, und immer war es ein erregendes, großartiges Abenteuer. Mein Tip für wilde Dreier, Vierer mit oder ohne Anal heißt:

Tina und Uli!

In der Badewanne machten wir uns heiß!

Offengestanden habe ich ja sehr stark daran gezweifelt, daß man per Kontaktanzeige überhaupt jemanden kennenlernt. Weil ich aber die Nase voll davon hatte, ständig allein Zuhause zu sein und ich auch nicht der Typ Frau bin, der in einer Disco oder in einer Bar Männer aufreißen kann, habe ich mich letztendlich doch dazu durchringen können, in Ihrem Sex-Kontakter zu inserieren. Und der Erfolg war umwerfend!

Bereits zehn Tage nach Erscheinen des Heftes flatterten mir die ersten Antwortschreiben ins Haus – muß wohl an dem besonders aufregenden Bild gelegen haben, das ich der Anzeige beigefügt hatte. Natürlich interessierten mich bei den Antworten am meisten diejenigen, denen ein Foto beigelegt war; und davon natürlich die, auf denen auch noch gutaussehende Männer zu sehen waren.

Ich hätte nie geglaubt, daß so viele schöne Männer antworten würden. Die mußten doch an jeder Ecke eine willige Frau fürs Bett finden.

Wie dem auch sei: Ich hatte die Wahl, wollte ich mich auf einen beschränken. Und genau bei diesem Gedanken kam mir die Idee: Mußte ich mich denn überhaupt beschränken?

Ich bin frei, jung und ungebunden. Was also sollte mich daran hindern, mehrere Briefe positiv zu beantworten? Nichts!

Ich suchte mir die sechs Besten aus und schlug ihnen per Post Termine zu einem ersten Treffen vor. Den anderen sagte ich ab.

Dann ging ich in die Apotheke und besorgte mir Kondome – gerade bei Fremden weiß man ja nie. Zum erstenmal seit sehr, sehr langer Zeit kribbelte es wieder in meinem Unterleib, und ich freute mich riesig auf die kommenden Begegnungen.

Zuerst traf ich Rolf, einen einunddreißigjährigen Werbekaufmann mit den faszinierensten blauen Augen, die ich jemals bei einem Mann gesehen hatte. Wir saßen uns in einem Café gegenüber und beschnupperten uns eine ganze Weile, bis ich mich dazu entschloß, seine Einladung, bei ihm zu Hause zu essen, anzunehmen.

Ganz wohl war mir nicht bei der Sache. Schließlich kannte ich ihn ja gerade zwei Stunden. Zwar bin ich – was Sex betrifft – bestimmt alles andere als verklemmt, aber ich hatte bis dahin noch nie einen Fremden extra getroffen, um mit ihm ins Bett zu steigen. Bisher war das immer so passiert, ohne daß ich es besonders darauf angelegt hatte.

Ich war nervös wie ein Schulmädchen, aber auch genauso neugierig.

Aber erst aßen wir tatsächlich zu Abend. Danach fragte er mich, ob ich Lust hätte, mit ihm zu baden. Ich hatte.

Im warmen Wasser hatten wir genügend Gelegenheit, uns Appetit zu holen, ohne etwas zu unternehmen. Wir betrachteten uns einfach nur. Seine breite, muskulöse Brust hob sich unter ruhigem Atmen gleichmäßig. Sein Gesicht hatte jetzt etwas Schelmisches, und was ich zwischen seinen Beinen hängen sah, ließ auch mir ein lüsternes Lächeln ins Gesicht schleichen. Ein Prachtstück! Ich wußte nicht, wohin ich es zuerst haben wollte. In die Hand, den Mund oder vielleicht direkt zwischen meine Schenkel, wo es nicht nur vom Badewasser naß war. Zeit zum Schmusen blieb auch danach noch, oder? Bei Männern kann man da nie sicher sein. Einige neigen ja dazu, sich nach der ersten Nummer zurückzuziehen.

Also doch erst die Hand. Wie von selbst kroch sie zwischen seinen Knien hindurch auf seinen Bauch, streichelte dort lange und genußvoll bevor sie sich in langsam kreisenden Bewegungen zu seinem Glied hinab begab. Genießerisch schloß Rolf die Augen, als sich meine Finger um seinen Ständer schlossen und ich zärtlich die Vorhaut weit zurückzog. Schon lange hatte ich keinen Steifen mehr in der Hand gehabt und bekam plötzlich solche Lust, daß mir die Badewanne zu eng war.

Wir waren so heiß aufeinander, daß wir – naß wie wir waren – ins Schlafzimmer stürzten und dort über einander herfielen. Es war eine irre Nacht, der noch so manches tolle Sex-Abenteuer mit anderen Interessenten folgte …

Beate B. aus K.

Gina (26) aus E.

Ich hatte mit Foto inseriert. Das kommt immer am besten an. Jetzt hatten wir ein Date in einer für beide fremden Stadt.

Wir trafen uns auf dem Flughafen und fuhren direkt ins Hotel. Er war mindestens so nervös wie ich. Auf dem Hotelzimmer wußten wir dann beide nicht so genau, wie wir es anfangen sollten. Anscheinend waren wir doch nur halb so abgebrüht, wie wir bis dahin von uns gedacht hatten.

Bei einem Gläschen Sekt wurde die Stimmung schon etwas gelöster. Wir küßten uns, für beide unerwartet, aber schon lange überfällig. Vor Schreck sank ich auf den Boden, war wie gelähmt. In diesem Moment hätte er alles mit mir machen können. Aber er war wohl selbst viel zu erstaunt über den raschen Verlauf des Treffens, daß er vorschlug, essen zu gehen.

Das italienische Restaurant war göttlich. Ich weiß zwar heute nicht mehr, was wir gegessen haben, aber die Stimmung war entscheidend. Keiner von uns konnte es erwarten, wieder im Zimmer zu sein. Dann endlich war es soweit.

Sein Mund wanderte über meinen Bauch nach unten, sank zwischen meine geöffneten Beine, saugte an meiner Scham, bis ich glaubte, die Besinnung verlieren zu müssen. Mein Atem stockte. Ich bat ihn, endlich aufzuhören, damit ich nicht explodierte. Aber er wollte, daß ich brenne, grub seine Zunge immer tiefer in mich hinein, ließ sie über meinen Kitzler tanzen, lutschte daran. Meine Schenkel keilten sein Gesicht ein, fahrige Finger fuhren ihm durchs Haar, wollten ihn wegstoßen und doch noch näher heranziehen. Meine Bauchmuskeln verspannten sich – ich schrie vor Lust. Jede Hemmung war fortgeweht wie welkes Herbstlaub. Mein Haar klebte schweißnaß auf meiner heißen Stirn. Ich kam, während seine Hände meine Hinterbacken gepackt hielten und derbe kneteten. Und während ich noch auf meinem Orgasmus ritt, kletterte er auf mich und bestieg mich mit der Wildheit eines Zuchtstiers, dessen einziger Wille es ist, Befriedigung seiner unstillbaren Gier zu erlangen. Sein schwerer Körper drängte sich auf und in mich, hämmerte wie verrückt auf mich ein und hielt meinen Orgasmus oben wie ein Surfer das Bord auf einem gigantischen Brecher. Meine Fersen flogen willkürlich durch die Luft, traten seinen Hintern, und sein schweres Atmen stieß mir ins Ohr, so wie er immer und immer wieder in mich, bis ich glaubte, die Welt ginge unter und ich mit ihr. Ich starb den «kleinen Tod» so, wie ich es mir immer vorgestellt hatte: In einem riesigen Strudel in die Tiefe gerissen, verzweifelnd sich wehrend und doch bereitwillig nach unten strebend. Ob ich nun in Ohnmacht fiel oder einfach vor Erschöpfung einschlief, weiß ich nicht mehr, aber das letzte was ich fühlte, war ein heißer Schwall Sperma tief in meinem Innersten ...

Seitdem haben Udo und ich uns noch nicht wiedergesehen, und ich weiß auch nicht, ob ich ihn wiedersehen will. Schließlich möchte ich mich emotional nicht binden. Aber wenn wir uns noch einmal treffen sollten – und sei es auch nur für ein einziges Mal – wird es garantiert noch besser als all das, was wir bisher erlebt haben.

Gina

Ein einmaliges Erlebnis

Es ist eine tolle Sache, daß Ihr Magazin über den Versandhandel zu beziehen ist, so daß ich als Frau nicht unbedingt in einen Sex-Shop gehen muß, um meine Lust zu befriedigen.

Ich habe bereits drei Anzeigen im Sex-Kontakter aufgegeben und würde Ihnen gerne schildern, was ich erlebt habe.

Leider war das Niveau der Antworten bisher nicht sehr hoch, es fing mit einem Schmierzettel und einer Telefonnummer an und endete bei einem sehr grob geschriebenen Brief eines Moralapostels. Bei dem fragte ich mich allerdings, wie er zu dem Magazin gekommen ist.

Auf das letzte Inserat meldete sich ein sehr netter älterer Herr, der außer einer Bildfotokopie auch einen Rückumschlag beigefügt hatte. Wir schrieben uns einige Briefe und wechselten Fotos, damit jeder den anderen einschätzen konnte. Auch der Gedanke, daß mein Mann bei unserem ersten Treffen dabei sein sollte, akzeptierte er nicht nur, es regte ihn sogar an.

Bei der ersten Begegnung war dann auch mein Mann dabei. Sie fand jedoch nicht bei einer Flasche Sekt in einem Café statt – das ist viel zu geschäftsmäßig und nüchtern. Nein. Wir trafen uns in einem Kino in Frankfurt. Der gezeigte Film war kein Porno, sondern eine ganz normale Komödie. Verabredungsgemäß saß Gerd ganz hinten im Kino, ich setzte mich neben ihn, mein Mann neben mich. Außer einer Begrüßung sprachen wir erstmal kein Wort, jeder musterte den anderen verstohlen. Ich trug zu diesem Anlaß einen durchsichtigen Netzbody, einen Minirock und hohe Pumps. Über dem Body einen leichten Blazer, damit der Platzanweiser nicht in Ohnmacht fiel.

Mein Mann begann nach kurzer Zeit meine Schenkel zu streicheln und immer höher unter den Rock zu gleiten. Das ließ unseren Nachbarn auch nicht kalt. Nach einigen Minuten tat er dasselbe mit meinem anderen Bein.

Gerd spürte, daß ich schon sehr erregt war und ließ vorsichtig einen Finger in mich gleiten. Ich revanchierte mich, indem ich seine Beule, die deutlich unter der Hose zu sehen war, massierte. Damit es nicht zu offensichtlich für das restliche Kinopublikum wurde, legte er eine Jacke darüber.

Kurz und gut, wir waren alle derart angetörnt, daß wir nach dem Film zu Gerd nach Hause fuhren und unser Spiel fortsetzten. Leider hat seine Ehefrau etwas davon mitbekommen, und es ist bei diesem einmaligen Erlebnis geblieben.

Ich hoffe, durch meine Anzeige einen sehr netten, aber doch natürlichen «Hausfreund» zu finden. Vor allem die ältere Generation sollte sich davon angesprochen fühlen. Wer hat schon die Gelegenheit, eine junge Frau wie mich kennenzulernen, die wirklich nur Spaß am Sex haben möchte und keinerlei finanzielle Interessen hat?

Zum Schluß möchte ich noch folgendes sagen: In Ihrer Rubrik wird sehr oft von sogenannten Bilderhaien gewarnt, zu Recht, wie ich aus eigener Erfahrung sagen kann. Aber es sollte allen Antwortschreibern klar sein, daß die Chance, bei Nichtgefallen seine Unterlagen wiederzubekommen, viel höher sind, wenn ein adressiertes und frankiertes Rückkuvert beiliegt. Ich selbst sende prinzipiell jedes Foto zurück, auch wenn kein Porto dabeiliegt. Aber das geht nicht nur ins Geld, sondern macht auch Mühe. Weiterhin alles Gute für Ihr Magazin wünscht Ihnen mit freundlichem Gruß

Ihre Iris

Dauerfreundschaft gesucht

Sehr geehrte Frau Sirius!

Wir hatten das Glück, über eine Annonce im Sex-Kontakter nicht alltägliche Mitmenschen mit einem ausgeprägten Faible für Erotik und Sex kennenzulernen.

Die Anbahnung unserer Freundschaft mit Elena und Mirko (Namen aus Diskretionsgründen geändert) ist eigentlich eine sehr lustbetonte Angelegenheit für sich, soll hier aber nicht vertieft werden.

Wir sind gern mit Elena und Mirko befreundet. Zwar sind wir nicht so wohlhabend und zeit- und ortsunabhängig wie die beiden, aber das ist unbedeutend.

Elena und Mirko sind im Kunsthandel und in der Modebranche tätig. Sie besitzen Geschäftsräume und Räumlichkeiten in verschiedenen großen Städten in Deutschland, Frankreich, Italien und in der Schweiz und reisen regelmäßig gemeinsam herum. Da sie kinderlos geblieben sind, sind sie in ihrem Lebensstil nicht eingeschränkt. Soweit es ihre (an sich karge) Freizeit erlaubt, geben sie sich gern der Sinneslust auf vielfältige Weise hin, wovon gleich noch beispielhaft berichtet wird.

Durch ihre neuerdings bei Essen und Trinken reduzierte Lebensweise in Verbindung mit der Erkenntnis, daß Geldverdienen nicht alles im Leben bedeuten sollte, waren sie geneigt, Besitz und Körper mit sympathischen anderen Menschen zu teilen.

Elena und Mirko haben für sich entschieden, zukünftig lieber ein mehr esoterisch ausgerichtetes Leben zu führen und die körperliche Liebe zu verfeinern.

Mirko fotografiert seine Elena leidenschaftlich gern in ausgefallenen erotischen Kostümen oder nackt an Orten, wo man so etwas normalerweise nicht wagt: in Strapsen, auf hochhackigen Lackleder-Pumps, ohne Slip, im offenen Lackmantel nachts im D-Zug auf dem Seitengang im Schlafwagen; halbnackt auf einem Hotelflur in Shanghai (gefährlich!); in vielen Hotellifts in aller Welt; in Museen (manchmal sogar mit Duldung der Museumswärter, die sich den Augenschmaus der wohlproportionierten Elena gönnen und sogar andere Besucher kurzfristig aus der Fotografierecke fernhalten); in Tiefgaragen; auf Zugtoiletten bei offener Tür; in pompösen und schmuddeligen Treppenhäusern in Berlin, Paris, Brüssel und Barcelona. Ausbeute: mehr als 3.000 erregende Fotos in Flip-Alben.

Unsere Freunde besitzen eine umfangreiche Bibliothek, die auch einen Sektor mit erotischer Literatur und mit pikanten Fotobänden enthält. Auch wir nennen viele Bücher unser eigen, die auf Borden und in Schränken überall im Haus verteilt stehen. Wir lieben besonders die Bildbände von Meisterfotograf Helmut Newton und dessen Zeitgenossen wie John Thornton, Jeff Dunas, David Bailey, Dahmane (Benanteur), Christian Vogt, Jeanloup Sieff, Bettina Rheims, Charlotte March, Uschi Dresing, Hacky Porzner, Karin Szekessy (Ehefrau des Erotik-Malers Paul Wunderlich) und dem leider viel zu früh verstorbenen Robert Napplethorpe.

Elena und Mirko können, um sich anregen zu lassen, auf die gleichen Fotobücher zurückgreifen wie wir. Sie haben so manche Szene von Dahmane, Bettina Rheims und vor allem Newton bis an die Grenze zur Pornographie nachgespielt und fortgesetzt.

Mit den beiden geht uns der Gesprächsstoff nie aus. Wir alle vier freuen uns immer so auf unsere Zusammenkünfte und würden gern weitere aufgeschlossene Personen dazuladen. Neben Erotik und Sex tauschen wir uns in mindestens ebenso großen Anteilen über Lebensphilosophien, Bücher, Musik, Theater und Fotografierkunst aus.

Jedes Paar besitzt seit Jahren einen weiter anwachsenden Fundus von bezaubernden Dessous. Hinzu kommen sexy Kleider und Mäntel (auch in Lackleder/Latex), lange Stiefel, Hüte, Handschuhe, Strümpfe in allen Farben und Ausführungen, kiloweise Modeschmuck sowie erotische Hilfsmittel (Dildos, Lederutensilien für gewisse rituelle Spiele, kein Extrem-Sex). Es macht so viel Spaß, sich zu verkleiden, aus dem Augenblick heraus miteinander zu spielen.

Wir genießen unsere Foto-Meetings. Für reizvolle Videoaufnahmen fehlt es beiden Paaren noch an Erfahrung. Es ist eine gute Ausrüstung vorhanden. Wir wären deshalb für Tips von versierten Video-Filmern dankbar, die sich in Regie und Beleuchtung gut auskennen, wenn es voll zur Sache geht. Elena und Mirko unterhalten mittlerweile eine Reihe unkonventioneller Freundschaften in der ganzen Welt und sind bereit, neue Freunde an diesen Möglichkeiten teilhaben zu lassen. Wir haben bereits davon im vergangenen Urlaub profitiert und ein attraktives englisches Paar in Marbella getroffen. Unsere Freunde erleben so viel erotischen Prickel, daß man fast neidisch werden könnte.

Zum Jahreswechsel 1992/1993 hatten Elena und Mirko für sich und ihre kleine Abendgesellschaft über Annoncen mehrere «Diener» stundenweise von 19.00 Uhr bis Mitternacht kostenlos verpflichtet. Männer mit einer geheimen Vorliebe, sich zu präsentieren. Gepflegte Erscheinungen von sportlichem Körperbau aus bestem Stall. Natürlich mit Kopf-Vollmaske, um ihr Inkognito zu wahren – ansonsten nackt wie Gott sie schuf.

Diese «Diener» genießen ihre Situation. Es macht sie «hart», sich zur Schau stellen zu dürfen. Und die Abendgesellschaft spielt begeistert mit. Die Damen (Damen???!) lassen es sich nicht nehmen, die Männlichkeit des Dieners in gewissen Abständen zu «prüfen». Im Verlaufe des Abends gefällt es den Damen (und natürlich dem Diener), sich unter dem Tisch bei weit geöffneten Schenkeln und unbedeckter Scham züngeln und schlecken zu lassen, während oberhalb der Tischkante das gepflegte Gespräch perlt. Wir wollen dieses Thema aber nicht vertiefen. Zu sagen wäre noch, daß der «Lohn an den Diener» darin besteht, daß er (nachdem er geschickt beim Servieren vorsätzlich gekleckert oder gepatzt hat) von den anwesenden Herrschaften zunächst getadelt und schonungslos verbal erniedrigt und manchmal sogar mit kleinen Lederpeitschen, die auf seinem nackten Hintern von allen Seiten herantanzen, gezüchtigt wird, was nicht selten dazu führt, daß eine «heiße weiße Fontäne» durch den Raum katapultiert wird, die der nachfolgende Diener als erste Amtshandlung aus dem Teppich reiben muß – was Gelegenheit gibt, sein knackiges Hinterteil wohlgefällig in Augenschein zu nehmen.

Elena und Mirko haben sich anläßlich einer Reise nach Hongkong ihre Genitalien naturgetreu abformen und in einer Art «körperidentischen Fleischgummi» für ihre umfangreiche Sammlung erotischer Gegenstände nachbilden lassen, die in einem Geheimkabinett in einem ihrer Häuser versammelt sind und dort für gute Freunde raffiniert präsentiert werden.

Elena (als engagierte Exhibitionistin) hat kürzlich in einem Privatkreis in London (mit Maske) gekonnt gestrippt und dabei ihren teuren Seidenslip der Extraklasse (den sie bewußt vorher drei Tage nacheinander ohne Intimhygiene getragen hatte) für einen guten Zweck versteigert. Einem örtlichen Waisenhaus wurden am nächsten Tag anonym 500 englische Pfund zugesendet.

Elena und Mirko waren im übrigen nach dem Strip-Ereignis gemeinsam so angetörnt, daß sie sich bis zum Morgengrauen in ihrer Hotel-Suite hemmungslos sexuell austobten und sich beide genug waren.

Es ist vielleicht angemessener, mit weiteren Schilderungen einzuhalten, um nicht zu viel Platz zu beanspruchen. Andere sollen auch noch zu Wort kommen.

Wir grüßen zugleich im Namen unserer Freunde.
Auf bald!
Sarah und Jürgen aus dem Raum Hamburg

Was Kontaktanzeigen an Vielfalt bieten können

Über eine Anzeige im Sex-Kontakter hatten wir uns mit einem Ehepaar aus der ehemaligen DDR bekannt gemacht. Der brieflichen Fühlungnahme folgten eine Reihe von offenen Telefongesprächen, die besonders mir als Frau die Wangen vor Erregung rot werden ließen. Außergewöhnlich gebildete und freimütige Mitmenschen. Bereits nach kurzer Zeit hatte sich ein hohes Sympathiepotential aufgebaut. Wir peilten deshalb ein möglichst rasches Treffen an, was aber zunächst nicht realisiert werden konnte, weil beide Paare auf ihre schulpflichtigen Kinder Rücksicht nehmen mußten.

Die Möglichkeit einer ersten Begegnung ergab sich dann aber schneller, als wir gedacht hatten. Die neuen Freunde aus Brandenburg riefen nämlich eines Abends an und erkundigten sich, ob wir Lust hätten, sie in etwa vierzehn Tagen im Raum München zu treffen. Sie seien zu einer erotischen Soiree eingeladen und dürften verläßliche Gäste mitbringen. Sie würden gegebenenfalls für uns in ihrem Stammhotel ein Doppelzimmer mit reservieren wollen. Wir konnten freudig erregt zusagen.

Unser Trip abseits der Alltagsroutine führte uns vor Augen, daß wir uns unbedingt öfter solche Freiräume verschaffen sollten.

Außerdem eine Kollektion von verschiedenenfarbigen Strümpfen, Handschuhen, Modeschmuck, Hüten, Masken sowie hochhakkigen Pumps, Sandaletten und schenkellangen Stiefeln. Für mich mit im Gepäck auf Grund ausdrücklicher Anweisung unserer Freunde: Seidenbluse kombiniert mit einem Wickelrock als vorgeschriebene Kleidung für die Soiree. Auf meine Frage, warum wir Frauen mit solch einer Kleiderordnung bedacht worden seien, erhielt ich keine erschöpfende Antwort, nur den Hinweis, das sei Voraussetzung für den Clou des Abends. Obligatorisch mit uns auf Reisen unsere bewährte Foto- und die Video-Kamera. Außerdem eine Kollektion Tennisschläger und Tennisbekleidung für meinen Mann, der verrückt nach Tennis ist. Damit verbindet er eine noch größere Leidenschaft als für Sex und Erotik.

Im Vertrauen gesagt, ich bin in der Rückschau überhaupt nicht böse, von den besagten zwei Latin-Lovern vorzüglich «bedient» worden zu sein.

Wir erreichten unser Hotel bereits um die Mittagszeit. Unsere Freunde waren noch nicht eingetroffen, aber wir konnten am Nachmittag zusammen Kaffee trinken, uns beschnuppern und den anstehenden Abend besprechen.

Wir vier mochten uns auf Anhieb. Wir starteten gestylt in der geforderten Abendgarderobe zur Soiree. Am Ziel angelangt, fuhren wir über weiße Kieswege in einen recht großen Privatpark, der von hohen Mauern umgeben war. Neben einem dreistöckigen Haus von schloßartigen Ausmaßen, was durch zahlreiche Erker und Gesimse noch betont wurde, parkten bereits gut ein Dutzend recht noble Limousinen. Wir stellten uns daneben und gewahrten in der herabfallenden Dämmerung, wie uns eine weibliche Person in Dienertracht aus der Tür eines Anbaus zuwinkte, um uns zu bewegen, dort einzutreten. Was wir bereitwillig taten und uns in einer kleinen Bibliothek wiederfanden. Auf zwei Tischen waren Masken für die Besucher ausgebreitet. Es gab schmale Damenmasken, die mit verschiedenfarbigen Pailletten besetzt waren und passend zur Farbe der Abendgarderobe ausgesucht werden konnten. Für Herren war die Auswahl nicht so groß. Die meisten Masken waren schwarz und breiter als die Damenmasken und mit angearbeitetem Nasenstück. Für ganz Vorsichtige gab es Masken, bei denen vor der Mundpartie ein kleiner Stoffvorhang mit gezackten Rändern befestigt war. Wer diese Maske wählte, war zwar prima inkognito, hatte aber im Verlaufe des Abends Schwierigkeiten, etwas zu trinken oder bei den belegten Häppchen zuzugreifen, weil immer der Vorhang im Wege war.

Irgendwie begann die Sache Spaß zumachen. Wir wählten unsere Masken, verließen die Bibliothek und landeten in einer großen Eingangshalle, die von einer breiten Marmortreppe dominiert wurde, die zunächst auf einem Podest endete und sich von dort nach rechts und links verzweigte und an den Enden eines Umgangs im ersten Stock einmündete, der mit Säulen gesäumt war. Zwischen den Säulen goldbronziertes schmiedeeisernes Flechtwerk im Jugendstil. Die Jugendstilelemente wiederholten sich im ganzen Hause am Baukörper und an den wenigen Möbeln. Man hatte die Zimmer, etwa ein Dutzend an der Zahl, weitgehend ausgeräumt und mit Stellwänden unterteilt.

In den museumsmäßig hergerichteten Räumen hatte der (im übrigen unbekannt gebliebene) Hausherr eine Ausstellung von erotischen Fotografien, Gemälden und Gegenständen versammelt. Bilder und Gegenstände, um die Lust zu feiern. Keiner konnte sich der Faszination entziehen, die die Ausstellung durchströmte. Und später gab es ja noch «einen drauf» beim «Clou» des Abends. Die einzelnen Fotos wurden von kleinen Spotlights beleuchtet, die zwischen straffen Drähten klemmten, die kreuz und quer durch die Räume gespannt waren. Dadurch ergaben sich Bereiche mit viel Licht sowie schattige Stellen, die hinter einigen der raffiniert zueinander gefügten Bildwände sogar Dunkelzonen bildeten. Dort standen Polstersessel und kleine Ottomanen, die im Verlaufe des Abends zu intimen Begegnungsstätten werden sollten.

Die Hausherrin oder der Hausherr blieben genauso anonym wie alle Anwesenden. Unsere Freunde waren bereits einmal hiergewesen und kannten einige Gäste trotz Maske wieder, wußten aus diskreter Quelle, daß sogar drei Paare extra aus Australien und Neuseeland angereist waren und auch Leute aus Südafrika erwartet würden.

Es gab weibliche und männliche Dienstboten, die herumgingen und von ihren Tabletts Mineralwasser, Sekt, Bier und Kanapees anboten. Alle maskiert wie die Gäste, einige der Diener mit ledernen

Vollmasken, um hundertprozentig unerkannt zu bleiben, denn diese Männer, die bisher nackt, barfuß und mit einem ledernen Lendenschurz bekleidet servierten, taten im Vollzug des noch zu schildernden «Clous» ihren Lendenschurz weg, um – nur noch mit einer Dauererektion bekleidet – weiterzuservieren, das Glied und den Hodensack in einem ledernen Geschirr oder mit Schnüren abgebunden.

In den einzelnen Räumen erklang wohltuend leise Musik aus zahlreichen versteckten Lautsprechern. Wir gingen durch die Räume, in denen indirekt beleuchtete Vitrinen aufgestellt waren, in denen echte Keuschheitsgürtel, Godemiches, Vibratoren, südamerikanische und griechische, erotische Keramik und verschiedene S/M-Utensilien ausgestellt wurden.

Mir tat es um den schönen Parkettfußboden leid. Wir Frauen trugen ausnahmslos hochhackige Pumps, Sandaletten und Stiefel und hinterließen kleine, runde Abdrücke auf der vorher makellosen Oberfläche des Holzes. Von den sechs bis acht Edelkatzen drohte dem Fußboden jedoch keine Gefahr, die auf weichen Pfoten umhergingen und sich an den Beinen der Gäste schubberten. Ihre mit kleinen Straßsteinchen besetzten Halsbänder blitzten beim Eintritt in die Lichtbereiche. Zwei Paare verließen enttäuscht, nahezu wütend die Abendgesellschaft. Wahrscheinlich allergisch gegen Katzen. Sie kamen nicht mehr in den Genuß des «Clous», der in einem ersten Schritt (durch welch auslösendes Zeichen auch immer) vorsah, daß die begleitenden Herren ihren Damen die Blusen aufknöpften.

Erigierte Nippel auf den Bergesspitzen signalisierten die bei uns Frauen ablaufenden, sexuellen Emotionen. Die lesbisch verbundenen Freundinnen nestelten sich gegenseitig den Chiffon auf. Die Einzelherren schwirrten eilfertig umher und warteten auf Zeichen von Paaren, die für die Nacht einen «Verstärker» suchten.

Ich selber war eine der letzten, die sich den männlichen und weiblichen blitzenden Augen hinter den verschiedenen Masken exhibitionistisch aussetzte. Zuerst mit viel Schamgefühl, obwohl ich mich meiner kleinen, festen Brüste nicht zu schämen brauche, die im Alltag kein Büstenhalter umhüllt. Mein Gesicht glühte. Mein Herz pumpte mir vor Erregung fast den Hals zu. Aber ich beruhigte mich bald und konnte auf einmal den süßen Prickel der Lust genießen, der in mir aufgestiegen war und sich wärmewallend im Gemüt und im Körper verbreitete.

Dann folgte der zweite Teil des «Clous».

Es war eine lasziv-groteske Situation: die Männer in ihren konventionellen Abendanzügen, und die Frauen letztendlich mit offener Bluse und in Strapsen oder mit halterlosen Strümpfen, die Schamgegend frei, wobei es üppige Behaarung bis zum Bauchnabel zu bewundern gab, aber auch total rasierte Venushügel oder konturrasierte Versionen. Die «Irokesentolle» (ein schmales, senkrechtes, haariges Ausrufezeichen), die mir mein Mann kürzlich unten rasiert hatte, paßte wunderbar in den Reigen der exponierten Mösen. Unsere Freundin aus Brandenburg war unten nahezu ähnlich getrimmt. Sie und ich sahen uns an, lächelten und besiegelten unsere wohligen Gefühle mit einem Kuß.

Ich erinnerte mich plötzlich an den Ausspruch eines Freundes: «Sinnlichkeit hing samendick im Raum.»

Auf den Sesseln und Ottomanen hinter den wie ein Paravent wirkenden Stellwänden gab es heiße Vorspiele. Ehemänner führten ihre Frauen den ins Auge gefaßten Einzelherren zu, die mit Zunge und Händen schon mal Maß nehmen konnten, bevor es ein Stockwerk höher ging, wo für alle genügend Liebeszimmer vorbereitet waren.

Gruppen zu viert und zu fünft gingen mit erhitzten Gesichtern an uns vorüber nach oben.

Uns war es peinlich, hinter die Kulissen zu schielen, auch wenn brünstiges Gestöhne und eindeutige Liebesgeräusche fast dazu aufforderten.

Wir besprachen uns kurz und beschlossen, umgehend in unser gemeinsames Hotel zurückzufahren, um den Abend zu viert ausklingen zu lassen. Appetit hatten wir uns genug geholt.

Es war lustig und sehr befriedigend für alle. Natürlich kamen wir safer zueinander, wobei wir zur Auflockerung selbstleuchtende Kondome besorgt hatten, die großen Anklang fanden. Für mich selber war der Genuß ein wenig eingeschränkt, weil ich einen totalen Orgasmus nur bekomme, wenn ich sehr lange aktiv bewegt werde. Bei meinen beiden ständigen Liebhabern und meinem Mann ist das gewährleistet. Aber der «Brandenburger» ist sehr stark gebaut und feurig und hat ein Repertoire von sexuellen Ausdrücken drauf, die man bei einem Professor nicht vermuten würde. Auch darauf fahre ich ab, wenn es mir langsam kommt.

Wir werden uns bestimmt wiedersehen und streben an, uns eines Tages, wenn wir uns besser kennen und uns gesundheitlich sicher sind, ohne Gummi zu genießen.

Schade, wie schon gesagt, daß unsere Freunde bald ins Ausland gehen und wir uns wohl nur drei- bis viermal im Jahr wiedersehen können. Ein Paar dieser Klasse, etwa Anfang Vierzig, würden wir deshalb gern noch zusätzlich kennenlernen wollen.

Das mit der Soiree zum Appetitholen finden wir nach wie vor prima. Wir kennen Freunde, die mitmachen und eine passende Wohnlichkeit für den Abend zur Verfügung stellen würden. Natürlich nicht so exquisit wie in München, aber immer noch auf hohem Niveau.

Kristi & Guntram

Die Überraschung

Ich bin wirklich froh, daß es den Sex-Kontakter gibt. Wo sonst hätte ich eine adäquate Partnerin gefunden? Aber ich will Ihnen alles von Anfang an erzählen: Mein Mann Michael ist ein eher schüchterner Mensch – im Gegensatz zu meinem Temperament. Er rückt nur sehr schwer mit der Sprache heraus. In den ersten Jahren unserer Ehe war die Welt für uns auch im Bett noch völlig in Ordnung. Dann ließ Michael aber immer mehr nach. Er hat auch einen sehr streßigen Job, und eine gewisse Langeweile macht sich wohl in vielen Ehebetten breit, wenn die erste Leidenschaft verraucht ist.

Bis zu jenem Morgen im Frühling, als ich voller Energie den Frühjahrsputz in Angriff nahm. Ich wollte unter unserem Bett mal gründlich Reinemachen, als ich dabei ein Heft hervorkramte. Es war ein Sexmagazin, in dem es zwei Frauen und ein Mann miteinander trieben. Ich legte es an seinen Platz zurück, aber es beschäftigte mich die ganze nächste Woche. Dabei fiel mir auch wieder ein, daß es Michael immer sehr erregte, wenn eine solche Szene in einem Sex-Film gezeigt wurde. Die ersten Tage war ich wütend und enttäuscht, dann aber überkam mich eine gewisse Neugier, und ich kramte das Heft noch einmal unter dem Bett hervor. Ich besah mir die Bilder wieder, diesmal eingehender, und wenn ich ehrlich sein soll, dann kann ich nicht abstreiten, daß es mich diesmal sehr erregte. Ich spielte nun selbst mit dem Gedanken, so etwas in die Tat umzusetzen.

Am nächsten Tag erhielt ich durch die Post einen Werbebrief Ihres Versandhauses, wo wir schon länger sehr zufriedene Kunden sind. Dort wurde der neue Sex-Kontakter angeboten, den ich sogleich bestellte. Es dauerte nicht lange, und ich hielt das Exemplar in den Händen. Ich studierte sorgfältig die Kontaktanzeigen. Bald fand ich etwas Passendes, eine junge, attraktive Bi-Frau, die sich eine Bekanntschaft mit einem netten Paar wünschte. Die Dame wohnte wohl in unserer Umgebung, und ich schrieb sie an.

Nach kurzer Zeit rief sie mich an, und wir fanden uns auf Anhieb sympathisch.

Wir verabredeten uns vorerst einmal allein und trafen uns in einem kleinem, gemütlichen Café. Nach einer netten, zwanglosen Unterhaltung erzählte ich ihr von den Vorfällen, und daß ich nun selbst meine Neigung entdeckt hätte. Wir schmiedeten einen Plan.

Am kommenden Wochenende holte ich Daniela ab und nahm sie mit nach Hause. Wir hatten uns aufreizend gekleidet und besonders sorgfältig geschminkt. Dann tranken wir Kaffee und warteten auf Michael, der sich ein Fußballspiel angesehen hatte. Als er kam, war er glänzender Laune, scheinbar hatte seine Mannschaft das Spiel gewonnen. Er sah mich an und stutzte. «Liebling, haben wir noch etwas vor heute ?» fragte er und gab mir einen Begrüßungskuß. «In der Tat, mein Schatz», entgegnete ich und lächelte zweideutig. «Darf ich dir meine Schulfreundin Daniela vorstellen? Wir haben uns vorhin nach Jahren zufällig in der Stadt getroffen.»

Michael begrüßte Daniela und sah sie lange an. Sie gefiel ihm, das war nicht zu leugnen. Michael verschwand kurz in der Dusche, und Daniela und ich planten unsere weitere Vorgehensweise. Daß sie ihm gefiel war gut, die erste Hürde war genommen. Doch auch

Michael hatte sich wohl unter der Dusche schon seine Gedanken gemacht. Denn als er frisch duftend und ebenfalls in schicker Kleidung ins Wohnzimmer kam, fragte er: «Wenn deine Freundin noch nichts Besseres vorhat, dann würde ich euch heute Abend gern zum Griechen einladen.» Das paßte uns ausgezeichnet, und Daniela sagte freudig zu.

Beim Griechen speisten wir fürstlich in einer kleinen, verschwiegenen Ecke bei Kerzenschein. Der schwere Rotwein stieg uns allen schon bald zu Kopf, und Michael spielte sein Talent als geschickter Unterhalter aus. Er zeigte sich von seiner besten Seite, und wir hatten eine Menge Spaß miteinander. Manchmal wurde die Situation auch brenzlig, wenn Michael uns Fragen nach unserer gemeinsamen Schulzeit stellte. Wenn wir uns dann ratlos ansahen oder gegensätzliche Antworten gaben, schoben wir es auf den Alkohol.

Spätabends bestellten wir drei uns angeheitert ein Taxi und fuhren nach Hause. Wir hatten beschlossen, Daniela bei uns auf der Couch schlafen zu lassen, da ein Taxi bis zu ihrem Wohnort unnötig teuer gewesen wäre.

Zu Hause angekommen, alberten wir noch eine Weile herum und tranken gemeinsam noch eine Flasche Wein. Dann stand ich auf und legte eine Videocassette in den Rekorder. Es war ein Sex-Film mit zwei Frauen und einem Mann. Daniela hatte das vorher ausgemachte Zeichen verstanden, und nun machten wir beide uns – eine rechts, eine links von Michael – daran, ihn langsam auszuziehen. Michael verstand sofort, stellte aber keine Fragen, sondern fing an, uns abwechselnd zu verwöhnen und zu entkleiden.

Erst verwöhnten Daniela und ich gleichzeitig Michael, der dadurch so in Form kam wie schon lange nicht mehr. Dann beglückten mich Daniela und mein Mann gleichzeitig, und am Schluß unserer ausgedehnten Liebesnacht zogen Michael und ich alle Register, um Daniela glücklich zu machen. Es war eine ganz neue, wahnsinnig erotische Erfahrung. Und noch heute treffen wir uns regelmäßig, aber nicht allzu häufig mit Daniela. Das Sexleben zwischen Michael und mir hat durch diese Bereicherung einen ganz frischen Wind erfahren, und Michael ist jetzt viel lockerer. Er hatte sich nicht getraut, mich auf seinen Wunsch anzusprechen, weil er befürchtet hatte, daß seine Wunschträume bei mir auf Ablehnung stoßen würden. Jetzt ist er wieder viel freier und ein glücklicher und ausdauernder Liebhaber. Dieses gemeinsame Abenteuer hat uns beiden viel gebracht und unser Vertrauen zueinander noch verstärkt, da mein Mann nun weiß, daß er mir heimliche Wünsche offen anvertrauen kann.

Es ist wirklich ein Glück, daß es Ihren Sex-Kontakter gibt, sonst wäre unser Sex-Leben weiterhin so unbefriedigend verlaufen.

Ihre Christiane

Heiße Sauna-Spiele

Vergangenes Wochenende ist es passiert. Es war einfach wunderbar. Ich heiße Jennifer und bin 21. In der letzten Zeit hatte ich einige Enttäuschungen mit Männern erlebt und erstmal genug von ihnen. Angeregt durch diverse Filme und Magazine, keimte in mir immer mehr der Wunsch auf, mal eine Beziehung mit einer Frau zu versuchen. Durch ein Inserat im Sex-Kontakter wurde ich auf Julia aufmerksam, die zwei Jahre älter ist als ich und in der nächsten Kreisstadt wohnt. Ich schrieb ihr einfach, ohne lange zu zögern, und bekam auch bald einen Brief von ihr mit einem Foto. Sie war groß, dunkelhaarig, schlank, und hatte wunderschöne, hellbraune Augen. Nachdem ich ihr nochmals geschrieben und ebenfalls ein Foto von mir beigelegt hatte, rief sie mich an.

Eines ihrer Hobbies war Schwimmen, und so verabredeten wir uns in dem Thermalbad ihrer Heimatstadt.

Ich kaufte mir schnell noch einen knappen, aufreizenden Bikini und fuhr los. Ich hatte keine Mühe, sie in dem angrenzenden Café herauszufinden, weil ich sie vom Foto her ja schon kannte. Wir begrüßten uns, und irgendwie war es fast, als würden wir uns schon lange kennen. Wir funkten in vielem auf der gleichen Wellenlänge.

Nach einem Espresso lösten wir die Tageskarten für das Thermalbad. Als sie mir dann in einem schwarzweiß getigerten, knappen Bikini gegenüberstand und ich meine Blicke ihren schlanken, sonnengebräunten Körper hinabwandern ließ, bekam ich prompt Herzklopfen und wackelige Beine. Auch sie musterte mich wohlwollend und lächelte mich verführerisch an. «Ich weiß ja nicht, wie es dir geht, aber ich brauche jetzt dringend eine Abkühlung», hauchte sie. Ich nickte nur beipflichtend, und wir nahmen unsere Handtücher und stürzten uns in die Fluten.

Wir zogen das ganze Programm des Thermalbades durch, probierten die Wasserrutsche aus, den Wildwasserkanal, den Whirlpool und vieles mehr. Immer wieder trafen sich unsere begehrenden Blicke, und ich muß zugeben, daß ich schon vom ersten Moment total heiß auf Julia war.

Julia hatte eine unglaublich erotische Anziehungskraft auf mich. Angenehm erschöpft von den sportlichen Betätigungen, gönnten wir uns eine halbe Stunde unter dem Solarium und erzählten uns gegenseitig Geschichten aus unserem Leben. Auch sie hatte zur Zeit keine Lust mehr auf Männer, es war ihr ähnlich ergangen wie mir. Wir holten uns eine eiskalte Cola und unterhielten uns weiter. Das Thermalbad leerte sich so langsam, es war schon 21.30 Uhr, die Zeit war wie im Fluge vergangen. Plötzlich sagte Julia: «Jetzt haben wir das ganze Programm genossen, bis auf eines!» «So, was fehlt denn noch?» fragte ich neugierig zurück. «Die Sauna!» antwortete sie.

Ich willigte ein, und wir huschten noch schnell in die Sauna, in der sich um die Zeit kein Mensch befand. Ich setzte mich auf eine der Bänke und lehnte mich gemütlich zurück. «Aber doch nicht im Bikini ...», lachte Julia und kam auf mich zu.

Dann streifte auch sie sich ihren Bikini vom Körper, und ich betrachtete atemlos ihren nahtlos gebräunten Körper. Julia legte sich neben mich auf die Holzbank. «Du bist wunderschön, intelligent, und lieb», sagte sie. «Bei dir könnte ich die Männer ganz und gar vergessen.»

Und plötzlich beugte sie sich über mich und gab mir einen langen, zärtlichen Kuß. Ihre schlanken, langen Finger streichelten mich am ganzen Körper, und ich mußte mich sehr beherrschen, um nicht vor Lust laut zu schreien. Wir liebten uns ganz sanft, bis wir die wilde Leidenschaft nicht mehr bremsen konnten, die uns überkam. Die Angst, es könne uns jemand überraschen, stachelte uns irgendwie noch zusätzlich an. Es war ein unbeschreibliches, fremdes Gefühl für mich. Das erste Mal mit einer Frau zu schlafen und obendrein die Gefahr, ertappt zu werden. Es war einfach wunderbar!

Wir hatten völlig die Zeit vergessen während unseres heißen Liebesspiels. Als wir schließlich, wieder in unserer kompletten Kleidung, abgehetzt und erhitzt am Ausgang standen, mußten wir eine Viertelstunde lang laut klopfen und rufen, bis uns eine Reinigungskraft herausließ. «Ja, ja, in der Sauna kann einem aber auch recht heiß werden», sagte die Putzfrau. Julia und ich grinsten uns nur spitzbübisch an.

Ich bin mit Julia noch heute zusammen, und wir verstehen uns einfach glänzend.

Jennifer

Vollmond am Baggersee

Ich heiße Brigitta, und bin schon seit einiger Zeit auf der Suche nach einem lieben, attraktiven Jungen gewesen. Die Inserate in den hiesigen Tageszeitungen brachten nicht den gewünschten Erfolg. Mit ein paar jungen Männern traf ich mich, aber es waren ausnahmslos phantasielose Langweiler gewesen. Ich wollte die Hoffnung schon aufgeben, weil ich dachte, daß bei Männern, die Inserate aufgeben, immer irgendetwas nicht stimmt, da entdeckte ich bei einer Freundin den Sex-Kontakter. Ich blätterte ein wenig darin und fand dann eine Anzeige, die mich sofort ansprach. Meine Freundin wußte von meinen fruchtlosen Versuchen, einen lieben Freund zu finden, und ermunterte mich zu antworten. Okay, dachte ich mir, einmal probiere ich es noch. Und so lernte ich Klaus kennen, mit dem ich seitdem glücklich bin.

Ich hatte schon fast vergessen, daß ich auf das Inserat geantwortet hatte, weil ich zu dieser Zeit in Vorbereitungen für meine Meisterprüfung steckte und sehr viel zu lernen hatte. Die Sonne schien, das Wetter war einfach traumhaft. Es war ein Donnerstagnachmittag im Hochsommer, und ich lag auf dem Bett über meine Bücher gebeugt. Plötzlich klingelte das Telefon, und es meldete sich ein Mann namens Klaus. Zuerst wußte ich nicht, was ich damit anfangen sollte, doch schnell stellte sich heraus, daß er auf meinen Antwortbrief hin anrief. Wir plauderten eine Weile über dies und jenes, wobei er sich recht witzig und charmant zeigte. Langsam wurde ich auf ihn sehr neugierig, und als ob er meine Gedanken erraten hätte fragte er mich, ob ich am Wochenende schon etwas vor hätte. Eigentlich wollte ich ja noch lernen, aber das konnte nun ein paar Tage warten, ich hatte schon fast den ganzen Stoff durch. Er lud mich zu einer Grillparty am Baggersee ein, da er zufällig am Wochenende seinen 27. Geburtstag feierte. Also paßten wir auch altersmäßig gut zusammen, ich bin drei Jahre jünger.

Schon am Samstagmorgen war ich in heller Aufregung und durchstöberte meinen Schrank nach der passenden Kleidung. Schließlich entschloß ich mich für meinen Jeansmini und ein schwarzes, raffiniertes Sonnentop. Dann legte ich noch ein wenig Make-up auf.

Pünktlich um 16.00 Uhr klingelte es an der Tür, denn Klaus hatte versprochen mich abzuholen.

Seine stahlblauen Augen blitzen freundlich, und seine schulterlangen, dunklen, gewellten Haare wirkten sehr gepflegt. Er trug eine schwarze Jeansshorts und ein türkisfarbenes Hawaihemd. Er war einen halben Kopf größer als ich und hatte eine durchtrainierte, sportliche Figur. Er musterte mich verstohlen, schien aber auch zufrieden zu sein, denn er strahlte mich mit einem lieben Lächeln an. Als ich mich gefangen hatte, übergab ich ihm ein kleines Päckchen und wünschte ihm alles Gute zum Geburtstag. Ich hatte ihm eine Kassette gekauft mit den neuesten Schmusesongs, mit dem Hintergedanken, daß wir diese während der Autofahrt hören könnten. Ich griff meine Tasche, und wir stiegen in sein weißes Golf-Cabriolet. Er freute sich riesig über mein Geschenk und legte die Kassette auch gleich ein. Während der ganzen Fahrt hörten wir nun romantische Musik, und ich genoß den Fahrtwind, der mir um die Nase blies. Ab und zu erwischten wir uns gegenseitig, wie wir uns heimlich von der Seite ansahen. Nach einer guten halben Stunde waren wir am Baggersee angekommen, und ein paar seiner Bekannten waren auch schon da. Sie gratulierten ihm und warfen anerkennende Blicke in meine Richtung. Klaus schien stolz auf mich zu sein.

Als alle eingetroffen waren, es waren ein gutes Dutzend Leute, eine wirklich nette und peppige Clique, trugen die Jungs ein kleines Volleyballturnier aus. Klaus schwitzte und zog sein Hemd aus.

Ich feuerte ihn nach Leibeskräften an. Seine Mannschaft gewann schließlich nach einem harten Kampf, und Klaus mußte sich erst einmal ausruhen. Er ließ sich ins Gras neben mich plumpsen, und wir redeten eine ganze Weile über alles mögliche. Als die Dämmerung hereinbrach, wurden allerhand leckere Sachen gegrillt, und es gab leichte alkoholische Getränke und verschiedene Fruchtsäfte.

Mittlerweile war es nun ganz dunkel, nur der Vollmond spiegelte sich romantisch in dem Baggersee. Die Pärchen lagen, müde von der Hitze des Tages und dem reichlichen, guten Essen, auf ihren Wolldecken und plauderten, andere schmusten.

«Weißt du, was ich brauche?» fragte Klaus.

«Keine Ahnung, was denn?» antwortete ich.

«Ein schönes kühles Bad. Kommst du mit?»

«Aber ich habe gar keinen Badeanzug dabei!» entgegnete ich.

«Macht doch nichts,» sagte Klaus «es ist doch sowieso dunkel, und die Fische werden es nicht erzählen können.»

Er sah mich verschmitzt an, faßte mich bei der Hand und zog mich von der Decke hoch. Am Ufer zogen wir uns aus, liefen ins Wasser und schwammen eine ausgedehnte Runde, wobei er so zum Spaß ein paarmal unter mir durchtauchte und mich dabei streifte, was mich schon erregte. Als wir genug vom Schwimmen hatten, griff ich zu einer weiblichen List. Am Ufer tat ich so, als ob ich ausrutschte und Klaus fing mich natürlich auf.

Da standen wir nun, nackt und pudelnaß, hielten uns im Arm und sahen uns tief in die Augen. Nach einem endlosen Augenblick küßte mich Klaus lang und feurig. Wir ließen uns vorsichtig fallen, lagen halb im Wasser und halb auf dem Ufer, als wir unsere Leidenschaft füreinander nicht länger beherrschen konnten. Wir liebten uns auf der Stelle, dort wo wir gerade waren. Klaus war dabei so zärtlich und einfühlsam, daß ich fast glaubte zu träumen.

Als wir zurückkamen, waren die meisten schon in ihren Zelten verschwunden, und die anderen grinsten uns wissend an. Wir grinsten einfach fröhlich zurück, wünschten eine Gute Nacht und zogen uns in Klaus' Zelt zurück, wo wir uns bis zur Morgendämmerung liebten und dann engumschlungen einschliefen. «Du bist mein schönstes Geburtstagsgeschenk!» flüsterte Klaus, als er mich am nächsten Tag mit einem bunten Feldblumenstrauß in seiner Hand wachküßte.

Bald hat Klaus wieder Geburtstag, und raten Sie mal, was wir tun werden. Wir werden wieder zelten, und zwar an unserem Baggersee. Ich bin wirklich überglücklich! Klaus ist ein richtiger Traumprinz. Man sollte eben niemals aufgeben, und ich darf gar nicht daran denken, was für eine schöne Zeit ich versäumt hätte, wenn ich damals nicht auf sein Inserat im Sex-Kontakter geantwortet hätte.

Ihre Brigitta

Die Super-Filmnacht

Mein Name ist Boris, bin 29 Jahre alt und habe eine ganz besondere Leidenschaft. Leider konnte ich die bisher nicht befriedigen, bis ein Freund mir riet, doch mal im Sex-Kontakter zu annoncieren. Schon beim ersten Anlauf konnte ich meine Träume in die Tat umsetzen.

Ich bin ein Hobby-Fotograf und Filmer. Bisher hatte sich das Filmen und Fotografieren eher auf Familienfeiern und andere Anläße beschränkt. Bis mir eines Tages die Idee kam, daß ich gern einmal einen kleinen, privaten Sex-Film drehen würde. Dieser Gedanke setzte sich in meinem Kopf fest und wurde zu meinem größten Wunsch. Eine feste Freundin hatte ich zu der Zeit nicht, und Bekanntschaften, an die ich meinen Wunsch herantrug, reagierten verständnislos oder geschockt.

Doch dann kamen einige Zuschriften auf meine Annonce im Sex-Kontakter, teilweise mit Fotos.

Da ich ein großes Haus geerbt habe, lud ich kurzerhand die

Interessenten zu mir nach Hause ein, und bereitete alles für die Filmnacht vor. Von 11 Interessenten kamen tatsächlich 9, damit hatte ich nicht gerechnet, ich dachte, letztendlich würden mehr kneifen. Es herrschte leichter Männerüberschuß, aber das gab keine Probleme, wie sich später herausstellte.

Ich hatte viele Matratzen im Raum verteilt und Ton in Ton mit Stoffen überzogen, ein kaltes Büfett angerichtet und die unterschiedlichsten Getränke kaltgestellt. Die Scheinwerfer hatte ich auch schon ausgerichtet und meine zwei Videokameras postiert, um die Gemütlichkeit später nicht zu stören. Zur Anregung ließ ich auf dem Fernseher Sex-Filme laufen und warf großformatige Pin-Up-Dias auf die aufgestellte Leinwand. Auf den CD-Player hatte ich die passende Musik aufgelegt, den Raum verdunkelt und indirektes Licht geschaffen. Es konnte losgehen, und so nach und nach trudelten die Gäste ein. Ich war überrascht darüber, daß sie ausnahmslos gut aussahen und einen gepflegten Eindruck machten.

Die anfangs noch etwas gehemmte Atmosphäre lockerte sich schneller als angenommen.

Die ersten Pärchen küßten sich, die anderen zogen langsam nach. Ich selbst hatte eine hübsche, langbeinige Blondine kennengelernt, mit kurzem Trendhaarschnitt, einem extravaganten, fotogenen Gesicht und wundervoll üppigem Busen. Von da an ging alles sehr schnell, ich unterhielt mich angeregt mit Yvonne und hatte fast die Zeit vergessen. Als ich mich umsah, waren die meisten schon ausgezogen und fingen an, sich zu zweit oder zu dritt zu vergnügen. Ich entschuldigte mich kurz, stellte die beiden Videokameras auf Automatik und begab mich wieder zu Yvonne. Sie hatte in der Zwischenzeit einen erstklassigen Strip hingelegt, wie ich später auf der Videocassette bewundern konnte. Die Darsteller waren alle bestens im Bild, so daß ich erst später die Einstellung abändern würde. Jetzt wollte ich mich ausgiebig Yvonne widmen. Ich streichelte sie am ganzen Körper, und sie wand sich wollüstig unter meinen Fingerspielen. Dann bedeckte ich ihren wunderschönen Körper mit tausenden von Küssen, unter denen sie erschauderte. Ihrerseits machte sich sich mit geschickten Fingern an meinem besten Stück zu schaffen, so daß ich binnen kürzester Zeit einen Riesenständer bekam. Ich verwöhnte sie noch mit französischen Küssen, bis ich endlich in sie eindrang. Nach einer Weile gesellte sich noch eine weitere Frau zu uns, sie hieß Ramona, eine rassige Dunkelhaarige mit Glutaugen und Bronzekörper. Sie bat uns, mich ablösen zu dürfen, und Yvonne und ich waren einverstanden.

Es war eine so tolle Sex-Party, daß mir sogar irgendwann das Bandmaterial ausging, doch meine Laien-Darsteller setzten ihre Liebesspiele unbeeindruckt weiter fort.

Am nächsten Tag tauschten wir alle unsere Adressen aus, und ich schickte jedem eine Kopie der Filme. Es war natürlich Ehrensache, daß diese Filme auch privat bleiben und nicht mehr vervielfältigt würden. Irgendwann wollen wir das wiederholen, es hat allen wirklich Spaß gemacht, und wir stimmten überein, daß diese Filme etwas besonderes seien, da sie echt und nicht gespielt sind. Ich erhielt später von meinen Darstellern Briefe, in denen sie mir bestätigten, wie toll die Bänder geworden sind, und in denen sie anfragten, wann mal wieder eine Film-Nacht stattfinden würde. Übrigens, übernächstes Wochenende bin ich mit Yvonne und Ramona verabredet. Diesmal bleiben die Kameras im Schrank!

Ohne den Sex-Kontakter wäre mein Traum unerfüllt geblieben, und wer weiß, ob ich jemals Gleichgesinnte kennengelernt hätte.

Viele Grüße,
Ihr Boris

Sex im Sauna-Club

Liebe Sex-Kontakter-Redaktion! Ich muß einfach von diesem Erlebnis berichten, das ich mit Hilfe des Sex-Kontakters hatte. Wir waren durch eine Anzeige mit einem aufregenden Foto im Magazin auf Peter und Christine aufmerksam geworden. Nach einigen vielversprechenden Briefen verabredeten wir uns.

Michael und ich freuten uns wie verrückt auf den Samstagabend, an dem wir unsere Briefbekanntschaften persönlich kennenlernen sollten. Ich war nervös wie ein Schulmädchen vor dem Abtanzball, als ich vor dem Spiegel stand, um die passenden Sachen zum Anziehen zu finden. Und das, obwohl Michael und ich schon an etlichen Privat-Parties über Kontaktanzeigen teilgenommen hatten. Wir kannten Sex zu zweit, zu dritt und in Gruppen, die mehr Mitspieler hatten als eine Fußballmannschaft. Die Anzeige von Peter und Christine war so verführerisch gewesen, daß wir auch hier einfach antworten mußten. Durch Peter und Christine waren wir auch auf das Buch «Sex *im Salon*» gestoßen, und wir hatten uns zusammen für die «Sauna Tenne» entschieden und uns dort verabredet.

«Beeil dich», drängte Michael aus dem Wohnzimmer. Wieso war er immer so schnell fertig? Seine Safari-Hosen und das offene Seidenhemd, das seine behaarte Brust zeigte, wirkten zusammen etwas seltsam, hatten aber eine sehr maskuline Wirkung.

Ich hatte in letzter Zeit etwas zugenommen.

Das merkte ich jetzt. Ich suchte nach passenden Kleidern, um die Pfunde zu verstecken, und entschied mich schließlich für eine schwarze Netzstrumpfhose und ein passendes Oberteil. Darüber zog ich einen weiten, schwarzen Overall. Zum Schluß streifte ich die italienischen Schuhe mit den 10 Zentimeter hohen Absätzen über die Füße. Sexy. Jetzt noch ein verführerisches Parfüm aufgelegt, und es konnte losgehen. Michael wartete ungeduldig an der Tür. «Na endlich, du schwarze Versuchung», lachte er. Das Taxi wartete schon. Auf der Straße trafen wir unsere Nachbarin, Frau Müller. Wenn die gewußt hätte, wo wir hinwollten ...

Zehn Minuten später bog das Taxi auf den Parkplatz des ehemaligen Bauernhofes ein. An der Eingangstür mußte ich erst einmal tief Luft holen, bevor ich eintrat.

«Sauna Tenne». Der Club hatte im «Sex im Salon»- Führer gute Kritiken bekommen, wurde als gemütliche und originelle Sex-Bar beschrieben.

«Ein liebevoll restaurierter Bauernhof», hieß es, «mit schönen Zimmern auf der Tenne.»

«Gemütlich», war auch mein erster Eindruck, als ich eintrat. Diese undefinierbare und verheißungsvolle Atmosphäre. Zwar war es noch früh am Abend, aber es tummelten sich schon viele Paare im Raum. Da saßen Männer in dunklen Anzügen und anscheinend noch leicht gehemmte Damen in Cocktailkleidern neben völlig Nackten, die sich zu einem Drink an der Bar niedergelassen hatten. Irgendwie ein bißchen grotesk. Andere nackte weibliche Schönheiten tauchten verschwitzt aus den diversen Saunen auf oder planschten fröhlich im Whirlpool.

Natürlich interessierten Michael besonders die Frauen. Wie ein Kind im Spielzeugladen stand er mit großen Augen da und sah sich um.

Wir gingen in einen der schwach beleuchteten Videoräume, wo die Szenen und Geräusche eines scharfen Sex-Videos bereits drei andere Paare anheizten. Ich schaute gebannt zu, wie sie sich vergnügten.

Einer der Männer lag stumm und genießerisch auf dem Rücken, während ihn eine dralle Blondine eifrig mit ihrer Zunge bearbeitete. Daneben machte sich ein älterer, gut gebauter Mann über eine kleine Schwarzhaarige her, die sich vor ihm auf dem Boden verrenkte. Sie war völlig entzückt über die Potenzkraft ihres keuchenden Liebhabers.

«Du bist stark ... herrlich!» Ihre gellenden Anfeuerungsrufe übertönten noch die Lustlaute des Videofilms.

Das dritte, sehr attraktive Pärchen lag etwas abseits. Die beiden balgten und lachten ausgelassen, wobei sie sich gegenseitig mit heißen Zungenspielen verwöhnten, während die Hände ihre Körper erforschten. Alle sechs hatten uns nicht einmal bemerkt, so erregt und vertieft waren sie in ihr Spiel. Ich wette, daß sie einander vor einer Stunde noch völlig fremd waren. Ich spürte Michaels Atem im Nacken und fühlte seine Erektion durch den Stoff seiner Hose. Es würde nicht mehr lange dauern, bis wir genauso dalagen wie die sechs im Videoraum.

«Komm, wir ziehen uns schon mal aus», flüsterte er mir ins Ohr. «Weg mit den Klamotten!» Im Nu hatte er Hemd und Hose ausgezogen und war zur Bar gelaufen, während ich noch mit meiner Strumpfhose kämpfte. Als ich ihn einholte, fand ich ihn zusammen mit einem anderen Pärchen. Ich erkannte die beiden sofort, immerhin hatte ich genug Fotos von ihnen gesehen.

«Wo bleibst du denn?» sagte er. «Wir warten schon auf dich. Das hier sind sie: Christine und Peter, unsere netten Brieffreunde.»

Ich gab beiden die Hand und schaute sie mir genauer an. Christine war zierlich und apart, mit langen braunen Haaren und einer traumhaften Figur. Sie wirkte sinnlich. Sie warf meinem Mann aufmunternde Blicke zu und legte ihre Hand auf seinen Arm. Er strahlte. Auch mir hätte es gefallen, wenn sie mich angefaßt hätte. Ab und zu ließ ich mich auch ganz gern von einer Frau verführen, wenn ich sie sympathisch und interessant fand. Diese Christine wirkte wirklich sexy.

Eigentlich war niemand eine Konkurrenz für meinen Michael, was das Körper betraf, aber dieser Peter wirkte in Natura sehr männlich, und sein Aussehen gefiel mir: schlank, durchtrainiert – mit einem kantigen Gesicht und einem fröhlichen Lächeln.

Nachdem wir einige Wodka mit Orangensaft getrunken hatten, wurden wir lockerer. So etwas wie Vorfreude kam auf. Zwischen uns herrschte diese prickelnde Spannung, die einem unbekannten erotischen Abenteuer vorangeht. Michael war am ungeduldigsten. Als endlich ein Zimmer frei wurde, gab es kein Halten mehr. Michael hielt sich eng an Christine, und sie lachte entzückt, als sie seine Erektion im Rücken spürte. Im Zimmer gingen wir ohne Umschweife direkt zur Sache. Ich schloß die Augen und genoß die Berührungen, die streichelnden Hände der beiden Männer und ihre Zärtlichkeiten …

Nach diesem aufwühlenden Erlebnis lagen wir alle schweratmend, durchgeschwitzt und erschöpft zusammen. Christine hatte sich in die Arme ihres Mannes gekuschelt. Ich rollte mich in Michaels Umarmung und blickte ihn schläfrig an.

«Hat's dir gefallen? Wie wäre es mit einer zweiten Runde?» flüsterte er und blinzelte mir zu.

Aber man soll sein Glück nicht überstrapazieren. Wir tranken noch ein paar Gläschen, zogen uns an und verließen glücklich die «Sauna Tenne». Das war unser erstes, aber nicht unser letztes Treffen mit unseren Brieffreunden und auch nicht unser letzter Besuch bei einer Samstagabend-Party in der «Sauna Tenne». Ich freue mich auf das nächste Mal, denn hier stimmt einfach alles.

Liebe Grüße von Eurer Leserin,
Tina

Pumps und schwarze Strapse

Also wenn es den Sex-Kontakter nicht geben würde, dann wäre ich mit meiner Neigung immer noch unglücklich und allein. Nie hätte ich eine Frau kennengelernt, die mich so akzeptiert, wie ich bin, davon bin ich fest überzeugt. Nun habe ich meine verständnisvolle, tolerante Traumfrau kennengelernt, und das habe ich dem Sex-Kontakter zu verdanken!

Ich bin kein Transvestit, das möchte ich gleich vorausschicken. Aber trotzdem erregt es mich ungeheuer, wenn ich ab und zu schicke Damenwäsche trage. Nur privat natürlich, und auch sonst habe ich ein ganz normales Sex-Leben. Aber es erregt mich sehr, wenn meine Freundin mich manchmal bittet, in ihrer Reizwäsche vor ihr zu posieren. Sie hat mich sogar schon darin fotografiert, und dann haben wir uns hinterher gemeinsam die Fotos angeschaut.

Tja, und diese wunderbare, schöne Frau habe ich über mein Inserat in Ihrem Sex-Kontakter kennen- und liebengelernt.

Sie ist einfach eine faszinierende Frau: langes blondes Haar, schöne, haselnußbraune Augen und eine rassige Figur. Ihr Wohnort ist ca. 100 km von meinem entfernt, und so verbringen wir leider nur jedes Wochenende gemeinsam.

Als ich letztes Mal bei ihr ankam, empfing sie mich mit einem stilvollen Essen bei Kerzenschein und trug weiße, unschuldige Strapse, dazu ein weißes Straps-Hemd, weiße Pumps und einen im Schritt offenen Slip, ebenfalls passend in Weiß. Die weiße Reizwäsche bot einen faszinierenden Kontrast zu ihrer sonnengebräunten, seidenweichen Haut.

Wir nahmen an der liebevoll gedeckten Tafel Platz, tranken einen trockenen Weißwein, der hervorragend zu der gedünsteten Forelle paßte und mit den köstlichen Beilagen aufs beste harmonierte. Wir unterhielten uns angeregt, und ab und zu streifte sie mich wie zufällig mit ihrem Fuß, wobei sie mir verheißungsvolle Blicke zuwarf.

Dann machten wir es uns auf dem Sofa bequem, und sie schob eine Videocassette in ihren Recorder. Sie hatte ein Video mit einer Reizwäsche-Show ausgeliehen.

Wir diskutierten darüber, welche Kreationen uns besonders gut gefielen und welche weniger. Die Dessous-Vorführung erregte mich schon sehr, und ab und zu verschwand Britta in der Küche, um kleine Snacks zu holen oder Getränke kaltzustellen. Dabei stolzierte sie mit gekonntem Hüftschwung direkt vor meiner Nase herum, so daß sich meine Hose langsam aber sicher stark auszubeulen begann. Britta blieb das natürlich nicht verborgen, und sie lächelte mich triumphierend an. Dann setzte sie sich wieder neben mich und streichelte mein bestes Stück zärtlich durch den Stoff meiner Jeans hindurch.

«Ich habe da eine kleine Überraschung für dich», flüsterte sie mir ins Ohr. «Geh doch mal schnell ins Badezimmer», setzte sie hinzu und sah mich aufmunternd an.

Ich verschwand sogleich im Bad. Freudig erregt fand ich dort – liebevoll dekoriert – einen schwarzen Strapsgürtel, schwarze Seidenstrümpfe, eine schwarze Schnür-Corsage, ein Paar Pumps sowie ein knappes schwarzes Höschen vor. Dabei lag ein Kärtchen, auf dem stand: «Lieber Jürgen, ich hoffe, ich habe Deinen Geschmack getroffen. Jedenfalls kann ich mir diese edlen Dessous an Deinem atemberaubenden, schlanken Körper wunderschön vorstellen. Ich bin gespannt, wie Du Dir darin gefällst. 1000 Küßchen, bis gleich. Deine Dich liebende Britta.»

Versonnen las ich das Kärtchen ein zweites Mal, während ich die kühlen Seidenstrümpfe zärtlich und vorsichtig durch meine Finger gleiten ließ. Dann begann ich, mich zu entkleiden und legte sorgfältig die schwarze Reizwäsche an, darauf bedacht, die empfindlichen Strümpfe nicht zu zerreißen. Als ich damit fertig war, betrachtete ich mich ausgiebig im Spiegel. Der Slip konnte nur mit äußerster Mühe meine gewaltige Erregung verbergen, und mein kleiner Freund versuchte, sich an allen Seiten aus dem knappen String-Tanga hervorzumogeln. Zuletzt stieg ich in die hochhackigen Pumps, die leider etwas knapp waren, und stöckelte etwas unsicher und schüchtern aus dem Badezimmer heraus, den Blick schamhaft gesenkt. Britta empfing mich gleich im Wohnzimmer, hob mein Kinn an, gab mir einen zärtlichen Kuß auf den Mund, lächelte mir zu. «Du siehst wunderbar aus, Jürgen.» Dann zog sie mich auf das Sofa und nahm mich in ihre Arme. Eine Weile saßen wir so da und tauschten unzählige kleine Zärtlichkeiten aus.

«Findest du mich nicht irgendwie unnormal?» fragte ich Britta nochmals etwas scheu.

«Nein, gar nicht, im Gegenteil, mein Schatz», antwortete sie.

«Es macht mich sogar ungeheuer an», fügte sie hinzu und führte meine rechte Hand zu ihrer Lustgrotte.

Durch ihren Slip-Overt konnte ich nur zu deutlich spüren, wie feucht und erregt sie war. Ich begann, sie mit geschickten Fingerspielen zu reizen, und sie stöhnte leise, während sie mir langsam den engen Tanga von den Hüften streifte. Doch ich wollte es noch nicht sofort. Ich kniete vor der Couch nieder und ließ Britta meine französischen Zungenspiele genießen, bis sie sich in allerhöchster Erregung unter mir wand und laut stöhnte. Nachdem sie ihren ersten Höhepunkt erreicht hatte und ihre Lust ein wenig abgeklungen war, verwöhnte sie meinen Zauberstab mit ihrer weichen, heißen Zunge. Dann zog sie mich schnell auf sich, und nach ein paar heftigen, leidenschaftlichen Stößen explodierte ich mit nie vorher gekannter Wonne in ihrer Lustgrotte, wobei sie ihren zweiten Höhepunkt nur so hinausschrie.

Wir liebten uns noch die ganze Nacht. Es war einfach wahnsinnig schön. Wir beide sind davon überzeugt, daß wir füreinander geschaffen sind und besuchen uns regelmäßig. Irgendwann werden wir einen gemeinsamen Haushalt gründen, so daß wir unsere unbändige Lust aufeinander auch in der Woche genießen können.

Durch Ihr Magazin bin ich ein freier, selbstbewußter Mensch geworden, der nun nicht mehr von Selbstzweifeln geplagt wird, weil ich eine nicht so weit verbreitete Neigung habe, die vorher bei meinen Freundinnen nur auf Unverständnis stieß. Deshalb schrieb ich Ihnen meine Geschichte und möchte mich gleichzeitig dafür bedanken, daß Sie den Sex-Kontakter ins Leben riefen.

Ihr Jürgen

Sex zu viert

Ich heiße Jutta, bin 36 Jahre alt und in einem sozialpädagogischen Beruf tätig. Ich bin (nach vorausgegangener strikter Ablehnung) den Möglichkeiten nicht alltäglicher zwischenmenschlicher Beziehungen mit Hilfe des Sex-Kontakters zugetan. Wenn mir jemand vor einem halben Jahr gesagt hätte, es würde mich in Gedanken lustvoll kitzeln, ein Sex-Magazin herzunehmen und es nach potentiellen Partnern für das Bett zu durchforsten, den hätte ich mit Überzeugung ausgelacht.

Aber erstens kommt es anders und zweitens als man denkt. Mittlerweile stehe ich zu meinem erotischen Tick.

Und das kam so:

Mein Mann Ralf brachte vor ein paar Monaten abends einen Geschäftsfreund mit nach Hause, einen gutaussehenden Griechen, mit dem wir einen anregenden Abend bei Wein, Kanapees und vielfältigem Gedankenaustausch verbrachten.

Als unser Gast gegen Mitternacht gegangen war, waren mein Mann und ich in sehr aufgeräumter Stimmung. Wir teilten uns das Badezimmer, um uns bettfertig zu machen. Ich trug schon mein Nachthemd, während ich mich abschminkte.

«Sieht nicht schlecht aus, dein Geschäftsfreund», sagte ich ganz in Gedanken versunken zu Ralf und fügte lächelnd hinzu: «Ist bestimmt nicht schlecht im Bett ...»

Mit dieser provozierenden Äußerung löste ich eine Initialzündung aus. Ralf, der noch nackt war, bekam im Eiltempo eine Erektion und sah mich plötzlich so seltsam an. Erstaunen und eine gewisse Lüsternheit manifestierten sich in seinen Gesichtszügen. Er trat dicht hinter mich, begann mich zu streicheln. Ich fühlte seine harte Erektion durch mein dünnes Nachthemd an meinem Po und meinen Oberschenkeln. Mein lieber Mann war erregt wie schon lange nicht mehr. Es törnte mich an, von ihm so fest angepackt und an den strategisch empfindsamen Stellen gedrückt zu werden. Im Ehealltag ist er mir manchmal zu zögerlich, zu weich.

Mein Nachthemd blieb kurze Zeit später allein auf den Fliesen zurück, denn wir stürmten förmlich ins Schlafzimmer, fegten die Bettdecken in die Ecke und fielen gierig übereinander her.

Während Ralf mich streichelte, erzählte er mir vertraulich

einiges über den griechischen Geschäftsfreund, der einen sagenhaften Ruf als Frauenheld habe und als Geheimtip im Konzern gehandelt werde, nicht zuletzt weil er unten einiges zu bieten hatte, nämlich einen XXL-Dong. Und er fragte mich, ob ich mir vorstellen könnte, von solch einem Lover verführt zu werden. Natürlich beteuerte ich monogame Treue (meine seinerzeitige Grundhaltung), was mich aber nicht hinderte, Ralf mit einigen wohlgesetzten frivolen Andeutungen in bezug auf den Griechen anzuheizen. Mit Erfolg. Unser beider Phantasien trugen uns fort. Sex findet eigentlich eben doch im Kopf statt.

Um es vorwegzunehmen, mit dem Griechen sind wir kein intimes Verhältnis eingegangen. Er würde mich schon reizen. Aber es ist besser, davon Abstand zu nehmen, um Ralf im Konzern nicht angreifbar zu machen. Beide sind Ressortchefs und damit im Zweifelsfalle Konkurrenten.

Warum ich dies mitgeteilt habe? Nun, um zu bekennen, daß damals der Keim in mir entstand, zu neuen Sex-Ufern aufzubrechen. Ich wußte es nur noch nicht.

Ein paar Tage später wollte mich Ralf abends im Bett für ein Kontaktmagazin, eben den Sex-Kontakter, interessieren. Mir war aber nicht danach, das Heft anzusehen. Je mehr Ralf darauf hinwirkte, letztlich richtig bettelte, desto abweisender verhielt ich mich. Am Schluß waren wir beide verstimmt. Und natürlich kam in dieser Nacht auch die erotische Phantasie mit dem Griechen nicht mehr zum Zuge. Muffig schliefen wir ein.

14 Tage lief sexuell nichts zwischen uns. Wir trotzten wie die Kinder. Zum erstenmal empfand ich Ehefrust und dachte ziemlich kritisch über unsere mittlerweile fünfzehnjährige Ehegemeinschaft nach. Ralf mußte schließlich einige Tage auf Geschäftsreise. Das entspannte die häusliche Atmosphäre.

Eines Morgens nahm ich auf meiner Fahrt zum Dienst unser Altpapier mit, um es unterwegs in den Recycling-Container zu werfen. Beim Einfüllen in den relativ schmalen Einwurfschlitz fiel mir plötzlich der Sex-Kontakter vor die Füße, den Ralf besorgt hatte. Als ich das Heft dort liegen sah, packte mich die Neugier. Ich legte es unter eine der Gummi-Fußmatten in meinem Auto.

Nach Dienstschluß nahm ich zu Hause ein entspannendes Kräuterbad und zog mich mit einem Stapel Zeitungen und einem Glas

Wein ins Ehebett zurück, um mich der Muße hinzugeben. Die Anzeige eines Erotik-Versandhauses in einer der Zeitschriften brachte mir das Kontaktheft wieder ins Bewußtsein. Erst wollte ich nicht aus dem Bett, aber dann siegte die Neugier, und ich holte mir das Heft aus der Garage. Nachdem ich mir in meinen Kassetten-Recorder «Musik zum Träumen» eingelegt hatte, begann ich, im Sex-Kontakter zu blättern.

Im ersten Anlauf fand ich den Inhalt recht anregend. Ich holte mir einen Textmarker, las die Anzeigen mit Aufmerksamkeit und markierte die Stellen, die mich ansprachen. Schade, daß gerade bei diesen Passagen keine Abbildungen mitgeliefert wurden.

Im Verlaufe der Durchsicht stellten sich bei mir langsam erotische Gefühle ein, die sich in meinem Gemüt manifestierten, mir Gedankenlust verschafften. Das leitete zu lustvollem Masturbieren über, nicht zuletzt aber auch geschürt durch die wochenlange sexuelle Enthaltsamkeit wegen der Verstimmung mit Ralf. Ich kam zum Orgasmus. Danach war für mich die Welt wieder einigermaßen in Ordnung. Ich schlief zufrieden ein.

Bevor Ralf von seiner Geschäftsreise zurückkehrte, legte ich noch zweimal abends unten Hand an mich und benutzte den Sex-Kontakter als Stimulans. Ich konnte mich mehr und mehr mit dem Gedanken vertraut machen, auf solch einem Kontaktmarkt zu experimentieren. Um unsere Verstimmung zu beheben, beschloß ich, Ralf den Vorschlag zu machen, gemeinsam etwas in dieser Richtung zu unternehmen. Ich würde ihm einen entsprechenden «Gutschein» auf sein Kopfkissen legen. Was weiter geschah, möchte Ihnen jetzt mein Mann berichten.

Ich heiße Ralf, 48 Jahre alt, in zweiter Ehe verheiratet. Ich bin in leitender Stellung in einem Pharmakonzern tätig.

Es war in der Tat so. Der Besuch meines griechischen Kollegen hatte unseren sexuellen Kassensturz ausgelöst und ziemliche erotische Begehrlichkeiten in mir erweckt. Jutta und ich können über alles reden, dachte ich. Deshalb machte es mich wütend, als sie sich nicht über meine sexuellen Wunschvorstellungen austauschen wollte. Und dann fand ich den Gutschein abends im Bett, und alles war wieder im Lot. Ich besorgte uns den neuesten Sex-Kontakter. Nach sorgfältiger Auswahl kamen wir überein, vier passende Paare anzuschreiben, wobei wir unsere Wünsche offen artikulierten.

Wir sandten keine Fotos mit, ein Prinzip, was wir empfehlen möchten. Wer wirkliches Interesse hat, wird schon antworten. Intime Abbildungen kann man immer noch austauschen, wenn man sich gegenseitig sicher ist.

Wir erhielten von allen ziemlich rasch Antwort. Mit drei Paaren trafen wir uns in Restaurants und beim Spaziergang im Park, wobei Restaurants sich als ungeeignet herausgestellt haben, weil man dort nicht frei sprechen kann. Trotz Sympathie sprang bei keinem der Paare der bewußte Funke über. Dafür landeten wir mit dem vierten Paar einen Volltreffer. Das gesellschaftliche Umfeld stimmte, ebenso die Altersrelation. Ich hätte schon ein wenig Bedenken, wenn ich mich um eine anspruchsvolle Vierundzwanzigjährige sexuell bemühen sollte – ich, mit 48 Jahren. Die Frau des vierten Paares ist 37 Jahre alt, da fühlte ich mich nicht blockiert. Der Mann ist 42 Jahre alt und tip-top in Form.

Wir telefonierten zweimal miteinander, bevor wir uns das erstemal trafen. Bei diesen Vorgesprächen war besonders angenehm, daß alle vier Beteiligten die Möglichkeit hatten, sich direkt miteinander auszutauschen. Vor allem das Gespräch von Frau zu Frau ist außerordentlich wichtig.

Da wir bereits am Telefon so viele Übereinstimmungen zum Leben allgemein und zum Sex im besonderen festgestellt hatten, beschlossen wir, auf das Beschnuppern auf neutralem Boden zu verzichten. Wir nahmen gerne die Einladung des Paares an, in einem ihrer Häuser zusammenzukommen.

Unsere neuen Freunde sind im Immobiliengeschäft tätig, kaufen und verkaufen Grundstücke und Häuser für Klienten und haben auch eigene Bestände. Wir trafen uns an einem Sonnabend in einer leerstehenden Villa, die gerade renoviert worden war und demnächst zum Verkauf ausgeschrieben werden sollte.

Wir hatten vereinbart, auf ein aufregendes Outfit zu verzichten – also keine sexy Klamotten vorzuzeigen, sondern uns auf bequeme Bekleidung verständigt, in der man auf dem Boden sitzen konnte. Wir wählten deshalb weite Pluderhosen und Sweatshirts und lagen damit genau richtig. Unsere Freunde traten ähnlich gewandet auf.

In der Villa war es wohlig warm, wegen des verregneten Sommers lief die Zentralheizung. Im Dachgeschoß gab es einen riesigen Partyraum zwischen den Giebelseiten. Die schrägen Wände waren mit edlem Holz verkleidet, der Fußboden mit einem superweichen Teppichboden bedeckt. Beide Giebelfronten waren total verglast und wurden bei unserem Eintreffen mit dicken Veloursvorhängen blickdicht gemacht.

In einer Ecke des Raumes gab es ein in ein Podest eingelassenes großes Bett von etwa 3 Metern im Quadrat, auf dem viele bunte, ziemlich hart gestopfte Kissen lagen. Mehrere schwarzmetallisch glänzende Boxen einer hochwertigen Stereoanlage glotzten hochmütig in den Raum. Die Beleuchtung bestand aus arabischen Kugelleuchten aus bunt bemaltem Porzellan. Das sind etwa 20 cm hohe Gefäße auf einem runden Fuß mit abnehmbarem Kugeloberteil, das mit feinem Gitterwerk durchbrochen war und bizarre Lichtreflexe auf die Wände projizierte. Im Inneren der Kugeln brannten Teelichter. Räucherstäbchen glimmten und verbreiteten einen betörenden Duft. Es herrschte Beduinenzelt-Atmosphäre.

Am anderen Ende des Raumes hatten unsere Gastgeber ein großes arabisches Kupfertablett auf den Fußboden gelegt, das mit köstlichen Speisen bedeckt war. Um das Tablett herum lagen dicke Kissen, auf die man sich stützen konnte. Wir hatten an jenem Tage sogar unseren Hochzeitstag, den wir bisher immer in unserem Lieblingsrestaurant gefeiert hatten. Dafür, daß wir trotzdem gekommen waren, überraschten uns unsere neuen Freunde mit Kaviar, Blinis und Champagner.

Wir speisten, unterhielten uns ohne Hast und fühlten uns wohl. Bei den anderen Paaren hatten wir beim persönlichen Erstkontakt manchmal das Gefühl, abtaxiert, ja fast belauert zu werden. Um wieviel natürlicher benahm sich da doch das vierte Paar.

Nach dem Schmaus legten unsere Freunde afrikanische Trommelmusik auf und animierten uns zum gemeinsamen Tanz. Bald zuckten unsere Glieder, und wir bewegten uns immer ekstatischer durch den Raum. Wir schwitzten auch bald und legten nach und nach unsere Kleidung ab, behielten aber unsere Unterwäsche an. Das bot Gelegenheit, uns körperlich in Augenschein zu nehmen.

Alle waren zufrieden. Keiner von uns hat eine Superfigur wie aus einem Modejournal. Aber wir sind alle eher auf der schlanken Seite und ausgesprochen gepflegt, nicht zuletzt durch Freude am Sport und am Sex. Kurz gesagt, wir können uns in unserem Alter noch sehr wohl sehen (und anfassen) lassen.

Nach etwa einer halben Stunde waren wir ausgepumpt, gingen gemeinsam eine Etage tiefer in ein geräumiges Bad und duschten uns den Schweiß herunter. Jetzt waren auch unsere intimen Stellen nicht mehr tabu, und wir lachten, als wir feststellten, daß beide Frauen ihr Schamhaar rasiert und schwarz eingefärbt hatten.

Wir bewegten uns sicher voreinander und gingen nackt zusammen wieder nach oben. Der Hausherr setzte das erste erotische Zeichen, indem er ein kleines Lacktablett trug, auf dem gut ein Dutzend schwarzer, in Klarsichtfolie eingeschweißter Kondome lagen. Der von mir unter einem Kissen heimlich bereitgelegte Vorrat aus eigenen Beständen wurde dadurch entbehrlich. Jetzt stand schon jede Menge Sinnlichkeit im Raum.

Jutta: Ich wurde innerlich immer ruhiger. Nach den Unzulänglichkeiten mit den drei vorher kennengelernten Paaren war ich natürlich ziemlich skeptisch. Nachdem alles aber so schön harmonisch ablief, verflogen meine Sorgen. Lust schlich sich an.

Der Vorschlag der beiden, sich in der Gruppe zu massieren, kam mir entgegen. Ich durfte zuerst in den Kreis und wählte zunächst die Bauchlage, da ich doch ein wenig gehemmt war, meine Brüste und meine Muschi zu exponieren, ohne erregt zu sein.

Erlebniszeit: 15 Minuten; danach 5 Minuten Pause und ein neues Spiel mit der nächsten Person. Ich wurde zusehends mutiger und lag bald in der Rückenlage und genoß vor allem, an den Fersen fest massiert und an meinen Brüsten sanft gestreichelt zu werden.

In den Pausen legten wir uns alle gemeinsam auf das Bett. Zuerst die Mittelperson in Seitenlage und dann dahinter dicht an dicht wie Löffelchen die anderen drei, wobei sich alle eng aneinander schmiegten, sich umfaßten und die vorderste Person von der Person an Position zwei genital gestreichelt wurde.

Unsere zärtlichen Spiele wurden von esoterischer Musik begleitet, die wirkungsvoll Klangschalen und Gongs und sogar Phasen absoluter Stille beinhaltete. Jede und jeder kam so in den Genuß der Mittellage und einer anderen Reihenfolge in den Ruhepausen. Unsere Freunde haben bereits mehrere TANTRA-Seminare besucht, aus denen sie auch die besagte Massage-Praktik entlehnten.

Ich konnte mir zunächst nicht vorstellen, daß sich bei mir unten im Sexualbereich solch lustvolle Energien ansammeln könnten. Und schon gar nicht die gegen Ende des Abends gemachte Erfahrung, diesen Pool von Lustenergie für mehrere Orgasmen ganz leicht «anzapfen» und ausströmen lassen zu können.

Ralf: Auch für mich war es erstaunlich und beglückend. Ich neige zwar nicht zu vorzeitigem Samenerguß, muß aber sehr viel kämpfen und mich mit allerlei Tricks innerlich ablenken, um für meine Partnerin lange genug steif zu bleiben. Das nervt manchmal und schmälert meinen sexuellen Genuß. An jenem Abend war es phantastisch. Am Ende unserer Gruppenpraktiken war ich von einem unbändigen Selbstvertrauen durchströmt, und ich hatte das deutliche Gefühl, meinen Penis absolut zu beherrschen. Ich hatte einen Superständer und nicht einmal den Anflug von Sorge, ich könnte übererregt werden und zu schnell kommen.

Jutta: Die sexy Stimme von Leonhard Cohen füllte mittlerweile den Raum: «I am your man». Wir Frauen schmolzen dahin. Ich war total relaxed, als ich meinem Liebhaber das schwarze Kondom überrollte und mich für ihn breitbeinig auf dem Rücken auslegte. Ich liebe große, muskulöse Männer, die unten stark ausgestattet sind. Alles war bei meinem Lover vorhanden. Er verschaffte mir mehrere Orgasmen, bevor er sich ebenfalls seiner Lust hingab.

Ralf und seine Partnerin nahm ich gar nicht wahr. Dadurch war ich überhaupt nicht abgelenkt und konnte mich voll darauf konzentrieren, den neuen Mann zu erfahren und auszukosten.

Ralf: Also, ich habe schon nach nebenan zu Jutta und ihrem Lover geschielt und war fasziniert, wie sie stöhnte und immer mehr in Ekstase geriet. Wäre nicht diese unglaubliche Kraft in mir gewesen, wäre ich wohl mangels Selbstbewußtsein abgeschlafft und hätte meine Partnerin enttäuscht. Ich kann mir vorstellen, daß es für einen Mann recht schwierig ist, beim Partnertausch generell potent zu sein. Würde mich interessieren, wie andere Männer dazu stehen.

Ich habe immer noch dieses besondere Selbstvertrauen in bezug auf meine Männlichkeit in mir. Es war faszinierend für mich, an jenem Abend der absolute Herr meines Schwanzes zu sein. Ich konnte mit meiner Partnerin alles anstellen, ohne abzuschlaffen. Zum erstenmal in meinem Leben verschaffte ich einer Frau mehrere Orgasmen nacheinander. Dieses Glücksgefühl tat wahnsinnig gut …

Ihre Fans,
Jutta und Ralf

Heiße Zungenspiele

Normalerweise bin ich eher schreibfaul, doch ich möchte Ihnen – dem SKS-TEAM – trotzdem als Dank diese Zeilen schreiben.

Im letzten Jahr habe ich zum erstenmal Ihren Sex-Kontakter gekauft. Nachdem ich ihn gründlich studiert hatte, suchte ich einige Chiffre-Anzeigen aus. Den Damen schrieb ich dann über ihre Vermittlung. Leider habe ich nur eine Antwort erhalten. Ich war ein wenig enttäuscht über die Resonanz, zumal die Frauen in ihren Anzeigen Antwort garantierten.

Der einen Antwort bin ich schließlich nachgegangen (oder besser gesagt «gefahren»). Und ich muß gestehen, es war ein sehr schönes Erlebnis.

Ich traf die Dame an, sie war sehr nett, gut gebaut, hatte große Brüste. Wir haben Kaffee getrunken, uns nett unterhalten, und danach bot Uschi mir an, gemeinsam mit ihr zu baden. Ich war über ihren Vorschlag mehr als begeistert.

Ich streichelte ihre Muschi – die sehr schön anzusehen war – sehr zärtlich unter Wasser. Sie wurde dabei sehr geil. Dann brachte ich meine Zunge ins Spiel. Dies hatte ich ihr vorher versprochen. Sie war sofort Feuer und Flamme. Sie hat eine so schöne Muschi, und es machte mir sehr viel Freude, sie tief und zärtlich zu lecken. Ich verwöhnte sie sehr lange, so daß sie mehrmals kam. Nur meinen Lümmel durfte ich nicht einsetzen, aber das war für mich nicht so wichtig. Sie streichelte meinen Penis zärtlich mit ihrer Hand. Dabei sollte ich mir vorstellen, daß ich in ihr war …

Nächste Woche treffen wir uns wieder. Es wird noch eine Freundin dazukommen, der ich es auch so schön besorgen soll. Ich bin gespannt, wie es sein wird, da ich dann gleich zwei Muschis zu verwöhnen habe.

Uschi ist auch schon ganz aufgeregt. Auch für sie ist es das erste Erlebnis zu dritt. Es wird bestimmt geil und schön!

Viele Grüße,
Werner K.

Sinn für Zärtlichkeit

Liebe Frau Sirius, ich bin noch immer ganz hin und weg von den Erlebnissen, zu denen mir der SKS-Anzeigendienst verholfen hat.

Ich hatte in der vorletzten Ausgabe inseriert und als freizügiger Mann eine ebenso freizügige Dame mit viel Sinn für Zärtlichkeit gesucht. Dazu muß ich vielleicht erklären, daß es mir bei meinen Erfahrungen mit Frauen in den letzten Jahren immer weniger auf den reinen Sex ankommt, sondern ich viel mehr Wert auf einen ausgeglichenen Zärtlichkeitsaustausch lege. Kurz: Schmusen und Streicheln ist angesagt. Was nicht heißen soll, daß ich impotent bin. Nein, das «Nummern» klappt schon noch, aber es ist eben erst dann richtig toll, wenn damit mehr Gefühl verbunden ist. Dann ist alles viel intensiver, und auch die Leidenschaft kann sich zwischen zwei Menschen, die das Bedürfnis haben, zärtlich zueinander zu sein, viel besser entfalten. Es ist wie ein ständiges Höherschaukeln. Einmalig sozusagen.

Und genau das habe ich mit Doris erlebt; jener Frau, die ich durch meine Anzeige kennengelernt habe. Nach dem ersten Briefwechsel telefonierten wir einigemale miteinander und stellten fest, daß es zwischen uns eine sehr stimmige Wellenlänge gibt, die es uns ermöglichte, stundenlang zu reden, ohne daß daraus ein Schwafeln wurde. Also verabredeten wir uns endlich.

Durch unsere Gespräche hatten wir uns schon so nahe aneinander herangewagt, daß wir wußten, wir würden diese Nacht miteinander verbringen, sollte auch die körperliche Anziehungskraft vorhanden sein. Und sie war es!

Als Doris ihre Haustür öffnete, mußte ich aufpassen, daß mir die Blumen, die ich mitgebracht hatte, nicht aus der Hand fielen. Vor mir stand ein einsfünfundsiebzig großer, blonder Traum mit einem langen Satinkleid, dessen tiefes Grün genau zu ihren strahlenden Augen paßte. Ihre nicht zu großen, aber ganz bestimmt griffigen Brüste drückten sich frech durch den Stoff; man konnte erkennen, daß sie nichts darunter trug.

Doch so keß sie auch gekleidet sein mochte, in ihrer Haltung war nichts Aufdringliches, ihr Gesicht war nur ganz dezent geschminkt – nicht auf Männerfang aus –, aber das Wichtigste waren ihre Augen oder vielmehr der Ausdruck in ihren Augen. Er war so unsagbar sanft und unschuldig, so gar nicht zu ihrem berauschenden Körper passend, dem man hätte zutrauen können, daß er trotz seiner Jugend schon so manchen Mann beglückt hätte. Aber Doris' Augen widersprachen dem. Von ihnen ging ein so warmes, so vertrauliches Glänzen aus, daß ich statt einer Begrüßung ihr hübsches Gesicht ganz sanft in meine freie Hand nahm und leicht ihre Wange streichelte.

Es waren keine Worte mehr nötig zwischen uns. Mein Handgelenk greifend, schloß sie die Augen und zog mich sanft zu ihr in die Wohnung, wobei die Tür fast wie von selbst hinter mir ins Schloß fiel. Und dann küßten wir uns. Es war ein Kuß, wie ich ihn noch nie vorher erlebt hatte. Voll behutsamer Hingabe trafen sich unsere Lippen, berührten sich ganz leicht, tasteten einander vorsichtig und liebevoll ab – minutenlang, ohne daß wir uns körperlich noch näher kamen. Der Duft ihrer Haut und ihres Parfüms drang in meine Nase und vermischte sich dort zu einer Droge, die die Welt für mich anhielt.

Erst nach einer halben Ewigkeit öffneten sich unsere Lippen, ließen tastende Zungen ein, die liebevoll miteinander spielten. Unser Atmen wurde immer schwerer, während unsere Finger noch immer das Gesicht des anderen erkundeten. Dann senkte ich meinen Kopf und ließ meine Zunge über Doris' Hals streifen. Ihre Reaktion war heftig. Sie stöhnte laut auf, zog meinen Kopf fester gegen ihren Hals, und die durch die lange Zärtlichkeit brodelnde Leidenschaft brachte mich dazu, fester an ihrem warmen Fleisch zu saugen, meine Zähne vorsichtig in ihre Haut zu graben. Und dann geschah wieder etwas, was ich noch nie erlebt hatte: Nur durch meine Küsse an ihrem Hals wurde Doris zu einem heftigen Orgasmus getrieben, der sie ihren Blondschopf weit zurückwerfen und ihren Körper ganz eng an meinen schmiegen ließ. Das war auch für mich der Auslöser. Mit einer fließenden Bewegung setzte ich sie auf die Dielenkommode, schob ihr Kleid nach oben – mein Mund war noch immer saugend an ihrem Hals und entlockte ihr Seufzer um Seufzer –, öffnete meine Hose, und noch während ich ihre langen, schlanken Beine teilte, drang ich tief in ihre Wärme ein. Sie explodierte; wurde zu einer Furie wilder Lüste; zu einer leidenschaftlichen Ballerina der Lust. Sie streifte ihre Sanftheit ab, und während eigentlich ich es war, der sie im Griff zu haben schien, liebte sie mich mit aller Hemmungslosigkeit, die sich ein Mensch nur vorstellen und ein Mann nur wünschen kann. Und das war nur der Anfang eines sehr langen Wochenendes …

Liebe Frau Sirius, noch einmal vielen Dank für diese phantastische Frau, die ich um keinen Preis der Welt wieder aufgeben werde.

Ihr Jochen

Sex im Wald

Sehr geehrte Frau Sirius, nachdem ich nun schon so einige Leserbriefe gelesen habe, habe ich mich dazu entschlossen, Ihnen auch einmal zu schreiben, was ich durch Ihren Anzeigendienst erlebt habe.

Um mich kurz vorzustellen: Mein Name ist Georg, ich bin 34 Jahre alt, 1,79 m groß, 84 kg, dunkelblond. Ich habe selbst nicht inseriert, aber auf eine sehr ansprechende Anzeige geantwortet, ohne mir dabei allzu große Hoffnungen zu machen, daß die Frau, die sich in Ihrem Anzeigendienst so «lecker» beschrieben hat, ausgerechnet mich aussucht. Aber sie hat es getan.

Wie sie selbst berichtet, bekam sie fast einhundert Zuschriften von Männern, die ihr anboten, ihr ihren sehnlichsten Wunsch, im Wald vernascht zu werden, zu erfüllen. Doch nur mit fünfzehn hat sie Kontakt aufgenommen, und von diesen fünfzehn hat sie sich nur mit fünf Männern getroffen – und mich hat sie auserwählt!

Ich muß zugeben, daß ich mir anfänglich schon eher so vorkam, als sei ich eine Ware, die auf ihre Tauglichkeit hin überprüft wurde, als mir die kleine, zierliche Frau gegenübersaß und wir uns ein wenig unterhielten und unser Abendessen einnahmen.

Nach einer dreiviertel Stunde sagte sie plötzlich lächelnd: «Ja, du bist es!» Dann zahlte sie und bat mich, mit ihr in den Wald zu fahren. Im Auto hat sie mir dann auch erzählt, warum ich und keiner der anderen. Ich hatte ihr kein langweiliges Gespräch aufdrängen wollen, und das war genau das, was sie suchte.

Sie kannte sich in der Gegend ganz gut aus, und so dirigierte sie mich zu einer abgelegenen Waldlichtung. Die Sommersonne würde erst in etwa einer Stunde untergehen. Wortlos schritten wir zwischen den Bäumen hindurch, bis wir nach fünf Minuten die Lichtung, die sie suchte, erreicht hatten. Dann stellte sie sich mit weit gespreizten Beinen vor mich und begann, sich auszuziehen.

Ihre Augen forderten mich auf, ihrem Beispiel zu folgen, und da Tanja, so hieß die Kleine, eine prächtige Figur besaß und ihr Gesicht ein ganz besonders hübsches war, ließ ich mich nicht zweimal bitten. Schließlich standen wir nackt voreinander. Ihre für ihren zierlichen Körper eher großen Brüste stachen hart von ihrem schlanken Bauch ab – ihre Brustwarzen waren schon ganz erregt.

Ohne zu zögern ging sie auf mich zu, kniete sich vor mir nieder und nahm mein Glied, das bereits halbsteif war, in den Mund, um ihm seine endgültige Form zu geben. Dabei schleckte sie so genußvoll, daß man merkte, welchen Spaß ihr das machte, und als sie wieder zu mir nach oben blickte, konnte ich den gierigen Glanz in ihren Augen erkennen, der mir alles verriet.

Ohne lange zu spielen, drehte ich sie kniend auf dem Boden herum, ihr Hintern reckte sich willig nach oben, ich teilte ihre Pohälften mit den Händen, tauchte kurz meinen Zeigefinger in ihre nasse Spalte, setzte mein Glied an. Sie stöhnte laut und lange, räkelte sich wohlig und drückte sich mit den Händen noch fester vom Moos ab, um mir mehr Widerstand zu geben. Dann begann der eigentliche Ritt, bei dem ich sie stieß, bis sie vor lauter brünstigem Gestöhne schon heiser war. Schweiß lief ihr den Rücken hinab, rann ihr in die Pospalte, während sie mit ihrem kleinen Hintern immer wieder gegen meine Oberschenkel klatschte. Die ganze Situation war so geil und doch so fremd, daß es mir einfach nicht kommen wollte, so gut ich mich auch bei der Nummer fühlte. Aber sie kam – oft und gewaltig. Und seitdem treffen wir uns immer wieder im Wald ...

Vielen Dank!
Georg

Dreifache Lust

Mein Name ist Sven, ich bin 27 Jahre alt und hatte immer schon einen ganz besonderen Sex-Wunsch, den ich mit vielen Männern zu teilen scheine. Mein Traum: mit zwei hübschen Frauen gleichzeitig Sex zu haben!

Aber Inserate in den hiesigen Zeitungen brachten keinerlei Erfolg, und wenn ich zwei Freundinnen in der Discothek kennenlernte und sie dann bei mir zu Hause darauf ansprach, erntete ich nur Empörung. Zwei lesbische Frauen, die ich mal anschrieb (sie suchten Leute zur Freizeitgestaltung), meldeten sich erst gar nicht bei mir. Dann fand ich über den Sex-Kontakter zwei «Gespielinnen».

Gabi, eine schlanke Blondine mit üppigem Busen und hellblauen, lieben Augen, und deren Freundin Monica, dunkelhaarig, mollig, mit treuen, braunen Rehaugen. Beide sind bisexuell und wollten ebenso wie ich diese Liebesvariante einmal auszuprobieren. Mittlerweile ist unser flotter Dreier zur festen, wenn auch leider nicht regelmäßigen Einrichtung geworden, da die beiden zu weit entfernt wohnen. Aber ich genieße immer wieder gern unser abwechslungsreiches Liebesspiel zu dritt und werde von vielen meiner Kollegen und Freunden darum beneidet.

Letzten Sonnabend besuchten die zwei mich überraschend in meiner geräumigen Atelier-Wohnung. Eigentlich hätte ich, von Beruf Werbe-Fotograf, noch arbeiten müssen, aber die beiden süßen Damen brachten mich nur zu schnell von meinem eigentlichen Vorhaben ab.

«Los, mach doch einmal ein paar nette Fotosvon uns beiden», rief Gabi übermütig. «Aber so richtig erotische!» setzte Monica mit kessem Augenaufschlag hinzu.

Ehe ich etwas entgegnen konnte, fingen die beiden an, sich aufreizend zu entkleiden, mal gegenseitig, mal jede für sich, wobei sie sich zwischendurch immer wieder in Foto-Pose stellten. Ich hatte Spaß an dieser ungewöhnlichen Situation und knipste munter drauflos. Beide waren mittlerweile völlig nackt, ein herrlicher Kontrast: Gabi hellhäutig und nordisch, Monica der rassige, südländische Typ.

Sie rieben ihre Körper wollüstig aneinander. Ich war nun schon so erregt, daß mir fast meine Hose geplatzt wäre, und in der

Aufregung konnte ich kaum noch meine Kamera auslösen.

Einen Film hatte ich nun verschossen, und ein zweiter war leider nicht mehr zur Hand. Die beiden Süßen schmollten.

«Na ja, dann müssen wir uns den restlichen Abend eben anders vertreiben», sagte Monica, und Gabi fügte hinzu: «Ich weiß auch schon wie!»

Lächelnd kam sie auf mich zu und faßte mir mit festem, aber trotzdem zärtlichen Griff in den Schritt.

«Ach, was haben wir denn da?» meinte sie überrascht und lächelte mich verführerisch an.

«Ich weiß auch nicht, wir sollten aber mal nachgehen, meinst du nicht, Gabi-Schatz?» hauchte Monica, und in Windeseile hatten die zwei die Initiative ergriffen und mich aus meinem engen Hosen-Gefängnis befreit. Mein Slip folgte umgehend.

Gabi drückte mich sanft auf den Regie-Stuhl nieder und begann, meinen Freund ausgiebig auf Französisch zu verwöhnen, während ich Monicas heiße Lustgrotte meinerseits mit geschickten Zungenspielen liebkoste.

Nach einer Weile stöhnte Monica: «Mir werden die Beine schwach, so gut machst du das. Laß uns doch bitte hinlegen.»

Und so legte ich mich auf den harten Boden, und Monica hockte sich mit ihrer heißen Liebesgrotte direkt über mein Gesicht, so daß ich meine leidenschaftlichen intimen Zungenküsse weiter fortsetzen konnte. Gabi bearbeitete immer noch meinen kleinen Freund mit ihrer Zungenspitze, während sie mir zärtlich und liebevoll meine prall gewordenen Hoden massierte.

Ich hatte Mühe, meine französischen Liebkosungen fortzusetzen. Ich hielt sie mit beiden Händen fest um die Hüften umklammert, damit sie mir nicht entgleiten konnte. Dann explodierte sie mit einem ekstatischen Höhepunkt.

«Laß uns jetzt tauschen, Gabi, bitte, ich brauche mehr», hauchte sie erregt. Monica setzte sich nun auf mein erwartungsvoll pulsierendes Glied und ritt mich wild und leidenschaftlich im Galopp. Gabi hatte direkt vor Monica auf meinem Bauch Platz genommen. Beide bewegten sich synchron im gleichen Rhythmus, und ihr Stöhnen brachte mich zur Ekstase. Mit zwei Fingern meiner rechten Hand verwöhnte ich Gabis Liebesgrotte, während ich mit der linken ihre prallen, straffen, üppigen Brüste knetete.

Sie werden es kaum glauben, wenn ich Ihnen jetzt erzähle, daß wir alle drei fast gleichzeitig zum Höhepunkt kamen.

Es war wirklich ein phänomenales Erlebnis, wenn auch nicht das letzte in dieser Nacht.

Nachdem wir uns etwas ausgeruht hatten, betteten wir uns auf meinen großen Futon, bevor wir wieder und wieder in den Himmel der Lust entschwebten.

Ich möchte auf diese beiden süßen Frauen nicht mehr verzichten. Und wenn ich mir vorstelle, daß ich sie ohne Ihr Kontaktmagazin erst gar nicht kennengelernt hätte ... Wirklich schade, daß ich den Sex-Kontakter erst so spät in die Finger bekam.

Ihr Sven,
dankbar für dieses Super-Kontakt-Magazin!

Gummimann & Sex-Kontakter

Liebe Redaktion des Sex-Kontakters, ich weiß gar nicht, wie ich Ihnen danken soll! Ich möchte aber gern alles der Reihe nach berichten: Nach der Trennung von meinem früheren Freund geriet ich in eine unerwartet tiefe Krise. Ich konnte keinen Jungen mehr anschauen, ohne dabei in Wut zu geraten, und gelegentlich wurde ich sogar richtig aggressiv, z. B. gegen Kollegen oder auch gegen meinen Chef. Ich handelte mir eine Menge Ärger ein, nur weil ich in puncto Sex total auf dem Schlauch stand.

Um diesem Dilemma wenigstens in Ansätzen zu begegnen, bestellte ich mir beim ORION-Versand einen dieser «Gummimänner» und eigentlich nur so nebenbei aus Neugierde den Sex-Kontakter gleich mit.

Eines Tages dann, während ich mich gerade wieder einmal mit dem Vibrator verwöhnte, blätterte ich im Sex-Konakter herum und wurde plötzlich auf eine Anzeige aufmerksam, die mir fortan keine Ruhe mehr ließ: «Strammer Boy sucht nach großer Enttäuschung ein Mädchen für die schönste Sache der Welt.» Wow, war das eine

Formulierung. Ich bekam Mut und nahm fast automatisch, so als ob meine Hand von einer fremden Macht dirigiert wurde, den Stift und begann zu schreiben ...

Einige Wochen danach bekam ich Antwort. Ich wählte seine Nummer, und wir vereinbarten einen Termin am Wochenende.

Ich war total aufgeregt, überlegte, was ich kochen sollte. Eine Kleinigkeit vielleicht oder ein großes Menü? Was aß er gern, was verschmähte er? Ich wollte doch alles perfekt machen!

Da überraschte mich sein Klingeln an der Tür, und Hals über Kopf, noch in der Küchenschürze, lief ich hinaus. Mein Gott, dachte ich, bei mir geht aber auch alles daneben! Schüchtern öffnete ich die Tür, blickte ein wenig beschämt zur Erde und traute meinen Augen nicht, als ich sie hochschlug.

Er hatte einen riesengroßen Blumenstrauß in der Hand und fragte, nachdem er mich von oben bis unten gemustert hatte, mit einem unwahrscheinlich bezaubernden Charme, ob er mir denn beim Abtrocknen helfen solle. Ich stotterte «ja» und «nein», lachte verlegen und ich glaube, ich habe ihn damit ziemlich angetörnt, denn zu meiner größten Überraschung packte er mich sofort an den Hüften, trug mich durch die nächste offenstehende Tür in die Küche, setzte mich auf dem Küchentisch ab und küßte meinen Hals und meinen Mund, während er mit seinen Händen die Schürze und den darunter befindlichen Minirock langsam nach oben schob. Ich spürte seine warmen Finger unter dem Rock schon am Zwickel meines Slips nesteln; sein Zeigefinger schob sich schon durch den engen Spalt über meine Schambehaarung in Richtung Muschi, und ich konnte ihm gerade noch ins Ohr flüstern: «Warte, ich zieh' ihn aus!» als er mich auch schon nach hinten kippte und den Slip über meinen Hintern herunterstreifte.

Alles weitere ist schnell erzählt, und es erregt mich heute noch wahnsinnig, wenn ich nur daran denke: Sein großer Hammer drang tief in mich ein und erschütterte meinen zarten Körper bis in die verstecktesten Winkel. Oh, diese verrückte Leidenschaft! Ich kreuzte meine Hacken hinter seinem Nacken und hatte das Gefühl, als schwelle seine Halsschlagader dadurch noch mehr an, als sie es ohnehin schon war.

Ich stellte ihm meinen Unterleib noch steiler entgegen, so daß er mich wie ein Stier nehmen konnte. Bei jedem erneuten Stoß stießen seine empfindlichen Hoden härter gegen die Tischkante, und sein schmerzverzerrtes Gesicht trieb mich zu verhexten Gelüsten. Ich stützte mich auf die Arme, beugte mich ein wenig nach vorn, bis ich seine Hoden zu fassen bekam, drückte sie erst ein wenig zwischen den Fingern, um mich dann mit einem einzigen Ruck nach oben zu ziehen. Sein Aufschrei ließ die Wände meiner kleinen Wohnung erzittern. Das Blut schoß ihm in den Kopf, und sein Gesicht schwoll an. Funkelnde Schweißperlen strömten an seinen Schläfen herab. Voller Wut packte er meinen Nacken, drückte meinen Körper mit seinen Händen fest auf die Tischplatte und liebte mich mit solcher Wucht, daß mir schwarz vor Augen wurde, sich alles in mir zu drehen begann und der wacklige Küchentisch unter mir mit großem Getöse zusammenbrach. Es schoß wie ein Pfeil durch meinen Kopf. Alles an mir begann fieberhaft zu zittern: meine Muschi, die aufgerichteten Brustwarzen, meine zarte Rosette ...

Ich spürte nur noch Schmerz und Wollust, Wollust und Schmerz. In meinem Schoß sprudelte es erbarmungslos, und orgasmustaumelnd stürzte ich zu Boden. So ganz mit meinem Körper beschäftigt, merkte ich nicht, wie sein gewaltiger, fast bis zum Zerreißen erigierter Penis über mich kam und sich ergoß. Mit letzter Kraft zog ich ihn zu mir herab, und Bauch auf Bauch sanken wir erschöpft nieder.

Das alles ist nun schon ein paar Monate her, und wir trafen uns danach noch öfter. Wir hatten eine Menge Spaß und supergeilen Sex zusammen, doch irgendwann wurden uns die gegenseitigen Besuche zu umständlich – Richard zog zu mir in meine kleine Wohnung.

Um nicht wieder in den tristen Trott einer alltäglichen Zweierbeziehung zu geraten (aus Fehlern lernt man schließlich!), annoncierten wir im Sex-Kontakter nach einem gleichgesinnten, jungen Pärchen, mit dem wir unsere Freizeit gestalten wollten. Es meldeten sich auch überraschend viele, so daß uns die Auswahl ganz schön schwerfiel. Aber heute haben wir unser «Traumpaar», mit dem wir zusammen schon heiße Ferien erleben konnten ...

Aber das ist schon wieder eine andere Geschichte, und vielleicht schreibe ich sie später einmal für Euch auf.

Bis dahin viele liebe Grüße an Euch und noch einmal recht herzlichen Dank!

Eva & Richard

Heißer Strip und wilde Lust

Unglaublich, was ich durch den Sex-Kontakter erlebte. Ich heiße Jennifer und bin 23 Jahre alt. Ich hatte schon einige Freunde, aber irgendwie befriedigte mich das Liebesleben mit Männern nicht so ganz.

Aber die Aussichten hier in der Provinz, wo ich lebe, eine liebe Freundin kennenzulernen, sind einfach zu gering. Außerdem wäre es mir sehr recht gewesen, wenn meine Freundin nicht in meiner Nähe gewohnt hätte, wegen dem Getuschel der Nachbarn. Wenn ich erst mal meine eigene Wohnung habe, ist mir das egal, aber so muß ich noch Rücksicht auf meine eher konservativen Eltern nehmen.

Ich schrieb also auf ein Inserat in Ihrem Magazin, und schon bald meldete sich eine junge Frau telefonisch bei mir. Sie hatte eine sehr erotische Stimme, bei der mir heiß und kalt wurde. Sie wohnte, wie sich bald herausstellte, in der nächsten Kreisstadt. Wir plauderten über dies und jenes, und dann erzählte sie mir, warum sie im Sex-Kontakter inseriert hatte.

Sie arbeitete in einer Nachtbar als Stripperin, und die Inserate in den örtlichen Zeitungen hatten leider keinen Erfolg. Immer wenn sie über ihre Arbeit sprach, zogen sich die Frauen von ihr zurück. Dabei wünschte sie sich so sehr eine feste, liebevolle Freundin und hoffte nun, im Kontaktmagazin auf tolerantere Menschen zu treffen. Sie versicherte mir, daß sie in dem Nachtclub nur tanzte und ab und zu mal ein Glas Sekt mit einem Gast trinken würde. Für die Séparées sei sie nicht zuständig und lehnte das, zumindestens für sich selbst, kategorisch ab, da sie nur auf Frauen stand. Ich dürfe sie auch gern im Nachtclub besuchen kommen, damit ich mich davon überzeugen könne, daß sie die Wahrheit sprach.

Neugierig geworden, machte ich mich gleich am darauffolgenden Freitagabend auf den Weg. Etwas unschlüssig stand ich vor der Tür der Bar, doch dann klingelte ich beherzt. Eine Dame öffnete eine kleine Luke, sah mich etwas mürrisch an und sagte: «Für Damen ohne Herrenbegleitung kein Zutritt.» Bevor sie das kleine Fenster wieder schließen konnte, entgegnete ich: «Ich wollte doch nur Sarah besuchen.» Sie lächelte: «Das ist was anderes, bitte kommen Sie doch herein.» Dann öffnete sie mir die Tür.

Ich trat ein und sah mich interessiert um. Rings um die Theke herum saßen seriös wirkende Herren, manche in Gruppen, sich unterhaltend. Andere tranken Sekt mit den Animierdamen oder scherzten mit ihnen. Keiner jedoch berührte die Frauen, sondern man unterhielt sich nur. Leise, ruhige Musik unterstrich die gemütliche Atmosphäre, und der dicke Teppichboden schluckte die Unterhaltungen und Nebengeräusche, während die romantische Beleuchtung die Behaglichkeit vollkommen machte.

«Sarah zieht sich gerade um, sie wird gleich auftreten. Bitte nehmen Sie Platz, was darf ich Ihnen anbieten?» fragte die Dame, die mir die Tür geöffnet hatte, freundlich.

«Einen Orangensaft bitte», antwortete ich. Die Frau musterte mich eingehend.

«Sie sind eine Freundin von Sarah?» fragte sie und setzte hinzu: «Sarah ist ein ganz liebes Mädchen, sie paßt gar nicht so recht hierher. Sie hat es wirklich schwer hier, weil sie ihre Grenzen viel enger gesteckt hat als die meisten anderen hier. Außer Unterhaltung bekommen die Gäste nichts von ihr.»

Das beruhigte mich sehr, und während ich an meinem Orangensaft nippte, ertönte plötzlich laute Musik. Dann erschien Sarah auf der Bühne; ein Traum von einer Frau, groß, schlank, dunkle, lange Locken rahmten ihr hübsches Gesicht. Sie trug einen weißen, pailettenbesetzten Bikini, halterlose, weiße Strümpfe, und weiße, hohe Stilettos. Eine rote Federboa rundete das Bild ab. Sie tanzte lasziv zu langsamer Reggea-Musik, und ihre braune Haut schimmerte verführerisch in dem bunten, sich drehenden, kaleidoskopartigen Licht, während sie so gekonnt strippte, daß mir gleichzeitig heiß und kalt wurde. Das Geheimnis ihres Striptease muß wohl darin gelegen haben, daß sie so tat, als fühle sie sich völlig unbeobachtet. Als die letzte Hülle gefallen war, erlosch sofort das Licht und sie verschwand hinter der Bühne.

Ich war fasziniert. Ein paar Augenblicke später kam sie im schwarzen Minikleid an die Theke und setzte sich auf einen der Barhocker. Die Dame hinter der Theke sagte etwas zu ihr. Dann drehte sie sich zu mir um, stand auf und kam auf mich zu.

Sarah begrüßte mich schüchtern: «Hallo, du bist also Jennifer", und lächelte mich scheu und doch etwas verlegen an. Wir unterhielten uns eine Weile und wurden immer lockerer. Die Zeit verging wie im Flug, und bald hatte sie Feierabend.

Mit einem Taxi fuhren wir zu ihr nach Hause und tranken noch eine Flasche Sekt zusammen. «Zeit, schlafen zu gehen, meinst du nicht?» sagte sie und verschwand ins Bad. Mit einem langen T-Shirt bekleidet und frisch geduscht kam sie wieder heraus.

«Ich habe dir ein Handtuch hingelegt», sagte sie, legte sich ins Bett, was mitten in ihrem Ein-Zimmer-Appartement stand, und zog sich die Decke bis zum Kinn. Ich duschte und überlegte, wie ich dieses scheue Wesen wohl etwas auftauen könne. Sie machte jedenfalls keine Anstalten, mich zu verführen. Ich war bei einer Stripperin auf vieles gefaßt, aber nicht auf soviel Schüchternheit und Zurückhaltung.

Als ich wieder ins Zimmer kam, lief leise Musik, und Sarah betrachtete mit großen, grünen Augen meinen nackten, schlanken Körper. «Ich kann dir gern auch ein T-Shirt leihen», sagte sie und schluckte. «Nein danke, bei deinem Anblick vorhin ist mir so heiß geworden, daß ich ganz schön ins Schwitzen geraten bin», entgegnete ich.

«Meinst du wirklich, du könntest trotz meines Jobs mit mir zusammen sein?» fragte sie ungläubig. «Aber sicher, ich glaube dir, was du mir erzählt hast», antwortete ich.

Überglücklich nahm sie mich in ihre Arme und hielt mich fest. «Du hast mir gleich vom ersten Moment an gefallen», flüsterte sie mir ins Ohr. «Du mir auch», entgegnete ich.

Und dann, als ich sie so dicht bei mir fühlte, konnte ich mich einfach nicht mehr beherrschen und küßte sie lang und leidenschaftlich. Plötzlich brach ihr ganzes Temperament mit voller Wucht durch, und sie warf mich auf den Rücken und begann, meine Brustwarzen mit ihrer Zunge zu liebkosen. Ihre Hände schienen überall gleichzeitig zu sein, und ich wurde immer heißer.

Im Handumdrehen hatte ich ihr das T-Shirt abgestreift, und voller Wollust rieben wir unsere heißen Körper aneinander. Meine Finger glitten langsam ihren wunderschönen Körper abwärts und schlüpften zwischen ihre heißen Schenkel, die sie leicht spreizte.

Sie lag auf mir, und mit meiner anderen Hand tastete ich mich nun von hinten zu ihrem Lusttunnel vor, während ich meine andere Hand weiter an ihrer empfindlichsten Stelle auf- und abtanzen ließ. Dann, als sie kurz vor dem Höhepunkt war, ließ ich drei Finger in ihre Liebesgrotte hineingleiten und massierte zärtlich ihr Lustzentrum. Sie explodierte förmlich wie ein Vulkan, und heiße Lava schien aus ihr herauszuströmen, während sie vor Lust schrie und sich ganz fest an mich klammerte.

«Es ist so wahnsinnig schön mit dir!» hauchte sie mir nach ein paar Minuten der Erschöpfung ins Ohr. «Traumhaft, so schön war es noch nie!» Dann küßte sie wieder meine steifen Nippel, und ihre Zunge wanderte immer weiter abwärts, bis sie schließlich an meinem Lustdreieck angekommen war. Vorsichtig teilte sie mit ihren schlanken Fingern meine Schamlippen und streichelte mich ganz behutsam mit ihrer weichen, warmen Zungenspitze. Mit der Zeit wurden ihre Zungenspiele immer wilder und leidenschaftlicher, und schließlich überkam mich ein gigantischer Höhepunkt. Ich schwebte im siebten Himmel, und wir schliefen erschöpft ein.

Am nächsten Morgen servierte sie mir ein üppiges Frühstück ans Bett, und zwar in einem ihrer Tanzkostüme. Sie sah bezaubernd aus. Sie legte sich zu mir und flüsterte mir ins Ohr, wie froh sie sei, endlich eine Frau gefunden zu haben, die zu ihr steht.

Mir geht es genauso, und meine hübsche Traumfrau hätte ich nie kennengelernt, wenn ich nicht auf ihr Inserat geantwortet hätte. Mittlerweile teilen wir uns ihr kleines Appartement. Uns fällt gar nicht auf, wie beengt wir wohnen, weil wir nur Augen füreinander haben. Einen Job als Nachtwache in einem Krankenhaus habe ich auch schon gefunden, und oft holt sie mich von der Arbeit ab. Dann fahren wir gemeinsam nach Hause, kuscheln uns ins Bett und geben uns vor dem Einschlafen hemmungslos unserer Lust hin. Nun haben wir es sogar geschafft, unsere Arbeitszeiten aufeinander abzustimmen, und genießen unser Glück gemeinsam.

Ohne den Sex-Kontakter würde ich wohl immer noch einsam und traurig zu Hause in unserem Dorf sitzen. Nicht auszumalen, was mir entgangen wäre!

Jennifer

Sexueller Höhenflug

Auch ich möchte mich daran beteiligen, Ihnen einen Erlebnisbericht zur Veröffentlichung zu schicken.

Ich hatte im letzten Monat auf eine Anzeige «Paar mittleren Alters sucht Mann für erotische Beziehung» (sinngemäß) geantwortet. Ich erhielt kurz darauf Antwort von Klaus und Bärbel aus E. Wir vereinbarten ein Treffen bei ihnen – an einem Freitagabend sollte es stattfinden. Da ich selbständig bin, spielen für mich Tageszeiten und Entfernungen keine Rolle.

So fuhr ich voller Erwartung zu unserem ersten Treffen. Ich hatte eine Flasche Sekt dabei und für Bärbel einen großen Blumenstrauß – ich finde, das gehört sich einfach.

Bärbel öffnete mir die Tür, und ich kann Ihnen sagen, für ihre 45 Jahre stand mir eine Superfrau gegenüber. Sie trug ein enganliegendes Kleid und hat lange, blonde Haare.

Nachdem wir ins Haus gingen, begrüßte mich Klaus. Auch ihn fand ich auf Anhieb sympathisch. Er hatte wie ich einen kleinen Bauchansatz, war aber ansonsten gutgebaut, was ich später noch feststellte.

Wir unterhielten uns erst einmal – da wir doch alle sehr nervös waren – und tranken meine Flasche Sekt. Natürlich kamen wir bald aufs Thema Sex, und wir plauderten zwanglos darüber, was wir sexuell gerne machen und was wir gerne einmal machen würden.

Langsam heizten wir uns an, und Bärbel rutschte schon auf der Couch hin und her. Plötzlich kniete sie sich vor mich hin, öffnete meine Hose und zog mich aus. Nun saß ich nackt vor ihr, und sie legte sofort Hand und Mund an. Da ich nicht ganz so groß gebaut bin, nahm Bärbel meinen Penis voll in den Mund und saugte kräftig.

Hierbei hatte ich natürlich nicht bemerkt, daß Klaus das Zimmer verlassen hatte und plötzlich ebenfalls nackt hinter seiner Frau stand. Ich kann Ihnen sagen, er war wirklich gut gebaut, und ich schätzte seinen Penis auf gute 20 cm. Er streifte seiner Frau das Kleid über den Kopf.

Sie trug Strapse in Rot mit den dazugehörigen Strümpfen, kein Höschen und keinen BH – das hatte sie auch nicht nötig. Ihre Brüste standen hervorragend, und sie hatte große, abstehende Brustwarzen, die mir ihre Erregung zeigten.

Jetzt nahm Klaus seine Frau von hinten, und ich spürte durch Bärbels saugenden Mund jeden seiner Stöße. Bärbel bekam schon nach kurzer Zeit ihren 1. Höhepunkt, aber sie ließ nicht locker. Am Klaus' Stöhnen merkte ich, daß auch er kurz vorm Ausbruch stand, und nun konnte auch ich nicht mehr und wir alle 3 kamen fast gleichzeitig. Bärbel stöhnte noch einmal kräftig auf und machte anerkennende Bemerkungen über meinen «kleinen Penis».

Sie können sich nicht vorstellen, was wir danach noch alles erlebt haben, vielleicht schreibe ich mal eine Fortsetzung.

Bis bald, Gruß!
Volker aus K.

Der geile «Hausdiener»

Hallo, liebes Redaktionsteam!

Mit diesen Zeilen geht ein großes Lob an Euer Kontaktmagazin, das ich leider erst vor kurzem kennen- und schätzengelernt habe.

Da ich beruflich als Seminarleiter unterwegs bin, besuche ich dann jeweils auch die «Rotlichtszene» in der Umgebung und stieß vor einiger Zeit in einem Sexshop auf die 3. Ausgabe des Sex-Kontakters! Ich entschloß mich, auf zwei Anzeigen zu antworten, und erhielt auch prompt eine positive Nachricht von einem älteren Ehepaar (60 und 64 Jahre alt), die einen jungen Mann wie mich (33 Jahre alt) suchten, um ihre Lust zu stillen.

Unser erstes Treffen sollte in einer gemütlichen Gaststätte in der Lüneburger Heide stattfinden. Wir trafen uns dort und fanden schnell Gefallen aneinander.

Noch während wir saßen und uns über Vorstellungen und Erfahrungen unterhielten, griffen beide zwischen meine Beine. Herta führte meine Hand an ihren Körper. Scheinbar kannten meine beiden geilen Inserenten die Örtlichkeiten des Lokals genau. Herta erhob sich und bat mich, ihr zu folgen.

Auf dem langen Weg durch den Saal in den Keller kamen wir an einer Tür vorbei, hinter der eine kleine Bar lag, in die mich Herta bugsierte und blitzschnell ihren Rock hochhob, so daß ich sie mit der Zunge verwöhnen konnte und meine Nase ihren tollen Weiberduft einatmete! Herta genoß meine Behandlung sehr, und wir kehrten dann zu Ernst zurück, ohne daß ich auf meine Kosten gekommen war oder aber mein praller Penis ins Spiel gebracht wurde.

Zurück am Tisch, zeigten mir Ernst Fragen deutlich, daß er wußte, was Herta sich soeben gegönnt hatte.

«Wir nehmen dich!» beschlossen beiden einvernehmlich und gaben mir die Anweisung, mich am folgenden Tag bei ihnen zu Hause zu melden. Sie übergaben mir eine Tasche mit dem Auftrag, nur diese Kleidung unter dem Mantel zu tragen, wenn ich am folgenden Tag bei ihnen erschiene.

Der Inhalt der Tasche erregte mich sehr: schwarze Strumpfhose, im Schritt offen, weiße Handschuhe, Strumpfhalter und Teeschürze sowie ein weißes Häubchen. Nur mit einem Mantel darüber, klingelte ich am folgenden Tag bei Herta und Ernst.

Ernst öffnete mir, nahm mir den Mantel ab und gab Anweisung, ihm zu folgen. Herta saß im Wohnzimmer, bekleidet mit einem Korsett, Strapsen und Strümpfen ohne Slip, und sah auf den laufenden Pornofilm im Fernsehen.

Während Ernst sich mit den Worten «Deine Bedienung ist da!» von Herta verabschiedete und ging, erhielt ich von Herta die Anweisung, den Fernseher abzustellen und mich vor den Sessel zu stellen. Herta begann, meinen Körper abzutasten, zu erforschen und alle Öffnungen auszuprobieren. Ich servierte Sekt, verwöhnte Herta auf Französisch. Wir liebten uns an diesem Tag bis zur Erschöpfung. Ich muß sagen, es war ein ganz toller Tag dank Eures Magazines. So eine geile Frau in diesem reifen Alter war für mich etwas ganz Neues, und ich weiß, daß ich künftig vor allem reife Frauen oder/und Paare suchen werde.

Doch möchte ich weiter von dem besagten Tag berichten, denn er war noch lange nicht zu Ende: Ernst erschien am späten Nachmittag und begrüßte mich in der Küche beim Kaffeekochen in meiner «Dienstkleidung», wobei er mich ungeniert am Penis berührte.

«Wie ich sehe, bist du schon in der Küche beim Vorbereiten», sagte er, «denn wie dir Herta sicher gesagt hat, kriegen wir heute abend noch Besuch von Freunden!»

Natürlich hatte Herta nichts gesagt, aber es wurde ein unvergeßlicher Abend für mich, denn das noch erscheinende Paar war ebenso geil. Nachdem sich alle das Abendbrot und die Getränke durch mich servieren ließen, verloren Peter und Eva (beide 51 Jahre alt) sehr schnell alle Hemmungen und spielten mit mir.

Für mich war es wichtig, diese geile, neue Erfahrung durch Euer Magazin zu machen, denn es gibt selten ehrliche Kontaktsuchende. Also werde ich Euch treu bleiben und weiter auf Anzeigen schreiben, denn ich bin immer auf der Suche nach neuen und geilen Leuten, zumal Ernst und Herta 250 km von meinem Wohnort Rheine entfernt wohnen.

Somit verbleibe ich als Euer Neuleser,
Andreas aus Rheine.

Die Zuckerstange

Ich muß Ihnen unbedingt mal mitteilen, was mir auf ein Inserat im Sex-Kontakter hin passiert ist.

Es war in der Vorweihnachtszeit, und ich fühlte mich ziemlich allein und einsam. Besonders in diesen Tagen der Gemütlichkeit und der langen Abende fällt einem das auf. Also schrieb ich auf ein Inserat, und schon kurze Zeit später konnte ich mich mit Angelika verabreden.

Wir trafen uns auf dem Nürnberger Christkindel-Markt, weil wir beide in der Nähe von Nürnberg wohnen. Es war wie im Film: Als Erkennungszeichen hatte ich eine Ausgabe einer vorher vereinbarten Zeitschrift in der Hand und wartete gespannt am verabredeten Marktstand.

Ich wurde schon langsam unruhig und fürchtete, daß mich Angelika versetzt haben könnte, aber dann kam eine hübsche, zierliche Blondine zielstrebig auf mich zu. Mit entwaffnendem Lächeln sagte sie: «Du mußt Christian sein, oder?» Ich nickte sie freundlich an und musterte sie unauffällig. Beide standen wir nun etwas unschlüssig da und wußten nicht, was wir sagen sollten. Eine gewisse Verlegenheit machte sich allmählich breit, als Angelika plötzlich auf ihre unbekümmerte, natürliche Weise sagte: «Sei nicht so stoffelig, ich bin völlig durchgefroren, du könntest mich schon zu einem Glühwein einladen!»

Damit war das Eis gebrochen, und ich ging mit ihr zum nächsten Stand, wo ich uns beiden einen Glühwein kaufte. Mir gefiel Angelika, denn ich mag Frauen, die so unkompliziert sind und rundheraus sagen, was sie denken. Außerdem gefiel mir ihre Erscheinung ausnehmend gut. Sie war ca. 1,60 m groß und recht zierlich. Ihre hellbraunen Augen strahlten in einem warmen Glanz, und ihr schmales, ebenmäßiges Gesicht wurde eingerahmt von blonden, halblangen, lockigen Haaren. Sie trug eine enge Jeans und eine modischbunte Winterjacke in frischen Rottönen.

Da man bekanntlich auf einem Bein nicht stehen kann, genehmigten wir uns noch einen zweiten Glühwein und aßen Spießbraten mit Brot. Zum Dessert gönnten wir uns eine Portion heiße Maronen und schlenderten über den Weihnachtsmarkt.

Ich kaufte Angelika eine kleine, silberfarbene Brosche, eine kleine Fee mit Flügeln, und flüsterte ihr ins Ohr: «Ich finde, daß sie gut zu dir paßt, du kleine Fee.» Sie bedankte sich, indem sie mir einen kleinen Nikolaus als Talisman schenkte.

Mittlerweile waren wir, trotz des Glühweins, doch ziemlich durchgefroren und beobachteten, wie die Schneeflocken vor den Lichtern des großen Weihnachtsbaumes zur Erde niedertanzten. «Wollen wir nicht noch woanders hingehen?» fragte ich sie und hoffte, daß sie zustimmte. «Ja, warum nicht», antwortete sie unbefangen. «Ich friere auch schon sehr.» Als wir zurück über den Weihnachtsmarkt in Richtung Parkplatz schlenderten, machte Angelika nochmal an einem der Stände halt. «Bekomme ich eine Zuckerstange von dir?» fragte sie verschmitzt. Natürlich bekam sie eine. Auf dem Weg zum Auto schleckte sie so an ihrer Zuckerstange herum, daß mir nur vom Hinschauen heiß wurde und sich ein gewisser Druck in meiner Jeans breitmachte.

Als wir in meinen Wagen eingestiegen waren, kramte ich im Handschuhfach nach einer passenden Kassette mit Schmusemusik. Ich mußte mich daher zu ihr hinüberbeugen, und als ich aufblickte, sah sie mich lockend und verführerisch an, ja sogar etwas provozierend. Irgendwie überwand ich dann plötzlich meine Scheu.

Ich küßte Angelika lange und sehr leidenschaftlich. Sie erwiderte meinen Kuß genauso stürmisch, und unsere Arme schlangen sich gegenseitig um unsere Körper.

Die Zuckerstange ließ sie auf den Boden fallen, und ihre Hand stahl sich langsam von meinem Knie aufwärts zu meinem Reißverschluß. Als sie bemerkte, daß ich schon sehr erregt war, flüsterte sie mir ins Ohr: «Ich dachte mir schon, daß deine Zuckerstange viel aufregender sein würde!» Mit ein paar geschickten Handgriffen hatte sie meinen kleinen Freund aus seinem engen Gefängnis befreit, und äußerst zufrieden beugte sie sich zu ihm hinunter und begann, ihn mit zärtlichen Küssen zu bedecken. Ich stöhnte leise auf und strich ihr sanft übers Haar.

Angelikas französische Küsse wurden immer intensiver, und in meinem Schwanz pochte es so wild, daß ich glaubte, er müsse jeden Moment explodieren. Ihre Zungenspiele waren so fantastisch, daß es nur so aus mir herausgeschleudert wurde – leider direkt auf meine Hose!

Wir hielten uns noch eine Weile schweigend und fest im Arm, dann sagte Angelika: «Tja, jetzt müssen wir wohl erst einmal zu dir nach Hause fahren, damit du dich umziehen kannst.»

Insgeheim freute ich mich darüber. Bei mir zu Hause angekommen, verführte ich Angelika auf die gleiche Weise.

Kurz bevor sie zum Orgasmus kam, flehte sie mich an, sie zu nehmen. Das ließ ich mir nicht zweimal sagen; mein kleiner Freund war auch schon wieder fit. Sie setzte sich auf mich, während ich auf dem Rücken lag, und ritt mich wild und leidenschaftlich, bis es uns fast gleichzeitig kam. Angelika blieb die ganze Nacht bei mir, und mittlerweile sind wir verlobt.

Zu Weihnachten bekam sie von mir unter anderem eine riesengroße Zuckerstange geschenkt. Und sie hat diesen Wink auch gleich verstanden …

Viele Grüße,
Norbert H.

Geile Sex-Party

Ich möchte hier gern einmal die Gelegenheit ergreifen, etwas von mir und meiner Frau zu berichten. Wir sind seit 25 Jahren zusammen, davon 23 Jahre glücklich verheiratet, haben zwei sehr nette Kinder, sind auf dem Sektor der Gesundheitspflege tätig und betreiben eine Gemeinschaftspraxis. Was uns etwas Kummer macht: Wir sind polygam veranlagt und beide bisexuell, ohne Gelegenheit zu haben, diese Veranlagung zu praktizieren. Meine Frau ist 45 Jahre, ich bin 57.

Entsprechend sexy ist auch die von ihr bevorzugte Wäsche. Sie hat das Temperament einer jungen Frau und hätte mich schon lange in die Wüste geschickt, wenn ich mich benehmen oder aussehen würde, als wäre ich wirklich fast sechzig.

Mit einer einzigen Ausnahme, und die liegt 23 Jahre zurück, haben wir gemeinsam weder Partnertausch oder Gruppensex ausgeübt, noch hatte meine Frau eine Freundin oder ich einen Freund. Es fehlte vermutlich an der entsprechenden Gelegenheit. Vielleicht auch am Mut; denn jedesmal wenn wir getrennt und weit weg in den Urlaub fuhren, weil ein gemeinsamer Urlaub nicht möglich war, in Gegenden also, wo uns mit Sicherheit keiner kannte, haben wir beide unserer Lust freien Lauf gelassen. Und gerade das wollten wir im Prinzip nicht. Wir wollten gemeinsam genießen, zuschauen und zuschauen lassen, Partner tauschen, Bi-Sex machen, Sandwich und alles Anmachende probieren, mit Ausnahme von Sado und Kaviar.

Mit dem Lieben ist es sicher so wie mit dem Schwimmen: Man verlernt es zwar nicht, aber um nach langer Enthaltsamkeit wieder richtig Freude aufkommen zu lassen, muß man wieder ein paar Trainingsstunden einlegen. Noch dazu wo unsere Damen, wenn sie den Status des Twen in Richtung auf die erste richtig befreiende Reife verlassen haben, bisweilen glauben, «so etwas» nicht mehr tun zu dürfen.

Ich kann mich da an eine Party erinnern, die ich als junger Mann, kurz nach dem Krieg, in München mitmachte. Es war ein Treffen verschiedener Menschen und Hautfarben. Es trafen sich in der Wohnung eines Freundes zwei Ärztinnen der US-Army, zwei farbige Krankenschwestern der US-Army, ein farbiger GI, ein Bankdirektor mit Frau, eine Sportlehrerin, eine junge Baronesse mit ihrem

Freund und zwei Bardamen. Dazu mein Freund und ich. Die Damen waren also in der Überzahl. Wir alle merkten, daß etwas in der Luft lag. Aber erst als die beiden Bardamen, zwei ganz liebe Mädels, anfingen, eine lesbische Nummer hinzulegen, wurden auch die anderen Teilnehmer der Party mutig. Es kamen die berühmten Pfänderspiele, wobei wir bei den Ärztinnen zum erstenmal dursichtige Nylonhöschen bewundern konnten. Und mit den Hüllen fielen auch sämtliche Hemmungen. Es wurde z. B. immer eine Person ausgelost, die bei jedem – die Damen gespreizt in bequemen Sesseln sitzend –, egal ob Männlein oder Weiblein, Französisch machen mußte. Natürlich wurde entsprechend getrunken.

Die Frau des Bankdirektors, etwa Ende 40, rief plötzlich: «Wenn ihr wollt, könnt ihr zuschauen, wie ich mich von allen Männern verwöhnen lasse. Dann will ich alle Frauen französisch lieben!» Jeder trieb es mit jedem, und die Sportlehrerin, eine der amerikanischen Ärztinnen und die Baronesse entpuppten sich als Natursekt-Liebhaber.

Später traf man sich gelegentlich mal wieder auf der Straße, und jedesmal kam die Sprache wieder ganz begeistert auf diese Party. Drei von den Damen, die ich später wiedertraf, sagten unabhängig voneinander, daß diese Party ihr weiteres sexuelles Leben bestimmt hätte. Daß sie frei geworden wären und ihr Leben im wahrsten Sinne des Wortes «lustvoll» gestalten konnten. Wir wissen aus unserer beruflichen Tätigkeit, daß sexuelle Verklemmung, das heißt Mangel an Gelegenheit, seine wahre Sexualität kennenzulernen, sich voll zu ihr bekennen zu dürfen und sie ausleben zu können, die Ursache vieler seelischer Erkrankungen ist.

Alles Gute für Ihren Sex-Kontakter wünschen,
K. u. H.

Verborgene Gefühle

Sehr geehrte Frau Sirius, im Sommer lernte ich ein junges Ehepaar über ein Inserat im Sex-Kontakter kennen. Oh Wunder, Manfred kannte ich schon durch den Sportverein, doch ich hätte nie gedacht, welche verborgenen Gefühle auch im seinem Herzen tobten.

Manfred kam dann eines Tages zu mir, und wir sprachen uns aus. Er fragte mich, ob ich bisexuell sei, was ich verneinte. Manfred war begeistert davon, denn gerade so einen Mann suchten seine Frau Verena und er. Manfred informierte seine Frau über unser Gespräch. Sie rief mich an und forderte mich auf, sie am Samstag zu besuchen. Manfred freute sich sehr über meine Zusage. So fieberte ich dem Tag mit Spannung entgegen, es war für mich ja «Neuland». Dann war der Tag gekommen, Manfred rief mich an, ob ich bereit sei und Verena mich abholen könne. «Aber gerne!» sagte ich. Nach einer halben Stunde kam Verena an, oh welch eine Frau! Verena, 26 Jahre, 172 cm, 56 kg, schlank, blond, volle Brüste, so stand sie lächelnd vor mir und wir küßten uns, als wären wir schon lange befreundet. «Komm, Rudi, wir wollen Manfred nicht warten lassen, bei uns wird es dir gefallen, und wir sind scharf auf dich.» Ruck-Zuck waren wir in ihrem Haus angekommen, wo mich Manfred freundlich begrüßte. Als Verena Ihren Mantel ablegte, war ich doch überrascht. Sie hatte nur Dessous darunter an, was sehr reizvoll und erregend war. Zur Begrüßung gab es Rotwein sowie einen kleinen Imbiß, und ohne hinzusehen küßte sie mich vor Manfred. Zwischendurch hatte er einen Erotikfilm im TV eingeschaltet. «Im Bett klappt es bei uns prima, doch ihr fehlt das I-Tüpfelchen zur Krönung ihrer Wollust. Seit längerer Zeit ist sie darauf erpicht, mal einen Mann anal zu entjungfern. Wir hoffen, Rudi, daß du mitmachst. Verena hat große Erfahrung auf diesem Gebiet, und ich würde euch bei allem sehr gern zusehen. Das törnt mich richtig an!» sagte Manfred mit feurigen Augen. Verena gurrte und keuchte leicht, als sie mich ansprach «Es ist nicht so einfach, einen Mann zu finden, der es zum erstenmal versuchen möchte.»

Manfred reichte Verena ein Köfferchen, welches sie öffnete und die Gegenstände herausholte. Da waren: Doppeldildo, Dildo an beiden Enden mit Eicheln, Vibratoren, Gleitcreme, na all diese

Dinge fürs «Spiel ohne Grenzen»! Von drei bis fünf Zentimeter zum Umschnallen usw.

Voller Begeisterung beobachtete ich Verena, wie sie sich einen Dildo umschnallte und dieser bei jedem Schritt an ihrem Schoß auf- und niederwippte. «Ist der Dildo, welchen du da trägst, nicht zu dick für mich?» wies ich darauf hin. «Oh nein, du glaubst gar nicht, was sich in deinem Märchenland alles versenken läßt!» Mittlerweile hatte Verena uns entkleidet. Sie war von den Maßen meines Liebesspeers sehr überrascht (18 x 4,5 cm), streichelte und küßte ihn. «Mensch Rudi, Verena giert schon danach, dich endlich zu verführen und ich bin scharf darauf zu sehen, wie sie dich liebt!» Manfred atmete dabei schwer.

Schließlich sollte ich mich über den Sessel bücken. Verena spielte mit der Zunge an meiner Rosette, dann mal mit zwei Fingern, cremte mich ein. «Na, wie gefällt es dir? Tut es gut?» fragt sie. «Oh ja, das ist wunderbar, herrlich!» munterte ich sie zum Weitermachen auf. Plötzlich stand sie hinter mir, Manfred führte den Dildo an meine bebende Pforte, und dann merkte ich, wie Verena sanft den eingecremten Dildo immer druckvoller gegen meinen Eingang drückte, dabei ganz fest meine Hüften umklammerte und mich zu sich zog, während Manfred meinen Oberkörper festhielt. Auf einmal durchzuckte mich ein gewaltiger Schmerzensblitz, Tränen schossen mir in die Augen, ich stöhnte, schrie, wimmerte, zuckte, erbebte, wollte mich losreißen. Je mehr ich mich wehrte, um so geiler tobte Verena sich aus. Manfred klatscht mit seinen Händen auf meine Gesäßbacken. Dann spürte ich ein himmlisches Gefühl in meinem Inneren, es gefiel mir immer besser. Es war wie Himmel und Hölle – voller Geilheit, voller Hingabe. Zum erstenmal in meinem Leben erlebte ich so etwas Grandioses. Da auch mein Zepter prall war, tauschten Verena und ich die Plätze, und sie forderte mich auf, sie auch anal zu verwöhnen. Verena keuchte: «Ja Rudi, lebe dich richtig aus!» Es war schon ein Festival! Später konnte ich kaum sitzen, aber Hauptsache es hatte mir gefallen. Verena rief: «Für uns war es auch ein ganz neues Erlebnis. Du warst Spitze als Anfänger!»

Mit freundlichen Grüßen,
Rudi

Anstoß zum Sex

Mein Freund mußte mich mit etwas Nachdruck dazu bringen, mich auf eine Annonce aus dem Sex-Kontakter zu melden. Es war ca. ein Jahr nach der Trennung von meiner Ex-Frau. Mein Freund Karl und ich saßen in einer Ecke unserer Stammkneipe. Er stieß mir seinen Ellbogen in die Rippen, da er dachte, ich würde wieder Trübsal blasen, und sagte: «Schau mal hier, da müßte für dich was drin sein.» Dabei legte er mir den damals neuesten Sex-Kontakter vor die Nase. Schon das Deckblatt ließ erkennen, was mich darin erwartete. Nach meiner vorangegangenen Enttäuschung war ich äußerst skeptisch und schob das Heft beiseite mit der Bemerkung: «Nichts für mich!» Doch Karl ließ sich nicht entmutigen und blätterte so in dem Magazin, daß ich sehen mußte, was darin geboten wurde. Er hatte das Heft schon genauestens studiert und wußte, was er suchte, nämlich eine bestimmte Annonce einer Frau, von der er meinte, sie würde zu mir passen. Ich las, ihm zum Gefallen, die Annonce.

Ich hab' das Thema dann in eine andere Richtung gelenkt und mit Karl noch ein paar Bier getrunken. In einem unbeobachteten Moment habe ich den Sex-Kontakter in meiner Tasche verschwinden lassen, da mich die Fotos, die ich bereits gesehen hatte, neugierig und trotz aller Vorbehalte gegen Frauen ziemlich geil gemacht hatten.

Zu Hause konnte ich mir den Sex-Kontakter in aller Ruhe und allein anschauen bzw. durchlesen. Je länger ich las und die Fotos anschaute, desto enger wurde meine Hose. Ich hatte ein sehr beklemmendes Gefühl in der Jeans, aber ich wollte unbedingt die eine Annonce wiederfinden, denn irgendwie reizte mich diese Frau. Außerdem hatte ich, nachdem die Lust in meinem Unterleib immer stärker wurde, beinahe alle Vorbehalte über Bord geworfen. (Der Rest der Vorbehalte ging über Bord, als ich mit Marianne das erstemal allein war!) Die Inserentin suchte einen Mann der sexuell und handwerklich was drauf hat. Bei der Sucherei nach der speziellen Anzeige sah ich zwangsläufig noch mehr Inserate mit vielen erregenden Bildern. Da hielt ich es nicht mehr aus, ich öffnete meinen Gürtel und die Hose und zog alles aus. (Das mache ich heute auch noch, wenn ich den Sex-Kontakter lese.) So wie ich war, setzte ich mich auf einen Stuhl, lehnte mich weit zurück und begann, meinen vernachlässigten Penis zu streicheln, während ich die Annonce suchte. Meine bis dahin halb erigierte Rute schwoll zu voller Größe an, und ein unerwartet herrliches Gefühl zog von meinem Schwengel durch den ganzen Körper. Da konnte ich mich nicht mehr zurückhalten, aus dem Streicheln wurde Massage, und schon kam ein unvorstellbarer Orgasmus, wobei ich mit dem Stuhl das Gleichgewicht verlor und nach hinten kippte. (Wenn das Marianne gesehen hätte, wäre sie vor Lachen umgefallen!)

Marianne habe ich, dank der Mithilfe des SKS-Anzeigendienstes, dann später brieflich, telefonisch und persönlich kennengelernt. Das erste Treffen hatten wir so verabredet, daß ich ihr ein Stück entgegenkam und sie in der Kreisstadt an dem Fernzug abholte. Von da hatten wir noch ca. 30 km mit einem Bummelzug und 4 km mit einem Bus zu fahren, denn ich wohnte damals in einem Dorf. Auf dem Weg dahin wollten wir unser Kennenlernen bereits etwas intensivieren, aber vor lauter Neugier um uns herum mußten wir uns auf lauter banales Geschwätz beschränken.

Zu Hause konnten wir zwar reden, aber da sie ihre kleine Tochter mitgebracht hatte, mußten wir noch bis zum Abend warten. Als die Kleine dann endlich im Bett lag, kam sie, für mich unerwartet, nackt ins Zimmer. Mir verschlug es die Sprache, da sie trotz ihrer drei Kinder eine richtige Jungmädchen-Figur hatte und noch hat. An ihren Brustwarzen und ihren geschwollenen Schamlippen konnte ich erkennen, was los war – auch sie hielt es nicht mehr aus. Ich nahm sie in die Arme und streichelte sie überall. Während dessen machte sie meine Hose auf und befreite meinen knallharten Penis aus seiner Zwangslage. Irgendwie schaffte sie es, mich ohne große Verrenkungen auszuziehen.

Wir brachten uns mit den Händen so in Rage, daß es uns schwindelig wurde. Ich lehnte mich im Stehen an eine Kommode, um besseren Halt zu haben. In dieser Stellung stand mein Schwengel lang und steil in die Höhe. Marianne kam ganz dicht zu mir und leckte mich am Ohr. Obwohl sie viel kleiner ist als ich, steckte sie sich dabei meinen Penis in ihre Muschi und hielt ihn so richtig fest. Meine Güte, war sie heiß! Das Bett stand in Reichweite, so daß ich sie, ohne aus ihr herauszugehen, dorthin dirigierte. Sie nahm gleich eine Stellung ein, in der ich noch tiefer in sie eindringen konnte. (Sie hatte ihre Beine ganz hochgezogen und sich ein Kissen unter den Hintern geschoben.)

Der Orgasmus wollte kein Ende nehmen, ich war schon ganz benommen.

Marianne dachte natürlich, nun sei vorläufig alles zu Ende, denn sie war mittendrin und äußerte ein bißchen Enttäuschung. Aber meine Rute wurde nicht schlaff, da sie ihn mit ihrer Scheidenmuskulatur festhielt und massierte. Die Hitze in ihrer Pussy tat ein Übriges. Wir machten dann in Teamwork weiter, wobei sie einen Orgasmus nach dem anderen hatte und ihre Wollust laut herausschrie. Dabei fing sie an zu kratzen und zu beißen, was mich nochmal zum Höhepunkt trieb.

Wie ich schon schrieb, wohnte ich damals in einem Dorf, wo jeder jeden kennt. Am nächsten Morgen fragte mich meine Nachbarin, wer da so geschrien und gestöhnt hätte. Ich konterte: «Dich habe ich schon genauso laut schreien hören!» Sie bekam einen roten Kopf und verschwand. Da die Nachbarn immer neugieriger bzw. zudringlicher wurden, sind Marianne und ich aus diesem Dorf verschwunden und in die Kreisstadt gezogen, wo sie ein Haus geerbt hatte und einen handwerklich begabten Mann brauchte. Wir genossen dort unseren Sex miteinander und machten auch später bei Gruppensex-Parties mit. So folgte noch manches Erlebnis.

Mit freundlichem Gruß,
Euer Friedrich

Triole der Lust

Da meine Frau und ich (beide 46) seit 22 Jahren eine ganz tolle Ehe führen und wir auf sexuellem Gebiet schon sehr viel ausprobiert haben, wobei wir beide sehr tolerant und hemmungslos sind, was den Sex angeht, möchte ich Ihnen einmal ausführlich über unsere Erlebnisse berichten.

Wir haben schon vor Jahren gemeinsam Gruppensexparties besucht, haben dabei Gruppensex, Partnertausch und Geschlechtsverkehr praktiziert, was aber besonders mir nicht allzuviel brachte, weil ich das Gefühl hatte, das die Frauen nicht ganz freiwillig mitmachten. Dann stellte sich heraus, daß immer mehr Männer sich allein mit meiner geilen, hingebungsvollen Frau treffen wollten, was wir dann auch zuließen. Die Männer kamen zu uns, wollten aber allein mit meiner Frau schlafen, mit der Gewißheit, ich sei nicht da, und dieses Gefühl gaben wir ihnen. Ich sah dann heimlich durch den Türspalt zu, wie meine Frau sich mit echter Hingabe lieben ließ, was mich anregte zu onanieren. Wenn der Gast gegangen war, habe ich meine Frau jedesmal anschließend ein zweites Mal geliebt, was mir sehr gefiel und meiner Frau mindestens zu einem weiteren Orgasmus verhalf. Da mir dies mehr Befriedigung gab als das Lieben einer anderen Frau mit Wissen meiner Frau, fragte ich sie vor kurzem, ob sie etwas dagegen hätte, wenn ich uns einen jüngeren, geilen Mann, als Dauerhausfreund suchen würde, welcher uns mindestens ein- bis zweimal im Monat übers Wochenende besuchen würde (mit Übernachtung im Ehebett) und der bereit sei, sie vor mir oder mit mir zusammen französisch zu verwöhnen und zu lieben. Die Idee fand sie gut, und ich sagte zu ihr, daß ich uns einen jungen Mann über den Sex-Kontakter suchen würde. Dieses tat ich auch und schrieb auf viele Anzeigen einzelner junger Männer um die 30 Jahre und entschied mich für einen 29-jährigen. Ich verabredete mit ihm einen Termin bei uns und sagte meiner Frau zwei Tage vorher, daß sie am Freitag zwei geile Penisse zum Lieben bekäme, was sie auch gleich toll fand, und ich merkte ihre Geilheit. Als der Freitag dann gekommen war und es pünktlich um 22 Uhr klingelte, stand unser junger Freund in der Tür, und ich merkte sofort, daß er ihr gefiel.

Nach einer einstündigen Kennlernphase zogen wir uns aus und wechselten ins Schlafzimmer, wo sie gleich seinen schon erigierten

Penis mit einem Kuß begrüßte, während ich sie liebkoste. Nach einiger Zeit begann der aufregende Liebesakt, wobei die Stellungen mehrmals gewechselt wurden und wir drei einen tollen Orgasmus erlebten. Nach kurzer Pause war sie schon wieder geil, und das Spiel wurde noch einige Male wiederholt, bis wir zu dritt erschöpft einschliefen. Am Samstag waren wir schon wieder früh wach und geil und wiederholten das Spiel noch einmal vor und nach dem Frühstück. Als sich unser Freund verabschiedet hatte, sagte mir meine Frau, daß es ihr sehr gefallen hatte, ich ihr etwas Schönes ausgesucht hatte und fragte mich, wann wir dies wiederholen würden. Unser Freund war inzwischen wieder da, und wir haben gleich nach seinem Eintreffen angefangen. Meine Frau und auch ich haben es wieder sehr genossen. Vielleicht werden wir auch bald zusammen drei Wochen Urlaub machen.

Ich finde eine Triole mit zwei Männern und einer Frau zehnmal besser als umgekehrt, weil die Frau dann 100%ig befriedigt wird.

Mit freundlichen Grüßen,
Manfred

Sex im Fitness-Studio

Ich hatte mich mit einem vielversprechenden Mann im Fitnesscenter verabredet, der mir auf meine Annonce im Sex-Kontakter geschrieben hatte. Er hatte ein Foto von sich mitgeschickt und hatte ähnliche Interessen wie ich, zum Beispiel auch Fitnesstraining. Dunkelblaue Augen blitzten spitzbübisch aus einem markant-männlichen Gesicht. Dunkle, schulterlange Haare ergossen sich auf breite, braungebrannte Schultern in einem schwarzen Trägerhemd. Sein Lächeln war lausbubenhaft und gewinnend.

Und ihn würde ich heute abend treffen ... Gespannt saß ich an der Bar und trank einen Apfelsaft, ich war etwas zu früh aufgebrochen, aber ich mag es lieber so. Auf diese Art konnte ich beobachten, wie er zur Tür hereinkam und wie er sich bewegte. Er kam pünktlich und trug eine kleine Sporttasche bei sich. Er war sehr groß und hatte eine sagenhafte Figur. Seine Blicke wanderten suchend im Raum umher, und ich winkte ihm begeistert zu. Schnurstracks kam er auf mich zu, lächelte mich an und begrüßte mich mit seiner warmen, tiefen Stimme.

Wir unterhielten uns ein wenig über Sport, und er machte mir Komplimente über meinen durchtrainierten Körper und mein langes, blondes Haar. Ich versank in seinen blauen Augen, und auch er schien von mir angetan zu sein. Unsere Plauderei dauerte recht lange, bis wir uns entschlossen, uns umziehen zu gehen.

Wir trafen uns im Fitnessraum wieder, wo er schon auf der Hantelbank lag und Gewichte stemmte. Ich beobachtete eine kleine Weile heimlich das Spiel seiner Muskeln und wie sich kleine Schweißperlen auf seinem tollen Körper bildeten. Er trug eine kurze, enge Sporthose in Schwarz und dazu ein graugestreiftes Ringer-T-Shirt. Seine enge Kleidung zeichnete die Muskeln hervorragend ab, und ich phantasierte schon, wie der Rest wohl aussehen und sich anfühlen würde.

Ich muß zugeben, daß mich dieser Mann total erregte und ich mich beherrschen mußte, nicht allzu aufdringlich zu wirken. Aber ich konnte es wirklich kaum erwarten, ihn in meine Arme zu schließen.

Versonnen stand ich da, als er mich bemerkte. Er strahlte mich förmlich an, und auch ich konnte ein begehrliches Flackern in seinen Augen feststellen. Wir machten einige Übungen gemeinsam und trainierten dann noch jeder für sich, wobei sich unsere Blicke aber immer wieder begegneten. Danach gingen wir in die gemischte Sauna, wo schon einige andere ihr Fitnessprogramm mit einer Schwitzkur abschlossen. Ich wurde etwas verlegen, als er so völlig nackt vor mir stand wie ein leibhaftiger Adonis. Er setzte sich auf die Holzbank gegenüber und streckte sich. Nach kurzer Zeit legte er sich sein Handtuch über die Lenden und wirkte etwas verschämt. Mit der Bemerkung, ihm wäre zu heiß und er gehe jetzt duschen, wir träfen uns später, verließ er die Sauna.

Ich folgte ihm unbemerkt und konnte sehen, wie er die Duschkabinen für Männer betrat. Es war niemand anders dort. Kurzentschlossen betrat ich den Raum.

Er bekam gar nicht mit, wie ich mich langsam an ihn heranschlich. Ertappt öffnete er die Augen, als ich meine Arme um ihn legte und mich fest an ihn schmiegte. Mein Handtuch hatte ich an der Tür liegenlassen, und nun rieben sich unsere erhitzten und erregten Körper aneinander. Markus sagte gar nichts, sondern faßte mich mit festem Griff um meine Hüften, und ich spürte seinen Liebesspeer zwischen meinen Schamlippen auf und ab gleiten. Wir stöhnten beide leidenschaftlich; vielleicht hat sich deshalb niemand in den Duschraum getraut.

Markus drehte mich herum und drängte mich in eine Ecke. Ich verstand, winkelte ein Bein an und schlang es um sein Becken. Dann drang er vorsichtig und tief mit seinem Schwanz in meine feuchte Pussy ein.

Als sich sein heißer Liebessaft in mir ergoß, kam auch ich, fast zur gleichen Zeit, zu einem wahnsinnstollen Orgasmus. Ich krallte mich an ihm fest und flüsterte ihm heiße Worte ins Ohr.

Nachdem unsere Lust abgeklungen war, seiften wir uns gegenseitig ein und alberten herum. Dann schlich ich mich auf zitternden Beinen aus der Männer-Dusche, Gott sei Dank ungesehen.

An der Bar trafen wir uns wieder, und sein Blick war noch immer verlangend und verheißungsvoll. Er fragte, ob er mich nach Hause bringen dürfe, und ich stimmte zu. Ich ahnte, daß die Nacht mit unseren feuchten Liebesspielen in der Dusche noch nicht beendet war, und ich habe Recht behalten.

Markus und ich treffen uns heute noch regelmäßig und ziehen eine gemeinsame Zukunft in Betracht. Die gegenseitige erotische Anziehungskraft ist jedenfalls gegeben, und der Rest wird sich zeigen.

Vielen Dank sagt,
Nadine D.

Radtour mit Hindernissen

Ich hatte mich schon einmal mit Marina getroffen, die ich auf ihr Inserat im Sex-Kontakter hin kennengelernt hatte. Das war vergangenes Wochenende, und wir waren nett Essen gegangen und hatten uns einen Film im Kino angesehen. Danach hatte ich sie nach Hause gebracht und wollte sie zum Abschied küssen, doch sie wich mir aus. An diesem Abend war ich darüber etwas verärgert gewesen, aber dann dachte ich bei mir, daß sie vielleicht schlechte Erfahrungen gemacht haben könnte und deshalb nicht so leicht zu haben war. Bei weiterem Nachdenken fand ich das sogar positiv, da ich eine feste Bindung anstrebte und es eigentlich gut ist, wenn eine Frau sich nicht am ersten Abend einem Mann an den Hals wirft. Am Ende kam ich zu dem Ergebnis, daß das ein Pluspunkt für sie sei und nahm mir vor, trotzdem weiter um sie zu kämpfen.

Am nächsten Tag telefonierten wir und verabredeten uns zu einer Fahrradtour am kommenden Wochenende. Ich holte sie zu Hause ab und schnallte mein Rennrad vom Dachgepäckträger ab. Von ihrer Wohnung aus, die sehr idyllisch am Waldrand gelegen war, starteten wir ins Vergnügen.

Wir waren schon ein gutes Stück geradelt, als sich dunkle Gewitterwolken über uns zusammenbrauten. Es blitzte und donnerte in sehr kurzen Abständen, dann setzte ein regelrechter Platzregen ein. Innerhalb weniger Minuten waren wir beide völlig durchnäßt und suchten Schutz unter den wenigen Bäumen, denn die Landschaft bot hier ein anderes Bild, weite Wiesen und Felder, nur noch vereinzelt alte, knorrige Bäume. Es goß in Strömen, als ich in der Ferne eine Scheune entdeckte. Ich radelte neben Marina und gab ihr Handzeichen, und so steuerten wir den alten Heuschober an.

Die Tür war nicht verschlossen, und so schoben wir unsere Fahrräder ins Trockene. Marina schüttelte ihre nassen, langen, goldblonden Haare wie ein junger Hund. Dann besahen wir unseren Reiseproviant und die Wolldecke. Beides war noch trocken, weil ich vorsichtshalber eine kleine Plane über die Sachen auf dem Gepäckträger gespannt hatte.

Ich breitete die Decke im Heu aus und packte unser Picknick darauf. Marina öffnete die Weinflasche und goß uns etwas davon in kleine Pappbecher. Es war direkt gemütlich und romantisch. Draußen prasselte der Regen auf das Dach. Plötzlich mußte ich husten, denn ich hatte eine Erkältung nicht ganz auskuriert. Marina, Krankenschwester von Beruf, sah mich besorgt an und meinte, ich müsse aus den nassen Sachen heraus. Diese Gelegenheit ergriff ich frech beim Schopf, und mit gespielt schamvollem Blick weigerte ich mich, mich zu entkleiden, wenn sie es nicht auch täte. Nach einigem Zögern gab sie schließlich nach. Blitzschnell streifte ich meine Jeans und mein T-Shirt ab und schlüpfte aus meiner Boxer-Shorts. Dann beobachtete ich, wie sich Marina verschämt langsam aus ihrer Kleidung schälte und sich, mir den Rücken zugedreht, das Kleid über den Kopf zog. Im Tanga stand sie nun vor mir. Ich deutete auf meine Shorts im Stroh. Seufzend schlüpfte sie dann ebenfalls aus dem knappen, hauchdünnen Etwas. Mit einen Satz sprang sie zu der Decke und wickelte sie um ihren nackten Körper, während sie mich scheu, aber erwartungsvoll aus ihren grünen, mandelförmigen Augen ansah. Ich bedauerte, ihren schönen, schlanken Körper mit den großen Brüsten und langen Beinen nicht länger betrachten zu können und griff zu einer List. Ich hustete erneut, diesmal absichtlich, und mit jammervollem Blick beklagte ich die Ungerechtigkeit, daß ich so bloß in der Kälte saß, während sie in die mollige Decke gehüllt war. Erwartungsgemäß bot sie mir ein Stück Decke an. Wir mußten dicht zusammenrücken und berührten uns zwangsläufig. Dabei wurde ihre zarte, gebräunte Haut von einer sachten Gänsehaut überzogen.

Dann ging ich zum Angriff über und versuchte, sie zu küssen. Diesmal wich sie mir nicht aus und schlang ihre Arme um meinen Nacken. Kurz darauf tat sie dasselbe mit mir. Wir genossen ein sehr langes und liebevolles Vorspiel, aber letztendlich wurden wir doch von wilder Begierde übermannt. Ich lag mittlerweile auf ihr und drängte mich sanft zwischen ihre heißen Schenkel, die sie auch sofort öffnete.

Unsere Lust war schon so angeheizt, daß ich nun endlich in Marina eindringen durfte. Mit langsamen Bewegungen ließ ich meine Liebeslanze in ihr auf und ab gleiten, während sie sich mir immer mehr entgegendrängte und ihr Becken lustvoll kreisen ließ. Ihre Fingernägel bohrten sich sachte in meinen Rücken, und sie stöhnte mir mit ihrer wunderbaren, melodischen Stimme ins Ohr.

Schon bald darauf wurden wir beide von einer gigantischen

Welle der Lust davongetragen. Nachdem wir zum Höhepunkt gekommen waren und noch ein wenig gekuschelt hatten, gestand mir Marina, daß sie sich schon am ersten Abend in mich verliebt hatte und mir kaum widerstehen konnte. Aber sie wollte eine feste Bindung und deshalb nicht den Eindruck eines «leichten Mädchens» erwecken.

Glücklich und zufrieden schliefen wir eingekuschelt in die Decke für ein paar Stunden ein. Als wir wieder aufwachten, war die Sonne untergegangen, und unsere Sachen waren längst getrocknet. Wir liebten uns noch ein zweites Mal im duftenden, pieksenden Heu und traten dann den gemeinsamen Heim- und auch weiteren Lebensweg an.

Ich wünsche allen Ihren Inserenten genauso viel Glück, wie ich es gehabt habe.

Viele Grüße,
Ihr Joachim W.

Heiße Wasserspiele mit Barbara

Als die Geschichte mit meiner letzten Freundin anfing einzuschlafen, besann ich mich, besorgte mir den neuesten Sex-Kontakter und checkte die Anzeigen durch. Ich ging nach den Wünschen der Damen und den Postleitzahlenbereichen. Als ich die richtige Annonce gefunden hatte, habe ich sie markiert und weitergeschaut, ob noch mehr Inserentinnen aus der Nähe zu finden waren. An Barbara bin ich dann auf Anhieb hängengeblieben. Wir verabredeten uns in einem Lokal in der Nähe des Bahnhofs, wo ich den Wirt gut kannte und wußte, dort hatten wir einen Tisch für uns allein, wo wir reden konnten. Als ich dort eintraf, war sie schon da und maulte, weil ich etwas später kam. Weil Fasching war und ich an diesem Abend etwas trinken wollte, hatte ich das Auto zu Hause gelassen und war mit dem Stadtbus gefahren. Das konnte Barbara verstehen und wurde zugänglicher. Sie fing an, mir ihr Leid zu klagen über Männer und andere Mitmenschen. Ich hörte ihr geduldig zu und beschränkte mich auf wenige Zwischenfragen. Natürlich wollte sie wissen, wie es mir in meinem Leben ergangen war, aber ich mochte nicht gerne darüber reden. Nur zögernd gab ich ihr Auskunft, bis ich dann Vertrauen gefaßt hatte. Wir tranken im Laufe der Unterhaltung auf das «Du». Barbara war mittelgroß, blond und vollschlank und hatte alle Proportionen dort, wo sie hingehörten.

Ich muß im Laufe des Abends etwas zu forsch vorgegangen sein, denn sie giftete mich schließlich an: «Glaube nur nicht, daß du heute noch in mein Bett kommst!»

Man kann sich bei so einer Bemerkung ja seinen Teil denken, aber nicht sagen. Was mir durch den Kopf schoß, war folgendes: «Nun erst recht, wenn nicht im Bett, dann woanders!» Es imponierte ihr, daß ich mich nicht ärgern ließ.

Wir beschlossen, das Lokal zu wechseln, und gingen in die Innenstadt, von wo es nicht mehr weit zu ihrer Wohnung war. Bis zum nächsten Lokal machten wir einen gemütlichen Spaziergang und unterhielten uns sehr angeregt. Dabei kamen wir uns immer näher. In dem Lokal im City-Center fanden wir auch einen freien Tisch in einer Ecke. Die Kellnerin lächelte verschmitzt und hielt uns eventuelle Störenfriede vom Hals, denn sie kannte mich. In der Ecke haben wir geknutscht wie die Teenager. Wer zuerst die Hände unter dem Tisch hatte, kann wahrscheinlich niemand mehr sagen, jedenfalls trafen sich unsere Hände zwischen unseren Schenkeln. Ich war erstaunt, ihre Hand dort anzutreffen, und drückte sie. Barbara drückte meine Hand ebenso, versuchte sie dann aber festzuhalten, damit sie ihren Weg nicht fortsetzen konnte. Dabei raunte sie mir ins Ohr: «Nicht hier, warte bis wir bei mir zu Hause sind!»

Ich raunte zurück: «Ich halt's nicht mehr aus!»

In unserer Ecke hätten wir ruhig laut sprechen können, denn es war niemand in der Nähe. Irgendwie habe ich sie beruhigt und zu ihr gesagt, die Tischdecke würde unsere Aktivitäten verdecken. Sie ließ meine Hand los, da sie zur Toilette wollte. Nach nicht allzu langer Zeit kam sie zurück und rückte wieder ganz nah neben mich.

Sie spreizte sogar die Beine, so daß ich sie bis ganz oben im Schritt streicheln konnte. Irgendwie kam mir wieder ihre Hand in die Quere, diesmal hatte ich aber eine Verwendung für sie. Ich zeigte ihr den Weg zu meinem Oberschenkel und dem, was sich da inzwischen entwickelt hatte. Sie bemerkte die Beule in meiner Hose mit einem erstaunten Blick und ließ mich zwischen ihren Beinen gewähren. Da es Februar, also noch kalt war, hatte sie lange Hosen an, so daß ich sie nur durch den Stoff streicheln konnte. Dasselbe tat sie auch bei mir, sie streichelte meinen harten Penis durch den Hosenstoff. Lange hab' ich das nicht ausgehalten und schließlich ihre Hand an den Reißverschluß meiner Hose geführt. Beim Öffnen klemmte er irgendwie, so daß ich helfend eingreifen mußte. Es gelang uns gemeinsam, den Reißverschluß zu öffnen, und sie fuhr mit ihrer schlanken Hand in den Hosenschlitz. Sie fand gleich, was sie suchen sollte und auch wollte. In der engen Hose war die Bewegungsfreiheit ihrer Hand sehr eingeschränkt, aber allein die Berührung war wie ein elektrischer Schlag für mich. Damit sie meinen Penis richtig in die Hand nehmen konnte, öffnete ich den Gürtel und den Hosenbund, so daß man die Hose ganz weit aufklappen konnte. Mein erigiertes Glied sprang heraus wie eine Stahlfeder und präsentierte sich in seiner vollen Pracht. Barbara hob die Tischdecke etwas an, um meinen Lümmel zu sehen. Da war es um ihre Beherrschung geschehen, sie nahm ihn ganz fest in die Hand und begann ihn zu massieren. Wir kamen dann ganz schnell überein, in ihre Wohnung zu gehen und dort weiterzumachen. Aber um rausgehen zu können, mußte ich meine Hose wieder zumachen, aber wie!? Wir tranken unsere Gläser langsam aus, und sie ließ mich los, damit er sich beruhigen konnte. In der Zwischenzeit hatten wir bei der Kellnerin bezahlt, diese mußte nun aber ganz offen grinsen und zwinkerte mit den Augen. Endlich war es so weit, daß ich meine Hose zubekam und wir gehen konnten. Auf dem Nachhauseweg erinnerte ich Barbara an ihre spitze Bemerkung. Sie antwortete: «Sei ruhig, du Verführer!»

Zu Hause angekommen, dirigierte sie mich ins Bad und sagte: «Zieh dich schon mal aus, damit dir nichts abbricht.»

Während ich mich auszog, ließ ich Wasser in die Wanne einlaufen. So rauschte es nicht so stark. Gerade als ich fertig war mit Ausziehen, ich saß auf dem zugeklappten Toilettendeckel, kam Barbara herein. Sie hatte einen Kimono an, der ihre Figur nur noch mehr betonte, statt sie zu verhüllen. Bei diesem Anblick schwoll mein Penis wieder zu seiner vollen Größe an. Barbara sagte: «Nun kann ich deinen Schwanz richtig sehen und streicheln.»

Dabei hatte sie eine ganz dunkle Stimme. Ich zog sie zu mir heran, wobei ich den Stoffgürtel, der den Kimono zusammenhielt, erwischte. Die Schlaufe, die sie gebunden hatte, zog sich auf, und der

Halt, den der Gürtel geben sollte, war weg. Der Kimono öffnete sich, während Barabara ganz dicht an mich herantrat. Welch ein Anblick, ich war hin und weg!

Durch meine sitzende Position kam ich mit meinem Mund sehr gut an ihre Brüste. Ich liebkoste abwechselnd beide Brüste und die Brustwarzen, während ich mit der einen Hand ihren Po streichelte und mit der anderen zwischen ihren Schenkeln nach oben fuhr. Im ersten Moment klemmte sie ihre Beine zusammen und stöhnte, also war ich auf dem richtigen Weg. Ich bat sie, sich nicht zu verkrampfen, denn ich wollte ihre süße Muschi streicheln. Nun öffnete sie vorsichtig ihre Schenkel, so daß ich ganz nach oben konnte mit meiner Hand. Mit einem Finger fuhr ich ganz vorsichtig zwischen ihre Schamlippen, diese waren schon reichlich geschwollen. Jetzt bestand Handlungsbedarf, aber sie sagte: «Komm, wir baden erst!»

Gesagt, getan, ich setzte mich als erster in die Wanne, und Barbara setzte sich mir gegenüber. Ich tastete nach ihrer Muschi, und sie suchte im Wasser meinen Penis. Mit Küssen, Knutschen und Streicheln geilten wir uns weiter gegenseitig auf. Das ging natürlich nicht ohne Spritzerei, denn im Nu war das Bad rundum naß. Das bemerkten wir aber erst später, im Moment versuchte ich, sie in der Wanne zu verführen. So wie wir saßen, bekam ich meinen Bolzen nicht rein. Wir haben alle Stellungen ausprobiert, die in einer Badewanne möglich sind, bis wir es raus hatten. Wir ließen etwas Wasser ab, so daß ich mich lang in die Wanne legen konnte, und Barbara setzte sich auf mein Glied. Sie mußte ihn sich aber ganz vorsichtig einführen, da das Wasser ihre Spalte etwas «ausgewaschen» hatte, dadurch hatte die Gleitfähigkeit etwas nachgelassen. Um sie noch mehr in Fahrt zu bringen, streichelte ich ihre Klitoris mit meiner Eichelspitze. Das hielt sie nicht lange aus, sie stöhnte laut und führte meinen Schwengel in ihre Pussy. In der Badewanne jedoch war unsere Bewegungsfreiheit eingeschränkt. So sind wir, naß wie wir waren, in ihr Bett gewechselt. Was dann kam, kann man mit Worten nicht beschreiben, das muß man erlebt haben. Barbara und ich haben es inzwischen öfter erlebt!

Euer Dennis

Echtes ist am besten

Ich hoffe, daß Sie mir dieses ungewöhnliche Schreiben nicht übelnehmen, aber da ich momentan ziemlich viel im Kopf herumschwirren habe, muß ich dieses erst einmal loswerden und hoffe auf Ihr Verständnis.

Ich bin jetzt seit 8 Jahren geschieden. Sexualprobleme gab's da nie, ob an der Bushaltestelle, im Kornfeld oder im Bett. Ich bin mit einer ausgezeichneten Potenz und einem großen Spieltrieb versehen worden. Ich kann und will möglichst morgens, mittags und abends, zwischendurch – ein Nachtisch ist immer willkommen. Nun habe ich die dritte länger andauernde Beziehung wiederum satt.

Ich finde mich weder häßlich noch unattraktiv, kann recht gut tanzen, habe interessante Hobbys und bin auch handwerklich sehr geschickt. Auf der Piste hatte ich zwar meine Erfolge, aber darauf habe ich schnell verzichtet, nur Streß – wenig Liebe – nein Danke!

Inserate – Erfolg hatte ich eigentlich immer. Daraus sind auch die länger anhaltenden Beziehungen entstanden, aber leider am Anfang immer viel Liebe, dann immer weniger, zuletzt Sex ohne Spaß und ohne Freude. Es stellte sich jedoch immer raus, daß die Frauen, die mich haben wollten, die für mich schönste Nebensache der Welt dezimieren würden.

Von Hobbies, meinen Interessen und finanzieller Unabhängigkeit ist seit der letzten Beziehung nicht mehr viel geblieben. Sozial abgestiegen – jedoch Fronten geklärt. Ziele gesetzt – es geht weiter, wenn auch langsam.

Mir fiel die Werbesendung von ORION in die Hand. Ich werde immer scharf, wenn ich solche Sachen lese, aber Handbetrieb war mir zu fad. Auf jeden Fall las ich alles in Ruhe durch und sagte mir: Was soll's, pack's an. Vielleicht löst auch du dein größtes Problem! Also bestellte ich: Sex-Kontakter, Bettspielzeug, Mini-Muschi usw. Interessiert, enttäuscht und frustriert, aber auch hoffnungsvoll – so sitze ich nun hier und schreibe. Mein bestes Stück ist gutgebaut, fleißig, immer parat, ausdauernd. Vibratoren finde ich zum Spielen gut, aber können sie einen echten Penis ersetzen? Sind sie vielleicht besser als meiner? Sie können kribbeln, bumsen, sind warm und können sogar spritzen, doch die Dinger können nicht streicheln, riechen nicht nach warmer Haut und können auch nicht reden.

Ich schnappe mir die Mini-Muschi, suche Batterien und probiere das Ding aus. Es ist zwar schön, doch kein Ersatz für eine echte Muschi.

Dann lese ich den Sex-Kontakter. Über 1000 private Inserate – das interessiert mich. Gut gemacht, große Schrift, übersichtlich, gute Kommentare der Redaktion, nette Inserate, aber warum die Sterne und Herzen auf den Fotos? Ach so, aus rechtlichen Gründen. Ich fasse wieder Mut und bin gewillt, gegen 95% zu 5% der holden Weiblichkeit in den Kampf zu treten und hoffe, mit Ihrer Hilfe die richtige Frau zu finden und mein seelisches Gleichgewicht wieder herzustellen.

Vielen Dank.
Martin aus Hamburg

Erotisches Rollenspiel

(Eine 36jährige, selbstbewußte Ehefrau outet ihre Lust u. Laster.)

Sehr geehrtes SKS-Team,
ich hätte meine erotischen Gedanken auch bei der Frauen-Zeitschrift «COSMOPOLITAN» anbieten können oder noch besser bei «PLAYGIRL»; gleichwohl fühle ich, daß ich im «Sex-Kontakter» von Frau zu Frau mehr bewegen kann. Die vorgenannten Zeitschriften sind gar nicht schlecht, ich lese sie mit Interesse in unregelmäßiger Folge, aber, da es um praktizierenden Sex geht, keinen Trockenkursus, ist Ihr Forum viel geeigneter.

Mein Mann kannte bereits Ihre Vorläuferjahrgänge des Sex-Kontakters und freute sich, als Ihr Magazin vor einiger Zeit nach jahrelanger Abstinenz wieder in der Szene erschien. Ich bin seine zweite Frau, und er hat durch seine liebevolle, tolerante Art mitgeholfen, daß ich Sexualität ohne Schuldgefühle und mit Beglückung annehmen und ohne Reue genießen kann.

Wir sehen uns gerne im Bett den neuesten Sex- Kontakter an und teilen uns unsere Phantasien über die dargebotenen Offerten mit. Das törnt an und gleicht sexuelle Abnutzungsgefühle aus.

Ich glaube, ich stehe als Frau nicht allein mit meiner Auffassung da, daß unsere erotischen Träume, Phantasien und Triebe nicht geringer vorhanden sind als die männlichen.

Ich habe verinnerlicht, daß es mir unbändige Lebensfreude verschafft, mein Erdendasein so oft wie möglich abwechslungsreich über meine Sexualorgane zu genießen. Für mich ist es unverständlich, warum wir den Sex seit Jahrhunderten mit Schuldgefühlen betrachten. Warum ist es in unserer multikulturellen, wohlhabenden Gesellschaft noch immer mit einem Wagnis verbunden, bewußt erotisch zu sein, außer sich zu sein, Ekstase zu ersehnen?

Ich wende mich aus eigennützigen Motiven in Sachen Erotik an Euch Frauen:

Sprecht rechtzeitig mit Euren Männern über Eure ehelichen Sex-Probleme, und versucht einen Weg zu finden, wo jeder (auch in der Ehe) einen sexuellen Freiraum angeboten bekommt. Das setzt Toleranz voraus und schränkt den Kreis der durch die ehelichen Gegebenheiten bevorteilten Personen ein.

Wer den Sex-Kontakter und andere Publikationen dieser Art liest, kann (mit etwas Glück) «ans Ziel gelangen», d. h. seine eigene Sexualität, gegebenenfalls manchmal auch ohne den angetrauten/verlobten Partner, erfahren (ohne daß die Partnerschaft leidet). Ich kann mich in allen Belangen äußern, da mein Mann sich in meine Gefühlswelt nicht einmischt.

Wie in vielen langjährigen Ehen, hat auch bei uns die Libido nachgelassen. Aber wir haben Abhilfe gefunden, wobei das Fazit am Ende meines Briefes über Einzelheiten aufklärt.

Nach seiner aufreibenden Tätigkeit im mittleren Managerbereich eines bekannten Konzerns sucht und findet mein Mann seinen Ausgleich und eine gewisse Befriedigung in seinem Gewächshaus, das er in der kalten Jahreszeit problemlos beheizen kann, um den Fortbestand seiner zahlreichen Orchideen zu gewährleisten.

Ich engagiere mich für Frauen- und Umweltprobleme, mache mich für türkische und kurdische Familien stark und kompensiere den Kraftaufwand dafür durch besondere Sex-Erlebnisse.

Damit wir uns recht verstehen: Ich werfe meinem Mann nichts vor! Und ich bin auch nicht im Anflug nymphoman (aber sehr sinnlich!). Manchmal drängt es mich jedoch in meinen Lenden und in meinem Gemüt nach «Erfüllung», aber mein Mann stellt seine Interessen etwas mehr in den Vordergrund, was mich ins sexuelle Defizit befördert. Als Abhilfe haben wir uns auf «Rollenspiele mit Freiraum» verständigt, die mein Mann über den Sex-Kontakter in die Tat umsetzt.

Ich kann ab und zu damit rechnen, auf gesellschaftlichen Ereignissen von unbekannten Männern eindeutige sexuelle Angebote zu bekommen, deren Grundbedingungen mein Mann mit dem jeweiligen Lover abgesprochen hat (unter anderem AIDS-Attest, weil von mir Sex pur, ohne Kondom, gewünscht wird).

Das letzte Rollenspiel liegt erst 14 Tage zurück. Mein Mann und ich gingen zu einer Geburtstagsparty eines seiner Geschäftsfreunde. Er hatte eigentlich keine Lust, denn er arbeitete mit seinem PC an einem Verkaufskonzept, das er seinem Vorstand so schnell wie möglich unterbreiten wollte. Entsprechend geistesabwesend und schlecht gelaunt gab er sich auch (seine Art paßte hervorragend in unser Rollenspiel). An dem Abend war er ein «Klotz am Bein», und so gingen wir schon mit leichtem Streit aus dem Haus. Der Streit eskalierte auf der Party, und so verließ er die Gesellschaft vorzeitig mit einem Taxi. Mir überließ er unseren Wagen, ganz gentlemanlike. Er weiß immer, was sich gehört.

Ich war nicht wütend, eher traurig. Mein Körper sehnte sich nach Streicheleinheiten, liebevoller Ansprache. Ich entschloß mich, mich bald unauffällig abzusetzen, wollte vorher am kalten Buffet aber noch am «Graved Lachs» naschen.

Es war grotesk, welche Gedanken durch mein Gehirn zogen. Ich dachte daran, daß ich trotz zweier Kinder einen wohlgestalteten Körper behalten hatte, keine Ziehstreifen am Bauch und Po, keine Orangenhaut an den Schenkeln, kein ausgeleiertes Bauchfell.

Am liebsten hätte ich mich nackt ausgezogen, um es allen zu beweisen. Ich wünschte mir, irgendein Mann auf dieser langweiligen Party würde meinen Körper begehrenswert finden und mir dies ungeschminkt sagen. Als wenn ich meine Gefühle ausgesprochen hätte, erfüllte sich mein Wunsch. Ich stand am kalten Buffet, als jemand dicht hinter mich trat und mir eine nicht unangenehme Stimme ins Ohr raunte, ob wir miteinander schlafen wollten. Fast wäre mir der Teller aus der Hand gefallen. Damit hatte ich nicht gerechnet. In Zeitlupe drehte ich mich um und blickte in zwei fast entsetzte Augen hinter einer dicken (aber modischen) Hornbrille, die mich anflehten: «BITTE KEINEN SKANDAL!»

Vor mir stand ein Mann, athletisch, ungefähr 1,90 m groß, gut angezogen und doch irgendwie unsicher. Offensichtlich hatte er etwas angezettelt, was er im Augenblick nicht mehr souverän genug zu Ende bringen konnte.

Als ich das besondere Zeichen am Revers seines Dinnerjacketts erblickte, das alle meine Lover im Rahmen unserer Rollenspiele tragen, wurde ich gleich ruhiger. Gleichwohl ließ ich ihn ohne Antwort stehen und flüchtete mich förmlich auf die Damentoilette, wo ich bei einer Zigarette meine Gedanken ordnete. Ich horchte in mich und fühlte mich nicht in Stimmung, war mit spartanischem Kuschelsex im Ehebett ohne Durchdringung zufrieden. Nachdem bereits vier bedürftige Seelen am Türdrücker gerüttelt hatten, räumte ich die Kabine. Im Toilettenvorraum frischte ich mein Make-up auf und ging mutig hinaus. Der Buchhaltertyp war nirgendwo zu sehen. Gut so. Das vermied mir einige Probleme. Als ich gerade meine Autotür aufschließen wollte, war er plötzlich neben mir. Und auf einmal sehr überzeugend. Er trug einen schwarzen langen Ledermantel, der breite Mantelkragen war hochgeschlagen. Seine Augen blitzten geheimnisvoll. Er nahm mir wie selbstverständlich den Autoschlüssel aus der Hand, führte mich mit festem Griff am Oberarm um das Auto herum und verfrachtete mich auf den Beifahrersitz. Und schon saß er am Steuer und fuhr zügig hinaus in die Nacht. Ich wurde entführt. Nun ja, nicht richtig, und es gab keinen Grund, um jetzt noch zu zetern. Im Zweifelsfalle hatte er mein besonderes Medaillon am Halsband gesehen, das mich als potentielle Mitspielerin auswies und ihn in seinen Handlungen bestärken mußte. Eine Zeitlang fuhren wir schweigend, und ich fand die Situation ziemlich fade. Das änderte sich jedoch schlagartig, als er mich ziemlich derbe ansprach: «Los, zieh deinen Slip aus! Mach es, du geiles Stück, tu es ...!» Der zweite Satzteil kam aus lusterstickter, heiserer Kehle. Protest und aufkeimende Lust stritten in mir. Die Lust siegte mühelos. Folgsam hob ich meinen Po und streifte mir den kleinen, dünnen Fummel ab. «Gib her!» sagte er, ergriff das duftende Stückchen Stoff, führte es an seine Nase und beroch es ausgiebig. Irgendwie war der Typ außerhalb der Norm und faszinierend. Als er jedoch den elektrischen Fensterheber auf seiner Seite betätigte und mein Höschen aus dem offenen Fenster davonflattern ließ, wurde ich sauer. Ausgerechnet meinen Lieblingsslip, reine Seide, wunderbar pfirsichfarben, Kaufpreis gut siebzig Mark, ließ der Mensch auf Nimmerwiedersehen in den Straßengraben segeln! Er besänftigte mich jedoch, indem er mir versicherte, er würde mir am Ende unserer Zusammenkunft alles das ersetzen, was dahingehen würde. Was hatte der mit mir noch vor? «Los, zieh den Rock hoch, streichle dich! Klapp die Beine auf, zeig mir deine Muschi!» Ich weigerte mich, wollte mich nicht zur Schau stellen. Er drohte mir Strafe an, wenn wir in seiner Hütte angekommen sein würden. Ich sah dem indes gelassen entgegen, zündete mir eine Zigarette an und rauchte genüßlich, fühlte mich herrlich frivol und ausgelassen wie schon lange nicht mehr.

Wir verließen den Vorortbereich, die Straßenlaternen wurden weniger, es ging hinaus ins offene Land. Etwa zwanzig Minuten später erreichten wir ein Blockhaus auf einer Wiese vor einem kleinen Waldstück. Trotz der Hitzewelle der letzten Tage war es angenehm kühl. Ein kalter Bach floß dicht am Haus vorbei. Der Fremde ging mit mir wieder nach draußen, um Holz für den Kamin zu besorgen. Es war eigentlich unsinnig, im Sommer den Kamin zu benutzen, aber es paßte zur Situation. Weil wir im Brennholzschuppen keine Vorräte mehr fanden, nahmen wir kurze Holzlatten von einem Stapel, die für einen Zaun gedacht waren. Er ging voraus, hatte eine Taschenlampe zwischen den Zähnen und leuchtete sich voraus. Auf Stöckelschuhen stolperte ich hinter ihm her. Jeder von uns mit einem kleinen Holzstoß auf den Armen. Drinnen machten wir gemeinsam das Feuer an. Der Raum gewann durch die flackernden Flammen an Atmosphäre. Der Unbekannte zündete eine Reihe von mehrarmigen Kerzenleuchtern an und löschte das elektrische Licht. Er war ungehalten, daß seine Freunde, die kürzlich in der Hütte gefeiert hatten, alle Vorräte aufgebraucht und nichts wieder ersetzt hatten. Es gab weder Tee, Kaffee und auch keinen Wein oder Mineralwasser. Aus einer Ecke kramte er schließlich eine Flasche Rum. Unter Normalumständen hätte ich dieses Getränk nicht über meine Lippen gebracht. Jene Nacht war aber nicht normal. Ich trank also mit ihm. Er hatte immer noch seinen Ledermantel an. Er ließ mich warten und verschwand in einem Nebenraum, wo ich ihn rumoren hörte, Gegenstände wurden über den Boden gerückt, manchmal klimperte es. Dann kam er wieder heraus und verblüffte mich durch seinen Aufzug. Er hatte sich umgekleidet, trug Stiefel, eine enge Hose aus glattem Leder und eine ärmellose Weste über seinem nackten Oberkörper. Alles in schwarz. Seine muskulöse Brust und seine kräftigen Arme waren stark behaart. Er wirkte selbstsicher und entschieden.

Er bat mich, vor dem Betreten des Raumes meine Augen zu schließen, um die Überraschung nicht zu verderben. Er führte mich hinein. Und dann ging alles sehr rasch. Fast im Handumdrehen hatte ich Ledermanschetten mit Reißverschluß an meinen Handgelenken, an denen kurze Ketten baumelten, deren Endglieder mein Mr. Unbekannt an einen Haken in einem der Deckenbalken einhängte und mich mit erhobenen Armen wehrlos machte. Ich befand mich in einem kleinen S/M-Studio, was die üblichen Gerätschaften (u. a. Andreaskreuz, Strafbock, Pranger) und Hilfsmittel (Peitschen, Fesseln, Dildos, Masken etc.) deutlich auswiesen. Wäre es kein Rollenspiel, das mein Mann mit der eigenen Sorgfalt inszeniert hatte, wäre ich in Panik ausgebrochen. Auf eigene Faust würde ich mich nie einem Fremden ausliefern und rate jeder Frau davon ab. Nun war ich also hier, wo ich doch meine Phantasie schon auf das fellbedeckte, große Bett im Hauptraum der Hütte gelenkt und mich nach zärtlicher Behandlung gesehnt hatte. Der Mann schwieg die ganze Zeit. Ich hoffte inständig, er würde es nicht wagen, mir weh zu tun oder mich zu knebeln. Er zog mir den Rock herunter, ließ mich aussteigen und weidete sich an meinem Anblick.

Ich stand nur in hochhackigen Pumps und Bluse vor ihm. Wegen der Sommerhitze hatte ich keine Strümpfe an, vertraute auf den Glanz meiner sonnenbraunen Beine, die ich vor dem Besuch der Geburtstagsparty eingeölt hatte. Anschließend holte er eine große Schere und schnitt mir einfach meine schöne Bluse Stück für Stück vom Körper herunter mit dem kurzen Hinweis, er werde auch dieses Kleidungsstück durch Geld ersetzen. Gott sei Dank blieb der BH heil, obwohl er für mich fast wertlos geworden war, denn das dazu passende Höschen lag irgendwo draußen auf der Landstraße oder im Graben. Er ging in zwei Meter Entfernung um mich herum und betrachtete mich von oben bis unten, von hinten und von vorne. Er hatte sein Glied aus der Lederhose geholt, und streichelte sich wohlig, während er um mich herumschlich. Ich war beruhigt, seine Potenz vorgeführt zu bekommen. Zumindest war er kein impotenter Sadist mit der Neigung, sich für seine Unpäßlichkeit zu rächen und sich an einer hilflosen Frau auszutoben. Um es vorwegzunehmen und ehrlich zu sagen, er hat damals keines der drohenden Geräte oder peinigenden Hilfsmittel an mir verwendet.

Ich mußte zum Glück nicht auf die Strafbank, um die Peitsche zu spüren. Der Umstand, in der Hütte zu sein, war einerseits aufregend, aber nicht so beeindruckend, um mich sexuell so stark zu erregen, auch ekstatisch zu werden. Unser Zusammensein bekam den Kick, den ich brauchte, um sexuell «anzuspringen», dadurch, daß er sich des altmodischen Telefons bediente, das auf einem kleinen hochbeinigen Tischchen stand und das ich für ein funktionsloses Sammlerstück gehalten hatte. Der Apparat war betriebsbereit. Mr. Unbekannt rief einen Freund an und erzählte ihm, was sich in der Hütte tat. Er beschrieb meine Anatomie, meine Geschlechtsteile und alle Körperöffnungen sehr detailliert und streichelte, rieb und knetete an den Stellen, die er gerade kommentierte, wobei er nicht mit deftigen Umschreibungen sparte. Dann hielt er mir den Hörer ans Ohr, und sein Freund beschimpfte mich fürchterlich, er war fast wütend. Vielleicht weil er nicht selber anwesend sein durfte? Mich törnte es an, sogar über den Draht bei einem Mann Begehren auslösen zu können. Im übrigen durfte der Freund den weiteren Verlauf des Abends mithören, denn mein lederner Geselle legte den Hörer nicht auf. Er hatte, während sein Freund zu mir sprach, meine Vulva mit seinen kundigen Fingern ausgiebig penetriert und massiert und prompt den «point of no return» meiner Sexgefühle ausgelöst. Ich bewegte automatisch mein Becken, wollte mehr. Er holte aus seiner Westentasche eine kleine goldene Kette, etwa dreißig Zentimeter lang, an deren beiden Enden kleine Clips angebracht waren. Diese Clips setzte er mir auf meine Nippel, die er zum Straffstehen verleitet hatte. Die Clips verursachten ein süßes Ziehen, das sich verdichtete und über mein Rückgrat bis in meinen Schritt zog und mich geil machte. Der Unbekannte erlöste mich davon, meine Arme nach oben gerichtet zu halten und wies mir eine Stellung zu, indem er mich bäuchlings über die dick gepolsterte Lehne eines schweren Ledersessels legte, meine Arme nach vorne abstützte und die kurzen Ketten in Karabinerhaken einklickte, die an den Sessellehnen angebracht waren. Ich mußte die Beine spreizen und seiner hungrigen Zunge und seinen gierigen Fingern zur Verfügung stehen. Ich spürte sein erigiertes Glied, das von durchschnittlicher Mannesgröße war, auf meinen Pobacken und im Schritt. Kleine Ansätze, vorwitziges Hineinfahren in meine Scheide, ein bis zwei Zentimeter, was mich mit zunehmender Zeit verrückt vor Lust machte, denn ich wollte endlich ganz ausgefüllt werden. In einer Pause versuchte er, auf dem Sessel vor mir zu knien, damit ich ihm die Fellatrix machte. Aber es funktionierte nicht, irgendwie waren wir uns im Wege. So ließen wir es.

Er peitschte sich (und mich) auf, indem er mich verbal erniedrigte – und fiel plötzlich hemmungslos über mich her. Seine eine Hand faßte um mich herum und zog ganz leicht an der Kette, die meine beiden Brustwarzen verband. Nur soviel, um den Druck zu verstärken, aber nicht so stark, damit der Clip abging. Schon davor hatten meine frei nach unten hängenden Brüste und die Kette daran auf Grund der Schwerkraft eine Reizsteigerung bewirkt.

Er versprach mir seinen vollen Segen und löste dadurch den letzten Kick in mir aus. Er knurrte vor Lust und drückte sich fest an mich, bevor sich seine Manneskraft löste. Schließlich band er mich los, nahm mir die Handfesseln und die Brustkette ab und führte mich in den Hauptraum zurück. Dort bettete er mich auf das fellbedeckte Bett. Er ging zurück zum Telefon und verabschiedete sich von seinem Freund, und zwar ohne weitere sexuelle Ausschmückung.

Der Abend genügte zwar nur ansatzweise meiner Lusterfüllung, aber ich war nicht so enttäuscht, um so etwas in noch raffinierterer Form inszeniert zu wiederholen. Auch der Ledermann wird eine erneute Chance bekommen. Denn es ist ungeheuer zeitaufwendig, jemanden zu finden, der neue erotische Ideen liefert und absolut gesund ist, weil ich nur ohne Kondom richtig loslassen kann. Pro Jahr komme ich höchstens ein- bis zweimal zu solcher Abwechslung und bin zufrieden damit.

In der Zwischenzeit benutzen mein Mann und ich unsere Phantasie und malen uns aus, was mit einem neuen Unbekannten geschehen könnte. Mein Mann bekam von dem Lederkavalier eine Tonkassette, worauf der Verlauf des geschilderten Abends aufgezeichnet war. Auch wenn es keine absolute Orgie war, sind doch einige Passagen sehr geeignet, uns als Ehepaar im Bett zu beflügeln.

Als Fazit kann ich nur dazu aufrufen, sich um Abwechslung im sexuellen Ehealltag gezielt zu bemühen. Kontakthefte wie der Sex-Kontakter sind dabei eine willkommene Hilfe für diskrete Partnersuche.

Beste Grüße,
Ihre Sylvia aus Lü.

Ein privater Sex-Club

Weil mir der Sex-Kontakter sehr gefällt und ich seit mehreren Jahren Stammkunde des Orion Versandes bin, habe ich meine Schreibfaulheit überwunden, um Ihnen auch einmal zu schreiben. Ich bin 32 Jahre, meine jetzige Ehefrau ist 46 Jahre, wir sind beide bi, Wäscheliebhaber und wohnen zusammen mit unserem «Hausfreund», welcher 41 Jahre alt ist, in einem schmucken Eigenheim im Harz. Da für uns beide tabuloser, abwechslungsreicher Sex sehr wichtig ist, gründeten wir im vorigen Jahr einen kleinen Kreis mit zur Zeit ca. sieben Paaren ohne finanzielle Interessen. So richteten wir uns auch mittels des Orion Versandes die entsprechenden Räumlichkeiten ein. Dazu gehört ein reichhaltiges Angebot an Dildos, Vibratoren und anderen Liebesspielzeugen ebenso wie Reizwäsche jeder Art, egal ob aus Seide oder Gummi. Selbstverständlich haben wir eine komplette Videoausrüstung, mit welcher wir schon viele private Videos produzierten. Und ein spezieller Raum für Naßspiele wie Klistiere, Dehnungen und Natursektspiele. Die Initiative dazu stammte eigentlich von meiner erfahrenen Ehefrau. Sie trägt zu meiner großen Freude nur Strapse und Strümpfe und hat langjährige Erfahrungen in Triosex bzw. Liebe in der Gruppe. Ebenso wie ich, wenn meine Erfahrungen auch bis dahin nicht so intensiv waren. Da ich meine Frau über alles liebe, auch wenn sie 14 Jahre älter ist als ich, erfüllte ich nur zu gerne ihren Wunsch nach einem potenten, gutgebauten Hausfreund, der ebenso wie wir gerne Strapse beim Sex trägt, auch bi mag, genauso wie Natursekt und

Sandwich. So erfüllen wir drei uns unsere geheimsten sexuellen Bedürfnisse, aber auch sonst, z. B. im beruflichen Leben, unterstützen wir uns gegenseitig. Etwa alle zwei Wochen finden frivole Parties, zumeist am Wochenende, statt, bei denen wirklich jeder der Beteiligten voll auf seine erotischen Kosten kommt. Meine Frau genießt es, mehrere Männer gleichzeitig in sich zu spüren, ebenso wie lesbische Erlebnisse. Auch mag sie es sehr gerne, eine andere Dame zu verwöhnen, egal ob allein, zu zweit oder zu dritt. Da ich bi veranlagt bin, mag ich es sehr, wenn wir uns Männer gegenseitig in jeder Hinsicht verwöhnen, ob oral oder anal, wobei wir auch gewisse tabulose erotische Spielereien machen. Der oder die Sieger/in erhält als Gewinn, je nach Neigung, z. B. ein privates Video, tolle Dessous oder kann sich nach Wunsch einen Mann aussuchen, der ihre speziellen Wünsche erfüllen muß. Aber auch für die Männer gibt es frivole Preise je nach Veranlagung. So u. a. getragene Dessous, wie ein Paar Nylonstrümpfe, einen Hüfthalter oder einen Slip, entweder von meiner Frau oder einer anderen anwesenden Dame nach Wunsch, dazu eine Stunde Sex nach Wünschen des Mannes mit meiner Gattin!

Sehr geehrte Frau Sirius, ich hoffe, Sie finden unser Intimleben nicht zu frivol oder ausschweifend. Aber es bereitet mir und meiner Frau ebensolchen Genuß wie unseren Freunden und Bekannten, und wir hoffen noch auf viele tolle erotische Erlebnisse, auch sehr gerne mit gleichgesinnten, toleranten Partnern. Egal ob alt oder jung, ob schlank oder Rubensfigur, ob ledig oder gebunden. Diskretion und Sauberkeit bieten und erwarten wir. Die einzigen Bedingungen wären, daß unsere zukünftigen Partner beiderlei Geschlechts Strapse und Strümpfe tragen, bi-interessiert sind und Gefallen am tabulosen Sex wie französisch, anal und Natursekt haben sollten. Übrigens haben wir schon mehrere interessante Anzeigen im Sex-Kontakter gefunden, welche wir, Zwecks eventueller Treffs, anschreiben werden. Außerdem werden wir selbst eine Anzeige in Ihrem tollen Kontaktmagazin aufgeben.

Liebe Grüße,
Jochen u. Magret

Der geile Jörg

Ich bin ein verheirateter Bi-Mann, Anfang 40, jünger aussehend und fühlend und nie erwachsen geworden. Meine Frau kennt und toleriert meine Art und hat schon von eigenen Bi-Erfahrungen geträumt.

Gern möchten wir Ihnen von unserem Kontakt zu einem reiferen Bi-Mann berichten.

Wir gaben eine Anzeige auf, worauf sich ein Mann, Mitte 50, meldete. Ich verabredete mich mit ihm in einem Essener Lokal und zeigte ihm mitgebrachte Fotos. Wir tauschten unsere Interessen aus, fanden auch irgendwie einen gemeinsamen Nenner. Wir gingen zu ihm, um uns weiter zu unterhalten, auch über die gemeinsame Vorgehensweise. Ich will nicht verschweigen, daß wir zwei uns an den Bildern aufgeilten und einen super Bi-Abend erlebten.

Dann kam der «Dreier-Abend». Gabi und ich machten einen Bummel im Mülheimer Rhein-Ruhr-Zentrum. Da langer Samstag war, konnte man im Bistro kaum einen Tisch bekommen, alles war rappelvoll. Wir fanden nach diversen Runden endlich einen Dreiertisch, an dem gerade ein älteres Paar bezahlte. Wir stellten uns an und ergatterten einen dezenten Eckplatz. Nach einiger Zeit kam der neue Bekannte, von dem meine Frau nichts wußte. Er gab sich als Lieferant unserer Firma aus (ein alter Geschäftsfreund) und bat platznehmen zu dürfen. Gabi willigte ein.

Er setzte sich zu uns und gab erst einmal eine Runde Sherry aus. Wir kamen ins Erzählen über Urlaubsreisen und gemeinsame Interessen, wie Fotografie, Sauna und auch FKK. Nach einige Drinks bot er an, mit uns nach Essen in ein Restaurant zu fahren. Meine Frau stimmte zu. So landeten wir dann in einem Restaurant in der Essener City, wo man an einer gemütlichen Theke sitzen kann. Beim Essen kamen wir uns näher. Unser Freund Jörg bestellte Sekt, die Gespräche wurden immer lockerer. Jörg erzählte von heißen Badetagen, an denen er angeblich Tele-Fotos von geilen Leuten machte. Gabi wurde neugierig, und er bot uns an, bei ihm einige Dias anzusehen. Also fuhren wir zu ihm.

Jörg startete den Projektor, der dann aber eine Störung hatte. Er hatte angeblich keine Ahnung von der Technik, und ich mußte helfen. In der Zwischenzeit sahen sich die beiden Fotos an, die ich bereits kannte (so hatten wir es vorher abgesprochen). Auf den Fotos waren Pärchen in FKK-Buchten zu sehen, die sich gegenseitig anmachten, sowie Männer mit Ferngläsern als Spanner mit strammen Rohren. Jörg hielt Gabi im Arm. Bisher lief alles noch per Sie. Dann bot Jörg – als «Oldie» – uns das Du an. Er füllte die Sektgläser, und wir stießen an. Danach wendete ich mich wieder dem defekten Projektor zu und sah aus den Augenwinkeln, wie die beiden auch den obligatorischen Brüderschaftskuß tauschten. Es blieb nicht dabei, es wurde eine Brüderschaftsknutschen. Er streichelte Gabis Brust, und sie strich über seine Hose, in der sein Ständer schon bereit war. Und dann kam von meiner Frau das sogenannte «Oh», denn Jörg hat einen unheimlichen 21-cm-Ständer, den ich schon bei unserem ersten Treffen kennengelernt hatte.

Sie kamen sich sehr schnell näher, und als der Dia-Projektor lief, lagen sich beide schon halbnackt in den Armen. Seine Hose war offen, und sein Riese stand im Freien, Gabi hatte die Bluse auf, ihre Brüste lagen in seiner Hand, ihr Rock war hochgeschoben, und der Slip ging auf Wanderschaft nach unten. Dann ging Jörg zum Angriff über und bearbeitete sie vom Busen bis zu den Schenkeln.

Meine Frau beugte sich über ihn. Ich konnte mich kaum noch halten. Ich stellte den Projektor auf Automatik, damit ich auch etwas sehen konnte. Dann bekam ich die Aufgabe, die beiden mit Sekt zu versorgen. Ich ging also in die Küche, um eine neue Flasche zu holen. Erst einmal den Korken raus, das Hemd auf – Luft mußte her – und ein Griff in die Hose, denn alles muß erst einmal gerichtet werden, dann Rückmarsch ins Wohnzimmer. Es war kein Mensch mehr da, dafür kam Musik aus dem Nebenraum. Ich ging also der Musik nach und fand ein supergeiles Bild.

Beide lagen nackt auf dem französischen Bett in der 69er-Stellung, was Gabi bei mir nicht machte, der Sekt hatte alle Hemmungen genommen. Sie hatte seine Nudel im Mund und bearbeitete das Wunderwerk. Auch ich hatte mit ihm an gleicher Stelle gelegen – ich konnte ihre Lust verstehen. Und ich stand als Spanner dabei, mit meinem Sekt in der Hand. Rasch zog ich mich aus und legte mich zu den beiden.

Ich bot beiden Sekt an, doch sie waren noch immer in sich verkeilt. Schließlich nahm ich Jörgs Riesending und schob es in meine Frau, die es langsam «verdauen» mußte. Ihr könnt Euch nicht vorstellen, wie ich es genoß, als Jörgs Gerät ein- und ausfuhr. Ich durfte zusehen und bot zwischendurch Sekt an. Und es ist schon erstaunlich, wie ein erfahrener 50er das Spiel herauszögert, sich unter Kontrolle hat, im Zwischengalopp Gas gibt und dann wieder dosiert weitermacht, bis der Frau schwindelig wird. Nach fast einer halben Stunde begann sein großes Finale. Er legte sich hinter Gabi, ich mußte mich dazwischen legen und es Gabi französisch machen. Dann drehte er auf und machte es fast 5 Minuten im Endspurt mit meiner Frau, während ich mich mit der Hand bearbeitete. Schließlich entlud sich Jörg mit pulsierenden Stößen.

Dann durfte ich, geladen wie ich war, mit meiner Frau verkehren, ungesäubert und in einem vollen Döschen von meinem Vorarbeiter.

Erregt wie ich war, konnte ich mich kaum beherrschen. Wenige Stöße, und ich war fast soweit. Jörg bemerkte es, nahm meine Hoden, drückte diese ab, zog meinen Penis heraus und bot uns ein Glas Sekt an.

Dann zeigte er uns noch einige Dias, wobei ich mit Gabi auf seinem Bett saß. Er stellte die Automatik ein, Gabi kniete sich vor uns und nahm meinen «Kleinen» zur Brust, blies ihn und bereitete ihn für mein Finale vor. Doch sie blies so intensiv, daß ich mich nicht mehr in der Gewalt hatte und ich mich auf ihr Gesicht ergoß. Sie genoß die Ladung und reinigte anschließend mit ihrer Zunge das Köpfchen.

Dann ließen wir mit einigen Gläsern Sekt den Abend ausklingen. Diese Spiele wiederholen sich noch sehr oft, bis Jörg sich auf die Canaren verzog. Ein solches Verhältnis streben wir wieder an, vorerst solo, dann Trio oder Quartett.

Wir wünschen Euch und uns viel Erfolg. Geile Grüße aus dem Ruhrgebiet.

Gabi und Bernd

Endlose Sehnsucht

Wenn ich Dich jetzt hätte, würde ich dies nicht schreiben, sondern mit Dir im Bette was ganz anderes treiben. So griff ich nach dem Bücherband, auf dem Sex-Kontakter stand. Ich las ihn gestern und auch heute, aber, wie gesagt, es inserieren nur junge Leute. Und diese schrieben, ob sie sich im Hellen oder Dunklen lieben. Ob's ihm auch wirklich kam, als sie ihn mit dem Munde nahm. Ob Liebesdiener, Lesben und Chaoten, in dem Sex- Kontakter wird einem viel geboten. Die Briefe an Frau Sirius wurden für mich zum Hochgenuß. Auch manches Bild, was ich dort gesehen, brachte bei mir was zum Stehen. Ich hab' den Sex-Kontakter gelesen in zwei Stunden, aber von der reiferen Jugend nicht viel gefunden. Hey, wacht auf, Ihr Alten, greift zum Griffel und füllt die Spalten. Nein, Ihr Jungen, nicht an das, was Ihr jetzt denkt, wenn Ihr Euren Griffel in eine Spalte lenkt. Ich meinte damit, wer im Sex-Kontakter inseriert, kann hoffen, daß auch was passiert. Auch Evas über 50 sind nicht drin, drum, Männer, gebt den Damen dieses Büchlein auch mal hin. Denn was wir in dem Büchlein suchen in aller Ruh', steht unseren Evas genauso zu. Auch Ältere mag dieses Heft interessieren, doch sie wagen es nicht zu inserieren. Drum, Ihr gereiften Frauen und Männer, macht mit bei diesem Inserate-Renner. Inseriert hier ganz flott, und entrinnt so dem Alltagstrott. Denn es ist doch keine Frage, auch der Herbst hat schöne Tage. Auch für mich ist Partnersuche schwer, es drückt die Arbeit und die Zeit doch sehr. Ist das, was man sucht, auch vielleicht nicht weit, bei mir ist meistens Mangel an Gelegenheit. Daher habe ich meinen Heinzelmann gefragt, und der hat zu diesem Inserat hier «Ja» gesagt.

Denn in der Städte Mauern sind viele liebeslustige Evas, die auf uns lauern. Nur wissen sie nicht, wo wir sind, drum rufe ich jetzt ganz geschwind: Verdammt noch mal – wo bist Du? Ich hab' Dich gesucht in Meldorf, Heide und in Linden, aber leider konnte ich Dich nirgends finden. Dabei stehen ich und mein Heinzelmann schon lange für Dich stramm. Außer meinem Heinzelmännchen bringt Dir auf Wunsch meine Zunge auch ein Ständchen. Ich werd' sie bestimmt an eine Stelle bringen, wo bei Dir die Saiten klingen. Wir wollen beide lieben, leben und lachen, alles was wir tun, soll uns Freude machen. Hast Du dann auch noch Herz und Verstand, dann greif' ich die Sonne mit der Hand. Ich mache tabulos alles, was Dir und mir gefällt – und das natürlich ohne Geld. Denn wenn uns liebevoller Sex hebt in andere Welten, kann man dies wirklich mit nichts vergelten.

Jetzt, wo ich dieses schreibe, haben wir den Wonnemonat Mai. Um in den Sex-Kontakter zu kommen, ist die Zeit leider schon vorbei. Da dieses im nächsten erst erscheint, liegt mein Heinzelmann auf seinem Sack und weint. Es ist wirklich zum Haare-Raufen, soll ich für ihn noch eine kaufen? Nein, das werden wir nicht tun, wir werden uns enthalten, um uns für Dich auszuruhen. Im Herbst wirst Du dann sehen, wie mein Heinzelmann wird für Dich stehen. In meiner Hose wird er toben mit seinen Gewalten, daß kein Knopf die Hose kann mehr halten. Mein Gott, welche Qual, und dabei kennen wir uns nicht einmal. Doch endlos ist die Sehnsucht, die in meinem Herzen brennt, solange diese kleine Ewigkeit uns beide voneinander trennt. Bist Du dann, wie ich Dich suche und oben schon beschrieben, melde Dich schnell, wir könnten uns dann baldigst lieben. Es ist egal, ob Deine Maße sind etwas drüber, doch etwas drunter wär' es mir lieber. Und, wie eben schon geschrieben stand, möchte ich verweilen hier im Land. Wohnen solltest Du hier im Kreis, damit ich Dich schnell zu finden weiß. Denn um die Anfahrtszeit wär's wirklich schade, sie fehlt uns dann bei Heinzelmännchens Wachparade. Mir ist's egal, ob Du (Ehe-)Frau, Witwe oder Single bist, Hauptsache ist, daß Du auch den Sex vermißt.

Denn das Leben wäre wirklich leer, wenn der Sex-Kontakter und der schöne Sex nicht wär'. Du siehst, mein Heinzelmännchen (4 x 13 cm) ist auf Dich schon ganz wild, drum schicke uns ganz schnell Rufnummer und Dein Bild. Ob Du drauf bist mit Textil oder nackt vor Bäumen, ich hätte es nur gern ganz schnell, ich könnte dann von Dir träumen. Wenn ich dann ganz verklärt meine Augen schließe, weiß nur der Himmel, wie ich Dein Bild genieße. Auch anrufen könnte ich, wenn ich Deine Nummer hätte, am Morgen, Mittag, Abend oder nachts im Bette. Auch ein Bild von mir liegt hier bereit, um es Dir zu schicken zu jeder Zeit. Bist Du dann nicht von mir entzückt, tauschen wir die Bilder gleich zurück. Dann hat's mit uns nicht sollen sein, und ich bleib' mit Heinzelmännchen allein.

So, nur Mut, schnell an den Schreibtisch ran, und sende Rufnummer und Dein Bild an Heinzelmann.

Hemmungslos verwöhnt

Heute möchte auch ich Ihnen schreiben, was ich vor ca. 5 Wochen dank des tollen Sex- Kontakters erlebt habe. Ich hatte im Sex-Kontakter eine Anzeige aufgegeben, wo ich mehrere Männer für eine private Sex-Party suchte.

Es kamen sehr viele Zuschriften, davon suchte ich mir vier geile Männer heraus, die mir auf Anhieb sehr gut gefielen. Wir verabredeten uns an einem Samstagabend, 20 Uhr, bei mir zu Hause. Ich konnte es kaum erwarten, bis es endlich soweit war, und dann war auf einmal der lang ersehnte Tag da. Ich hatte mich besonders aufreizend zurechtgemacht: superkurzer Minirock, durchsichtige Bluse, nur halb zugeknöpft, so daß meine vollen Brüste noch besser zur Geltung kamen, hohe Pumps, dazu schwarze Strapse mit Netzstrümpfen. Als es dann 20 Uhr wurde, kamen auch schon die ersten Herren, nach und nach traf dann auch der Rest ein. Wir machten es uns bei Kerzenschein und Sekt gemütlich und plauschten anfangs über dieses und jenes. Doch dann ging es richtig zur Sache. Nachdem ich mich ausgezogen hatte, gingen wir alle ins Schlafzimmer, ich mit wackelndem Hintern vorweg. Dort wurde ich nacheinander hemmungslos verwöhnt. Noch nie hatte ich in meinem Leben so viele Orgasmen hintereinander. Nach ca. drei Stunden lagen wir alle total erschöpft am Boden. Anschließend tranken wir noch zusammen ein Glas Sekt, dann verabschiedeten sich die Herren wieder. Liebe Frau Sirius, ich hoffe, der Brief gefällt Ihnen und ist nicht zu lang geworden. Es wäre schön, wenn Sie ihn abdrucken.

Viele liebe Grüße,
Sibylle aus dem Harz

U-Bahn-Sex

Liebe SKS-Redaktion,

gern komme ich Ihrer Anregung nach, darüber zu berichten, was wir von unserer Annonce hatten.

Im Sex-Kontakter suchte ich bzw. wir einen netten Herrn für geile Triospiele. Es kamen auch einige nette Zuschriften. Da ich zeigefreudig bin und gern Reizwäsche, aber fast nie ein Höschen trage, wählte ich einen Herrn passenden Alters aus, von dem ich glaubte, daß er zu uns paßte. Er schrieb, daß er mich gern in durchsichtiger Bluse, mit Busenhebe darunter, Minirock und darunter vorschauenden Strapsen an schwarzen Strümpfen in Frankfurt treffen wollte.

Es war ein heißer Sommertag und abends immer noch recht warm, als wir zum vereinbarten Rendezvous nach Frankfurt fuhren. Die Transparentbluse und der Mini waren dabei schon angenehm; die schwarzen Strümpfe aber doch etwas auffällig an einem Hochsommerabend. Wir parkten nahe dem Bahnhof, um mit der U-Bahn zum Treffpunkt zu fahren.

Schon im Bahnhof merkte ich, daß uns ein Mann recht dicht folgte. Vor allem auf den steilen Rolltreppen hielt er sich direkt hinter mir. Natürlich konnte man dabei durch den immer etwas hochrutschenden Mini meine Pobacken und natürlich auch meine im Sommer immer rasierte Spalte sehen, weil ich diese beim FKK gern herzeige. Als wir in die U-Bahn einstiegen, mein Mann voraus, hielt sich der Fremde unmittelbar hinter mir. Es war Feierabend, und die Menschen standen darin dicht an dicht gedrängt. Kaum schlossen sich die Wagentüren und der Zug setzte sich in Bewegung, spürte ich die Hände des Fremden meinen Po streicheln. Ich merkte, wie er dabei ganz langsam meinen Mini weit nach oben schob, was in dem dichten Gedränge niemand sehen konnte. Da spürte ich auch schon, wie seine warmen Hände zart meine Pobacken streichelten und langsam ihren Weg zwischen meine Beine suchten. Ich spreizte meine Schenkel so gut es in dem Gedränge ging, und da hatte er auch schon seinen Finger in meiner Vagina und reizte mich derart, daß es mir kalt und warm wurde. Erst recht, als ich voller Lustgefühl an seine Hose faßte und einen gewaltigen Ständer darin spürte. Ich öffnete den Reißverschluß, um seinen steifen Penis herauszuholen und etwas zu streicheln. Kaum hatte ich diesen in der Hand, drehte er mich sanft wieder mit dem Rücken zu sich, und ganz langsam schob er seinen langen, dicken Penis zwischen meine Beine in meine Vagina. Ich beugte mich etwas nach vorn, und so mußte es sich nur leicht hin- und herbewegen, fast im Takt der schüttelnden U-Bahn, so daß niemandem auffiel, was wir beide zusammen im Stehen trieben. Nicht einmal meinem Mann, der unmittelbar hinter mir stand. Leider waren wir nach wenigen Stationen am Ziel und mußten aussteigen, bevor mein fremder Freund in mir zum Höhepunkt kommen konnte.

An der U-Bahn-Station erwartete uns bereits unser geiler Kontaktpartner. Er ahnte nicht, was ich gerade in der U-Bahn erlebt hatte. Ich war noch ganz heiß und kribbelig zwischen den Beinen. Wir fuhren dann in seinem Wagen zum Mainufer. Mein Mann mußte den Wagen fahren, während dessen er mich auf dem Rücksitz auszog und befummelte. Wir fuhren besonders langsam, damit Vorbeifahrende und Passanten einen kurzen Blick auf meine nackten Brüste werfen konnten. Am Ziel angekommen, zog ich meine Transparentbluse wieder über, aber ohne sie vorn zuzuknöpfen. Und so bummelte ich, unten nur mit Strapsen und Strümpfen bekleidet, zwischen den beiden Männern eingehakt, am Mainufer entlang. Es war inzwischen schon etwas dämmrig geworden. Trotzdem konnte man meine etwas spärliche Kleidung gut erkennen. Manche Vorbeigehende blickten scheu zur Seite, bei einigen Herren sah man das Wohlgefallen nicht nur im Gesicht, sondern auch an der Hose, und einige Frauen schimpften vernehmlich über solche Obszönitäten, den Sittenverfall und die gesunkene Moral.

Als es noch etwas dunkler geworden war, kniete ich mich auf eine der Bänke, die entlang des Weges standen. Sofort war unser neuer Anzeigen-Bekannter, dem ich während eines Großteils des Weges seinen Penis gestreichelt hatte, hinter mir. Er führte seinen erigierten, wenn auch nicht sehr langen Ständer in mich ein. Nach einigen Minuten, ich hatte bereits zwei Orgasmen bekommen, bat er meinen Mann weiterzumachen. Sein recht dünner Penis ging in meiner Vagina fast verloren – ich konnte ihn kaum spüren, aber es war trotzdem herrlich.

Nach einigen Minuten machte unser Annoncenpartner weiter. Und so ging das über 1/2 Stunde im stetigen Wechsel. Schließlich kam jeder der beiden Männer nacheinander zum Höhepunkt. Ich war danach völlig geschafft und weiß nicht, wie viele Orgasmen ich bei diesem heißen Triospiel gehabt hatte. Zum Schluß war ich vor lauter Lust so fertig, daß ich mich dann nur noch hinhielt, weil ich spürte, daß es den beiden Männern bald kommen mußte.

Auf dem Rückweg zum Parkplatz mußten wir an einer erleuchteten Telefonzelle vorbei. Da bugsierte mich unser neuer Sexfreund hinein und zog mir darin langsam auch noch den geringen Rest, den ich anhatte, aus: die Hose, die Strapse und die Strümpfe. Dabei schauten außen die aus Apfelwein-Kneipen kommenden Männer bei diesem Striptease zu.

Völlig nackt ging ich dann zwischen den beiden Männern zum Auto auf den Parkplatz. Dies hat unseren neuen Sexpartner so aufgeregt, daß er schon wieder einen starke Erektion hatte. Auch mir kribbelte es schon wieder zwischen den Beinen, und so gab ich mich unserem neuen Sexfreund gleich mit aller Geilheit auf dem Rücksitz seines Autos hin, während mein Mann und auch eine Schar anderer Männer dabei zuschaute, was mich besonders heiß und geil machte. Wir wechselten die Stellungen, von vorn, von hinten, seitlich, liegend, halb stehend usw.

Als er dann nochmals einen Höhepunkt hatte, war ich auch völlig geschafft. Ich hatte einen wunderbaren Sexabend verlebt: Erst mit Zeigen und Gesehenwerden heiß und scharf geworden, um danach beim GV mit zwei Männern die herrliche Erfüllung des Verlangens zu bekommen. Was kann es für eine Frau Schöneres geben?

So hatten wir noch viele schöne Abende zusammen mit unserem neuen Sexfreund, den wir damals über die Annonce im Sex-Kontakter kennenlernten, bis er aus beruflichen Gründen nach Hamburg versetzt wurde.

Mit freundlichen Grüßen,
Ihre Linda

Von harmonischen und unharmonischen Kontakten

Sehr geehrte Frau Sirius,

einige Paare hier bei uns am Ort und in der nahen Umgebung haben sich zu einem erotischen Zirkel zusammengefunden, um neben den Gruppenkontakten auch an Möglichkeiten teilzuhaben, die sich den Beteiligten außerhalb des Zirkels eröffnen. Diese Paare tauschen nicht nur Zärtlichkeiten, sondern auch Erfahrungen über Kontaktaufnahmen und den Umgang mit Gleichgesinnten aus. Ansatzweise wird im Sex-Kontakter hin und wieder auf Problemsituationen und Ärgernisse in der Kontaktszene hingewiesen.

Ich nehme ein verregnetes Wochenende zum Anlaß, mich zum vorgenannten Thema zu äußern. Im Laufe der Zeit sind mir und meinem Mann über unseren Freizeitkreis eine Vielzahl von Einzelheiten bekanntgeworden.

Beginnen wir mit einer positiven Feststellung:

Unser Kreis hat sich auf Grund von Anzeigen im Sex-Kontakter gebildet. Alle Beteiligten haben die unkomplizierte, diskrete Möglichkeit der Kontaktaufnahme begrüßt.

Was haben unsere Freunde und wir bei der seinerzeitigen Kontaktsuche richtig gemacht?

Sofern wir selber auf Anzeigen geantwortet haben, haben wir einen «mittellangen» Brief geschrieben, in dem wahrheitsgetreu Alter, körperliche Konstitution (z. B. schlank), Gewicht und Körpergröße aufgeführt waren. Daneben haben wir unsere sexuellen Neigungen und Abneigungen aufgelistet und genau beschrieben, welche Erwartungen wir an die angeschriebenen Partner stellen. Wir halten es für sehr wichtig, gleich am Anfang einer unkonventionellen Partnersuche exakt zu sein, um keine Doppeldeutungen herbeizuführen oder in den anderen später nicht erfüllbare Erwartungen zu wecken.

Die Erfahrung lehrt, daß ein zu langer Brief mit ausgewalzten erotischen Phantasien in der Regel abtörnt. Nahezu immer sind es Männer (auch bei Paarkontakten), die die Korrespondenz führen und sich manchmal buchstäblich in einen Rausch schreiben.

Übertriebene Antrittsbriefe haben wenig Chancen. Da kommt oftmals die Einschätzung «Spinner» spontan auf. Und schon ist der Briefeschreiber out. Wenn wir Frauen auch nahezu nie erotische

Briefe zur eigenen Stimulanz verfassen, so lesen wir solche Briefe gerne, sogar mit «F-Wörtern», wenn der Brief insgesamt auf realem Terrain bleibt. Weniger ist also in diesem Falle mehr. So kann es auch nur einem Mann einfallen, in einem ersten Kontaktbrief seine Schamhaare einzukleben. Der extremste Fall, der uns bekannt wurde, war, daß ein Mann sogar ein gefülltes Kondom mitlieferte, um zu dokumentieren, wie potent er sei.

Was man bei der ersten Kontaktaufnahme nicht vergessen sollte, ist ein ausreichend frankierter und bereits mit Adresse versehener Rückumschlag, zumindest das Rückporto als solches ist obligatorisch.

Der Rückumschlag bewirkt schnelle Antwort. Wir wissen aus eigener Erfahrung, wie mühsam es ist, aus einem Berg von vierzig oder sechzig Zuschriften selber Briefumschläge zu adressieren und zu frankieren. Man schiebt es immer wieder auf und erzeugt Ungeduld beim Schreiber.

Wir haben es uns zur Aufgabe gemacht, unsere Post schnellstens zu beantworten, wobei wir nicht verhehlen, daß wir bei fehlendem Porto den Brief mit dem Vermerk «Porto zahlt Empfänger» aufgeben, insbesondere wenn Fotos beigelegen haben. Man kann es dem Inserenten letztlich nicht zumuten, für fehlendes Porto einzustehen.

Wir unterstützen die Haltung der Redaktion, bei Kontaktaufnahme keine Originalfotos mitzusenden. Wir behelfen uns mit Fotokopien, die man heute schon in guter Qualität erhält (kann man problemlos in jedem Copy-Shop machen). Um das Inkognito zu wahren, schwärzen wir die Gesichtspartie mit Filzstift.

Apropos Fotos: Wir haben es mehrfach erlebt, daß die zugeschickten Fotos nicht den Absender zeigten. Es ist unfair, eine mehrstufige Kontaktanbahnung durchzuführen, die mit Fotos begleitet wird, und eines Tages wird abrupt abgebrochen, weil die falschen Fotos ausgegangen sind oder der andere Part den Kitzel der Anbahnung genügend ausgekostet hat. Wir begegnen dem, indem wir auf jeden Kontakt verzichten, der nicht durch Telefon erreichbar ist.

Bei Paarkontakten läuft bei uns nichts, bevor wir nicht auch mit der Ehefrau, Freundin oder Verlobten ausführlich gesprochen haben und von ihr eindeutige Kontaktbereitschaft bestätigt wird.

In einer Vielzahl von Fällen handelt der Mann für seine bessere Hälfte, wobei ohne fernmündliche Rückkoppelung nicht erkennbar wäre, ob auch die Partnerin den Kontakt ausdrücklich wünscht oder billigt.

Fotowechsel findet bei uns nur auf der Basis statt, daß neben den Intimfotos auch Fotos aus dem Alltag korrespondierend zur Verfügung gestellt werden. Bei Fotos, die man überläßt, sollte man ehrlich auf den Aufnahmezeitraum verweisen. Manchmal gaukelt ein Fotos mehr Straffheit vor, als die Wirklichkeit zu bieten hat, weil die oder der Abgebildete mittlerweile schon 15 Jahre älter ist. Wie peinlich erst, wenn der besagte Jemand zu einem persönlichen Treffen erscheint, und die Unehrlichkeit so richtig offenbar wird. Solche Situationen müssen nicht sein, sollten nicht sein.

Wobei anzumerken ist, daß «ältere Semester» durchaus ihre Reize haben. Wir haben mittlerweile zwei Gentlemen kennengelernt (54 und 55 Jahre alt), die sich durch sportliche und gesunde Lebensführung und Freude an der Erotik eine beneidenswerte Potenz bewahrt haben. Sie sind erfahren und raffiniert im Umgang mit Frauen und in unserem Kreise allseits beliebt.

Im bizarren Bereich der Erotik ist das Verhältnis zwischen älterem, lüsternem Erzieher und junger, masochistisch empfindender Frau sogar Voraussetzung für den sexuellen Kick. Wir kennen einen pensionierten Theaterregisseur, der jede halbwegs devote Frau zu ihrer Freude und zur Freude der Zuschauer zur sexuellen Raserei bringt.

Ältere Männer (und selbstverständlich auch Frauen) sollten sich von den Kontaktmöglichkeiten nicht ausgeschlossen fühlen, aber ehrlich zu ihrem Alter stehen. Die kaschierte Angabe «reifes Paar» wird im Zweifelsfalle in der Nähe von sechzig angesiedelt und soll eventuell nur einen Alterspegel von (immer noch akzeptablen) fünfzig mildern.

Kommen wir zur Interpretation von Anzeigen. Die Inserenten sollten ihre Anzeige ganz eindeutig abfassen, vor allem, welche Art von Partner sie erwarten und welchen Altersrahmen sie noch akzeptieren und aus welchem Landesteil unserer Republik noch Antwort gefällig ist. Wenn ich am Ort nach Partnern suche, ist es unsinnig, eine Anzeige zu schalten, die dies nicht aussagt und mir Antworten vom entgegengesetzten Ende eines anderen Bundeslandes beschert.

Die Leserinnen und Leser des Sex-Kontakters wiederum sollten sich enger an die in der Anzeige ausgebrachten Wünsche halten. Wenn ausdrücklich nach einem Paar gefragt wird, ist es doch zwecklos, als Einzelmann zu antworten mit dem Hinweis: «Ich weiß, sie suchen ein Paar, aber ich hatte mir gedacht ...».

Eine Freundin hatte inseriert, daß sie sexy Höschen «einduftet» und abgibt, wobei das gute Stück aus Seide und teuer sein muß. Das ist ihr Vergnügen, ein Super-Dessous überzustreifen. Dafür ist sie bereit (dem Ehemann macht es auch Spaß), als Gegengabe Belegfotos anzufertigen und Höschen und Fotos mit ein paar frivolen Zeilen dem Spender-Gentleman zuzusenden. Eine Reihe von Gentlemen haben aber die Anzeige nicht richtig gelesen und nicht die erforderlichen Super-Dessous angedient, sondern etwas höhere Kaufhausqualität. «Ich habe gerade keinen Seidenslip zur Hand, aber ich habe mir gedacht ...» Fazit: Perlonbomber unerledigt retour. Einsender verärgert, aber «die dufte Sache» selber vermasselt.

Weil es mir gerade einfällt: Bei einigen unserer Paare liegen Zuschriften mit intimen Fotos, die keinen Absender haben. Was soll frau/man(n) davon halten? In der Aufregung einfach vergessen? Oder sich in einem heißen Brief abreagiert und als Krönung ein «kopfloses Penisfoto» beigefügt? Niemand weiß es. Dabei sind einige Zuschriften für uns sehr interessant. Da gibt es in Berlin zum Beispiel einen athletischen jungen Mann mit einem (gemäß Foto) Super-Ding-Dong, der Frauenherzen schneller schlagen läßt. Aber in seinem Antrittsbrief steht: «Hier meine optische Vorstellung. Richte demnächst ein Postfach ein und melde mich wieder.» Er hat sich bis heute nicht gemeldet. Wir können doch der Redaktion nicht alle diese Fotos zur Aufbewahrung andienen, damit sie bei «Beschwerden» eine Rückgabe auf kurzem Wege veranlaßt. Das hieße, dem Verlag Verwaltungsaufwand aufzubürden, den er nicht zu vertreten hat. Deshalb noch einmal der Grundsatz: Mit einem obligatorischen, ausreichend frankierten Rückumschlag gäbe es solche Probleme nicht.

Bevor sich jemand bei der Redaktion über einen Kontaktpartner beschwert, sollte versucht werden, mit dieser Person direkt zu einer Einigung zu kommen. Es ist nämlich gar nicht so selten, daß intime Briefe auf dem Postwege «verlorengehen». Auch bei der Post gibt es schwarze Schafe, die nicht nur Bargeld und Schecks aus Briefen stibitzen, sondern auch auf heiße Fotos scharf sind.

Ein «Beschuldigter» muß zunächst die Möglichkeit haben, sich angemessen zu rechtfertigen. Gegen miese Bilderhaie und dergleichen, deren Fehlverhalten eindeutig zu beweisen ist, sollte man allerdings mit allen zulässigen Mitteln vorgehen. Vielleicht tragen diese Zeilen dazu bei, Einsicht zu bringen und den Kontaktmarkt angenehmer zu gestalten.

Weil es mir noch einfällt, ein letzter Tip für Antrittsbriefe: Neben den vorstehend bereits genannten Selbstverständlichkeiten ist gutes Briefpapier ein wesentlicher Faktor für einen ersten guten Eindruck. Wir haben schon Post auf abgerissenen Kalenderblättern erhalten oder auf Fragmenten, die einfach aus einem Schulheft herausgerissen waren, ausgefranste Ränder, nicht beschnitten.

Wenn dann noch ein stockfleckiger Umschlag und ein abgegriffenes Paßbild mit Kaffeeflecken hinzutreten, sind die Aussichten auf ein positives Echo gering.

Und über eines muß man(n) sich im klaren sein: Es heißt, Geduld zu haben und eine gehörige Portion Glück. Die Nachfrage ist immer größer als das Angebot. Und da die Inserenten in der Regel keine Vielfachkontakte anstreben, können nur relativ wenige Nachfragen befriedigt werden. Da ist es dann doppelt befriedigend, eines Tages auf Grund einer Zuschrift gewählt zu werden. Die Beherzigung der vorstehenden Anregungen möge der erste positive Schritt in diese Richtung sein.

Viel Glück der Lesergemeinde wünscht Ihre
Almuthe aus H.

Erotisches Lebenselixier

Ich verfolge die Entwicklung des Sex-Kontakters mit regem Interesse. Die Farbseiten, wo sich zwei ansehnliche Männer gleichzeitig um eine Frau bemühten, sprechen mich besonders an, weil mir diese Spielart der körperlichen Liebe selber große Lust bereitet.

Mein Mann und ich haben auf dem SKS-Anzeigenmarkt einen Freund gefunden, mit dem wir mindestens einmal im Monat im Bett zusammen unsere körperlichen Sehnsüchte ausleben. Diese Trio-Aktivitäten bereichern unser Eheleben. Alle Beteiligten haben unterschiedliche Grundmotive. Ich liebe die Abwechslung, kräftige neue Männerhände, den Duft fremder Haut, ein neues, schöngeformtes, starkes Glied. Mein Mann hat mir vor einiger Zeit gestanden, daß er leidenschaftlicher Voyeur sei und schon seit vielen Jahren den Wunsch hatte zuzusehen, wenn mich ein anderer Mann liebt. Er hat es mittlerweile in Reinkultur. Mir bereitet es hohe Lust, mich einem anderen Mann hinzugeben, er sieht gerne zu und arrangiert im Vorfeld mit meinem Lover prickelnde Situationen, in die ich jeweils gestellt werde. Unser Freund Bernd z. B. kommt besonders in Fahrt, wenn er im Beisein des Ehemannes sich dessen Frau hernehmen kann und dabei vom Ehemann noch tabulos angefeuert wird. Dabei fallen auch deftige Worte, die auch mich beflügeln. Mein Mann wäre nur eingeschränkt in der Lage Pärchentausch zu erleben. Er ist groß, schlank, attraktiv, sehr gut von der Natur beschenkt und an ausgeglichenen Tagen super potent, aber an zweiflerischen Tagen, wenn er über sein Alter nachdenkt und sich fragt, wie lange er wohl noch potent sein werde, dann läuft wenig oder nichts. Er ist fünfzig Jahre alt, aber wirkt viel jünger. Ich bin stolz auf meinen Mann.

Es gibt einige Dinge, über deren Schatten kann er nicht springen; er macht z. B. beim Vorspiel mit Wonne mit. Es gibt nichts Schöneres am Anfang, als vier Hände, zwei Münder und zwei erigierte Penisse auf meinem Körper zu fühlen. Manchmal nimmt mich Bernd aus dem Vorspiel heraus ganz spontan. Wenn Bernd einhält, könnte mein Mann nachlegen, was mir manchmal sehr willkommen wäre, um mich wieder auf mein Lustplateau zu heben, von dem ich gerade abzugleiten beginne. Aber das kann mein Mann nicht. Wenn Bernd vor ihm drin war, macht er nur noch den Voyeur.

Zwischenzeitlich hat Bernd seinen Wunsch geäußert, daß er gerne hineingeht, wenn vorher ein anderer drin war. Höchste Wonne für ihn, wenn der Vorgänger sich sogar ergossen hat. Bernd nennt das, ein «gebuttertes Brötchen» geboten zu bekommen.

Wie die aufmerksame Leserin und der interessierte Leser gemerkt haben, vergnügen wir uns ohne Schutz miteinander. Dazu aber mehr im weiteren Verfolg meiner Schilderung.

Ich genieße den ausschweifenden Sex mit zwei Männern und habe bereits die verbindliche Zusage meines Ehemannes, auf diesem Weg weitergehen zu dürfen, um meinen sexuellen Erfahrungshorizont zu gegebener Zeit durch neue Intimfreunde auszudehnen. Mit meinen 38 Jahren verlockt es mich sehr, noch vor meinem Klimakterium (denke fast schon wie mein Mann) der Palette meines Frauseins ein paar schöne, erotische Farbtupfer hinzuzufügen.

Ich fühle mich angenehm frei in meiner Ehe, weil ich von meinem Partner in allen Belangen respektiert und unterstützt werde. Ich schreibe diesen Bericht aus Überzeugung und aus dem Grunde nieder, damit andere aufgeschlossene Ehefrauen dies lesen und ermuntert werden, sich ähnliche erotische Erlebniswelten zu erschließen, wenn sie einen verständnisvollen Mann an ihrer Seite haben, der auch noch erotisch voranschreiten möchte. Dabei verkenne ich natürlich nicht die Tatsache, daß solche Beziehungen, wo man in die Ehegemeinschaft andere Personen zur sexuellen Abwechslung einbezieht, nur Ausnahmefälle sein können, weil so viele Einzelheiten bei den Beteiligten zusammenpassen müssen, wie es im Durchschnitt nicht vorkommt. Es sollen die ermuntert werden, bei denen es eigentlich paßt, die sich aber einfach nicht trauen, ihren Gefühlen nachzugeben. Ich weiß, wovon ich spreche, denn wir hatten schon vor der Freundschaft mit Bernd Trio-Sex, der aber in Komplikationen entglitt und beinahe unsere Ehe aufgelöst hätte.

Damals fühlten wir unsere sexuelle Ehemüdigkeit. Ich habe sehr jung geheiratet, weil ein Baby unterwegs war. Unser Sohn studiert mittlerweile. Und auch ich habe mein seinerzeit nicht angetretenes Studium absolviert und arbeite bei einem caritativen Verband im Sozialsektor, wo mir viel Kraft abgezogen wird.

Nach so langen Ehejahren kennen sich Mann und Frau auch im Bett sehr genau. Der Sex ist schön und unverkrampft, aber die Leidenschaft lodert nicht mehr.

Ich war nicht unglücklich, aber auch nicht ausgeglichen, zumal dann, in den letzten drei Jahren, wenn mein Mann (grundlos!) an seiner Potenz zweifelte und längere Zeit gar nicht mit mir schlief und ich deshalb meine Masturbationsfrequenz erhöhen mußte.

Wir hatten wohl an Bordmitteln alles ausgeschöpft, um uns in unserer Ehe sexuell zu stimulieren: raffinierte Dessous, lange Stiefel, Masken, Hüte, Strümpfe aller Art, Intimschmuck, in Ansätzen Leder und Gummikostüme, private heiße Fotos (teilweise mit Selbstauslöser), Videos. Das half uns über die Runden. Aber zuletzt war auch die erotische Phantasie in unseren Köpfen ausgezehrt, kein Kopfkino mehr, weniger Lust. Damals outete sich mein Mann als Voyeur und fand bei mir relativ leicht Gehör, weil ich seit einigen Wochen sexuell «trocken lag». Sein Vorschlag, einen intelligenten, gepflegten, stark ausgestatteten Lover zu finden, beleidigte mich deshalb nicht. Im Gegenteil, in den darauffolgenden Tagen breitete sich dieser Gedanke immer mehr und seltsam prickelnd in meinem Gemüt aus. Mein Kopfkino begann wieder zu funktionieren. Mein Mann unternahm dann zielgerichtete Anstrengungen und kam eines Abends mit einem Geschäftsfreund nach Hause, der die angenehmen Wesenszüge und die körperliche Beschaffenheit eines Trio-Lovers auf sich vereinigte. Ich kürze meine Schilderung ab, weil die damaligen Ereignisse letztlich zu nichts Gutem geführt haben. Nur soviel: Der Abend entwickelte sich charmant und prickelnd, ich bediente mich unseres großen Kostümfundus und zog mich sexy um, ließ mich willig verführen und auch fallen. Ich genoß; immerhin war ich seit Wochen ohne richtige Lustlösung.

Dieser Geschäftsfreund war ein Schweizer aus Bern. Er war erfahren und sehr potent. Am nächsten Morgen erzählte ich meinem Mann arglos, daß der Schweizer mit seinem kräftigen Glied, das wie ein kleiner Krummsäbel gebogen war, in meiner Scheide eine kleine Sensation ausgelöst hatte, Orgasmusgefühle wie noch nie zuvor (und leider auch nie wieder von einem anderen Mann). Der Schweizer nahm mich von hinten, liebte mich langsam und kräftig, füllte mich wunderbar aus und massierte mit seiner dicken Eichel eine Stelle an der Vorderwand meiner Vagina, die mich wahnsinnig vor Lust machte. Ich weiß nicht, ob ich eine der Frauen bin, die mit dem ominösen G-Punkt beschenkt ist. Jedenfalls hatte ich an dem Abend den schönsten Orgasmus meines Lebens.

Ich hätte es meinem Mann nicht erzählen sollen. Er konnte es nicht ertragen und versuchte in der Folgezeit, wenn er mit mir schlief, ebenfalls diesen Punkt zu finden und zu stimulieren. Natürlich ohne Erfolg. Es war jedesmal schlimm für mich, an Lusterfüllung war überhaupt nicht zu denken. Und als es mir dann auch noch entfuhr: «Hör auf, den Schweizer zu kopieren!», da war das Debakel perfekt. Mein Ehemann wurde eifersüchtig und gemein. Ich führe dazu nichts weiter aus, denn ich mag nicht gerne daran zurückdenken. Wir haben dann doch noch die Kurve gekriegt. Den Schweizer habe ich nie wieder in mir gehabt. Schade. Mein Mann blockt das ab. Vielleicht gut so, damit die Probleme der Vergangenheit begraben bleiben. Ich bin aber ehrlich, wenn ich masturbiere (das tue ich regelmäßig seit meiner Teenagerzeit, und dazu stehe ich), dann denke ich meistens an das besagte Supergefühl und kann wunderbar kommen.

Wir mußten im Bett wieder zu alter Vertrautheit zurückfinden, was mit vielerlei Rückschlägen verbunden war. Nach dem Schlüsselerlebnis mit dem Schweizer fühlte ich mich mit meinem Mann permanent unbefriedigt, wagte aber natürlich nicht, ihm dies zu vermitteln, aus Angst, neues Ungemach auszulösen. Ich überlegte mir bereits, ich bin ehrlich, als Ausweg fremdzugehen, ließ dies jedoch fallen, weil mein Mann eines Abends den besten Tropfen aus seiner Weinsammlung kredenzte und zu einem konzentrierten Gedankenaustausch über unsere sexuelle Befindlichkeit bat. Wir sprachen uns vertrauensvoll aus. Als ich merkte, daß er wohl doch nervlich in seiner Mitte ruhte, hielt auch ich mit meinen Gedanken zu unserem sexuellen Defizit nicht hinter dem Berg. Fazit unserer Unterredung: Er wünschte sich sehnlich einen neuerlichen Trio-Versuch und vermittelte mir recht glaubhaft, dies in Zukunft auch mittragen zu können. Ich war einverstanden, aber nur auf der Basis eines Miteinander, denn ich wollte sexuelle Abwechslung nur aus einer gesicherten Partnerschaft heraus. Ich liebe meinen Mann und möchte mit ihm den Herbst und den Winter des Lebens verbringen, wenn die Sexualität naturbedingt nicht mehr dominiert.

Er zeigte mir an jenem Abend einige Ausgaben des Sex-Kontakters, deren Inhalt gar nicht «schmierig» war. Ich hatte mir Kontakthefte immer ganz anders, mit wenig Niveau, vorgestellt. Wir formulierten sogar eine eigene Anzeige, wo ich meine Gedanken mit einbrachte, und sprachen über unsere Chancen, einen für alle unsere Belange passenden Partner zu finden. Das führte zu sinnlichen Empfindungen in uns, Kopfkino begann zu laufen, unsere Phantasierfähigkeit vergangener Tage war wieder da, und wir schliefen nach langer Zeit wieder sehr leidenschaftlich miteinander.

Es verging noch eine ziemlich lange Zeit, bis unsere Anzeige veröffentlicht war und wir die ersten Briefe erhielten. Ich will hier die Summe der Offerten nicht detailliert bewerten, es gab ansprechende und auch abstoßende Briefe. Wir entschieden uns, drei Offerten ernsthaft näherzutreten, und blieben gleich beim ersten Kandidaten hängen, einem fünfundvierzigjährigen Mann, selbständig, mit Freizeit, die er selber gestalten kann, und finanziell nicht unbemittelt. Wir hatten mehrere offene Telefongespräche, die sich zuletzt bis ins Frivole entwickelten und den Grundstein für unseren ersten Besuch bei Bernd legten. Mein Mann und Bernd hatten im Vorfeld einiges ohne mein Wissen abgestimmt, was stimulierend zum Tragen kommen sollte und in der Tat die erhoffte Wirkung entfaltete. Bernd hat eine große Eigentumswohnung in einem renovierten Altbau aus der Gründerzeit, in die er viel Zeit und Geld investiert hat. Er wohnt in der 4. Etage, und wir näherten uns seinem Domizil mit Herzklopfen, was nicht nur auf die vielen Treppenstufen zurückzuführen war. Die Fotos, die Bernd uns gesandt hatte, hatten wirklich nicht gelogen. Uns empfing ein gepflegter, schlanker Mann mit freundlichem offenen Blick. Ohne den kleinen Schnauzer im Gesicht wäre sein Kopf dem Cäsars ähnlich. Unser Gastgeber trug ein kurdisches Gewand (wie sich später herausstellte, war es nepalesisch) mit Pluderhosen, seidenweich, dazu leichtes Schuhwerk. An seiner Schärpe um den Bauch baumelten einige bunte Seidentücher. Schwerer Duft von Räucherstäbchen lag in allen Räumen, in der ganzen Wohnung erklang in gedämpfter Form aus versteckten Lautsprechern klassische Musik, da war gedimmtes Licht und viele Kerzen in kunstvoll gestalteten Leuchtern (was mich sehr faszinierte). Es ist eine Sammelleidenschaft von Bernd, sich nach Kerzenleuchtern in aller Welt auf seinen Reisen umzusehen. Vom Flur aus konnte man ins Wohnzimmer sehen, das traumhaft war, überall Holz in einem warmen Rotbraun, wie der Salon einer Luxusjacht. Später erklärte uns Bernd, das die Wandbekleidungen und Einbauschränke wirklich von einem Schiff stammten.

In der Mitte des Raumes waren drei zweisitzige Sofas hufeisenförmig um ein niedriges Tischchen gruppiert, auf dem ein englisches Tee-Service dekorativ arrangiert war. Die Sofas waren mit dunkelgrünem Leder bezogen und im englischen Stil mit vielen Lederknöpfen gerastert. Prunkstück des Raumes war eine halbrund von der Wand abstehende Bar, die mit zwei Stoßzähnen eines Elefanten in Messinghalterungen als umlaufende Haltergriffe versehen war. (Spätere Erklärung: Kein echtes Elfenbein wegen Artenschutz, aber phantastische Kopie aus Hongkong.) Der Hausherr nahm mir den Mantel ab, um ihn in die Garderobe zu bringen, als mein Mann vorgab, unten etwas vergessen zu haben und noch einmal zum Auto zu müssen. Dies gehörte zu einem kleinen abgekarteten Spiel, was ich nicht wußte. Als Bernd meinen Mann zur Tür brachte, steckte er ihm den Wohnungsschlüssel zu.

Bernd und ich gingen über den moosweichen Teppichboden zur Bar. Ich fühlte mich so seltsam, nicht unsicher, aber auch nicht selbstbewußt genug, und rettete mich in den Wunsch nach einem trockenen Sherry. Was mir eigentümlich auffiel war, daß vor der Bar keine Barhocker standen. (Sie wären, wie sich bald zeigte, nur im Wege gewesen.) Ich war relativ dezent angezogen. Wenn es nach dem Wunsch meines Mannes gegangen wäre, dann wäre ich in Richtung Edelprostituierte gewandet erschienen. Fast wäre unsere Abstimmung über meine Kleidung in Streit ausgeartet. Mein Mann wollte Lederminirock, durchsichtige schwarze Chiffonbluse, halterlose schwarze Netzstrümpfe, schwarze High-Heels, schrittoffenes Seidenhöschen in knallrot und keinen BH. Er mußte sich mit einem sehr kleinen Kompromiß begnügen. Ich akzeptierte nur die halterlosen Netzstrümpfe, denn an jenem Abend war ich ganz in Schwarz. Ich trug einen nicht zu kurzen Wickelrock und eine Wickelbluse aus Crepe de Chine, dünn, aber nicht so durchsichtig wie Chiffon, darunter einen Lack-BH mit passendem Tanga (was meinem Mann mißfiel, weil er die Lacksachen für S/M-Rollenspiele reserviert wissen will, wo wir noch experimentieren). An den Füßen hatte ich hochhackige Stiefeletten mit Marabufedernbesatz um die Fesseln. Meinem Make-up hatte ich mehr Aufmerksamkeit gewidmet als sonst üblich und mir als Extravaganz mit dem Lidstift ägyptisch anmutende Linien in die hinteren Augenwinkel gezeichnet. Ich konnte mir nicht helfen, ich fand mich rundum hübsch.

Wir standen dicht beieinander. Bernds Haut duftete sehr dezent nach einem Wässerchen in Richtung Zimt mit Leder und kitzelte zusehends intensiver meine sexuellen Sinne. Irgendwie bin ich eine Geruchsfetischistin. Als leidenschaftliche Fellatrix gibt mir zum Beispiel der Genitalgeruch eines Mannes stets einen lebhaften Kick für meine Lust. Bernd nahm einen schottischen Whisky mit Wasser. Wir prosteten uns mit erhobenen Gläsern zu, nippten einen Schluck und blickten uns dann lange und intensiv über den Rand des Glases an. Einer versank in den Augen des anderen. Wobei die Gier warm, atemberaubend, süßgeil aufeinander in uns aufstieg. Wie Marionetten stellten wir unsere Gläser ab, sanken uns in die Arme und küßten uns leidenschaftlich. Durch unsere Mundhöhlen wirbelten unsere Zungen und setzten unsere unteren Regionen in Flammen. Hüftwärts tanzten wir schon den Tango der Lust in Trockenform. Mein Mann existierte in diesen Minuten nicht. Er saß, lustgepeitscht durch seine Phantasien und die Ungewißheit, wie sich oben alles entwikkeln würde, im Auto. Er wollte unbedingt, daß der zweite Versuch, eine Trio-Freundschaft zu entwickeln, von Erfolg gekrönt sei und hatte sich das erregende Verführ-Vorspiel versagt, um für Bernd optimale Voraussetzungen zu schaffen. Er wußte gar nicht, wie selbstbewußt und gut er drauf war und daß keinerlei Rücksicht vonnöten war. Ihm entging etwas!

Bernd nahm nacheinander zwei der seidenen Tücher von seiner Taille und band jeweils eins davon um meine Handgelenke, ganz selbstverständlich, spielerisch, souverän. Sein Gesicht zeigte einen gewissen Eifer, aber seine Augen waren nach wie vor so liebevoll im Ausdruck, daß ich alles ohne Unbehagen mit mir geschehen ließ. Er schob mich sanft, aber bestimmt, mit meinem Rücken an die Bar und band meine Handgelenke mit links und rechts ausgestreckten Armen an die beiden Elfenbeinzähne. Ich hatte mit meinem Mann schon ein wenig mit S/M-Rollenspielen experimentiert, aber nie dieses Prickeln erreicht, was Bernd mir mit seinen Praktiken in die Lenden schenkte. Er begann, mich Wehrlose zu küssen, indem er meine unabkömmlichen Arme dadurch ersetzte, daß er meinen Kopf zwischen seinen Handflächen stützte und mir so ein Widerlager bot, auch meine Küsse weiterhin mit Nachdruck einzubringen. Langsam und genüßlich entkleidete er mich und kommentierte seine Handlungen mit kleinen Komplimenten, die nicht dick aufgetragen waren. Ich konnte ihm jedes Wort abnehmen. Mein Wickelrock (wie praktisch!) verließ meine Lenden. Er weidete sich an dem Anblick meiner netzbestrumpften Beine, meinen anteilig unbekleideten Oberschenkeln und dem knappen schwarzen Lacktanga, der meinen recht, gut entwickelten Venusberg überspannte.

Ich trage Konfektionsgröße 36 und erreiche knapp das BH-Maß 75 B, bin aber kein Strich in der Landschaft. Man(n) hat etwas in den Händen bei mir, auch wenn ich (Gott sei Dank!) nicht üppig bin. Wegen der angebundenen Handgelenke konnte er meine Bluse nicht vollends ausziehen. Sie hing kurz darauf hinter meinem Rücken und teilweise herabgezogen auf meinen Armen. Als er mir den BH abstreifte, kam mein Busen heraus. Er ließ mich die Beine spreizen und enthüllte mein pochendes Delta, das sich so nach Berührung sehnte! Der Tanga hatte dünne Halteriemchen, so daß es keine Schwierigkeiten gab, ihn hinab in den Bereich meiner Kniekehlen zu ziehen. Bernd war entzückt von meinem dichten, tiefschwarzen Vlies, das wir am Vorabend extra getönt hatten. Einmal mehr eine der Ideen meines Mannes, ich wäre darauf nie gekommen, erkannte aber die vorausgeahnte Wirkung an. Bernd geriet aus dem Häuschen, untersuchte mich unten zwischen den Beinen wie ein gründlicher Frauenarzt und brachte mich zum Stöhnen und meinen Unterleib fast konvulsivisch in Bewegung. Dann entkleidete er sich, schlüpfte leicht und behende aus den bequemen Kleidungsstücken. Es zeigte sich mir seinen altersentsprechender Körper. Hier und da eine kleine Ziehnarbe von Bindegewebsschwäche, relativ dünne Waden und daran große Füße. Kein Idealbild von einem Mann, aber gepflegt, schlank und ohne Fettansätze. Auffallend war sein linker Unterarm, der besonders dick und muskulös ausgebildet war, mit einer kräftigen Handschaufel am Ende. Resultat von dreimal wöchentlich Tennis, erfuhr ich später.

Sein Penis war halbsteif. Mit ein paar unaussprechlichen Handgriffen brachte er sich aber in kurzer Zeit vor meinen Augen in Form, was mich wahnsinnig erregte. So etwas hatte noch nie ein Mann in meiner Gegenwart getan. Seine Blicke wanderten über meinen ganzen Körper von oben nach unten und wieder zurück. Bis zu diesem Augenblick war mir noch nie so deutlich vor Augen geführt worden, was ich als Objekt der Begierde bei einem Mann auslösen kann. Bernd hat es mir damals gezeigt, und ich liebte ihn dafür. Ich glaubte, im sexuellen Bereich viel zu kennen, wurde aber eines Besseren belehrt.

Er fragte mich, ob ich einverstanden sei, daß er mich so an der Bar fotografieren würde. Ich nickte, ohne zu zögern. Er hätte in diesem Augenblick alles von mir haben können, so fuhr ich auf ihn ab. Er eilte hinaus. Sein Penis wippte hochaufgerichtet vor seinem Bauch. Ich war fasziniert von diesem Anblick und konnte meine Augen nicht von seinem Glied wenden, als er mich aus verschiedenen Winkeln fotografierte und sich sogar rücklings zwischen meine gespreizten Beine legte, um in meinen Schritt zu schießen.

Ich glaube, ich bin eine von wenigen Frauen, die sich gerne beim Vorspiel und beim Verkehr fotografieren oder auf Video aufnehmen lassen und sich an den Aufnahmen erfreuen. Ich habe esoterische Lebensansichten und meditiere manchmal über bestimmten Fotos wie über TAROT-Karten und betreibe damit Selbstfindung. Meine Gefühle explodierten, und ich riß an den seidenen Fesseln und keuchte Bernd an, mich endlich zu nehmen, wobei ich meine Gier brünstig durch obszöne Worte ausdrückte. Ich sagte so etwas bisher nur aus Berechnung, um meinen Mann zu stimulieren und seine Potenz zu unterstützen. Damals bei Bernd drückte es meine grenzenlose Geilheit aus. Ich wäre ausgeflippt, wenn er mich noch länger an der Bar exponiert hätte. Er band mich sofort los, und wir eilten Hand in Hand durch den langen Gang seiner Riesenwohnung in sein Schlafzimmer, das buddhistisch karg eingerichtet ist und im wesentlichen aus einem Futon auf dem Fußboden besteht.

An den Wänden nepalesische Rollbilder und am Kopfende des Raumes Ikebana-Blumenschmuck. Bernd hieß mich, auf allen vieren niederzuknien, begab sich hinter mich, streckte einen Arm von hinten durch meinen Schritt, berührte meine Brüste, massierte sie hart, zwirbelte meine Brustwarzen und küßte dabei meine Rückenpartie, wobei sein kleiner Schnauzbart besonders stimulierte. Ich versank in Wogen von Wollust. Ich wollte seinen Penis und bemühte mich, spreizbeinig auf den Rücken zu kommen. Er aber war der Stärkere, hielt mich mit eiserner Faust im Genick und ließ mich zappeln, warf mich herum, als er es für angebracht hielt und liebte mich.

Ich war total weggetreten und konnte mich meiner Lust voll hingeben. Ein Kondom wurde nicht benutzt (Aidstest!). Da ich seit einigen Jahren sterilisiert bin, gab es auch keine Probleme mit der Empfängnisverhütung.

Bernd erregte mich bis zum Wahnsinn. Plötzlich nahm seine Erektion, ab und ich reagierte enttäuscht, was Bernd nicht verborgen blieb. Er verfiel aber überhaupt nicht in Panik, wie es meinem Mann unweigerlich ergangen wäre, sondern blieb gelassen und souverän und beruhigte mich. Wir sollten umarmt liegenbleiben und einander zuhören; sein Penis würde mir bald wieder Gutes tun.

Ich erwähne dies, um festzuhalten, daß unsere Sex-Freundschaft nicht von Leistungsdruck beeinflußt wird, sondern eher spielerisch verläuft. Es war unerhört friedlich, nur so dazuliegen, Haut an Haut. Für mich war wohltuend, daß Bernd mich nicht ständig schematisch an meinen Brüsten und im Delta manipulierte. Zu diesem Zeitpunkt war mein Mann bereits wieder heimlich in der Wohnung und hatte durch den Türspalt seine Video-Kamera mit dem lichtstarken Objektiv auf uns gerichtet. Ihm wurde bald noch mehr geboten. Die Musik wechselte, denn Bernd hatte mehrere Tonbandanlagen; manche Spulen geben mehr als fünf Stunden Musik her. Raffinierte Trommel-Rhythmen umhüllten uns plötzlich, nicht hell und rasch, sondern getragen und dumpf, perpetuierend. Seine Männlichkeit beglückte mich nochmals, und in mir entfachte eine große Leidenschaft. Der Videostreifen davon ist wunderschön geworden. Nach und nach nahmen wir den Rhythmus der Trommeln in unser Gemüt und unsere Körper auf, gaben uns Minute um Minute der Lust hin, immer dicht am Rande des Höhepunktes. Einzelheiten weiß ich nicht mehr. In mir gab es nur warmen Frieden, unbändige Lebensfreude. Ich sah Farben und bizarre Formen bei geschlossenen Augen.

An manchen Tagen, wenn mein Mann geschäftlich verreist ist, sehe ich mir insbesondere dieses Video gerne an und masturbiere dabei. Ohne dieses Dokument wäre mir nie bewußt geworden, zu welchen ekstatischen Regungen ich fähig bin. Mich lustvoll jauchzen, lachen und stöhnen zu hören, ist mir nicht peinlich.

Schweißgebadet drifteten wir unserem Höhepunkt entgegen. Meine Lust erhielt einen besonderen Kick, als Bernd mir knurrend vor Begierde ankündigte, was gleich passieren würde. Für meinen Mann vor der Schlafzimmertür war es allerdings ein Schock. Kein Kondom! AIDS! Er, der Sicherheitsfanatiker, war nicht rechtzeitig anwesend gewesen. Und seine Frau aalte sich drinnen auf dem Futon wie von Sinnen. Den Schweizer hatte er seinerzeit noch auf den Kondomgebrauch eingeschworen. Wir waren Bernds erster Kontakt aus dieser Szene, denn bisher hatte er sexuell nur mit seiner Freundin Verkehr. Die beiden kennen und lieben sich seit zehn Jahren und sehen sich etwa alle vierzehn Tage, weil sie in verschiedenen Städten leben. Um uns vollends zu beruhigen, zeigte Bernd uns einige Zeit später eine ärztliche Bescheinigung, die ihn als AIDS-frei auswies.

Wir waren beide erschöpft, aber sehr glücklich. Bernd lag ganz entspannt auf mir. Ich mag es gar nicht, wenn sich mein Liebhaber nach dem Orgasmus einfach von mir herunterwälzt. Ich brauche den ausklingenden Hautkontakt und trenne mich erst dann, wenn der erschlaffte Penis aus meiner Muschel langsam herausrutscht. Mein Mann war rücksichtsvoll genug, so lange hinter der Tür auszuharren, bis wir von unserer sinnlichen Orgie zurückgefunden hatten. Er war nackt, als er sich zu uns gesellte. Sein Glied stand kräftig vor seinem Bauch. Man sah deutlich, wie es im Rhythmus seines aufgewühlten Blutkreislaufes pochte. Sein Gesicht war krebsrot wie die unseren vor ein paar Minuten. Ich fühlte mich plötzlich schlecht, weil ich an ihn nicht eine Sekunde gedacht hatte und nur auf Bernd und meine körperliche Gier abgefahren war. Ich tröstete mich dadurch, daß ich ihm aber einige aufregende Lust-Sequenzen als Voyeur geschenkt hatte. Es war wohltuend, daß mich mein Mann nicht sexuell bedrängte. Er hätte mich aber als Fellatrix einfordern können (eine Spielart, die ich sehr mag, aber im Anschluß an das Erlebnis mit Bernd nicht gewollt hätte).

Die Atmosphäre im Raum war freundschaftlich heiter. Bernd servierte uns Tee aus Nepal mit Kardamom und verschiedene Fruchtsäfte. Er stellte die Musik aus. Das öffnete die Hähne für ein vertrauliches Gespräch zwischen uns dreien. Es gab keine unbehagliche Pause. Bernd ergötzte sich an meiner Nacktheit und bat mich, meine Schenkel zu spreizen, um mich besser streicheln zu können. Trotz langer Ehejahre gab es noch kleine Gesten, die mir bisher unbekannt geblieben waren. Ich fühlte mich stark und sehr glücklich.

Neben dem Begrüßungsschluck nahmen wir keinen weiteren Alkohol zu uns, um unsere Empfindungsfähigkeit nicht einzuschränken. Das halten wir prinzipiell weiter so, auch wenn ich mir ab und an bei besonderem Anlaß ausdrücklich ein Glas Champagner wünsche. Wir hatten wunderbare Gespräche.

Als wir zufällig zur Uhr blickten, war es schon ein Uhr morgens des neuen Tages. Wir hatten fünf Stunden miteinander zugebracht und wandten uns langsam heimwärts. Bernd fragte mich, ob er meinen Lacktanga behalten dürfe. Da mein Mann kein saures Gesicht zog, somit keine Verärgerung im Anzug war, stimmte ich gerne zu und war unter meinem dünnen Röckchen nackt im Schritt. Wir standen in Bernds Küche. Er hatte uns noch zwei Espresso für den Heimweg gekocht. Als Bernd und ich uns in der Küche zum Abschied küßten, elektrisierte uns das Zusammentreffen unserer Lippen derart, daß Zungenküsse daraus wurden und die Gier erneut in unsere Lenden schwappte. Bernd drehte mich mit festen, unmißverständlichen Bewegungen um, beugte mich vorn über den Küchentisch, schob mir den Rock über die Hüften, stupste mit seinem Fuß meine Beine auseinander wie ein amerikanischer Polizist bei einer Verhaftung im Fernsehen, ließ seinen Morgenmantel fallen, den er angezogen hatte, um mit uns nach unten zu gehen und die Haustür aufzuschließen, und nahm mich von hinten. Mein Mann war hinausgestürzt, um seine Video-Kamera zu holen, denn er wollte möglichst wenig von der delikaten Szene verpassen. Als er zurückkam, war Bernd schon außer sich. Er sprach mich tabulos an und wurde von meinem Mann wortgewaltig im gleichen Genre unterstützt, wodurch wir erneut einen gewaltigen Orgasmus erlebten. Mein Mann hatte sich bei dem aufregenden Anblick in seine Hose ergossen. Er verhielt sich weiterhin sehr partnerschaftlich, indem er mich auf der Heimfahrt meinen zurückblickenden Gedanken nachhängen ließ und mich nicht nach meinen Gefühlen ausfragte. Wir hatten in der Folgezeit eine Reihe weiterer Treffs in Bernds schöner Wohnung.

Es gibt eine Phantasie, die wir demnächst gemeinsam in die Tat umsetzen wollen. Wir sind auf der Suche nach einem wirklichen Gentleman, der in einem Lokal im Rotlichtbezirk von St. Georg am Hamburger Hauptbahnhof auftauchen soll, wo wir drei als Gäste sind. Der Gentleman kann aus versteckter Position mitansehen, wie ich im Lokal mein Höschen am Tisch in einer geschützten Ecke ausziehe, nachdem mich meine beiden Begleiter mehr oder minder ungeniert im Schritt durch Streicheln geil gemacht haben. Das Höschen ist teuer und aus reiner Seide. Er kann es wahlweise in einer Aktentasche abholen, die bei uns am Tisch für ihn gefüllt wird, oder das Höschen in einem Klarsichtbeutel vor der Herrentoilette zugesteckt bekommen. Den Preis, den er zu entrichten hat, ist der Stundensatz für eine Absteige auf dem Steindamm ziemlich in der Nähe, wohin wir uns zu dritt hinbegeben (evtl. darf der Gentleman mitkommen und als Voyeur auftreten, obwohl ich eigentlich dagegen bin). Der Reiz liegt darin, das Geld für das «sündige Höschen» in dem Stundenhotel lustbringend wieder anzulegen. Mir prickelt es, wenn ich darüber phantasiere, an der Rezeption im Hotel mit zwei Männern aufzukreuzen und der Portier genau weiß, was in den nächsten Minuten oben mit mir gemacht werden wird. Ich habe dieser Idee unter anderem auch nur unter dem Vorbehalt zugestimmt, daß ich meinen Lackledermantel tragen darf und dessen breiten Kragen hochstellen werde, eine Baskenmütze aufhaben möchte und unbedingt eine große Sonnenbrille vor den Augen. Der Gedanke peinigt mich, von jemandem erkannt zu werden und gesellschaftlichen Schaden zu nehmen. Gleichzeitig fasziniert mich das Verbotene. Soweit mein Bekenntnis.

Mit freundlichen Grüßen vom happy Trio!
Ihre Gesine

Sex pur!

Als ich, 26 Jahre, den ersten Sex-Kontakter bestellte, war es eher aus Neugier und weniger mit der Absicht, einen Sexpartner zu finden. Aber das Lesen der Anzeigen hat meine Phantasie so angeregt, daß ich doch auf drei Anzeigen geantwortet habe. Es waren jeweils Anzeigen von reifen Paaren. Ich bekam auch von allen meine Bilder zurück, und mit einem Paar, 43 und 46 Jahre, kam dann tatsächlich ein Kontakt zustande.

Mit klopfendem Herzen und einer Flasche Sekt bin ich bei dem Paar aufgetaucht. Ich wurde herzlich, aber auch mit spürbarer Nervosität empfangen. Nach ein paar Gläschen Sekt und einem kurzen, netten Gespräch haben wir uns ein Video angesehen (einen Bi-Film). Als sie sich dann langsam entkleidete, war das Eis gebrochen, und ihr Mann und ich zogen uns ebenfalls nackt aus. Zuerst saßen wir noch auf dem Sofa und sahen uns den Film an, während unsere Hände und Augen ununterbrochen auf Erkundung waren. Sie war ein bißchen mollig, mit großen Brüsten und einem großen, runden Po, während er eher schmächtig gegen sie wirkte und einen kleinen Penis hatte.

Nachdem wir uns gegenseitig gereizt hatten, zog sie uns auf den weichen Teppich. Bei dem darauffolgenden Durcheinander wußte man manchmal nicht, wer gerade mit wem in Gange war. Es war eine tolle Erfahrung, auch einmal einen Mann und eine Frau gemeinsam zu spüren. Wir gingen dann auch einmal zusammen in ein Sex-Kino, wo wir es dann toll miteinander trieben. Die verstohlenen Blicke der anderen Besucher machten die ganze Sache noch interessanter, ja, es spornte uns sogar an, in aller Öffentlichkeit, aber doch anonym zu agieren.

Leider zog ich dann nach Hessen, und unsere Beziehung lief auseinander. Aber ich bin immer noch an einer derartigen Beziehung interessiert. Vielleicht klappt es ja mal wieder. Ich würde mich freuen, wenn ich anderen Lesern mit meinem Brief den Mut dazu gegeben haben, auch einmal auf ein Inserat zu reagieren. Bei mir hat es ja auch geklappt.

Mit freundlichem Gruß,
Euer T. aus D.

Mein geiler Lover

Ich hatte vor einiger Zeit eine Anzeige mit einem Foto im Sex-Kontakter. Darauf bekam ich fast 20 Zuschriften. Ich wählte nur einen kleinen Kreis aus, denn viele wollten Rückporto bzw. Anreisegeld. Ich bin eine vierzigjährige Haus- und Ehefrau, leider oft allein. So schrieb ich drei Herren in der näheren Umgebung an, bekam einen Brief nach dem anderen. Der erste Herr kam schon drei Tage später. Er war nett und höflich. Wir tranken einen Kaffee zusammen und redeten. Auf einmal sagte er, er könne mit mir keinen Sex machen, er sei zu aufgeregt und sein Glaube ließe es nicht zu. Er legte noch DM 50,- für Spesen auf den Tisch und hetzte hinaus. So etwas hatte ich noch nie erlebt.

Am Nachmittag rief Herr Nr. 2 an. Wir machten für den Abend einen Termin aus. Ich fuhr zum Bahnhof, um ihn abzuholen. Als ich ihn ansprach und auch ansah, traute ich meinen Augen nicht: Der Herr hätte der Bruder des Henkers («Jürgen von der Lippe-Show») sein können. Nein, nein, dachte ich, womit habe ich das verdient? Da aber sagte er sehr höflich zu mir, aus uns beiden könne nichts werden. Mir fiel ein Stein vom Herzen. Er hätte sich geirrt, statt 40 Jahre hätte er 70 Jahre gelesen. Wir tranken in der Bahnhofsgaststätte noch einen Kaffee zusammen, dann mußte er wieder losfahren. Auch ich fuhr Heim, um mich zu erholen.

Drei Tage war dann Funkstille, so hatte ich es gewollt. Am Wochenende geht es nicht, da ist mein Mann zu Hause. Obwohl er sehr tolerant ist, braucht er nicht alles zu wissen, vor allem nicht von meinen Reinfällen, er hätte sich totgelacht!

Am Montag rief dann Herr Nr. 3 an. Da ich Zeit hatte, plauderten wir länger. Ich wollte gleich wissen, mit wem ich es zu tun habe, zwei «Schnecken» hatten mir gereicht. Nun wußte ich, daß er am Abend kommen würde: 48 Jahre alt, 172 cm groß und Geschäftsmann. Er bat um Diskretion, so wie ich es ebenso wünschte. Also dann los, dachte ich.

Als dann die Türglocke ging, pünktlich zur abgesprochenen Zeit, bekam ich doch etwas Herzklopfen. Ich machte auf, da stand er, mit einem Blumenstrauß und einem kleinen Päckchen unterm Arm. Puh, sah der Mann gut aus, lässig, aber modern gekleidet. Wir gingen ins Wohnzimmer. Nach der ersten Tasse Kaffee setzte er sich neben mich, seine linke Hand streichelte leicht meinen Nacken, mir wurde ganz heiß. Dann küßte er mich zärtlich, streichelte mit der Rechten leicht meinen Busen. Ich merkte, wie meine Lustknöpfe sofort steif wurden, dann glitt seine Hand tiefer und tiefer, mittlerweile war sie bei meinem Dreieck angekommen. Da ich unter meinem Super-Mini nur einen winzigen Tanga trug, nur Strümpfe, keine Strumpfhose, hatten seine Finger meinen Kitzler schon erreicht. Das alles machte er ganz zärtlich, dann schob er den Tanga beiseite und fuhr mit seinem Finger etwa 5 cm hinein. Jedenfalls fand er da eine Stelle, die mich fast wahnsinnig machte. Mittlerweile hatte ich meine Hand in seiner Hose, wie sie dahingekommen ist, weiß ich nicht. Jetzt erst hörten wir auf, uns zu küssen. Wir zogen uns gegenseitig hastig aus er stellte schnell die Tassen und die Kaffeekanne auf die Fensterbank und legte mich ohne Worte auf den Wohnzimmertisch.

Jetzt hatte er wieder meinen Kitzler erreicht, den er zärtlich verwöhnte. Auf einmal muß in mir etwas explodiert sein, ich weiß es nicht. Jedenfalls war es wunderbar, als ich wieder zu mir kam, bzw. wieder denken konnte. Er hatte gerade seinen Dolch bei mir eingefahren, und wir liebten uns wie wild! Ich glaube, ich bin mindestens vier- bis fünfmal mal zum Orgasmus gekommen. Danach habe ich es ihm natürlich auch gerne auf Französisch gemacht. Jedenfalls war es ein wunderbarer Abend!

Mittlerweile treffen wir uns mehrmals monatlich bei mir für ein paar nette Stunden. Da es volle Diskretion zwischen uns gibt, bekomme ich keine Geschenke, Blumen usw., sondern er legt einfach ein paar «Blaue» auf den Tisch, mit den Worten «Kauf dir etwas Nettes davon.» Ist doch lieb, oder?

PS: Was ich noch sagen bzw. schreiben will: Warum geben nicht mehr vernachlässigte Haus- und Ehefrauen eine Anzeige im Sex-Kontakter auf? Meine Damen, ran, Ihr versäumt etwas!

Eure Margret aus L.

Heiße Rasierspiele

Hallo, Frau Sirius,

durch eine Zuschrift auf ein Inserat im Sex-Kontakter lernten wir ein Paar kennen, das die Bi-Liebe nicht verneinte. Wir waren zunächst ein wenig ängstlich, denn wir hatten absolut keine Erfahrungen auf diesem Gebiet, wollten es aber kennenlernen. Beim ersten Treffen sprachen wir über dies und das und auch darüber, daß beide rasiert seien und was wir davon halten würden. Natürlich wollten wir dies erst einmal miteinander besprechen. Wir verabredeten uns fürs folgende Wochenende zum Kaffee. Gegen 16 Uhr sind wir dann bei M. und J. eingetroffen, die uns schon erwarteten. Beide waren ganz leicht bekleidet, zeigten mehr als sie verhüllen. Verständlich, daß aus dem Kaffeetrinken nichts mehr wurde. M. und J. fragten, wie wir uns mit dem Rasieren entschieden hätten. Als wir bejahten, merkte man richtig den Glanz in ihren Augen. Wir zogen uns aus, und M. fing an, meine Frau mit Rasierschaum einzuseifen, dabei ist diese das erstemal ganz gewaltig gekommen. J. machte dasselbe mit mir, und durch das zärtliche Einseifen und Kneten der Hoden kam auch ich zum Orgasmus. Nun wechselten M. und J. die Rollen. J. rasierte meine Frau und M. rasierte mich. Es war ein geiles Gefühl, vor allem nachher, als wir kahl wie ein Kinderpopo unsere Geschlechter aneinanderrieben und uns so der Lust hingaben. Wir hätten nie gedacht, daß gleichgeschlechtliche Spiele soviel Spaß machen können. Leider wollten M. und J. nur ein einmaliges Treffen, was wir sehr bedauert haben.

Viele liebe Grüße,
Gudrun und P. aus Berlin

Verführung mit Spaghettis

Liebe Frau Sirius,

auf diesem Wege möchte ich mich bei Ihnen bedanken. Sie haben mir Mut gemacht, eine Anzeige bei Ihnen aufzugeben, und ich hatte auch prompt beim ersten Mal Erfolg. Es hatten sich mehrere Frauen gemeldet, die alle einen sehr netten Eindruck machten. Am besten gefiel mir der Brief und das Foto von Jeanette aus Berlin. Sie ist, genau wie ich, Hobbyköchin mit Vorliebe für extra Scharfes und Italienisches – obwohl sie's auch gern französisch mag. Ich habe sie angerufen, und wir haben uns dann bei mir verabredet. Ich habe ein italienisches Nudelgericht mit einer pikanten Sauce gemacht. Dazu den Tisch mit allem Drumherum gedeckt. Rotwein und Kerzen rundeten alles ab.

Ich war gerade mit allem fertig geworden, als sie um Punkt acht klingelte. Ich machte die Tür auf und war sprachlos. Sie sah viel besser aus als auf dem Foto. Mir blieb total die Spucke weg, und ich stammelte nur: «Ich hatte schon Angst, daß Sie zu früh kommen würden.»

Sie lachte nur dieses Lachen, das ich schon vom Foto her kannte, und sagte: «Solange du nicht zu früh kommst, ist doch alles in Ordnung.» Ich muß ziemlich verdattert ausgesehen haben, denn sie hörte gar nicht mehr auf zu lachen. Schließlich mußte ich mitlachen, und schon war das Eis gebrochen. Wir setzten uns an den Tisch und fingen an zu essen.

Jeanette zeigte mir, wie erotisch Spaghetti sein können. Sie saß mir gegenüber mit ihren langen, braunen Haaren und dieser Ponysträhne, die ihr immer wieder in die knallgrünen Augen fiel. Bekleidet war sie nur mit einer kurzen Jeans und einer weißen Bluse, die sie gefährlich weit aufgeknöpft hatte. Da saß sie nun und sog die Spaghetti einzeln in ihren schön geformten Mund. Allein bei dem Anblick wurde meine Hose zu eng. Plötzlich spritzte etwas Sauce auf ihre Wange, ihr Dekolleté und ihre Bluse. Ich stand auf, lehnte mich zu ihr rüber und küßte die Sauce von ihrer Wange. Es gefiel ihr, und ich küßte auch das Dekolleté sauber. Als ich fertig war, steckte Jeanette ihren Finger tief in den Saucentopf und tröpfelte sich noch mehr von der leckeren Sauce über ihr Dekolleté. Mir blieb nichts anderes übrig, als auch diese wegzulecken. Ihre Bluse, die auch etwas abbekommen hatte, war nicht mehr zu retten, und somit zog sie diese einfach vor mir aus. Ich nahm etwas Salatöl und rieb ihren wohlgeformten Busen damit ein, bis sie vor Vergnügen quietschte. Dann trug ich sie ins Schlafzimmer, wo sie mich endlich von meiner viel zu eng gewordenen Hose befreite. Ich legte sie auf das große Bett mit den seidenen Laken und fing an, ihren ganzen Körper zu liebkosen und zu küssen. Es konnte ihr gar nicht schnell genug gehen, denn sie wollte mir immer wieder meinen String ausziehen. Ich hielt jedoch ihre Handgelenke fest, während ich mit der Zunge ihre harten Brustnippel bearbeitete. Sie bebte vor Erregung und stieß immer wieder kleine Schreie aus vor Wonne. Langsam ging ich weiter und verwöhnte ihren Bauchnabel und ihre Taille. Sie wand sich wie ein Aal und konnte es kaum erwarten, bis ich endlich zu ihrem Lustdreieck kam. Es war ganz blitzblank rasiert und herrlich weich. Ich fing an, sie zu küssen und zu lecken. Sie schrie vor Lust meinen Namen. Dann holte ich aus meinem Nachtschrank eine Tube Gleitcreme mit Erdbeergeschmack und rieb ihre Muschi damit ein. Jetzt konnte sie sich nicht mehr beherrschen und riß mir den String vom Leib. Sie nahm meinen großen, harten Penis und steckte ihn ganz tief in ihren Mund. Ich hatte Probleme, nicht zu explodieren, und zog ihn schnell wieder raus. Aber da hatte ich die Rechnung ohne den Wirt gemacht. Sie nahm sich, was sie haben wollte, und machte es mir französisch. Mein Orgasmus kam wie ein Vulkanausbruch und ergoß sich über ihr Gesicht und ihren Oberkörper. Jeanette ölte sich damit ein und fing an, sich selbst zu befriedigen, während ich nur zuschauen durfte. Als ihr ganzer Körper vor Erregung bebte, konnte ich mich nicht mehr beherrschen. Ich drehte sie um, und führte meinen Penis von hinten so tief es ging in sie hinein. Sie war so eng wie eine Jungfrau und so erfahren wie ein Profi. Sie drückte und preßte mich so stark, daß mir fast schwindelig wurde. Ich stieß ihn immer wieder rein, bis ich explodierte – und wie! Sie drehte sich zu mir um und fing an, mich für meinen Einsatz zu belohnen. Eine richtige Nymphomanin, die Kleine. Noch nie habe ich mit einer Frau geschlafen, die so genau wußte, wie man es am besten macht. Ein irres Gefühl!

Wir haben stundenlang so weitergemacht, bis wir beide vor Erschöpfung eingeschlafen sind. Am nächsten Morgen wurde ich von ihren sanften Küssen geweckt, mit denen sie meinen ganzen

Körper übersäte, wobei ich ihr ins Gesicht sah. Sie lachte mich an und sagte: «Die Küsse waren die Vorspeise, die Brötchen gibt's als Hauptgericht, und den Nachtisch bestimme ich ...»

Wir kennen uns jetzt seit gut vier Monaten, und ich habe noch nie so viele Spaghetti gegessen ...

Gruß und Kuß,
Thomas Zimmermann

Erotischer Rausch ...

Hallo, ich heiße Jörg, bin Student und mein heißes Sexerlebnis wurde durch den Sex-Kontakter ermöglicht.

Ich blätterte im neuen Sex-Kontakter. Unter vielen Kontaktanzeigen gefiel mir eine besonders gut: «Attraktives, zärtliches, erotisches Mädchen möchte für lustvolle Freizeitgestaltung den zärtlichen und einfühlsamen Mann kennenlernen ...» Ich war von dieser Anzeige so angetan, daß ich mich entschloß, ihr zu antworten, obwohl die Chance, sie kennenzulernen, ziemlich gering war, da eine solche Anzeige immer sehr viele Zuschriften bekommt. Aber ich sagte mir: Wer nicht wagt, der nicht gewinnt!

Also schrieb ich ihr einen lieben Brief und legte mein schönstes erotisches Foto bei. Ich brachte den Brief zur Post und hoffte, daß ich wenigstens eine Antwort bekommen würde, wenn es auch nicht die sein sollte, die ich mir gewünscht hatte. Nach etwa einer Woche bekam ich tatsächlich eine Antwort von ihr. Ganz aufgeregt öffnete ich den Brief. Es lag ein sehr schönes erotisches Foto von ihr bei, und was ich gehofft hatte, war eingetreten: Auch sie wollte mich kennenlernen. Erfreulich war auch, daß sie nur cirka 30 km von mir entfernt wohnte. Da sie ihre Telefonnummer angegeben hatte, rief ich sie sofort an. Ich war am Telefon sehr aufgeregt, so daß ich heute gar nicht mehr genau weiß, worüber wir geredet haben. Es war jedenfalls ein sehr nettes Gespräch, und wir verabredeten uns für den nächsten Freitag in einem uns bekannten Lokal. Dies war meine erste Verabredung, die mit einer Bekanntschaftsanzeige begann.

Und nun war es Freitag. Ich zog meinen schönsten Anzug an, besorgte noch Blumen und ging dann ganz aufgeregt zum verabredeten Treffpunkt. Sie war schon da. Ich habe sie sofort erkannt, mit ihren langen schwarzen Haaren und ihren schönen Augen. Wir begrüßten uns etwas verhalten und gingen dann ins Lokal. Ich lud sie zu einem Kaffee ein. Wir redeten über viele Dinge. Je mehr sie von sich erzählte, desto faszinierter war ich von ihr. Auch ich schien ihr zu gefallen. Wir haben einige Male an diesem Abend miteinander getanzt. Je später der Abend wurde, desto enger schmiegte sie sich an mich, und ich genoß es. Als das Lokal schloß, habe ich sie dann nach Hause gebracht. Sie lud mich noch zu einem Kaffee bei ihr ein. Bis der Kaffee fertig war, zeigte sie mir ihre Wohnung, die sehr nett eingerichtet war. Wir setzten uns aufs Sofa und tranken den Kaffee. Danach kamen wir uns immer näher, und schließlich küßten wir uns ganz innig. Ich bemerkte, daß sie mehr wollte als einen Abschiedskuß und daß ich in dieser Nacht nicht mehr nach Hause kam.

Wir gingen engumschlungen in ihr Schlafzimmer und zogen uns gegenseitig ganz langsam aus. Nun legten wir uns aufs Bett und küßten und streichelten uns leidenschaftlich. Ich verwöhnte ihre erogenen Zonen mit meiner Zunge, während sie mein bestes Stück mit ihrem Mund liebevoll aufrichtete. Nun konnte ich voller Erwartung in ihre feuchte Muschi eindringen. Wir spürten uns nun endlich ganz innig. Wir wälzten uns auf dem Bett hin und her und hatten alles um uns herum vergessen, nur noch wir waren wichtig.

Wir stöhnten laut vor Erregung und schwebten auf einer Woge der Lust zu einem gigantischen Orgasmus. Wahre Lustwellen durchdrangen meinen Körper, während ich meinen Liebessaft in ihr verströmte. Langsam klang unsere Erregung ab.

Ganz erschöpft lagen wir nun auf dem Bett. Wir streichelten und verwöhnten uns noch eine ganze Weile, kuschelten noch ein bißchen, bis wir dann entspannt und glücklich einschliefen.

Am nächsten Morgen waren wir dann wieder heiß aufeinander und verbrachten daher den ganzen Tag mit heißen Liebesspielen im Bett. Leider mußte sie einige Tage später aus beruflichen Gründen ins Ausland, so daß es bei diesem einmaligen Erlebnis geblieben ist.

Alles Gute für das weitere Gelingen Ihres Magazins wünscht Ihnen

Ihr Jörg.

Heiße FKK-Party

Da im SK immer wieder aufgefordert wird, von Erfahrungen und Erlebnissen zu berichten, die durch die SKS-Inserate zustande gekommen sind, möchten wir, Isabelle, 24 Jahre, und Klaus, 30 Jahre, dazu beitragen.

Wir hatten zwei Anzeigen aufgegeben. In der einen suchten wir außer Paaren auch einzelne Herren, da Isabelle gerne einmal erleben wollte, wie es so mit zwei Männern ist. Doch was uns da so alles schrieb, war sehr enttäuschend. Wir bekamen Schmierzettel und Supermänner präsentiert. Aber ein netter, junger Mann, so wie wir ihn uns vorstellten, war nicht dabei. Freiumschlag oder Rückporto scheinen für einige ein echtes Fremdwort zu sein (wobei wir keinerlei finanzielles Interesse hatten). Eigentlich eine traurige Bilanz.

Wir legten Wert auf Dauerfreundschaft und nicht auf schnellen Ex-und-Hopp-Sex. Einige Herren sollten wohl doch lieber diverse Bordelle aufsuchen, aber dort muß für die schnelle Nummer bezahlt werden. Bei uns können jedenfalls solche Typen nicht landen. Doch nun genug vom Negativen, denn unsere zweite Anzeige war ein voller Erfolg.

Wir suchten mit diesem Inserat einige Paare und Bi-Girls, nicht älter als 40, die mit uns eine heiße FKK-Party feiern wollten. Da wir eine große Wohnung haben mit Hausbar, Solarium usw., haben wir den Platz und die Möglichkeit, solche Parties zu feiern. Es meldeten sich acht Paare und zwei einzelne Bi-Girls. Nach Auswahl der Fotozuschriften meldeten wir uns sofort per Telefon, um den Partytermin bekanntzugeben. Zuschriften ohne Fotobeilage konnten wir leider nicht berücksichtigen (es hätten auch Textilfotos sein können). Fünf Paare und die beiden Bi-Girls sagten fest zu, so daß wir uns darauf einrichten konnten.

Eine Woche später war es dann soweit. Es war Samstagabend, 19.30 Uhr, Isabelle zog ihre schwarze Wäsche an, Strapse, Büstenhebe, bei der ihre prächtigen Brüste so richtig zur Geltung kamen, Nahtstrümpfe und hochhackige Lackschuhe. Auf einen Slip verzichtete sie. Ich zog nur einen kleinen Herren-Stringtanga an. Wir waren schon recht aufgeregt und konnten es kaum erwarten, wer wohl zuerst klingeln würde.

Pünktlich um 20 Uhr klingelte es das erstemal an der Tür, das erste Paar stand vor uns. Wir baten sie herein, und sie legten ihre Kleidung ab. Auch sie waren sexy gekleidet und in guter Stimmung. Isabelle bot unseren Gästen einen leichten Drink an, und ich mußte schon wieder zur Tür, weil unsere nächsten Partygäste eingetroffen waren. So gegen 21 Uhr waren alle vollzählig. Ich hielt eine kurze Begrüßungsrede und machte alle darauf aufmerksam, daß niemand einem Zwang unterstand und nur das gemacht würde, was uns allen Spaß machte.

Aus den Lautsprechern klangen ruhige Melodien zum Tanzen und Unterhalten. Wir machten uns miteinander bekannt, und die ersten tanzten auch schon. Da wir ja nur mit Slip bekleidet waren und auch schon einige nackt waren, konnte man schon an den ersten Reaktionen erkennen, daß die Party den gewünschten Erfolg bringen würde. Isabelle stellte einen großen Cognacschwenker, gefüllt mit bunten «Verhüterlis», auf den Tresen, denn auch wir sind durch die Aidskampagnen vorsichtig geworden. Sie wurde bejubelt, und alle fanden die Idee einfach super.

Da wir uns als Gastgeber etwas zurückhielten, beobachteten wir das bunte Treiben. Es war erstaunlich, wie geil es doch zuging, obwohl einige den direkten Partnertausch ablehnten.

Auch Isabelle amüsierte sich hinter dem Tresen auf ihre Weise. Eine der Frauen gesellte sich zu ihr, um ein wenig Hand anzulegen und auch mit der Zunge dabeizusein. Es war schon ein toller Anblick, wie die beiden sich gegenseitig miteinander spielten.

Nach Blickkontakt mit einem Paar, wobei es sich um eine vollbusige Blonde und einen attraktiven, schlanken Mann handelte, wollten sie mich in ihr Treiben einbeziehen. Ich griff in den Cognacschwenker, schnappte mir eine rote «Lümmeltüte» und gesellte mich zu ihnen. Meine Gespielin nahm meinen Penis in den Mund, bis er ganz fest war. Dann liebten wir uns immer im Wechsel. Es war einfach herrlich, wie ihre Brüste bebten, sie immer feuchter wurde und dann von einen Orgasmus in den anderen fiel. Isabelle und ihre Spielgefährtin legten sich zu uns. Auf mir saß nun die Blondine und über meinem Kopf eine rasierte Brünette. Isabelle vergnügte sich mit zwei Herren. Um mich herum ein Raunen und Stöhnen, und in der Luft lag nur noch knisternde Erotik. Nackte Leiber betasteten sich und schmusten miteinander.

Wir könnten jetzt natürlich noch einiges berichten, aber es

würde wohl zu sehr ausschweifen. Der Abend ging bis morgens 4 Uhr, und alle waren glücklich und zufrieden. Wir sind jetzt ein fester Party-Kreis und treffen uns regelmäßig. Wir glauben, mit unserem Bericht bestimmt auch andere Leser neugierig gemacht zu haben. Ich sage nur: Probiert es doch einfach einmal selbst aus, es lohnt sich!

Viele Grüße, Eure treuen Leser
Isabelle & Klaus

Sex im Kino

Liebe Frau Sirius,

nach langen Herzklopfen fasse ich nun auch den Mut, Ihnen zu schreiben, was ich erlebt habe und wie es kam, daß wir heute erneut eine Annonce aufgeben. Ich selbst bin 39 Jahre, mein Mann 45 Jahre alt. Wir sind seit 7 Jahren glücklich verheiratet, und obwohl wir zwei kleine Kinder haben, sind wir für Erotik sehr offen. Wir lieben uns sehr gern, egal zu welcher Uhrzeit und wo immer es möglich ist.

Vor einigen Monaten überredete mich mein Mann zu einem Besuch in einem Sexkino. Auf der Leinwand wurde ein Mann von zwei Frauen geliebt, welcher Anblick mich sehr erregte. Mein Mann führte meine Hand zu seinem Schoß, und ich bekam seinen Lustspender zu spüren. Mein Mann war mit meiner entblößten Brust beschäftigt, als sich ein weiterer Mann neben mich setzte. Er öffnete seine Hose, und ich konnte aus dem Augenwinkel sein Glied sehen. Mein Mann forderte mich auf, das fremde Glied einfach einmal anzufassen. Erst protestierte ich. Es dauerte gar nicht lange und der Fremde nahm meine Hand und führte sie zu seinem Penis. Voller Herzklopfen umschloß meine Hand seine bebende Lanze. Meinem Mann gefiel dieses Trio offenbar sehr, denn sein Ständer wuchs weiter an. So warf ich alle Zurückhaltung beiseite und streichelte nun zwei Glieder (zum erstenmal in meinen Leben). Schon bald bemerkte ich, daß es dem fremden Mann kommen mußte. Ich streichelte ihn schneller, und schon erlebte er einen gewaltigen

Orgasmus. Dann begann er mich leidenschaftlich zu küssen und streichelte dabei über meine Brüste. Schließlich zog er sich an und verließ uns.

Dann schob mir mein Mann meinen ohnehin kurzen Rock noch höher und führte einen Finger seiner Hand in meine erregte Öffnung. So brachte er mich zur Erfüllung meiner Sinne. Auch meine Bewegungen wurden an seinem Penis heftiger. Gerade als er seinen Höhepunkt erreicht hatte, setzte sich ein Paar neben mich. «Darf ich auch mal?» fragte sie mich. Ich verstand gar nichts mehr als sie aufstand, an mir vorbeiging und sich neben mich auf den Platz setzte, den mein Mann geräumt hatte. Mein Mann liebkoste ihre Brust, und dann sah ich ihn zwischen ihren Schenkeln knien und ihre Spalte französisch verwöhnen. Nun griff ihr Mann auch an meine Brust. Er saugte an meinen Nippeln, und seine Finger steckten in meiner Öffnung. Geschickt verwöhnte ich auch sein Glied. Es geilte mich immer mehr auf. Dann kniete auch er sich zwischen meine Schenkel. Als seine Finger am Gummizug meines Slips herumfummelten, wehrte ich mich nicht, sondern hob meinen Po, um ihm das Ausziehen meines Slips zu erleichtern. Ich spürte seine Zunge an meinem offen dargebotenen Unterleib. Nach einigen geschickten Zungenschlägen schaute er mich an und flüsterte: «Gut ... willst du mehr?» Ohne klaren Sinn, nur in höchster Wollust nickte ich ihm zu, denn er sollte noch nicht aufhören. Er packte meine Schenkel, und schon lag ich im Kinosessel. Schnell brachte er die Spitze seines Gliedes an den Eingang meines Lustzentrums. Ich spürte, wie sein Glied in meine Öffnung glitt. – Ich drehte durch. Mein Hinterteil begann schon zu beben, um das Glied und die Stöße des Mannes noch kräftiger zu empfangen. Zum erstenmal in meinen Leben sah ich zu, wie mein Mann eine andere Frau verwöhnte und ich gleichzeitig vor den Augen meines Mannes von einem anderen Mann befriedigt wurde. Mein Mann sah ohne Eifersucht zu mir herüber und fragte: «Ist es gut?» Was um mich herum geschah, war mir gleich, und so stöhnte ich meine Wollust, einfach laut heraus. Neben mir stöhnte die Frau, die mein Mann ebenfalls zum Höhepunkt gebracht hatte. Nun wurden seine Bewegungen auch schneller, als er mir zuflüsterte: «Darf ich in dir bleiben?» Und wieder nickte ich. In diesen Moment bemerkte ich es auch schon. Er wollte gar nicht mehr aufhören. Als er sich aus mir herauszog, war ich restlos befriedigt.

Ich mußte mit mehreren Taschentüchern die Spuren der Lust beseitigen. Ein großer Fleck blieb jedoch im Kinosessel zurück. Der fremde Mann zog sich an und setzte sich neben mich. Wir verließen das Kino und unterhielten uns. Auch ihnen hatte das soeben Erlebte wirklich gut gefallen. Zum Abschied erklärten sie uns, daß sie nur einmal ein Abwechslung gesucht hätten und es zu keinem Wiedersehen kommen würde.

Wir sprachen tagelang über das Erlebte. Mein Mann hatte dann den Einfall, von dem er mich auch überzeugte, nämlich eine Anzeige im Sex-Kontakter aufzugeben. Auf unsere Anzeige meldeten sich auch viele Paare, Männer und eine Frau. Allen haben wir geantwortet und ihre Bilder zurückgeschickt, obwohl einige das Porto vergessen hatten.

Von einigen, die wir angeschrieben haben, erhielten wir keine weitere Post. Zwei Paare, die uns auch zugesagt hatten, waren auch zu Besuch bei uns. Dann aber haben wir nie wieder etwas gehört.

Und so suchen wir weiter nach den Menschen, mit denen man sich über alles unterhalten kann. Mit denen wir Ausflüge auch mit unseren Kindern unternehmen können. Mit denen man zusammen Urlaub verbringen und die schönsten Dinge des Lebens gemeinsam ohne Streß, Neid und voller Ehrlichkeit machen kann. Wir lieben das Leben bescheiden ohne Neid und Gier. Finanziell sind wir unabhängig, aber bescheiden. Auch zur Erotik sind wir sehr offen. Wir meinen, daß die sexuelle Befriedigung in einer wahren Freundschaft sehr viel schöner sein kann, als wenn man sich allein befriedigt. Obwohl wir nur wenig Erfahrung haben, sehnen wir uns danach, mit Gleichgesinnten sich gemeinsam sexuell auszuleben. Vielleicht finde wir in ihr/ihm eine wahre Hausfreundin/Hausfreund. Zu Clubs und GS-Parties haben wir und wollen auch keinen Kontakt. So suchen wir weiter in unserer Umgebung nach diesen Menschen und hoffen, sie durch den Sex-Kontakter zu finden.

Mit freundlichen Grüßen,
Ihr aufregendes Ehepaar Eva und Ralf

Tabuloser Sex in Auto

Hallo, ich heiße Andreas (29), und mein tolles Sexerlebnis ist eng mit dem Sex-Kontakter verbunden, denn ich habe auf drei Anzeigen aus diesem Magazin geantwortet. Mit einer Inserentin ist dann auch ein persönlicher Kontakt zustande gekommen. Da wir cirka 300 km voneinander entfernt wohnten, kam sie mit dem Zug zu mir. Ich habe sie dann am Bahnhof abgeholt. Um uns etwas besser kennenzulernen, sind wir erst einmal auf eine Konzertveranstaltung gegangen. Langsam ist das Eis zwischen uns aufgetaut. Als das Konzert zu Ende war, fuhren wir dann zu mir nach Hause. Während der Rückfahrt wurde sie ganz heiß auf mich und machte mich nach allen Regeln der Kunst an. Ich konnte mich kaum noch auf das Autofahren konzentrieren, ihre Hände berührten mich überall. Am nächsten Parkplatz hielt ich dann an, wo sie mir sofort die Hose öffnete und mich mit ihren Lippen und ihrer Zunge verwöhnte, bis ich total geil auf sie war. Danach zog sie ihr Höschen aus und setzte sich auf meinen Schoß; ich bemerkte, wie erregt ihre Lustgrotte schon war. Sie bewegte sich ganz heftig und voller Lust. Ich streichelte und küßte ihren Busen, bis wir beide einen heftigen Orgasmus bekamen. Da wir immer noch nicht genug voneinander hatten, gingen wir auf den Rücksitz und verwöhnten uns in der Stellung 69. Das törnte uns beide wieder mächtig an. Wir hatten alles um uns herum vergessen, nur noch die Befriedigung unserer Lust zählte. Als wir dann wieder total heiß waren, legte sie sich auf den Rücken, winkelte ihre Beine an und ich liebte sie ohne Hemmungen. Nach kurzen Bewegungen hatten wir dann auch schon unseren zweiten Höhepunkt. Unsere Körper bebten und stöhnten vor Lust. Langsam ließen wir unsere Gier abklingen und fuhren dann völlig entspannt nach Hause. Dort ging das ganze Spiel von vorne los, so daß wir das ganze Wochenende nur mit Sex verbrachten.

Auch weiterhin alles Gute
Ihr Andreas

Karolin und Ingo

Liebe SKS-Redaktion!

Auch wir hatten das Glück, durch Ihren Sex-Kontakter eine liebe, sehr nette Frau kennenzulernen. Wir, das sind Karolin, 27 Jahre, blond, schlank, und Ingo, 38 Jahre, blond, schlank, mit etwas Bauchansatz.

Wir hatten auf ein Inserat geschrieben, und da hatte sich die brünette, 28jährige Betty gemeldet. Sie war genauso Anfänger wie wir und wollte unbedingt mal zärtliche Bi-Spiele zu dritt ausprobieren. Sie teilte uns aber auch gleich mit, daß alles unter vollster Diskretion stattfinden müsse und ihr Mann nie etwas davon erfahren dürfte, was wir auch voll akzeptierten. Es hat eher sogar noch tiefstes Mitgefühl in uns entfacht, und wir wollten dieser Frau noch mehr unsere Liebe schenken. Wir schrieben uns dann noch ein paar Mal, bis sie uns mitteilte, daß sie für ein paar Tage kommen möchte.

Endlich war der Tag gekommen. Betty war eine sehr sympathische, elegante Frau. Sie brachte sogar für jeden von uns ein kleines Präsent mit, wofür wir uns mit einem innigen Kuß bedankten. Dann nahmen wir einen Drink, und anschließend ein gemeinsames Bad. Dieses genossen wir sehr, und die ersten Körperkontakte kamen zustande. Nun waren wir alle drei wie elektrisiert, und in unsere Badetücher gehüllt begaben wir uns in die Stube. Dort tauschten wir dann viele Zärtlichkeiten aus. Mit Mund und Zunge stimulierten wir unsere Körper.

Dann sagte Betty, daß sie gerne Karoline verwöhnen möchte. Die beiden Frauen machten sich so richtig heiß. Sie stöhnten vor lauter Lust. Nun war auch mein Luststab schon kurz vorm Platzen, und Betty bat mich: «Komm, liebe uns beide abwechselnd!» Es war einfach himmlisch, und sie stöhnten beide. Sie hatten einen Höhepunkt nach dem anderen.

Dann hauchte Betty: «Komm, Karolin, wir machen Ingo auch glücklich!»

Nun saß ich auf der Couch, und sie machten sich beide mit Mund und Zunge über meinen Prachtständer her. Ich konnte sehen, wie sich dabei immer wieder innigst ihre Lippen und Zungenspitzen berührten. Sie genossen es in vollen Zügen, bis ich nicht mehr an mich halten konnte und, begleitet durch einen Aufschrei, einen

Orgasmus bekam. Als Betty das merkte, nahm sie «ihn» sofort in den Mund. Wir haben uns dann noch viele, viele Male so ausgiebig geliebt, uns wir waren wirklich sehr glücklich!

Wir verbrachten einige wundervolle Tage, und in punkto Sex hat alles bestens geklappt. Nur in Sachen Vertrauen hat es sehr gehapert, denn Betty hat nie mehr von sich hören lassen. Wir können sie auch nicht erreichen, da die Briefe ja postlagernd sind wegen ihres Mannes. Nun sind wir beide tieftraurig, denn es war so wunderschön, und wir möchten auch nicht mehr darauf verzichten. Wir haben uns jetzt entschlossen, die Sache mal selbst in die Hand zu nehmen, und möchten Sie herzlich bitten, uns dabei zu unterstützen. Wir wären auch mit einem Ehepaar einverstanden, und bei uns entscheidet nur Sympathie!

In der Hoffnung, bald von Ihnen zu hören, verbleiben wir mit den allerbesten Grüßen,

Karolin und Ingo Müller

Unser geiler Hausfreund

Liebe Frau Sirius!

Wir haben uns nach einiger Überlegung entschlossen, Ihnen unser Erlebnis mitzuteilen, da wir der Meinung sind, daß wir andere Menschen auch dazu bewegen können, es nicht aufzugeben, wenn es beim ersten Inserat nicht klappt.

Wir waren schon lange auf der Suche nach Abwechslung, bis wir im Sex-Kontakter Nr. 3 «Die Anzeige» fanden und Sabine schon bei dem Gedanken ins Schwärmen kam. Sie sollte Recht behalten.

Wir schrieben auf das besagte Inserat, dieser Herr meldete sich, und es kam zum ersten Treffen. Sabine und ich waren beide ziemlich aufgeregt, als Timm nun vor der Tür stand. Zuerst gingen wir gemeinsam in unsere Küche und machten erst einmal Abendbrot. Im Anschluß daran begaben wir uns ins Wohnzimmer und fingen an zu plaudern. Plötzlich stand Sabine auf, verließ das Zimmer und kam nach etwa 20 Minunten im kurzen Minikleid wieder. Es war so kurz, daß man nicht nur das Strumpfband sehen konnte. Nun waren wir beiden Männer kaum noch in der Lage zu verbergen, daß sie uns so gefiel. Auch Sabine merkte dies und forderte uns auf, mit ihr zu tanzen. Dabei fing sie an uns auszuziehen, und wir entkleideten sie. Jetzt gab es kein Halten mehr. Aber Sabine verstand es, uns Männer zu zügeln, spielte mit ihrer Zunge an unseren Körpern und wir mit ihr. Dann war es endlich soweit. Timm drang unten in sie ein und ich zwischen ihre Lippen; ihre Bewegungen und Seufzer versetzten uns in solche Wallungen, daß wir alle fast zugleich zum Höhepunkt kamen.

Da es uns allen sehr gefallen hat, blieb Timm das ganze Wochenende und besucht uns jetzt regelmäßig. Zu unserem Hausfreund wären wir ohne Ihren Sex-Kontakter nicht gekommen, deshalb auch ein Dank an die Redaktion des Sex-Kontakters und weiterhin viel Erfolg.

Mit freundlichen Grüßen,
Ralph und Sabine P.

Ein aufregendes Trio

Hallo Frau Sirius,

heute möchte ich über meine erste Erfahrung mit dem Sex-Kontakter berichten. Meine Frau Sylvia, 42 Jahre alt, schulterlanges, naturrotes Haar und eine gute Figur, wünschte sich schon längere Zeit eine «Menage a trois», traute sich aber bisher nie, ihren Traum zu verwirklichen. Erst der «Sex-Kontakter» und eine darin veröffentlichte Annonce führte zu brieflicher Kontaktaufnahme, die postlagernd stattfand.

Das erste Treffen sollte in einem netten Lokal in Frankfurt stattfinden, und wir fuhren beide ziemlich aufgeregt dorthin. Unser Briefpartner beschrieb sich als 35jähriger, schlanker Mann, phantasievoll, zärtlich und gut ausgestattet. In dem Lokal standen wir schließlich einem Mann mit dunkelbraunem Anzug und weinroter Krawatte gegenüber. Wer kann sich mein Erschrecken vorstellen, als ich in ihm meinen Geschäftskollegen Reiner erkannte, der uns schon zu Hause besucht hatte? Auch Sylvia war erschrocken, nicht jedoch Reiner, der uns anhand der Briefe längst identifiziert hatte. Die Spannung löste sich schnell, und nach einigen Gläsern Sekt lachten wir alle über den Zufall, der uns in diese Situation geführt hatte. Trotzdem stellte sich nun die Frage: «Wie geht es nun weiter?» Die Entscheidung sollte Sylvia treffen, die mit leuchtenden Augen sofort entschied.

Also gingen wir zu Reiner, der eine kleine, schnuckelig eingerichtete Wohnung besaß. Und wieder knallten die Sektkorken, als wir in ausgelassener Stimmung auf Reiners schwarzledernen Couch saßen, Sylvia zwischen uns Männern, und uns (quasi zur Einstimmung) einige Videos anschauten, die Reiner zusammengeschnitten hatte und die allesamt Triolen zum Thema hatten. Ich blieb völlig passiv, als Reiner begann, Sylvia zu streicheln – zunächst an den Schultern, Armen und Nacken, dann allmählich mutiger werdend über den straff gespannten Pullover. Die beiden küßten sich lange und intensiv. Ziemlich abrupt stand Sylvia plötzlich auf, ging zur Mitte des Zimmers und begann zu strippen. Reiners Atem ging hörbar schneller, als Sylvia den Pulli über den Kopf zog und die straffen Brüste mit den aufgesetzten, kleinen, rosa Warzen enthüllte. (Sylvia besitzt, wie die meisten Rothaarigen, eine wunderbar weiße Haut.) Als Sylvia den Rock fallen ließ, fiel unser Blick auf den knappen Slip, der an den Oberschenkeln hoch ausgeschnitten war und sich in der Mitte verführerisch wölbte. Reiner hatte sich in Windeseile bereits sämtliche Kleider vom Leib gerissen und sah nun sinnlich erregt zu, wie Sylvia den Slip abstreifte.

Was dann folgte, war das erregendste sexuelle Ergebnis, das Sylvia und ich in 15 Ehejahren hatten: Erst hatte Reiner seinen Kopf zwischen den mächtigen, weit gespreizten Oberschenkeln Sylvias vergraben, und ich konnte sehen, wie sie mit dem rotbehaarten, geschwollenen Schamträger über Reiners Gesichts rieb, während sie gleichzeitig meinen Penis liebkoste. Dann machte sie es Reiner auf Französisch, während ich sie von hinten liebte.

Schließlich liebten sich Sylvia und Reiner ausgiebig auf dem

Boden des Wohnzimmers, und ich beobachtete fasziniert, wie die nackte Sylvia auf Reiner ritt, dabei selbst ihre großen, schwingenden Brüste massierte, laut stöhnte und schrie, als Reiners großer Penis ihr dicht behaartes, rotes Paradies verwöhnte. Während der aufregenden Nacht, die vor uns lag, liebten Reiner und ich Sylvia mal abwechselnd, mal gemeinsam.

Für mich war dieses Erlebnis der Beweis dafür, daß alle Leser/innen des Sex-Kontakters aufgeschlossene Menschen mit gemeinsamen Interessen sind: Sie wollen Sex in seiner ureigensten Form pur genießen. Wir werden wieder annoncieren und auf Inserate schreiben, denn beide sehnen wir uns nach einer Wiederholung dieses Erlebnisses – diesmal mit einem Paar!

Beste Grüße,
Peter und Sylvia

Der Dritte im Bunde für heiße Erotikspiele

Sehr geehrte Frau Sirius,

mit großem Interesse habe ich wieder Ihr Magazin gelesen und habe mir dabei auch die Erlebnisberichte zu Gemüte geführt. Jetzt möchte ich gerne meine Erlebnisse mit einem Pärchen, das ich durch Ihr Magazin kennengelernt habe, zu Papier bringen. Aus Diskretionsgründen habe ich alle Namen geändert.

Auf eine interessante Anzeige hin antwortete ich in der Hoffnung auf ein positives Echo, was dann auch sehr schnell kam. Ein aufgeschlossenes Paar suchte einen Dritten im Bunde für heiße Erotikspiele. Wir verabredeten uns telefonisch für ein erstes Treffen in einer neutralen Umgebung, um uns etwas kennenzulernen und unsere Vorstellungen darzulegen.

Bald darauf vereinbarten wir einen zwanglosen Abend bei Gerd und Martina zu Hause. Frisch geduscht und mit einer Flasche Sekt in der Hand klingelte ich Punkt 20 Uhr bei den beiden. Sie hatten eine gemütliche Wohnung mit einem offenen Kamin im Wohnzimmer. Es war angenehm warm.

Kurz darauf klingelte es an der Tür, eine andere junge Frau kam herein und stellte sich als Monika vor. Sie hatte ein enges, rotes Minikleid mit großzügigem Rücken- und Brustausschnitt an und trug schwarze Strümpfe. Sie hatte eine traumhafte Figur, die durch das Kleid sehr betont wurde. Martina trug ebenfalls einen kurzen Mini mit einer fast durchsichtigen Bluse und dazu weiße Strümpfe. Nach einigen Gläsern Sekt wurde die Stimmung etwas gelöster, und Gerd schlug vor, die Frauen sollten ihre Kleider ausziehen und nur mit ihrer Unterwäsche die Getränke servieren. Gesagt, getan. Ich staunte nicht schlecht, als ich sah, daß beide Frauen Strapse trugen und daß Monika gar keinen und Martina einen in der Mitte offenen Slip trug. Gerd und ich ließen nicht lange auf uns warten und machten es uns ebenfalls nur mit Slip bekleidet auf der Couch gemütlich. Die beiden Frauen waren recht entzückt, als sie sahen, wie sich unsere besten Stücke im engen Slip ausbreiteten. Bei leiser, langsamer Musik tanzten die Frauen miteinander, bis Gerd seine Martina in den Arm nahm und ich Monika von hinten am Rücken streichelte. Als sie sich umdrehte und ich sah, wie ihre Knospen standen, war es um mich geschehen. Ich zog meinen Slip aus und befreite ihn aus seinem Gefängnis, während sich Martina auf Gerds Penis niederließ. Da Monika sehr dezent rasiert war, konnte ich ihre prallen, heißen Schamlippen befingern, und bemerkte, wie es ihr gefiel. Mein Verlangen in sie einzutauchen steigerte sich von Sekunde zu Sekunde. Angeheizt durch das Stöhnen von Martina und Gerd, legte Monika mich sanft auf ein weiches Fell vor dem Kamin und ließ breitbeinig mein bestes Stück in sich hineingleiten. Ich massierte verlangend ihren heißen Körper, während Monika uns gekonnt zu einem gemeinsamen, gigantischen Höhepunkt ritt. Ich merkte erst gar nicht, daß Gerd und Martina inzwischen mit ihrer ersten Nummer fertig waren und uns zuschauten.

Nachdem wir alle gemeinsam etwas Luft geholt hatten, bückte sich Martina zufällig direkt vor mir, so daß ich sehen konnte, wie ihr hellblauer, geschlossener Seidenslip, den sie inzwischen trug, ganz feucht vom vorherigen Liebesspiel mit Gerd war, was mich erneut erregte. Ich sah zu Gerd hinüber. Der lachte verschmitzt und deutete mir, daß ich Martina von hinten nehmen sollte, während sich seine Finger über Monikas Muschi hermachten. Weil ich so scharf war, ging ich zu Martina, die sich leicht gebückt an einen Holzpfosten anlehnte, zog ihr den Slip langsam nach unten, drang von hinten in ihre geile, süße Spalte ein und nahm sie. Martina kam, wie von Sinnen vor Geilheit, zu einem lautstarken Orgasmus, bevor ich explodierte und mich in ihr ergoß. Sie legte sich dann noch auf den Tisch, so daß ich mit meiner Zunge zwischen ihren weit gespreizten Beinen unseren Liebessaft aus ihrer Vagina kosten konnte, während Gerd sich in Monika versenkte und sie zu einem heftigen und geilen Orgasmus brachte. Ich konnte sehen, wie sich Monika dann breitbeinig über Gerds Gesicht kniete ...

Diese geile Nacht dauerte bis in die Morgenstunden, bis wir alle vier erschöpft, aber befriedigt einschliefen. Es folgten noch viele weitere gemeinsame Tage und Nächte, bevor wir uns aus beruflichen Gründen leider nicht mehr treffen konnten. Jetzt bin ich wieder auf der Suche nach einem Pärchen oder mehreren Frauen, die meine erotischen Wünsche mit mir teilen.

Viele liebe Grüße von Roland

Scharfer Sex mit meiner Traumfrau

Sehr geehrte Frau Sirius,

vor über einem Jahr veröffentlichte ich in Ihrem Sex-Kontakter ein Inserat. Was sich daraus entwickelte, möchte ich gerne in Form eines Erlebnisberichtes schildern.

Ich konnte eigentlich nicht allzuviel verlieren, und einfach war es obendrein, ein nettes Inserat in Ihrem Sex-Kontakter aufzugeben. Denn für einen verheirateten Mann, der zwar eine absolut tolle Ehefrau besitzt, die jedoch beim Geschlechtsverkehr mehr eine konservative Stellung einnimmt und an dieser noch beharrlich festhält, ist es gar nicht so einfach, einen passenden Kontakt zu finden. Also probierte ich es einfach mal bei Ihnen mit einer Annonce aus, in welcher ich mich als etwas schüchternen Lack- und Lederliebhaber vorstellte, mit der Absicht, eine zärtliche Partnerin, die dem selben Fetisch unterliegt, kennenzulernen.

Der Sturm auf meinem Briefkasten blieb leider aus. Ein Mädchen jedoch, das sich meldete, weckte mein Interesse. Ja, so stellte ich mir meine Traumfrau vor: 18 Jahre jung, schlank mit schönem langen Haar. Die Augen braun und mit einer Vorliebe für Zärtlichkeiten in Lack, Latex und Leder. Ihrem mit der Hand geschriebenen Brief konnte ich entnehmen, daß sie es schon mehrmals über diverse Inserate versucht hatte, gleichgesinnte Männer kennenzulernen. Doch ihr Problem war, daß die Masse der Herren ihren Faible für Leder zwar teilten, jedoch auf S/M nicht verzichten wollten. Diese für sie etwas zu bizarren Spiele lehnte sie jedoch ab.

Sofort antwortete ich und machte ein Date mit ihr aus. In einem Stuttgarter Park sah ich sie dann. Die Frau, welche mir nie mehr aus dem Sinn gehen sollte. Schade, daß ich sie nicht früher kennengelernt habe. Der zarte, ja fast zerbrechlich wirkende Körper dieser Elfe war gekleidet mit einer knallengen Lackshorts, Overknies und die Brüste wurden durch eine strahlend weiße Spitzenbluse verziert. Bei diesem Anblick meldete sich sofort mein kleiner Schwager in der Hose. Jetzt gab es kein zurück mehr. Diese Sünde mußte sein, mochte es kosten, was es wolle!

Meiner Frau erzählte ich, daß man mich zu einer Geburtstagsfeier eingeladen hätte. Da dieses Fest weiter weg von Zuhause sei, hätte ich vor, bei Bekannten zu übernachten, um nicht betrunken Auto fahren zu müssen. So hatte ich Zeit, Zeit für meinen Traum mit ihr. Sie stellte jedoch gleich zu Anfang klar, daß sie keine feste Beziehung wünsche. Dies war zwar bitterlich, jedoch auch auf Hinblick meiner Familie wohl besser.

Sie kam auch sehr schnell zur Sache. Ich spürte, daß ich es hier mit einem Profi zu tun hatte. Sanft streichelte sie die Innenseite meines Oberschenkels, nachdem sie sich neben mich auf die Parkbank gesetzt hatte und wir zu plaudern begannen. Mein Glied pulsierte wie nie zuvor. Auch sie, das konnte man richtig spüren, war bis zum Äußersten erregt.

Gott sei dank hatte sie in ihrem letzten Schreiben den Vorschlag gemacht, ein Hotelzimmer zu buchen. Dort angekommen, liebte sie mich nach allen Regeln der Kunst. Woher wußte dieser Teufel, auf was ich «abfahre»? Es war die Nacht meines Lebens. Ein Orgasmus folgte dem nächsten. Noch nie war ich so geil wie in dieser Nacht. Selbst beim Abschied konnte ich mich nicht von ihrem Anblick trennen, sie war so umwerfend schön.

Noch heute schreiben wir uns (wegen meiner Frau unter einer Pseudonymadresse), und regelmäßig ist auch ein Treffen angesagt, bei dem wir unsere Träume endlich einmal ausleben können. Die Realisation wäre ohne Ihr Magazin wohl nie erfolgt. Und dafür danken wir Ihnen.

Mit freundlichen Grüßen,
Thomas und seine «Domina»

Susanne, blond und liebeshungrig

Hallo Frau Sirius,
zuerst einmal möchte ich Ihnen zu Ihrem wirklich gelungenen Magazin gratulieren. Auch ich habe, wie einige andere, dem Sex-Kontakter viele tolle Erlebnisse zu verdanken.

Von einem möchte ich Ihnen gerne berichten, um vielleicht einige, die sich nicht trauen, zu motivieren, auch einmal eine Anzeige aufzugeben. Ich hatte im letzten Kontakter eine Anzeige geschaltet, in der ich einen Mann suchte, der mich so richtig verwöhnen würde. Ich bekam wirklich sehr viele Zuschriften, und es waren viele Männer dabei, die mir gefielen.

Einer sagte mir auf Anhieb zu. Jörg hatte mittelbraunes Haar, leuchtend grüne Augen und wohnte dazu noch in der Nähe meines Heimatortes. Ich rief ihn sofort an, um mich mit ihm zu verabreden. Ich saß mit seinem Foto in der Hand am Telefon. Seine Stimme war mir sehr sympathisch, sie erregte mich sogar. Schon am Telefon erzählte ich ihm, wie ich mir unser Treffen vorstellte. Ich erzählte ihm, daß ich es gern habe, wenn er mich zuerst am ganzen Körper streichelt, dann mit seiner Zunge an meinem Hals hinabfährt, über meine Brüste, an meinen Warzen saugt und dann langsam hinunter zu meinem Venushügel gleitet. Er sagte während meiner Ausführung nichts, nur kleine Seufzer von ihm konnte ich zwischendurch hören. Auch ich streichelte mich während unseres Telefonats zwischen den Schenkeln und konnte unser erstes Treffen kaum noch erwarten. Nachdem ich aufgelegt hatte, griff ich zuerst einmal voller Vorfreude zu meinem Vibrator, den ich ebenfalls bei ORION bestellt hatte.

Endlich war es soweit. Ich trug ein Top und einen sehr engen und kurzen Rock, unter dem ich natürlich kein Höschen trug. Pünktlich um 20 Uhr stand Jörg bei mir vor der Tür. Er trug ein T-Shirt, und schon seine enge Jeans ließ erahnen, was darunter steckte. Wir waren beide recht locker und hemmungslos aufgrund unseres heißen Telefongespräches. Ich war mir fast sicher, daß auch er schon am Telefon Hand an sich gelegt hatte. Ich bot ihm einen Platz auf der Couch an und machte die Musik an. Mein CD-Player steht auf dem Fußboden, so daß ich mich bücken mußte. Ich spielte so lange am Gerät herum, daß er genug Zeit hatte, sich ansehen zu können, was ihn erwartete. Die Reaktion blieb nicht aus, sein Penis sprengte fast die Hose. Wir unterhielten uns noch einige Zeit über belanglose Dinge, doch es fiel uns beiden schwer, nicht übereinander herzufallen. Um ihn noch heißer zu machen, aß ich eine Banane auf eindeutige Weise. Jetzt konnte er sich nicht mehr beherrschen, öffnete seine Hose, holte seinen enorm großen Penis heraus und begann ihn zu reiben, während ich weiter an meiner Banane lutschte.

«Ich habe noch mehr Lust auf Banane», sagte ich und holte eine Flasche mit einer Lick-it-Bananen-Lotion heraus. Ich kniete mich nun vor ihm hin, natürlich so, daß er meine runden Brüste bewundern konnte, und rieb seinen Penis mit der Lotion ein. Er stöhnte auf und griff mir lustvoll an die Brust. «Ich liebe Banane», sagte ich und nahm seinen langen Lustspeer in den Mund. Mit meiner Zunge glitt ich über seine Eichel und genoß den süßen Geschmack der Lotion. Er stieß mir seinen Penis immer weiter in den Mund und ich saugte und saugte. Ich merkte, daß es ihm kommen wollte, und hörte schnell auf.

Nun war ich an der Reihe. Ich zog mir den Rock über die Hüften und stellte mich so vor ihn, daß er mit seinem Mund gut an meine Lustspalte kam. Zuerst umspielte er mit der Zunge meinen Kitzler, während er gleichzeitig seinen Finger tief in meine Lustspalte steckte. Ich hüpfte wie von Sinnen über seinem Gesicht auf und nieder. Ich konnte mich kaum noch beherrschen, wollte ihn nun endlich in mir spüren. Ich legte mich auf den Fußboden, doch da entdeckte er meinen Vibrator. Ich war begeistert, bis jetzt hatte ich ihn nur benutzt, wenn ich allein war. Ich lag nun da auf dem Teppich und er umkreiste mit dem Vibrator meine Brustwarzen. Es war kaum noch auszuhalten. Jetzt war er mit dem Ding zwischen meinen Schenkeln. Es war ein ganz neues Gefühl – dieser wirklich gut gebaute Mann neben mir und gleichzeitig surrte der Vibrator zwischen meinen Beinen. Aber jetzt endlich sollte er mich nehmen, sonst würde ich wahnsinnig werden. Ich zog ihn an mich und er stieß kraftvoll in mich hinein, gleichzeitig knetete er meine Brüste. Aus meinem Stöhnen wurden kurze Lustschreie, so einen großen Penis hatte ich noch nie in mir gespürt. Seine Stöße wurden immer schneller. Als er dann wieder zum Vibrator griff und damit meinen Kitzler umspielte, war es um mich geschehen, ich erlebte einen unglaublichen Orgasmus, und auch er entlud sich in mir. Im Taumel der Lust blieben wir noch eine Weile so liegen. Dann legten wir uns erschöpft ins Bett und schliefen zufrieden ein.

Der Morgen hatte es nicht weniger in sich als der Abend. Es war eines der geilsten Erlebnisse, die ich jemals hatte, und es werden dank des Sex-Kontakters hoffentlich noch viele folgen.

Eure Susanne

Wir trieben es zu viert ...

Heute möchten meine Frau und ich Ihnen gern einmal von einem sehr aufregenden Erlebnis erzählen, welches uns dank Ihres Kontaktmagazins wiederfuhr. Wir finden die bei Ihnen abgedruckten Berichte immer sehr interessant und möchten auch einmal unseren Teil dazu beitragen.

Wir, meine Frau Margot (45 Jahre) und ich (53 Jahre), blätterten wieder einmal voller Erwartungen den neusten Sex-Kontakter durch. Wir sprachen schon öfter darüber, daß wir uns einmal mit einem anderen Paar treffen würden, um zusammen schöne Stunden zu erleben, getraut hatten wir uns jedoch bisher noch nicht. Diesmal aber wollten wir es anpacken. Wir dachten uns: «Mensch, daß sind wahrscheinlich genau solche Menschen wie wir.» Dann sahen wir diese Anzeige, ein Ehepaar in unserem Alter suchte ein gleichgesinntes Ehepaar für gemeinsame erotische Abende. Wir schrieben an die beiden und schickten ein paar Fotos von uns mit. Zwei Wochen später erhielten wir die Antwort, sie würden uns gerne kennenlernen und luden uns zu sich ein. Die Fotos, die sie uns schickten, sahen sympathisch aus, und auch ihr Brief machte einen netten Eindruck. Wir entschlossen uns, sie zu besuchen. Wir telefonierten noch ein paarmal und verstanden uns eigentlich schon am Telefon recht gut.

Nun war es soweit, an einem Freitagabend fuhren wir in den 200 km entfernten Ort. Wir wurden schon freudig erwartet. Heinrich öffnete uns die Tür, er sah für sein Alter (52 Jahre) wirklich noch sehr gut aus, auch seine Frau Karin (50 Jahre), die gerade in den Flur trat, war recht hübsch. Karin hatte etwas zu essen vorbereitet. Wir unterhielten uns einigermaßen gelöst über Gott und die Welt. Nach dem Essen setzten wir uns ins Wohnzimmer und tranken etwas Wein. Karin saß neben mir, Heinrich und meine Frau hatten es sich zu zweit auf der Couch bequem gemacht.

Im Laufe des Gesprächs erfuhren wir, daß es auch Karins und Heinrichs erster Versuch war. Der Wein machte uns alle etwas lockerer, und Heinrich schlug vor, sich zusammen einen Erotik-Film anzusehen. Wir waren einverstanden.

Schon allein die Atmosphäre, der Wein und noch dazu der heiße Film erregten mich, und den anderen schien es nicht anders zu ergehen. Die beiden Frauen rutschen etwas nervös von einer Pobakke auf die andere, und auch in Heinrichs Hose schien sich etwas zu bewegen.

Ich legte meine Hand auf Karins Bein und begann, sie ein wenig zu streicheln, es schien ihr zu gefallen, doch sie sah immer noch etwas verlegen auf den Fernseher, wo es inzwischen richtig zur Sache ging. Heinrich hatte seinen Arm um Margot gelegt, und seine Hand umspielte ihre üppigen Brüste. Es machte mich ziemlich an, meine Frau mit einem anderen Mann zu beobachten, und der Gedanke daran, was in den nächsten Stunden geschehen würde.

Meine Hand fuhr an Karins Schenkeln auf und ab. Sie schlang mir dankbar ihre Arme um den Hals und küßte mich voller Leidenschaft. Ich öffnete ihr die Bluse und hatte ihre kleinen, runden Brüste in der Hand. Sie stöhnte auf. Ich wollte nun endlich meinen «großen Freund» aus seinem Gefängnis befreien. Ich öffnete meine Hose und legte ihre Hand auf meinen recht großen Penis. Sie bewegte ihre Hand noch etwas zaghaft auf und nieder. Es war ein unglaubliches Gefühl, wie diese Frau meinen Penis streichelte und meine eigene Frau gleichzeitig von einem fremden Mann liebkost wurde. Ich sah kurz zu den anderen beiden hinüber. Meine Frau trug inzwischen schon keine Bluse mehr, und Heinrich saugte an ihren Brustwarzen. Karin und ich küßten uns nun immer heftiger, und ich entkleidete sie oben herum. Sie hatte sehr schöne kleine Brüste. Auch Karin packte nun etwas stärker an, ich hoffte, sie würde mich nun auch oral verwöhnen, denn darauf stand ich ganz besonders.

Ich fühlte mich eingeengt und zog mich ganz und gar aus. Karin machte es genauso. Als sie sich ihres geilen Slips entledigte, fielen mir fast die Augen aus dem Kopf, denn sie war rasiert und ich fand, daß es unheimlich geil aussah. Ich legte sie auf den Fußboden und glitt mit meiner Hand an ihren Brüsten herunter über den Bauch bis hin zu ihrer blitzblanken Spalte. Es was ein ganz neues Gefühl, denn meine Frau war sehr stark behaart, und wir hatten noch nie daran gedacht, daß sie sich vielleicht auch einmal rasieren sollte. Ich streichelte zuerst nur ihren Venushügel, dort wo meine Frau so viele Haare hatte. Karin wollte aber mehr, sie spreizte ihre Beine so weit sie es konnte und streckte mir ihr Becken entgegen. Ich umkreiste jetzt ganz vorsichtig mit dem Finger ihren Kitzler und glitt in sie hinein. Meine Finger tauchten immer wieder ein, und Karin wälzte ihren Kopf von einer Seite auf die andere.

Ich bemerkte nun, daß Margot und Heinrich uns schon seit einiger Zeit beobachteten und sich dabei gegenseitig zwischen den Beinen streichelten. Mir gefiel es sehr beobachtet zu werden, und ich begann mit einem wilden Zungenspiel zwischen Karins Schenkeln. Einen Finger steckte ich dabei in sie rein. Sie stöhnte unentwegt und bemerkte unsere Zuschauer gar nicht.

Jetzt wollte ich es wissen. Ich zog Karin etwas hoch und stellte mich vor sie, so daß sie meinen Penis genau vor sich hatte. Sie verstand sofort, was ich wollte, und nahm ihn in den Mund. Sie saugte, schob ihn rein und raus.

Dies machte mich fast irre. Heinrich betrachtete das Schauspiel und onanierte dabei. Kurze Zeit später hatte ich auch schon meinen ersten Orgasmus. Es lief alles an Karins Brust herunter, und Margot verrieb es auf ihrem ganzen Körper. Ein Wahnsinnsanblick!

Jetzt wollte auch Heinrich, was ihm zustand. Margot kniete sich vor ihn, und er führte ihr seinen Lustdolch von hinten in ihre geile Öffnung. Ihre großen Brüste schaukelten dabei hin und her. Auch ich war wieder zu allem bereit. Ich legte mich hin und bat Karin, sich auf mich zu setzen. Ganz vorsichtig führte sie meinen Penis ein, sie hatte wohl ein wenig Angst vor der Größe, denn der ihres Mannes war zwar etwas dicker, hatte aber nicht die Länge von meinem. Sie saß nun auf mir und bewegte ihr Becken etwas im Kreis. Ich hielt dabei ihren Busen fest in den Händen. Endlich wippte sie rauf und herunter. Ich hörte jetzt an Margots Aufschrei, daß auch sie gekommen sein mußte. Ebenso Heinrich, denn ich sah, wie er sich über Margots Pobacken ergoß. Ich wollte es nun auch Karin so richtig zeigen. Wir wechselten die Positionen, und ich liebte sie kraftvoll, bis Karin sich aufbäumte und dann erschöpft zusammensank. Margot und Heinrich hatten sich das ganze Schauspiel beim Abklingen ihres Orgasmus angesehen. Auch ich hatte mit Karin zusammen meinen zweiten Orgasmus.

Wir waren nun alle ziemlich erschöpft. Karin und Heinrich gingen in ihr Schlafzimmer und wir in das Zimmer, das Karin uns für die Übernachtung zurecht gemacht hatte. Mitten in der Nacht hörten wir plötzlich wieder verdächtiges Gestöhne aus dem Nebenzimmer. Das wollten wir uns nicht entgehen lassen, wir gesellten uns wieder zu den beiden, die schon wieder richtig bei der Sache waren. Wir wurden freudig begrüßt und hatte noch bis zum nächsten Morgen sehr viel Spaß.

Das war unser erstes Treffen, und seitdem besuchen wir uns regelmäßig. Es hat sich eine richtige Freundschaft, nicht nur auf sexueller Basis, aufgebaut. Zur Zeit planen wir gerade unseren gemeinsamen Urlaub, FKK natürlich.

Bei allen Beteiligten möchte ich mich auf diesem Wege nochmals bedanken.

Euer Jochen

Per Anzeige zum Glück!

An den SKS-Anzeigendienst!

In der 9. Ausgabe wurde meine Anzeige veröffentlicht. Ich bekam von einer Witwe aus D. einen wunderbaren Brief mit der Andeutung, mit mir einen tabulosen Briefwechsel zu führen.

Ich habe noch am selben Tag einen langen Antwortbrief geschrieben und meine Wünsche dargelegt. Seitdem floriert ein reger Briefwechsel. Nun schickte mir die Frau ein Bild. Auf Anhieb habe ich mich in diese schöne Dame verliebt. Auch ich schickte Fotos von mir. Wir schreiben beide sehr gern. Jeder Brief bringt uns beiden Vergnügen und Glück. Die Anzeige im Sex-Kontakter hat zwei Menschen einander nähergebracht und glücklich gemacht.

Sehr wahrscheinlich wird es nicht bei einem Briefwechsel bleiben, denn wir verstehen uns prächtig. Jeder wartet auf den nächsten tabulosen Brief des anderen. Ich bin total verknallt in diese schöne und auch sehr phantasievolle Frau. Wir sind beide nicht mehr die Allerjüngsten. Macht nichts! Auch mit über 40 Jahren hat man noch Wünsche und Ideen, wie man sich das Leben schöner gestalten kann. Wir tauschen intimste Gedanken aus, und das macht uns froh und glücklich.

Der Sex-Kontakter bringt vielen Menschen das, was sie suchen. Bei mir hat es geklappt. Ich bin wirklich froh darüber, und meine Brieffreundin denkt genauso.

Ich wünsche mir, daß diese schöne Frau durch dieses Schreiben erfährt, wie froh ich über unseren erfolgreichen Briefkontakt bin.

Mit freundlichem Gruß,
Hermann

Heißer Briefwechsel!

Sehr geehrte Frau Sirius,

für die Zusendung des neuen Sex-Kontakters möchte ich mich ganz herzlich bei Ihnen bedanken.

Durch den Sex-Kontakter habe ich endlich nach vielen Jahren eine liebevolle, sexfreudige, schöne Frau gefunden, die Freude am Sex hat.

Die Brief-Verbindung klappt ausgezeichnet. Nur gesehen haben wir uns noch nicht, aber das kommt noch. Wir steuern beide auf ein baldiges Zusammenkommen zu. Wir verstehen uns schon brieflich prächtig. Wenn es den Sex-Kontakter nicht gegeben hätte, dann hätten wir uns nie gefunden. Wir sind beide sehr glücklich. Über das erste Zusammentreffen werde ich Ihnen dann berichten.

Mit vielen Grüßen,
H. R.

Im Hotel ging es richtig zur Sache

Hallo, ich bin Uwe und ich kaufe mir öfter den Sex-Kontakter. Da ich immer mit großem Interesse die Erlebnisberichte privater Personen gelesen habe und ich diese Idee gut finde, möchte ich heute mein schönstes erotisches Erlebnis aufschreiben und es Euch mit Einverständnis zur Veröffentlichung zukommen lassen. Es würde mich wahnsinnig freuen, wenn Ihr es veröffentlichen würdet.

Es war im vergangenen Sommer. Ich kam, etwas gestreßt von vielen Vorlesungen an diesem Tag, ziemlich spät von der Universität nach Hause. Eigentlich wollte ich mich nur etwas frisch machen, ein bißchen essen und mich dann auf die Laborarbeiten am nächsten Tag vorbereiten, als plötzlich das Telefon klingelte. Gedankenlos ging ich ans Telefon. Es meldete sich eine Frauenstimme mit den Worten: «Hallo, hier ist deine Kuschelmaus.»

Erst wußte ich nicht, was das zu bedeuten hatte. Dann fiel mir jedoch ein, daß ich vor ein paar Wochen auf drei Anzeigen im Sex-Kontakter geantwortet hatte, und es stellte sich heraus, daß sie eine der drei Anzeigen aufgegeben hatte. Da sie momentan zufällig beruflich in meiner Gegend zu tun hatte, verabredeten wir uns für den gleichen Abend noch zu einem Treffen ohne Erkennungszeichen in einem bekannten Lokal.

Dort angekommen, bestellte ich mir eine Cola und setzte mich allein an einen Tisch. Ich sah mich um. Nach einer Weile sah ich, wie sich eine Frau zwei Tische weiter in meine Blickrichtung an den Tisch setzte. Ich bin schon öfter in diesem Lokal gewesen, sie hatte ich jedoch noch nie hier gesehen. Das mußte sie sein. Sie gefiel mir auf Anhieb sehr gut. Sie war ganz verführerisch gekleidet und sah einfach toll aus. Ich habe sie eine ganze Weile beobachtet und stellte dabei fest, daß sie, wie ich, ohne Begleitung hier war. Als sie zu mir herübersah, lächelte ich sie an und grüßte sie. Sie lächelte zurück. Nach einer Weile stand sie auf und kam zu mir herüber.

«Hallo, ich heiße Angelina, und du bist bestimmt Uwe, habe ich recht?»

Ja, sie hatte recht. Auch sie hatte mich sofort im Lokal entdeckt. So schön wie ihr Name war alles an ihr, ihr Gesicht, ihre langen, blonden, gelockten Haare, ihre blauen Augen und ihr süßer Mund. Wir setzten uns und redeten über viele Dinge. Gegen Ende des Abends bat sie mich, sie in ihr Hotel zu fahren. Als wir bei ihr angekommen waren, lud sie mich auf eine Tasse Kaffee ein. Wir gingen auf ihr Hotelzimmer, sie machte den Kaffee und wir unterhielten uns noch eine Weile. Ich bemerkte sofort, daß sie mehr wollte als nur reden. Sie kuschelte sich an mich und bat mich, bei ihr zu bleiben, da sie nicht allein sein wollte. Ich erfüllte ihr den Wunsch gern. Wir blieben noch eine Weile eng aneinandergekuschelt sitzen, bis sie ganz langsam anfing, mich überall zu küssen und zu streicheln.

Ich erwiderte ihre Zärtlichkeiten. Danach gingen wir ins Schlafzimmer und zogen uns gegenseitig ganz langsam aus. Sie legte sich aufs Bett, und ich legte mich neben sie. Nun fing ich an, sie zu streicheln und sie überall zu küssen. Ich merkte, daß es ihr gefiel, da sie leise anfing zu stöhnen. Ihr leises Stöhnen und ihr makelloser Körper törnten mich noch mehr an. Ich verwöhnte ihren festen, runden Busen und die weit aufgerichteten Knospen. Mit meiner Zunge wanderte ich immer weiter nach unten, bis ich an ihrem Lustdreieck angelangt war. Behutsam liebkoste ich es. Danach verwöhnte sie mir mein bestes Stück sehr zärtlich. Ihr heißes Verlangen war jetzt grenzenlos. Sie setzte sich auf mich, und mein Ständer drang ganz langsam in sie ein. Ihre Bewegungen waren abwechselnd mal langsam und mal heftig. Ich streichelte dabei ihren Busen. Nun machten wir Stellungswechsel. Sie kniete sich fordernd vor mich hin und ich drang von hinten in sie ein. Unsere Bewegungen wurden ganz schön heftig, ich knete und massierte bei jeder Bewegung ihren schönen Busen. Es gefiel ihr, da ihr Stöhnen immer lauter wurde. Kurz vor meinem Orgasmus haben wir noch einmal die Stellung gewechselt. Sie legte sich vor mich auf den Rücken, winkelte ihre Beine an und spreizte sie so, daß ich ganz leicht in sie eindringen konnte. Nach wenigen Bewegungen hatte sie auch schon ihren Höhepunkt.

Bei mir war es jetzt auch soweit. Mit heftigen Bewegungen ergoß ich mich in ihr. Danach kuschelten wir und küßten uns noch eine ganze Weile, bis wir dann völlig entspannt einschliefen. Am nächsten Morgen sagte sie mir, daß sie eine so schöne Nacht schon lange nicht mehr erlebt hätte. Ich erwiderte, daß es auch für mich ein wunderbares Erlebnis war und daß ich noch nie mit einer so attraktiven Frau geschlafen hätte. Wir verbrachten danach zwei wunderschöne Wochen zusammen. Dann mußte sie leider aus beruflichen Gründen für längere Zeit in die USA. Durch die große Entfernung ging leider nach einiger Zeit der Kontakt zwischen uns verloren.

Auch weiterhin alles Gute für Ihren Sex-Kontakter wünscht Ihnen

Ihr Uwe

Die häufigsten Fehler kontaktsuchender Männer

Sie können sich wahrscheinlich nicht vorstellen, wie viele Schreiben ich auf meine Anzeige im Sex-Kontakter bekommen habe. Es waren fast 150 Briefe! Zwar ist das Briefeschreiben mein liebstes Hobby, doch war es mir beim besten Willen unmöglich, mich sofort bei all denen zu bedanken, die so lieb und nett geschrieben hatten. Diejenigen, die Rückporto beilegten, bekamen natürlich gleich eine Antwort. Übermitteln Sie bitte allen Ihren Lesern ein herzliches Dankeschön!

Ich war erstaunt über die große Resonanz. Ich dachte immer, daß es doch vielen Frauen so ginge wie mir und daß die Suche für mich deshalb schwierig würde. Einige «Favoriten» habe ich mir schon rausgepickt, mit Dreien habe ich mich schon getroffen. Ich möchte Ihnen aber von denen erzählen, die mich nicht zum Kennenlernen reizten. Nicht weil ich sie schlechtmachen und mich über sie lustig machen will, sondern damit sie es beim nächstenmal, bei anderen Frauen, besser machen können. Teilweise taten sie mir regelrecht leid, wie naiv sie schrieben und wie wenig Ahnung sie offenbar von den Gefühlen einer Frau hatten.

Oft ärgerte ich mich auch über sie. Denn etliche Männer hatten nur eins im Sinn, bumsen, bumsen, bumsen ... Wenn man nach ihren Briefen gegangen wäre, hätten sie mich beim ersten Kennenlernen gar nicht angeguckt, sondern hätten mir gleich mein Höschen heruntergerissen. Einige solcher Beispiele zitiere ich Ihnen. Namen und sonstige Erkennungsmerkmale habe ich weggelassen oder verändert. Da schreibt zum Beispiel «Ihr baldiger Stoßfreund»: «Ich nehme stark an, daß Sie eine sehr attraktive, geile Frau sind, die es ausdauernd liebt, mal stramm durchgef ... zu werden.» Woher will er das wissen, und gehört da nicht erst einmal gegenseitige Sympathie dazu? Er stellt sich kurz und knapp vor: «42 Jahre jung, 1,79 groß, ledig, Penismaß 16 x 5 cm.»

Außerdem teilte er mir mit: «Ich hoffe inständig, daß ich Sie bald f ... kann, denn ich habe es sehr nötig.»

Wissen Sie, ich bin bestimmt kein Kostverächter im Bett, aber diese Hopplahopp-Masche gefällt mir gar nicht. Ich spreche sicherlich für viele Frauen, wenn ich mir wünsche, erst einmal als Mensch, als Ilona N., angesprochen zu werden. Aus gegenseitigem Mögen kann immer noch ein amouröses Abenteuer werden. Dazu gehören Zärtlichkeit, Verführung, Geduld – und nicht starke Worte. Aber viele – ich war erschrocken, wie viele – fallen gleich mit dem Penis ins Haus. Einigen Briefen lag nur das Foto ihres offenbar wichtigsten Körperteils bei, nach dem Motto: «Gestatten, mein Name ist Penis, Maße 20 x 6 cm.»

Wenig einfühlsam fand ich einen Brief, dem ein Polaroid-Bild beilag, das den stehenden Herrn mit der Kamera zeigte, der vor einer sitzenden Frau saß, die ihn oral verwöhnte. «Stör dich nicht an der Frau, es ist eine alte Bekannte», schrieb er im Nachsatz. Mir wurde schon ganz schlecht bei dem Gedanken, daß er solche Intimfotos mit mir drauf demnächst meinen «Nachfolgerinnen» zuleiten würde. Er schrieb: «Deine heiße Muschi giert schon nach meinem Penis. Ich will ganz tief in dich stoßen und wühlen, so tief, daß du meinen Penis in dir bis unter deine Brüste spürst. Komm! Jetzt, mein Liebling! Mein Penis wartet darauf, deine Muschi zu füllen und zu überschwemmen.»

Und so weiter und so fort. Ich habe beileibe nichts gegen erotische Schilderungen, ich finde sie – bei passender Gelegenheit – sehr anregend. Aber als erste Kontaktaufnahme gefiel es mir nicht. Die bekommt man morgens vom Briefträger gebracht und liest sie sich beim Frühstück durch; da habe ich meist andere Sorgen. Der Herr hat sein Bild kommentarlos zurückbekommen. Ordnung muß sein, aber zu mehr konnte ich mich nicht überwinden. Manchmal kamen mir Schreiben wie eine richtige Vergewaltigung vor. Ein Leser klebte Ausschnitte aus Pornoheften mit Stellungen, die ich als Frau demütigend fand, auf seinen Briefbogen. Er zeichnete Pfeile und Kreuzchen ein und beschriftete diese mit «ich» und «du». Dazu schrieb er: «Ich bin sehr tolerant und mache alles mit, was Lust, Spaß und Freude bringt, von der zärtlichen Erotik bis zur hemmungslosen Geilheit. Lassen die Bilder schon Ihre Muschi feucht werden? Stellen Sie sich vor, wie ich in Ihren engen Po eindringe, ihre Backen knete, ich Ihnen meinen Liebessaft ins Gesicht schleudere ...!»

Ich verzichte, danke. Entschuldigen Sie, aber solche Briefe haben mich aufgeregt – im negativen Sinne. Einen letzten Herren möchte ich Ihnen noch beschreiben. Er hatte seinen Brief gar nicht persönlich geschrieben, sondern schickte eine schlechte Fotokopie, die an «Liebste, verehrte Sexfreundin» gerichtet war. An wie viele Frauen mag er noch geschrieben haben? Er wollte mich überhaupt nicht kennenlernen, sondern nur mit mir in erotischen Federkrieg treten. Ich hatte in der Annonce «Dauerfreundschaft angestrebt» geschrieben, und die suchte ich. Hätte ich nur einen pornographischen Briefwechsel gewünscht, dann hätte ich in der Anzeige doch von «anregendem Briefwechsel» geschrieben.

Der Typ schrieb bzw. fotokopierte: «Ich geile Dich zunächst mit den Händen und Fingern auf, die ich abwechselnd in Deinen Pobakken und zwischen Deinen gewaltigen Schamlippen einsetze. Diese sind schon sehr erregt. Du bist indes auch nicht schüchtern und labst Dich an meinem geilen Penis, der hart wie Eisen zwischen Deinen Lippen zuckt. Deine Erregung ist inzwischen so angestiegen, daß Du schnell atmend einen Seufzer nach dem anderen ausstößt, in dem Du mich aufforderst, jetzt endlich meinen Penis zwischen Deine Schamlippen zu schieben und Dich fertigzumachen ...»

Einige Leser bekannten unverblümt, daß sie mit mir schlafen und meine Muschi oral verwöhnen wollten etc., aber sie taten das in einer insgesamt netten Weise, die auch Lust darauf machte. Daß ich mir so etwas auch erhoffte, war schließlich klar, denn sonst hätte ich nicht im Sex-Kontakter annonciert. «Hallo, tolle Mieze», schrieb einer. «Ihr Bild hat mir sofort gefallen. Sie sehen gut aus. Auf dem Bild gefällt mir ganz besonders gut Ihr wundervolles Gesicht und Ihr schöner Busen.» Solche Schmeicheleien lasse ich mir gefallen, auch solche: «Ich liebe das, wie Sie so liebreizend und ein wenig verträumt ausschauen und wie rührend lieb Sie dort stehen und herüberblicken, da habe ich mich gleich auf den ersten Blick ganz schön tief in Sie verliebt! Dein süßer, lieber Blick, Ihre Augen und Lippen liebe ich sehr, o je, einfach alles an Ihnen, von hoch oben bis zu den Knien, hält mich wie gefesselt, entzückt mich.»

Übrigens habe ich mich mit diesem Herrn (36 Jahre, Automobilfacharbeiter, 1,78 groß, dunkelhaarig, mittelschlank, nett und sehr hübsch aussehend, aufrichtig, warmherzig, tolerant, mit gutem, etwas ruhigen Gemüt, treu und sehr romantisch, zärtlich, mit schönen Freizeitinteressen, wie Tanzen, Musik, Sport, Reisen und viel Natur, zum Kaffeetrinken getroffen. Da kam, was bei solchen «Papier-Lieben» wohl kommen kann; von seiner vielbeschworenen Liebe war nach unserem Gespräch nicht mehr viel da. Es war eindeutig, daß er nicht mit mir warm werden konnte und ich auch nicht mit ihm. Er hat die Rechnung bezahlt, hat sich verabschiedet und sagte mir ganz offen, daß wir seinem Gefühl nach nicht zusammenpassen würden. In Ordnung. Das zeigte mir, welche Welten offenbar zwischen der Stimmung, in der man solche Verehrerbriefe schreibt, und der bei einem persönlichen Kennenlernen liegen.

Ich glaube, daß viel zu viele Männer mit irrealen Träumen im Kopf Bekanntschaftsanzeigen studieren und beantworten, statt sich schon dabei ganz nüchtern und konkret auszumalen, was sie denn nun wirklich mit der Frau anfangen wollen. Sie wird ihnen nämlich beim erstenmal nicht mit Büstenhebe und offenem Slip entgegentreten, sondern im schlichten Kleid und Mantel.

Ein Herr schrieb: «Ihr liebenswerter Anblick veranlaßt mich, Ihnen zu schreiben. Ich sehe gut aus. Bin Mittelalter. Schätze und verehre die Weiblichkeit schon seit jungen Jahren. Auch Ihnen, mein süßes Weib, werde ich ein Denkmal setzen. Ich habe schon eins gesetzt. Ein Denkmal der Liebe und Zärtlichkeit. Sie haben Amor auf die Reise geschickt mit spitzen Pfeilen, die treffen.»

Mir gefiel auch dieser Brief, denn ich bin romantisch veranlagt und sehne mich nach echter Liebe. Sie ist die Rettungsinsel, auf der man diese hektische und manchmal unmenschliche Zeit ertragen kann. Aber zwischen dem Schwärmen von einem Bild und dem Verlieben in einen richtigen Menschen besteht doch ein Unterschied. Ich habe fast den Verdacht, daß viele Männer nur so schreiben und daß sie gar nicht mit einer persönlichen Kontaktaufnahme rechnen. Vielleicht sind sie schon zu oft durch das Ausbleiben einer Antwort enttäuscht worden, vielleicht kompensieren sie ihre Mutlosigkeit, Frauen im Leben anzusprechen, mit eifrigem, unverbindlicheren Briefeschreiben. Ich weiß es nicht.

Ich kann nur die Männer auffordern, sich genau zu überlegen, was sie eigentlich wollen, was sie sich erhoffen, was sie zu investieren bereit sind (nicht in Geld, sondern in Gefühlen und Mühen). Ein Brief auf eine Kontaktanzeige ist wie ein Bewerbungsschreiben auf ein Stellenangebot. Da liest man schließlich auch alles genau durch und antwortet nur dann, wenn man sich wirklich für den geeigneten Bewerber hält. Man gibt sich auch Mühe beim Abfassen der Bewerbung, weil man sich schließlich im besten Licht darstellen will.

Damit bin ich bei den Äußerlichkeiten. Einige Herren machten sich noch nicht einmal die Mühe, ein richtiges Blatt Papier zu suchen. Einer notierte krakelig: «Entschuldigen Sie die schlechte Schrift, ich schreibe im Zug» an den Rand eines Intercity-Fahrplans, und teilte mir mit, daß er mich sehen wolle. Ein anderer benutzte offenbar das Schmierpapier seiner Behörde. Auf der Rückseite waren Arbeitsanleitungen für den Anschluß von Verteilerkästen aufgeschrieben, vorne war sein «Liebesbrief». Den Text über die Verteilerkästen las ich fast noch lieber, weil der Gute eine – entschuldigen Sie – Sauklaue hatte.

Fünf Briefe liegen immer noch ungelesen herum, weil ich bisher noch nicht die Lust gefunden habe, sie zu entziffern. Was man Menschen raten soll, die es gar nicht besser können, weiß ich nicht. Einer tat mir richtig leid, der auf rosa Briefpapier mehr schlecht als recht schrieb: «Liebe Frau, ich möchte fragen, ob Sie noch zu haben sind, da ich Sie gerne heiraten möchte und bitte Sie, ein Foto zu schicken.» Jedes zweite Wort war falsch geschrieben, Satzzeichen gab es keine. Bestimmt gibt es für diesen Herrn eine passende Partnerin! Er sollte vielleicht beim nächstenmal einen Freund bitten, ihm einen etwas vorteilhafteren Brief aufzusetzen.

Neben dem vorhin erwähnten fotokopierten Brief mißfielen mir auch drei Schreiben im Durchschlag. Da hatten die Herren in einem Arbeitsgang gleich vier oder fünf Kontaktversuche starten wollen. Wetten, daß alle fehl schlugen? Ein solcher Durchschlag mit seinen Tippfehlern sieht gar nicht gut aus, und man fühlt sich auch nicht direkt angesprochen. Es gleicht einer Werbedrucksache, die meist gleich in den Papierkorb wandert.

Lieber Verlag, ich wollte mit meinem Erfahrungsbericht keine Briefschreiber «in die Pfanne hauen» und wollte niemanden bloßstellen. Dafür fand ich es viel zu nett, daß so viele geschrieben haben. Die überwiegende Zahl in wirklich lieber Weise! Ich wollte auf Fehler aufmerksam machen, die einige machen, und die ihre Chancen, zumindest bei Frauen wie mir, gen Null drücken. Es mag Frauen geben, die das anders sehen, die einen anderen Geschmack haben; ich habe nur von meinen Empfindungen und Gefühlen geschrieben. Mögen diese Männer sich bessern oder an die richtige Frau kommen, das wünsche ich ihnen. Ehrlich und von Herzen!

Ihre Ilona

Ohne Tabus – alles erlaubt!

Hallo A. Sirius!

Meine Anzeige brachte für mich den vollen Erfolg. Es waren wirklich nette Briefe auf meine Anzeige bei mir angekommen. Viele Damen und viele Herren antworteten mir. Endlich konnte ich meine Wünsche – Kämpfe auf der Matte, im Schlamm, im Wasser, auf dem Teppich, auf dem Rasen u. a. – verwirklichen. Es waren unterschiedliche Kämpfe: normales Ringen, Catchen, Gerangel usw. Von fairen Kämpfen bis hin zu unfairen. Einige konnte ich als Siegerin für mich erringen. Einige Male wurde ich besiegt. Jeder Kampf war schön, aufregend, große Klasse! Von einem ganz besonderen Kampf möchte ich Ihnen heute berichten:

Es war vor drei Tagen. Ich hatte einen Brief von einer 18jährigen bekommen. Sie hieß Doris und schrieb: «Ich suche Frauen, die Mut zum Kampf haben.»

Ich rief Doris an, denn sie hatte ihre Telefonnummer im Brief angegeben. Wir vereinbarten einen Kampftermin und folgende Kampfregeln: «Ohne Tabus – alles erlaubt.»

Vor kurzem fand dann unser Kampf statt. Wir packten uns, und es begann ein wirklich guter Kampf. Doris konnte gut kämpfen, und ich mußte mein Bestes geben. Nach nur zwei Minuten bekam ich zu spüren, wie gut Doris ist. Sie hatte mich auf die Matte gezwungen und saß mit ihrem Po auf meinem. Dabei drehte sie mir beide Arme auf den Rücken. Es tat ziemlich weh. Ich schrie und jammerte. Endlich ließ Doris meine Arme los. Was für eine Erleichterung für mich. Doch dann spürte ich, wie sie mit ihrer linken Hand meine Haare lang nach hinten und oben zog. Neue, jedoch nicht allzu starke Schmerzen für mich. Dann bemerkte ich ihren rechten Unterarm an meinem Hals. Doris drückte leicht zu. Als ich kurz röchelte, ließ sie mich sofort los. Wie eine Katze mit der Maus spielte Doris nun mit mir. Sie drehte mich auf den Rücken und biß leicht in meine Nase. Ich war momentan wehrlos. Was ich auch versuchte, sie war die bessere Kämpferin und ließ mir keine Chance. Flink wie ein Wiesel, stark wie ein Bär, geschickt wie ein Fuchs. Doris war einfach nicht zu packen. Ich versuchte wirklich alles, aber ständig hatte sie mich neu im Griff. Nach einer Weile lag ich dann erschöpft auf der Matte. Alle viere von mir gestreckt. So lag ich da.

Dieser Kampf war spitzenmäßig, denn für mich zählt der Nacktkampf. Ich werde immer wieder gegen Doris kämpfen. Morgen ist unser zweiter Kampf. Darauf freue ich mich jetzt schon.

Ich hoffe, daß der SKS-Anzeigendienst meinen Bericht druckt, denn es gibt bestimmt viele, die Spaß an Nacktkämpfen haben. Leider sind diese noch recht unbekannt. Ich hoffe, daß ich hiermit dazu beitragen konnte, daß sie wieder modern werden.

Eure Monika

Sklavin der Lust

Sehr geehrte SKS-Redaktion,

ich schreibe Ihnen, weil ich meine Geschichte nicht für mich behalten möchte und weil ich finde, daß sie auch für andere Gleichgesinnte interessant sein könnte. Wie viele andere Menschen, habe auch ich schon einmal von einem dominanten Partner geträumt. Ich habe mir diesen Traum erfüllt und in der Realität die Rolle einer Sex-Sklavin übernommen. Ich habe meine eigenen Bedürfnisse zur Befriedigung meines Partners über Bord geworfen. Ich habe mich bedingungslos unterworfen und mich gefühlt, wie die Hauptpersonen in den Romanen «Geschichte der O.» oder «9 1/2 Wochen».

Als ich diese Neigung bei mir entdeckt habe, habe ich mich natürlich mit Hilfe von Büchern und Zeitungsberichten informiert. Ich fand heraus, daß Frauen sich oft unwohl fühlen bei dem Gedanken an solche Phantasien. Viele fürchten sich vor den alten Mustern der Unterwürfigkeit dem Mann gegenüber. Ist es aber möglich, daß das Dienen als Sex-Sklave dazu führen kann, sich selbst besser kennenzulernen? Man denke nur an die Heiligen, die Wohltäter oder Märtyrer, die ihr Leben bedingungslos in den Dienst der Menschheit oder ihres Glaubens gestellt haben und alle Demütigungen auf sich nahmen. Sie gaben alle eigenen Bedürfnisse auf und erlangten dabei eine höhere Bewußtseinsstufe. Kann auch der Sex-Sklave mit seinem Demuts-Spiel den irdischen Fesseln entkommen? Menschen, die sowohl die Rolle des Meisters als auch die des Sklaven ausprobiert haben, erklärten, die Sklaven-Rolle hätte sie mehr befriedigt. Wenn mir ein Mann zu meinen Füßen bedingungslos alle Wünsche erfüllt, ist es für mich interessant und unterhaltsam, aber richtig befriedigt werde ich dadurch nicht. Als Sklavin andererseits ist mein Herz weit offen, und ich bin geil vor Lust. Unterwürfig erfahre ich eine Art von Liebe, die durch nichts übertroffen wird. Der Unterschied zwischen Geben und Nehmen geht nahtlos ineinander über.

Vor einigen Jahren trat ich einer Frauengruppe bei. Ich versuchte herauszufinden, wie andere Frauen über meine Sklaven-Phantasien dachten. Ich stieß überall auf Ablehnung und Abscheu. Erst in letzter Zeit öffnen sich ja bekanntlich immer mehr Frauen und offenbaren ihre sexuellen Sehnsüchte, wohlwissend, daß diese nicht krankhaft oder selbstverachtend sind. Später einmal sprach ich mit einer Kollegin, die die gleiche Neigung wie ich hatte. Zunächst sehr zögernd erzählte sie mir von ihrem Leben als Sklavin ihres Mannes. So erfuhr ich von ihr, wie sie sich nach einem langen Tag voller Gerede über die Gleichberechtigung der Geschlechter ihren Abend gestaltete. Sie warf sich abends ein knappes Neglige über, zog ein paar scharfe Schuhe mit Pfennigabsätzen an und erwartete ihren Mann mit einem Martini an der Tür.

Während das Essen in der Küche schmorte, zog sie ihm die Schuhe aus, massierte seine Füße und liebkoste seinen Penis. Lachend fügte sie hinzu, daß ihr Mann allerdings später den Abwasch machen mußte.

Vor meiner Scheidung war ich eine gute Ehefrau. Ich putzte, kochte und arrangierte für die Kunden meines Mannes viele Parties. Unser Sexleben war einfach, ohne Raffinessen, aber für beide doch befriedigend. Ich war auch im Bett eine gute Ehefrau. Was das bedeutete, wurde mir erst klar, als ich nach meiner Scheidung den Mann traf, der mir zeigte, wie im Bett die Rollen umverteilt werden können.

Ich hatte das Alleinsein satt und wollte endlich auch die Chance haben, meine Phantasien auszuleben. Was lag also näher, als eine Annonce aufzugeben! Ich schickte ein Inserat an den Sex-Kontakter, um die Welt auf mich aufmerksam zu machen. Einer der Antwortbriefe kam von Gino. Gino hatte sein Leben total dem Sex verschrieben. Er kannte Sex mit Männern und Frauen, hatte als Sklave gedient, als Meister befohlen und sogar Bücher über Sex veröffentlicht. Seine Bücher waren so faszinierend wie er selbst. Er war der Mann, mit dem ich ohne Hemmungen meine sexuellen Wünsche ausleben konnte. Wir hatten eine wundervolle Affäre, die eine ganze Zeit anhielt. Unsere erste Nacht verlief relativ normal. Wir erforschten unsere Körper und ihre Reize. Ich hatte einen tollen Orgasmus, und das in der Missionnars-Stellung! Das war noch nie passiert! Früher kam ich nur, wenn ich rittlings auf meinem Mann draufsaß. Aber Gino verbot es mir. Er lachte mich aus, drückte meine Schenkel auseinander und drang in mich ein. Er nahm mich lange und hart. Ich kam so oft, daß ich fast ohnmächtig wurde.

Gino wußte, was ich wollte. Entsprechend behandelte er mich bei unserem zweiten Treffen. Da war ich schon bereit, alles für ihn zu tun. Er reichte mir eine knappe Schürze und eine Dienstmädchenhaube. Ich streifte mir beides ohne Zögern über. Als er dann vor mir auf dem Bett lag, kam ich mir doch etwas lächerlich vor. Als ich wissen wollte, was jetzt folgte, erklärte er mir, daß ich das doch wissen müßte. Schließlich sei ich einmal Haus- und Ehefrau gewesen. Da wurde mir klar, daß ein Teil meines bisheriges Hausfrauen-Dasein nichts anderes als das Ausleben meiner sexuellen Phantasien gewesen war. Ich wußte jetzt, warum trotz der Langeweile in meiner Ehe der Sex ganz gut geklappt hatte. Gino wollte mich nicht als Ehefrau. Er würde sich nie in mein Leben einmischen. Gino wollte mich nur nachts, bei ihm konnte ich völlig nach meinen Instinkten leben und nur meinen Trieben gehorchen. Sklavin wollte ich sein!

Er hatte alles vorbereitet: Eine Schale mit Obst und eine Flasche Wein standen auf einem Tisch am Bett. Daneben lagen einige bizarre Gegenstände aus Leder, die mich ängstigten, aber auch erregten. Er machte es sich bequem und wartete, die Hände hinter dem Kopf verschränkt, auf den Service. Dann befahl er mir, ihn hochzubringen, während er mir zuzwinkerte. Ich kniete mich hin und massierte ihm die Zehen. Er schloß genießerisch die Augen. Ströme von Lust flossen in mein Herz und in meinen Schoß. Ich küßte seine Füße, umspielte die Zehen mit der Zunge, leckte und saugte. Ich war dankbar, ihn auf diese Art befriedigen zu dürfen. Ich glitt an seinen Beinen rauf, bis ich wahnsinnig vor Lust seinen Penis erreichte. Ich nahm sein Glied vorsichtig in beide Hände und rieb es. Ich saugte daran, während Gino sich hinunterbeugte, um mich wie einen Hund zu kraulen. Ich sah unterwürfig zu ihm auf. Erwartungsvoll dachte ich daran, wie er sich an meinem Körper befriedigen würde. Dann teilte er mir mit, daß er Hunger hatte und zeigte auf die Obstschüssel. Er legte seinen Kopf in meinen Schoß und erwartete, daß ich ihn mit den süßen Weintrauben fütterte. Als er nach meinen Brüsten griff, hielt ich sie ihm bereitwillig hin. Er saugte abwechselnd an meinen Brüsten und an den Weintrauben, während ich immer heißer wurde, und mein Körper vor Erregung vibrierte. Als die Weintrauben alle waren und meine Brüste sich total ausgesaugt anfühlten, befahl Gino mir, ihn weiter zu befriedigen.

Ich machte alles, was er wollte, die ganze Nacht hindurch. Ich war wie Wachs in seinen Händen. Endlich, gegen morgen, legte er mich aufs Bett und brachte mich mit seinen Fingern zum Orgasmus. Das war die Belohnung für meine Dienste.

Später badete, massierte und fütterte ich ihn. Teilnahmslos sah er dabei fern oder las, während ich zu seinen Füßen saß. Zwischendurch tätschelte er mir den Kopf, um mich mit ein wenig Aufmerksamkeit zu belohnen. Vielleicht mag das alles fremdartig und erniedrigend klingen, aber das Seltsame war, daß unsere übrige Beziehung völlig normal verlief. Außerhalb des Bettes waren wir gleichwertig. Wir sprachen über unsere gemeinsamen Interessen, wir gingen ins Kino, ins Museum oder in den Park. Er kochte für mich und ich für ihn. Wir waren wie ein normales Paar. Aber plötzlich sagte Gino dann mitten im Gespräch: «Was kannst du für mich tun, Sklavin?» – Es wirkte wie ein Zauberwort. Wenig später lag ich dann nackt zu seinen Füßen und befriedigte ihn. Er fesselte und knebelte mich und machte mit mir, was ihm gerade so einfiel. Und ich war glücklich – herrlich glücklich. Gino respektierte mich in zweifacher Weise: als intellektuelle, intelligente Frau und als Sklavin seiner Lust. Bei ihm lernte ich, beides zu sein, ohne dabei zwiespältig zu werden. Er zeigte mir, ganz ohne Vorbehalte zu lieben. Er öffnete mir neue Welten der Lust, respektierte mich als Frau und liebte mich als seine Sklavin. Pervers? Verrückt? – Nein! Uns beiden macht es doch Spaß, und nur das zählt. Was meinen Sie?

Liebe Grüße,
Ihre Marlene

Liebe Redaktion!

An dieser Stelle möchte ich für die Leserschaft ein paar Zeilen über das Thema Transsexualität (TS) schreiben, um die weitgehend nicht vorhandenen Kenntnisse in der Unterscheidung von Transvestitismus (TV) und Transsexuelle einmal herauszustellen. Als ehemalige TS und heute seelisch wie körperlich eine Frau, mit vollständigen Ausweisen, geänderter Geburtsurkunde, Zeugnissen und Arbeitspapieren unauffällig in die Gesellschaft und Arbeitswelt integriert, mit einem bürgerlichen Beruf und ungestörten Kontakten zu meiner Umwelt, weiß ich, wovon ich spreche.

Transvestiten sind fast allen ziemlich bekannt. Von ihrer Sorte gibt es viele. Sie sind hundertprozentige Männer, die gerne Frauenkleidung und noch so einiges mehr tragen. Die Spielarten sind vielfältig, und manch einem der Sex-Kontakt-Leser sind sie wohlvertraute Partner. Die bürgerliche Gesellschaft zählt TV zu den sexuellen Abweichungen (Perversionen), die wir alle mehr oder weniger haben, nicht nur die Leser des Sex-Kontakters, sondern auch viele sogenannte unbescholtene Bürger, die es eben nicht zugeben wollen und sich lieber frustrieren als sich ausleben.

Transsexuelle sind Menschen, die an einer medizinisch und psychologisch sehr seltenen Krankheit leiden, einer sogenannten psycho-sozialen, nicht wie vermutet sexuellen Behinderung: Sie empfinden von Kind an das ihrem biologischen Geschlecht entgegengesetzte Geschlecht (engl. *gender dysphoria syndrome,* zu deutsch Störung der Geschlechtsidentität, ein sehr viel besserer und zutreffender Begriff als das fälschliche Wort Transsexualität).

Die Krankheit hat also nichts mit Sexualität zu tun. Das Mißempfinden ist lebenslang – wird es nicht gelöst, endet die TS im Suizid, oder der Betreffende stirbt an den Folgen von schwersten psychosomatischen Störungen – ist weder durch psychologische noch psycho- therapeutische Maßnahmen zu behandeln und nur durch eine Geschlechtsangleichung (Hormonbehandlung und genitalkorrigierende Operation) aus der Welt zu schaffen. Findet das statt, ist die TS absolut geheilt. TS ist eine der ganz wenigen Krankheiten mit vollkommener Heilungschance. Die Störungen sind nach der Operation wie weggeblasen, und die Erinnerung an den alten Zustand ist so, als wäre er nie dagewesen.

Dennoch tun sich Mediziner und Ärzte sehr schwer in der Behandlung und setzen die Transsexuellen jahrelangen medizinischen und psychologischen Foltern aus, aus der bereits manch einer als Wrack hervorgegangen ist und sich schließlich das Leben genommen hat. Viele Selbstmorde müssen auf Transsexualität zurückgeführt werden, weil sie niemand anders erkennen kann als eben der Patient selbst, der sich in vielen Fällen nicht traut, darüber zu reden.

In Amerika gibt es «Gender Identity Clinics», in denen die Transsexuellen systematisch auf den Geschlechtswechsel vorbereitet werden.

Der Staat hat den Geschlechtswechsel per Gesetz sanktioniert. Die Körperlichkeit eines Menschen kann niemals sein Geschlecht allein bestimmen, sondern sein Bewußtsein. Es ist eben sein ureigenes Bewußtsein und nicht das der anderen, daß er sich so empfindet, wie er gerne innerlich und äußerlich gesehen sein möchte. Die Respektierung dieser Tatsache ist ein Stück praktizierte Menschlichkeit.

TS kann man an den von vielen vermuteten Orten der »Unterwelt« nicht finden. Dort können zwar TS sein, aber wenn, dann sind sie aus irgendwelchen anderen Umständen dorthin abgerutscht und müssen um ihr Überleben kämpfen. Sie werden dort meist ausgebeutet und nicht akzeptiert, sondern nur als Schaustücke toleriert.

Die meisten TS bewegen sich im Alltagsleben und sind in nichts von der Masse der Bürger zu unterscheiden, weder durch Aussehen, Stimme, Kleidung noch Verhaltensweisen. Alles ist bis auf wenige «Unstimmigkeiten», die sich im Rahmen allgemeiner Abweichungen halten, angepaßt. Es ist müßig, in anders aussehenden Frauen/Männern TS sehen zu wollen. Es gibt ziemlich männlich aussehende Frauen und ziemlich weiblich aussehende TS-Frauen. Solange die Umwelt nichts weiß, ist alles in Ordnung. Wird aber auch nur etwas bekannt, dann bleiben abfällige Reden, Diskriminierungen, Benachteiligungen, subtile Unterdrückung am Arbeitsplatz und Sticheleien fast nie aus.

Bei aller Aufklärung und scheinbarer Unbekümmertheit unserer heutigen Mitmenschen sind sehr viele intolerant, wenn sie etwas über diese «Andersartigkeit» eines Mitmenschen erfahren. Selbst die so «fortschrittliche Jugend» kapituliert mehr noch als ältere Mitbürger vor TS. Viele Ältere sehen das eben als eine Krankheit an.

Viele sind beim Zusammentreffen mit einer TS mächtig verklemmt und reagieren ebenfalls ziemlich intolerant und abweisend trotz Vorgabe von Tabulosigkeit. Wir sollten vielleicht mit all diesen Begriffen sehr vorsichtig sein und uns immer wieder vor Augen halten, daß es eben Dinge gibt, die wir noch nicht wissen – selbst bei aller Kenntnis und Erfahrung im sexuellen Bereich.

Das Risiko, daß wir uns durch das Wissen der Mitmenschen um unseren gewesenen Zustand vielfacher Repressionen aussetzen, ist groß. Daher muß Transsexualität ein Tabu bleiben, das heißt, daß jede Aufklärung darüber in der Öffentlichkeit vermieden wird. Zu dieser Öffentlichkeit gehören Rundfunk, Fernsehen, Zeitschriften und Illustrierte, die von der Masse der Bevölkerung benutzt werden, weil man eben dieses Phänomen nicht versteht, weil man selbst keine Probleme mit der eigenen Geschlechtsidentität hatte und auch niemals haben wird. Das Geschlecht ist in den Köpfen der meisten Mitmenschen etwas Unwandelbares und gehört mit zur menschlichen Natur: Jeder ist von Geburt an weiblich oder männlich. Das ist eben nicht so bei Transsexuellen.

Das Geschlecht, die Geschlechtszugehörigkeit geht niemanden etwas an, jeder ist Mann oder Frau. Was kann man davon haben zu wissen, ob ein Mensch ein(e) TS war? Nichts, außer daß dadurch entweder Ablehnung, Mitleid oder bestenfalls Neugier entsteht, aber niemals Mitmenschlichkeit. Wir Betroffenen erleben das immer wieder.

Anja B.

Unser schönstes Sex-Erlebnis

Sie fordern immer wieder Ihre Leserinnen und Leser auf, über ein besonders schönes Kontakterlebnis zu berichten. Meine Freundin und ich haben unseren sexuellen Horizont mit einem Freund erweitert, den wir über Ihr Magazin kennengelernt haben.

Anne und ich sind ausgesprochene Individualisten, deshalb sind wir auch nicht miteinander verheiratet. Wir kennen uns seit über fünfzehn Jahren und verstehen uns prächtig. Wir haben uns zusammen ein Doppelhaus gebaut. Jeder wohnt in seiner Hälfte. Uns beiden gemeinsam ist nur ein schöner Partykeller mit Sauna und einem bescheidenen Swimmingpool, zu dem beide Parteien durch eine Kellertür Zugang haben. Dort treffen wir uns, wenn wir sexuell Lust aufeinander haben.

Ich bestellte also Ihren Sex-Kontakter. Nach Erhalt haben wir das Heft gemeinsam im Partykeller durchgeschmökert und uns auf ein paar Inserate geeinigt, die uns beide ansprachen. Dabei wurde noch nicht ausgemacht, die Inserenten zu treffen. Aber wir kamen in der Folgezeit immer öfter darauf zu sprechen. Anne fragte mich ganz gezielt aus. Sie war wahrscheinlich nicht abgeneigt, jemanden unverbindlich zum Beschnuppern einzuladen, und erklärte sich auch bereit, mit dem Interessenten vorher zu telefonieren, um eventuell von dem Abenteuer doch noch zurückzutreten. Daraufhin schrieb ich mit ihrem Einverständnis auf eine Anzeige und bat den Inserenten, bei Anne anzurufen. Er signalisierte in seiner Anzeige Niveau, vielseitige Interessen und Erfahrung.

Anne verbrachte schließlich mit ihm etliche Abende am Telefon, denn der Typ (wir wollen ihn Sven nennen) war unterhaltsam und hatte eine sympathische tiefe Stimme.

Sven kam dann ganz überraschend vorbei, als er in Hamburg zu tun hatte. Er hat gewelltes, volles, graumeliertes Haar, ist schlank, groß, elastisch im Gang, sportbegeistert. Im Wohnzimmer machten wir uns bekannt, duzten uns spontan. Es gab keinen peinlichen Moment. Der Mann hatte wirklich Ausstrahlung.

Dann kam eine Freundin, um mit Anne etwas zu besprechen. So verzogen wir beiden Männer uns, und ich bot Sven an, daß er gerne über Nacht bleiben dürfe, es sei denn, es zöge ihn ins Hotel oder er wolle unbedingt weiterfahren. Er freute sich sehr über die Einladung, und so gingen wir in den Partyraum, um dort den Kamin in Gang zu setzen. Es war ein kühler Abend. Wir einigten uns darauf, Champagner zu trinken, Annes Lieblingsgetränk.

Mir gegenüber verhielt sich Sven sehr direkt und fragte mich geradeheraus, ob wir Lust hätten, Dreieraktivitäten zu genießen. Ich sagte ihm, daß ich da keinen Einfluß hätte, alles käme da auf Anne an, da schätzte ich aber, daß (zumindest an diesem Abend) mit uns zu dritt nichts liefe. Sven war da anderer Meinung und wollte nur mein Okay, daß ich ihn machen ließe. Ich stimmte zu.

Ich hatte mir schon so oft vorgestellt, wie das wäre, aus unmittelbarer Nähe zuzusehen, wenn Anne mit einem anderen Mann schlafen würde. Langsam wurde die Situation konkret. Bei Svens Ausstrahlung war es nicht unmöglich, Anne zu verführen.

Anne kam nach zwanzig Minuten. Sündiges Make-up. In einem halblangen schwarzen Lederkleid, seitlich bis hoch zu den Hüften geschlitzt, schenkelhohe rote Lackstiefel mit Bleistiftabsatz, das Oberteil des Kleides ohne Knöpfe, tief hinuntergeschlitzt bis zum Nabel, einen breiten schwarzen Ledergürtel in der Taille, vorne mit einem großen antiken Messingkopf, breite metallene Armreifen an jedem Arm, knallrot lackierte Fingernägel, mehrere Ringe mit verschiedenfarbigen Steinen an den langen schlanken Fingern. Wahnsinn, wie das Weib aussah! Ihr blondes Haar trug sie offen. Es fiel vorne fast bis auf die Brüste, die ohne BH halbschwer im Oberteil pendelten.

Sie setzte sich zwischen uns und küßte jeden von uns leicht auf die Wange. Wir tranken Champagner und rekelten uns in die Wärme hinein. Amüsiert verfolgte ich Svens Taktik der kleinen Schritte, wobei ich ja nicht wußte, daß sich Anne nur pro forma zierte. Sie besaß ein halbes Dutzend frivoler Fotos von Sven, die er ihr vor seinem Besuch übersandt hatte. In Gedanken hatte sie mit Sven bereits geschlafen.

Ich hielt mich zunächst raus und rutschte sogar ein wenig seitlich weg, um mehr zu sehen. Zentimeterweise schmeichelte Sven Anne den Slip ab, hatte ihr das Kleid hochgeschoben, den Slip halb auf den Schenkeln. Da sah ich zum erstenmal, daß Anne sich rasiert hatte. Sie hat dicke Schamlippen, herausquellende kleine innere Labien, einen schon dick gestielten Kitzlerschaft, wo bereits die kleine Lustperle hervorlugte. Ein traumhaft schöner Anblick. Anne lag mit zurückgerecktem Kopf und gespreizten Beinen zitternd auf der Kante. Sven faßte ihr sanft in den Ausschnitt.

Da klingelte das Telefon auf dem Kaminsims. Wir fuhren alle zusammen und starrten den Apparat an. Rasch ging ich hin und meldete mich. Ausgerechnet jetzt rief ein Paar an, das wir ebenfalls angeschrieben hatten, und wollte mit uns ein Treffen vereinbaren. Einerseits wollte ich sie schnell loswerden, andererseits ritt mich plötzlich der Teufel, und ich erzählte meinen Gesprächspartnern flüsternd, was hier im Partykeller passierte. Ich legte den Hörer auf dem Kaminsims ab, Hör- und Sprechmuschel in unsere Richtung gedreht, und ging zurück zu Anne und Sven, die sich schon wieder der Leidenschaft hingaben.

Sven hatte ihr mittlerweile das Kleid ausgezogen und half ihr gerade, den breiten Ledergürtel wieder anzulegen. Annes Wangen waren vor Eifer gerötet. Die Nippel an ihren Brüsten standen wie kleine harte Bohnen hervor und waren wie die großen Vorhöfe auf ihren Brüsten rassig dunkel pigmentiert. Ein wunderbar aufreizender Anblick, als Anne durch den Raum ging, um sich Champagner zu holen. Sven nahm sofort die Gelegenheit wahr und war ruck-zuck nackt. Er wußte, was sich gehörte, und zog auch seine Socken aus. Nichts ist lächerlicher, als ein Mann mit erigiertem Penis und Socken.

Rasch entkleidete ich mich ebenfalls. Ich löste mich mit Sven ab und nahm Annes Lippendienste in Anspruch, ließ sie jetzt aber auf der Couch sitzen, stellte mich davor und lenkte ihren Kopf mit meinen flach aufgelegten Händen. Anne war jetzt sehr ausgelassen. Wir setzten uns zu ihr auf das Sofa und nahmen sie zwischen uns, klappten ihre Schenkel auseinander, legten je eins ihrer Beine quer über unsere Oberschenkel und streichelten sie im Schritt und an den Brüsten. Ich flüsterte Sven zu, nicht sofort auf Annes Kitzler loszugehen. Sie muß erst viel drumherum genießen, bevor sie darauf aus ist.

Wir machten Anne verrückt, bis wir alle nicht mehr konnten. Es war himmlisch. Solche Lust hatte ich schon lange nicht mehr in meinen Lenden und entlang meiner Wirbelsäule verspürt.

Dann hatte Sven den Vorrang des Gastes, und mir kam die berühmte Gastfreundschaft der Eskimos in den Sinn, wo es zum guten Ton gehört, dem Gast sogar die eigene Frau anzubieten.

Sven setzte sich auf die Couch, Anne kletterte auf seinen Schoß, mit dem Rücken zu Sven gewandt. Ich saß fasziniert dabei und streichelte mich selber. Auf einmal fiel mir ein, daß das Telefon noch durchgeschaltet war. Als ich hineinhorchte, war man am anderen Ende genauso in Aktion, ein Bett quietschte im Takt, eine Frauenstimme stöhnte ab und zu, der Mann spornte sie und sich mit ziemlich obszönen Redensarten an ...

Anne steuerte auf einen Orgasmus zu, war schweißüberströmt am ganzen Körper, hechelte mit offenem Mund. Es waren die heißesten Minuten meines Lebens. Komischerweise drängte es mich nicht, Anne selber herzunehmen. Ich hätte stundenlang so zusehen können. Es war mir, als sei ich selber in ihr.

Sven zeigte schließlich leichte Anzeichen der Erschöpfung. Anne wurde wilder, genoß offensichtlich, daß Sven ihre Brüste massiv knetete. Sven konnte sie kaum auf seinem Schoß bändigen. Ich sah, wie er darum kämpfte, nicht vor ihr zu kommen. Sie stand kurz davor, lustvoll zu explodieren, und würde dann ihre Lust laut hinausschreien. Ich kannte das ja von ihr. Allein der Gedanke daran ließ mich tief erschauern, meine Wadenmuskeln zogen sich krampfartig zusammen, meine Schienbeine prickelten. Ich konnte kaum atmen.

Ich erinnerte mich an die Tube mit dem Gleitmittel, die auf einem Wandregal für unsere Liebesspiele immer bereitlag, eilte hin und holte sie. Rasch schraubte ich die Tube auf und verrieb etwas von dem Inhalt auf ihrer Kitzlerregion. Anne kam noch einmal, nicht so heftig wie vorher, war aber immer noch so in Ekstase, daß sie Sven mit ihren Nägeln Streifen auf den Rücken kratzte. Dann plötzlich forderte sie Sven auf, endlich zu kommen.

Auch ich kam noch zum Zuge. Als wir uns ein wenig ausgeruht hatten, duschten wir alle zusammen, kamen wieder in den Partykeller, tranken etwas Champagner. Jetzt war ich unten dran und drin, während sie ihren Kopf in Svens Schoß hatte und dessen Glied mit Mund und zärtlichen Händen liebkoste. Anne und ich kamen fast gleichzeitig. Sven blieb jedoch ihr Favorit, denn die beiden teilten auch nachts das Bett und machten am nächsten Morgen noch eine wilde Nummer, wie mir Anne später erzählte.

Das war unser Einstieg in den Gruppensex, und es gibt bestimmt noch viele Svens, die es wert sind, kennengelernt zu werden.

Voraussetzung ist dabei lediglich, daß der Partner seiner Frau, Freundin, Verlobten solch ein Erlebnis von Herzen gönnt und mithilft, es zu verwirklichen. Eifersucht muß hintenangestellt werden können, sonst sollte man es lassen. Wir jedenfalls genießen unseren erotischen Freiraum, solange es irgendwie geht, grüßen die Leserinnen und Leser Ihres Magazins und empfehlen Nachahmung.

Mit freundlichem Gruß,
Anne & Jan

Ein Beispiel-Inserat für Ältere

Sehr geehrte Frau Sirius,

vor mir liegt eine ältere Ausgabe des Sex-Kontakters. Seit längerer Zeit vermisse ich in den Werbebroschüren des ORION-Versandes einen Hinweis auf Ihren Sex-Kontakter, so daß ich schon glaubte, er erscheine gar nicht mehr. Erst ein Telefonat mit Ihrer Redaktion bestätigte mir, daß es nicht so sei, sondern daß Mitte März die nächste Ausgabe erscheine.

Ich habe nichts dagegen, wenn dieser Brief in Ihren «Briefen an den Sex-Kontakter» veröffentlicht wird, denn ich möchte auf ein Problem, das auch mein eigenes ist, aufmerksam machen. Ich bin über 60 Jahre alt, vollschlank, aber denke noch lange nicht daran, erotische und sexuelle Spiele aufzugeben. Aus Gesprächen und Briefen weiß ich, daß die Freude an der Sexualität bis weit 80 Jahre andauern kann. Die meisten scheuen davor zurück, sich dazu zu bekennen. Warum eigentlich?

Ist es nur die Angst, sich lächerlich zu machen? Macht man sich lächerlich, wenn man sich im fortgeschrittenen Alter zur Sexualität bekennt?

Übersehen wir doch einfach diejenigen, die hämisch den Mundwinkel nach unten verziehen. Lassen wir uns nicht die Freude und den Spaß am Sex nehmen. Die Jahre schwinden so schnell dahin, laßt sie uns auch miteinander genießen!

Wer dann seinen Partner verloren hat, wie ich vor geraumer Zeit von einem zum anderen Tag, hat doch heute glücklicherweise die Gelegenheit, mittels eines Inserates Gleichgesinnte zu suchen und zu finden.

So versuche ich mit meinem heutigen Inserat, einen liebevollen, zärtlichen Partner in meinem Alter zu finden. Vielleicht ist es auch möglich, aus den eingehenden Zuschriften einen kleinen Kreis Gleichgesinnter zu bilden? Ein kleiner Kreis, der in regelmäßigen Abständen ganz zwanglos zusammenkommt. Ich hoffe, daß sich meine Träume, Wünsche und Vorstellungen erfüllen. Mit meinem verstorbenen Partner hatte ich bereits ein Inserat aufgegeben, mußte dann von meinen, d.h. unseren Plänen Abstand nehmen, da ich plötzlich allein geblieben war.

Doch immer allein ohne Zärtlichkeit ist das Leben nur noch halb so viel wert. Ich brauche viel Zärtlichkeit und habe noch mehr zu vergeben. Von Jugend an bin ich FKK-Anhängerin, geniere mich nicht zu sagen, daß ich auch heute noch trotz molliger Figur und Alter mich unbekleidet bewege, wann immer es möglich ist. Glücklicherweise habe ich ein Grundstück, daß einen ungezwungenen Aufenthalt ermöglicht. Für Liebe im Freien geradezu ideal, nicht nur zu zweit!

Mit freundlichen Grüßen,
Ihre Brigitta P.

Liebe SK-Redaktion!

Ihr schreibt immer, wir Leser des Sex-Kontakter sollten doch mal unsere Erfahrungen und Erlebnisse erzählen, was ich hiermit gern einmal tun möchte:

Ich habe schon dreimal inseriert und meine Dienste als Masseur angeboten. Das erste Mal – totale Pleite. Beim zweiten Mal bekam ich Post von einem älteren Herren, der für seine Frau mit «Rubensfigur» (ca. 116 kg!) einen Sadisten für besonders strenge Erziehungsaufgaben suchte, wofür er mir sogar ein «Taschengeld» anbot. Das war jedoch gar nicht nach meinem Geschmack. Dann habe ich mit Hilfe Ihrer «Anzeigengeheimnisse» entdeckt, daß meine Anzeige wohl falsch aufgefaßt worden war und die Leser mich für einen Profi halten mußten. Also dritter Anlauf!

Eine Frau, Mitte 40, mit Telefonnummer, schrieb mir, daß sie eine ganz unverbindliche Möglichkeit suche, sich so dann und wann mal richtig verwöhnen zu lassen. Genau so etwas hatte ich mir auch vorgestellt, und so habe ich sie zu der im Brief genannten Zeit angerufen. Es wurde ein Termin vereinbart, und sie kam zu mir.

An diesem Nachmittag habe ich sie zum erstenmal massiert. Zuerst waren in Rückenlage die Beine dran, wobei ich ihre Oberschenkelinnenseiten besonders intensiv behandelte und dabei die Schamhaare wie zufällig streifte. Danach waren Arme und Brüste dran. Die leicht hart gewordenen Brustwarzen zeigten mir an, daß sie schon ein bißchen erregt sein mußte. Nachdem der Bauch dran war, mußte sie sich umdrehen, und nun massierte ich die Beine von hinten. Erst die Waden, dann die Oberschenkel und den Po. Immer wenn ich beim Massieren ihre Pobacken etwas auseinanderzog, wurde ich Zeuge ihrer Erregung, was mich selbst ganz crazy machte.

Nun wandte ich mich dem Rücken mit besonderer Betonung der Nacken- und Hüftregion zu. Aber auch das Massieren der Brustansätze von hinten hatte sie sehr gerne, was ich daraus erkennen konnte, daß sie immer schwerer atmete und ihr Körper langsam immer mehr zuckte und sich streckte. Zum guten Schluß habe ich mir dann den Po nochmals ganz intensiv vorgenommen und von dort aus langsam immer tiefer massiert, bis ich endlich zwischen ihren weit gespreizten Schenkeln zum Ziel meiner und ihrer Wünsche gelangte.

Durch eine zärtliche und dann immer festere Massage ihrer delikaten Zonen habe ich sie so stark erregt, daß sie mir bei ihrem heftigen Orgasmus beinahe von der Massagebank gefallen wäre.

Sie ist dann etwa ein dreiviertel Jahr lang fast jede Woche einmal zu mir gekommen, doch leider ist sie dann mit ihrem Mann sehr weit weg gezogen.

Mit freundlichen Grüßen,
A. Dost

Der sexperimentierfreundige Franz

Telefonsex ... da hat der Franz ein geiles Wörtchen mitzureden! Bei uns ist das Wort Telefonsex ja meist mit dem Gedanken an sehr hohe Kosten verbunden. Die Auslandsnummer mit der Zusatzvorwahl 00 spricht schon für sich. Leider sind hier die geprellten diejenigen, die sich von den Anzeigen anlocken lassen. Ich mache diese Art von Sexspaß schon sehr lange – allerdings ist bei mir der Anruf kostenlos. Das bedeutet, der Gesprächspartner bezahlt nur die ganz normalen Telefongebühren ohne Aufschlag irgendeiner Art. Zudem rede ich ausschließlich mit Damen, bei Herren lege ich prinzipiell auf.

Es macht mir immer wieder Spaß, eine geile, unbekannte Dame am anderen Ende der Leitung zu haben. Besonders diese Anonymität sein reizt mich immer wieder ganz besonders.

Natürlich möchte ich zuerst wissen, wie die Dame denn heißt, das ist die Voraussetzung für ein ganz persönliches Erlebnis. Dann frage ich meistens, ob sie ausgezogen ist und was sie gerade macht. Das übrige ist ein mehr oder weniger intensives Gespräch, das dann für gewöhnlich in ein oder mehreren Orgasmen endet. Die meisten Damen reagieren auch sehr gut auf ein Kissen zwischen den Oberschenkeln mit übereinander geschlagenen Beinen, welches sie dann durch Preßbewegungen der Oberschenkel an den Schamlippen und dem erregten Kitzler reiben. Ich gebe dann die Anregung, mit der flachen Hand auf die geile Muschi zu drücken. Die Dame hat mit dieser Methode meist mehrere, sehr intensive Orgasmen. Man kann dieses Spiel stundenlang wiederholen.

In dem Gespräch führe ich die Dame in eine Phantasiewelt ein, die an Geilheit nicht zu überbieten ist. Die meisten Damen macht es unwahrscheinlich an, in der Vorstellung zu schweben, sie würden gegen ihren Willen geliebt. Eine andere sehr weit verbreitete Phantasie: Es mit der besten Freundin zu treiben oder auch die Vorstellung, eine verhaßte Bekannte in einem wehrlosen, ihr ausgelieferten Zustand zu finden – was würde sie mit dieser Feindin alles machen??? Phantasien sind doch etwas Wunderbares. Auch auf der phantastischen Reise in ein Sex-Kino gehen, im extrem kurzen Mini, ohne Slip und geil wie eine Nymphomanin. Bei einer besonders heißen Filmszene würde sie den Befehl erhalten, meinen Penis aus der Hose zu holen und ihn oral zu verwöhnen, damit sie ihn reiten kann. Vielleicht lassen wir einen der anderen Herren mitspielen, er darf sich ebenfalls mit dem Mund befriedigen lassen. Oder wir lieben uns im Freien, irgendwo in der Natur, oder im Auto während die Ampel auf rot zeigt. Immer der spielerischen Gefahr ausgesetzt, entdeckt zu werden. Wie würde der/die andere reagieren? Befriedigt sie/er sich ebenfalls???

Manche Dame regt es auch sehr auf und an, wenn sie sich vorstellt, es könne ihr ein Mann beim heimlichen Masturbieren zuschauen. Dann macht sie die Beine erst recht ganz breit auseinander, den Vorhang auf und masturbiert wild drauflos – während der imaginäre Mann von gegenüber auf dem Balkon ihr zuschaut und natürlich mitmacht. Es gibt so viele, herrlich geile Situationen, die man sich dabei vorstellen kann – aber dann real voll mitmachen – noch dazu, wenn sie weiß, daß ich einen Sex-Shop besitze – sie mich also vielleicht sogar mal persönlich mehr als nur kennenlernen könnte ...

Phantasien über Phantasien – natürlich, noch schöner ist es miteinander!

Geile Grüße von Franz

Ein aufwühlendes Sex-Erlebnis

Sehr geehrte Sex-Kontakter-Redaktion,

ich muß Ihnen einfach erzählen, wie ich durch ein aufwühlendes Sex-Erlebnis meine Ehe wieder so richtig in Schwung gebracht habe: Ich hatte viel über die zahlreichen Möglichkeiten gehört, die sich jedem Paar bieten, um seine sexuellen Horizonte gemeinsam zu erweitern. Die aufregendste schien mir aber der Sex mit einer dritten Person zu sein. Allerdings ist Vorsicht geboten. Wenn man Außenseiter ins eigene Bett einlädt, sind die Folgen oft Eifersucht und Gefühlsstreß. Ich wollte es von Anfang an richtig machen, um Genuß ohne Reue zu erleben. Je mehr ich darüber nachdachte, desto mehr sehnte ich diese neue Erfahrung herbei, die meinen Mann und mich vielleicht zu ganz neuen Höhepunkten führen würde.

Es gibt viele Variationen für den Sex eines Paares mit einem anderen Paar: getrennte Affären, Partnertausch, Gruppensex oder Partnersex gemeinsam mit anderen – Möglichkeiten über Möglichkeiten! Ich dachte, wir sollten vielleicht zunächst einmal Sex zu dritt, also zusammen mit einer anderen Frau, ausprobieren.

Ich hatte gelesen, daß dies oft der erste Schritt und eine echte Belebung des Sex-Lebens vieler Paare ist, wenn sie eine andere Frau in ihr Bett einladen: Willkommen, du Schöne!

Der Grund dafür ist, so hieß es, daß Frauen sich in der Regel enthemmter beim Sex im Beisein oder gemeinsam mit einer anderen Frau fühlen, als ein Mann, der plötzlich seinen Kollegen im Bett und auf seiner Frau hat.

Oft ist es so, daß Paare sich erst nach einer ganzen Weile, vielleicht nach einem Jahr und langem Überlegen, in solche intimen Abenteuer stürzen. Auch bei uns sind lange Gespräche diesem ersten Abenteuer vorangegangen, nachdem ich meinem Mann von meiner Idee erzählt hatte. Unsere Bedenken wurden durch die Vorfreude auf das neue Vergnügen ausgeräumt.

Jetzt mußten wir nur noch eine Gespielin finden, die Lust zum Mitmachen hatte. Klar, wir konnten in einer Bar, einem Hotel oder auf Parties suchen und sicher auch fündig werden. Die meisten Paare sammelten aber, wie wir wußten, ihre ersten Erfahrungen mit einer Frau aus dem Bekanntenkreis – was lag näher ?

Wie sollte ich es anpacken? Vielleicht ein Essen zu dritt, ohne daß ich Chris erzählte, worum es eigentlich ging, damit er nicht schon bei der Suppe geile Pläne schmiedete. Ich wollte den Abend einfach anrollen lassen. Ein gutes Essen, ein starker Videofilm zu Hause, ein Gläschen Sekt – hundertfach bewährte Mittel für heißfeuchte Nächte. Ich hatte alles da. Ja, so würde ich es machen.

Heute bin ich froh, daß ich damals die Initiative ergriffen habe. Unser Sexleben war zwar eigentlich gut, aber die Spannung war heraus. Vor unserer Hochzeit war Chris genau der Typ, der jedem Rockzipfel nachlief und ihn auch anhob. Ich glaubte ihm nicht, daß ich die Frau war, die ihn auf Dauer befriedigen konnte. Er sagte mir zwar, die Zeit der Eskapaden sei für immer vorbei. Was er jetzt wolle, war nur noch die Sicherheit der Ehe. Er wußte wohl nicht, daß man auch beides haben kann. Ha, ich würde ihm das schon beweisen!

Um die Sache nun endlich ins Rollen zu bringen, inserierte ich im Sex-Kontakter. Eine kleine, nette Anzeige, in der ich einfach nach jemandem suchte, der genauso neugierig auf neue Erfahrungen war wie ich. Ich bekam eine Menge Antwortbriefe, aber der von Uschi gefiel mir am besten. Uschi und ich lagen auf einer Wellenlänge, das merkte ich sofort. Wir wurden richtig gute Freundinnen und trafen uns bald regelmäßig, ohne zunächst meinen Mann mit einzubeziehen. Wir hingen viel zusammen und redeten auch über Sex. Sie mochte Sex über alles, und das zeigte sie total unverblümt.

Irgendwann versuchte ich vorsichtig, ihr meinen geheimen Wunsch durch die Blume verständlich zu machen. Sie spürte aber auf Anhieb, was ich wollte. «Du willst, daß ich mit euch ins Bett steige?» fragte sie so direkt, daß ich es sofort und ziemlich verblüfft zugab.

Ich lud sie dann zum Abendessen ein, so wie ich es schon lange heimlich geplant hatte. Wir wollten einen gemütlichen Abend verbringen und alles weitere einfach abwarten. Chris sagte ich nur, daß eine Freundin von mir zum Essen kommen würde.

Chris kam an dem Abend voll auf seine Kosten. Ihm wurde es keine Sekunde langweilig. Als wir uns nach dem Essen Musikvideos ansahen, merkte ich, wie er langsam in Stimmung kam. Uschi massierte ihm den Rücken, was ihm sehr gefiel.

Ich machte mich daran, seine Hose aufzuknöpfen. Er half uns dann aus den Kleidern. Man sah ihm an, daß er es kaum erwarten konnte, Uschis dralle Rundungen zu sehen. Selig lächelnd vergrub er sein Gesicht zwischen ihren Brüsten, während er diese hübschen Hügel mit beiden Händen knetete. Eifrig und atemlos arbeitete er sich dann zwischen ihre Schenkel vor, während sie sein Gesicht mit zärtlichen Küssen bedeckte. Tja, und dann bekam Uschi fast auf Anhieb einen kleinen Höhepunkt. So liebevoll war sie wohl nie zuvor geliebt worden. Chris spielte fleißig mit der Zunge an ihr herum, und sie genoß es leise keuchend. Und dann nahm er sie – zuerst sanft und fast zögernd und später, als sie härtere Sachen begehrte, stoßend und federnd und ohne Pause. Und ich war mit Feuer und Flamme immer bei der Sache. Ich streichelte und küßte Chris, liebkoste meine Brüste und drückte sanft das Glied meines

Mannes, das mir heute nicht allein gehörte. Während dessen brachte Chris Uschi zu einem wunderschönen, wilden Orgasmus – ihr zweiter an diesem Abend. Ich ließ mir nichts entgehen. Ich wollte alles sehen und fühlen.

Anschließend nahm Chris mich dann ran. Ich konnte es sowieso kaum abwarten. Das Zuschauen machte nun wiederum Uschi total an. Sie lutschte und leckte, küßte und streichelte Chris, während wir miteinander beschäftigt waren.

Es war ein Erlebnis, das man nicht so schnell vergißt. Nachdem wir alle glücklich und befriedigt waren – und natürlich herrlich müde und erschöpft –, ließen wir die Sache etwas ruhiger angehen. Schließlich, so gegen Mitternacht, gingen wir zu dritt ins Bett, kuschelten uns aneinander und schliefen ein – selig wie Kinder.

Als ich am nächsten Morgen geduscht hatte und ins Schlafzimmer zurückkam, waren Chris und Uschi schon wieder wild bei der Sache. Fasziniert schaute ich von der Tür aus zu. Die beiden amüsierten sich prächtig. Bei jeder Bewegung vibrierte Uschis Körper, und ihre großen Brüste hüpften auf und ab. Ich ließ die beiden allein, um Frühstück zu machen.

Als Uschi uns nach dem Frühstück verließ, fielen Chris und ich ungeduldig übereinander her. Ehrlich – wir hatten den besten Sex seit Jahren. Wie ein paar Stunden doch das Leben verändern können.

Am nächsten Tag war alles zum Guten verändert. Wir waren bestens drauf. Uschi natürlich auch, als wir uns am nächsten Tag im Café trafen.

Ich war auch überhaupt nicht eifersüchtig auf den Sex zwischen Uschi und Chris. Ich habe mir vorher zwar meine Gedanken gemacht, aber einmal in Bewegung, nahm ich die Dinge, wie sie kamen. Für Eifersucht war überhaupt keine Zeit. Das Zuschauen war vielleicht auf eine Art ordinär, aber andererseits törnte es mich unheimlich an.

Vielleicht wäre ich eifersüchtig geworden, wenn Chris sich weiterhin mit Uschi getroffen hätte. Aber es blieb bei dieser einen Nacht. Uschi hat letzten Monat geheiratet und ist weggezogen. Wir telefonieren noch ab und zu miteinander.

Ich weiß nicht, ob ich anderen Paaren empfehlen könnte, Sex zu dritt mit einer anderen Frau zu haben. Ich kann nur empfehlen, es einmal zu probieren. Es kommt immer auf die Partnerschaft und auf die Einstellung an. Das Wichtigste ist, daß beide es wirklich wollen. Sonst kann es zu einer Beschädigung der Beziehung führen. Man braucht eine gut funktionierende Partnerschaft, um so etwas auszuprobieren. Vertrauen ist der Schlüssel.

Ich bin auch nicht der Meinung, daß beide Partner zusammen diesen Plan fassen müssen. Die Überraschung macht das ganze meist noch viel spannender. So wie bei uns. Ich hatte die Idee, aber mein Mann wußte von nichts. Es ergab sich einfach so. Es ist fast wie Urlaub machen. Man fährt ins Sommerhaus, feiert und irgendwann sind alle nackt. Zuviel Nachdenken schadet nur. Man sollte es so nehmen, wie es kommt.

Herzliche Grüße,
Elke

Erfolgreicher Kontakt

Ich – weiblich – war schon immer neugierig darauf gewesen, wie es mit einer Frau sein könnte. Aber bis ich Ihren Sex-Kontakter in die Finger bekam, wußte ich nicht, wie ich es anstellen sollte, die passende Partnerin für meinen Erstversuch zu finden.

Mein Brief auf ein Inserat im Sex-Kontakter blieb nicht unbeantwortet. Schon wenig später meldete sich eine Dame telefonisch bei mir, die eine sehr nette, sympathische Stimme hatte. Wir plauderten eine Weile und verstanden uns sofort. Ich hatte wirklich Glück gehabt, denn ich hatte nicht angenommen, gleich eine passende Freundin zu finden. Wir verabredeten uns für das kommende Wochenende, da doch einige Kilometer zwischen unseren Wohnorten lagen. Aber im nachhinein kann ich nur sagen, daß sich die Anfahrt wirklich gelohnt hat.

Sie holte mich vom Bahnhof ab, da ich wegen der schlechten Witterung mit dem Intercity gefahren war. Mittags aßen wir gemeinsam in einem rustikalen argentinischen Steakhouse und bummelten im Anschluß daran ein wenig zusammen durch die Innenstadt.

Mit der Aufforderung «Komm, ich muß noch was besorgen!» zog sie mich in ein nobles Wäschehaus, in der edle Dessous dekoriert waren. Sie suchte sich eine rote Schnürcorsage aus, die wirklich gut mir ihrem schwarzgelockten Haar und ihrer dunklen Haut harmonierte. Für mich wählte sie ein Set aus dunkelblauer Seide, was mir wirklich gut stand und einen lebhaften Kontrast zu meinem blonden Haar abgab. Sie überzeugte sich schon in der Umkleidekabine ausgiebig davon, ob dieses Dessous auch wirklich gut zu meinem Typ paßte und auch richtig saß. Dabei streifte sie, wie zufällig, meinen Oberschenkel, und ich fühlte ihren heißen Atem dicht neben meinem Ohr. Die Umkleidekabine war ziemlich eng, und so passierte es, daß wir uns, als wir wieder unsere Kleider anzogen, immer wieder zufällig berührten. Ich muß zugeben, daß mich das schon sehr erregte und ich mich darauf freute, endlich mit ihr nach Hause zu fahren.

Sie wohnte wirklich geschmackvoll – sie und ihr Appartement waren sehr gepflegt. Nacheinander verschwanden wir ins Schlafzimmer, um unsere neuen Dessous anzulegen. Es war nun zwar keine Überraschung mehr, was wir drunter trugen, aber dafür genoß ich die Vorfreude um so mehr. Wir tranken gemütlich eine Flasche Wein bei Kerzenschein und hörten leise Musik.

Eine ganze Weile plauderten wir angeregt über dieses und jenes, während wir dicht beieinander auf der Couch saßen. Irgendwie hatte ich den Eindruck, als ob Michaela nun doch plötzlich Angst vor ihrer eigenen Courage bekam. Denn sie hatte mir gestanden, daß dies für sie auch das erste Mal mit einer Frau sei. Mich beruhigte das irgendwie, da ich auch ein wenig Angst gehabt hatte, mich ungeschickt anzustellen.

So trank ich noch einen Schluck Weißwein und nahm meinen ganzen Mut zusammen, beugte mich leicht zur ihr vor, strich ihr durchs Haar und gab ihr einen scheuen, kurzen Kuß auf ihre sinnlichen Lippen. Sie schloß ihre hübschen grünen Augen und seufzte leise. Dann schlang sie ihre Arme um mich und drängte mir ihre heiße Zunge fordernd zwischen meine feuchten Lippen. Wir küßten uns immer wieder, und ich streichelte zärtlich ihren Rücken, während sie mit ihren schlanken Händen meinen Oberschenkel hinauffuhr.

Allmählich wurden wir immer mutiger – und unsere Bekleidung

immer weniger. Die Musik hatte, von uns völlig unbemerkt, aufgehört zu spielen, die Kerze war mittlerweile auch erloschen, und wir gaben uns nun schon hemmungsloser unserer Lust hin. Als wir beide nur noch mit unseren Slips bekleidet waren, sanken wir auf den flauschigen Teppich nieder. Während ich abwechselnd ihre hübschen Nippel mit sanften Zungenspielen verwöhnte, streifte sie mir langsam und zärtlich meinen Tanga von den Hüften, um sich langsam und vorsichtig zu meinem Venushügel hinunterzutasten. Ihre geschickten Finger schlüpften zwischen meine nun schon total heißen Schenkel, um mich dort ausgiebig zu verwöhnen. Nachdem auch ich sie ihres letzten Kleidungsstückes beraubt hatte, wagte ich erstmals den Versuch, meine Französisch-Kenntnisse bei einer Frau auszuprobieren. Sie hat es scheinbar sehr genossen.

Wir sind wohl auf dem Teppich eingeschlafen und dort erst spät in der Nacht fröstelnd aufgewacht. Schnellstens sind wir dann ins warme Bett gehuscht und dort eng aneinander gekuschelt eingeschlafen.

Ich war direkt ein wenig traurig, als sie mich am nächsten Morgen, nach einem ausgiebigen, guten Frühstück, zum Bahnhof brachte und ich nach diesem viel zu kurzen Wochenende nach Hause fahren mußte. Seitdem telefonieren wir sehr häufig und sehen uns regelmäßig. Vielleicht klappt es sogar, daß sie nächstes Jahr von ihrer Firma in meine Nähe versetzt wird.

Das alles hätte ich ohne Ihren Sex-Kontakter nicht erlebt, und ich bin wirklich froh, auf dieses Inserat geschrieben zu haben.

Ihre Petra

Liebe Frau Sirius,

ich schreibe Ihnen heute diesen Brief, um ein Erlebnis zu schildern, daß ich dem Sex-Kontakter verdanke.

Obwohl ich erst 27 Jahre alt bin, habe ich bereits eine Scheidung hinter mir. Mein Ex-Mann und ich kamen einfach nicht mehr miteinander aus; aber das gehört eigentlich nicht hierher. Ich erwähne das nur, weil ich festhalten möchte, daß ich vorläufig genug habe von festen Bindungen.

Das heißt aber nicht, daß ich auf Sex verzichten möchte. Weil ich aber trotz meines guten Aussehens nicht zu den Frauen gehöre, die leicht Kontakte knüpfen, nur um mit einem Mann ins Bett zu gehen, dachte ich mir, der leichteste Weg sei der über eine Anzeige.

Also habe ich in der vorletzten Ausgabe bei Ihnen inseriert. Vielleicht liegt es daran, daß bisher noch nicht so viele Frauen wie Männer Anzeigen aufgeben, daß ich mich schon bald vor Zuschriften gar nicht mehr retten konnte.

In der riesigen Menge sexwilliger Antworter fanden sich unzählige attraktive Mitglieder des männlichen Geschlechts, und die Wahl war schwer; zumal ich mich erst einmal mit einem einzigen treffen wollte. Aber schließlich habe ich einen ausgesucht und ihn zu einem Theaterbesuch eingeladen. Ich finde, dabei lernt man sich am entspanntesten kennen. Man geht vorher eine Kleinigkeit essen, trinkt dann noch ein Glas Sekt im Theater, genießt dann die Aufführung – der Rest ergibt sich von selbst.

Genauso war es dann auch. Harry, so hieß er, war mir vom ersten Moment an sympathisch, und ich konnte an seinen Blicken erkennen, daß wohl auch ich ihn nicht kalt ließ.

Die Aufführung war vorbei, und er wollte mich nach Hause fahren. Einhundertfünfzig Kilometer weit. Das fand ich sehr lieb von ihm, und da ich Lust hatte, diesen Abend noch ein wenig bei mir Zuhause auszubauen, willigte ich ein.

Wir waren noch keine zehn Kilometer gefahren, da lag schon seine Hand auf meinem Knie. Das war genau das, was ich schon im Theater hätte gebrauchen können. Seine Finger kitzelten auf meiner Haut; die Vibrationen verteilten sich durch meine Strümpfe über mein ganzes Bein, jagten mir sogar in den Unterleib. Und seine Finger begannen zu kreisen, arbeiteten sich langsam immer höher, forderten mich stumm auf, ebenfalls in Aktion zu treten.

Draußen peitschte ein Sturm über die Ebene, als wollte er sagen: «Wenn jetzt die Welt untergeht, habt ihr dann all das vollbracht, was ihr hättet tun wollen?»

Es war wie eine Herausforderung: «Das Leben ist kurz, genieße es!» Ohne Umschweife legte ich meine Hand zwischen seine Beine und fühlte sein bereits härter werdendes Glied.

«Hol ihn heraus!» forderte Harry mich auf. Ich traute meinen Ohren nicht, blickte ihn völlig überrascht an. Dann aber gab ich ihm still recht. Warum nicht schon hier? Sex auf der Autobahn. Sein Gesicht war entspannt und dennoch konzentriert, als ich seinen Schaft in der Hand hielt. Doch auch seine Finger waren nicht untätig geblieben und hatten sich an meinen Strümpfen und meinem Slip vorbei an mein Kätzchen geschlichen, streichelten es sanft, suchten ohne zu drängen den Eingang, der mehr als feucht ganz in der Nähe lag. Ich ließ mich auf die Seite gleiten und legte mein Gesicht auf sein heißes Gerät, das mir wie von selbst in den Mund sprang. Seine Finger krallten sich in meinem Haar fest, während er vom Gas ging und das Auto auf den nächsten Parkplatz lenkte, wo er sofort das Licht und die Zündung ausschaltete. Noch immer hatte ich seinen Schaft zwischen meinen Lippen. Er bäumte sich unter mir auf wie ein wilder Hengst, der versucht, den Zureiter abzuwerfen; stöhnte laut, durchwühlte mein Haar, drückte mein Gesicht noch fester in seinen Schoß. Ich hatte selten einen Man erlebt, der so ekstatisch auf die Liebkosungen meiner Lippen reagierte wie Harry. Seine Erregung sprang auf mich über. Je geiler er wurde, um so heißer wurde es mir zwischen den Schenkeln. Das Blut schoß mir in den Kopf, weil ich ihm Lust bereitete und nichts mehr wollte, als daß er seine Erfüllung fände. Dadurch war ich so aufgepeitscht, daß ich fast selbst einen Orgasmus bekommen hätte.

Doch kurz bevor Harry seinen Höhepunkt erlebte, schnappte er mich, drückte mich nach oben auf die Lehne meines kippenden Sitzes, spreizte meine Beine, sprang wie wild auf und drang in mich ein. Die Überraschung war so gelungen, daß mich seine orgastische Welle direkt mitriß und auch ich explosionsartig kam.

Und dies war das Vorspiel zu einer traumhaft schönen Nacht.

Danach haben wir uns allerdings nicht wieder gesehen. Sie wissen ja: Ich will zur Zeit keine feste Bindung.

Aber ich habe auch die anderen Schreiben beantwortet und werde mich in den nächsten Tagen noch mit mehreren Männern treffen. Ob sie alle so angenehm empfindlich sind wie Harry? Drücken Sie mir die Daumen!

Ihre Carla

Heiße Knaller und Raketen

Meine Frau und ich wollten schon immer gern mal an einer Sex-Party teilnehmen. Aber immer hatten wir immer Bedenken, daß Partnertausch unsere Ehe vielleicht doch gefährden könnte.

Letztes Silvester warfen wir diese Zweifel dann doch über Bord und antworteten auf ein Inserat in Ihrem Kontaktmagazin. Ohne diese Erfahrung wäre unser Leben wirklich ärmer, und wir sind froh, daß wir es getan haben.

Nach mehrmaligem telefonischen Kontakt nahmen wir die Einladung zu einer Silvester-Sex-Party auf einer Skihütte in den süddeutschen Alpen letztlich doch an.

Mit gemischten Gefühlen fuhren wir los und erreichten die verschneite Hütte nach zweistündiger Autofahrt. Der Empfang dort war herzlich; wir waren die letzten Ankömmlinge. Schon vier Pärchen feierten mit Grog und Glühwein. Sie scherzten und lachten, als ob sie sich schon ewig kennen würden. Alle waren durchaus attraktiv, wenn man von persönlichen Vorlieben, wie zum Beispiel der Haarfarbe, absieht. Auch waren sie durchweg niveauvoll und machten einen sehr gepflegten Eindruck, was uns sehr beruhigte.

Peter, ein hochgewachsener Mann mit braunem Haar und Schnauzer, reichte uns Glühwein und begrüßte uns. Er hatte wohl das Treffen organisiert. Danach wurden wir den übrigen Gästen vorgestellt und unterhielten uns erst einmal eine Weile zwanglos mit den anderen, um uns gegenseitig zu beschnuppern.

Mir fiel eine rassige Rothaarige auf, mit haselnußbraunen Augen und einer enormen Oberweite. Durch Gesprächsfetzen erfuhr ich, daß sie Rita hieß.

Mittlerweile begannen einige der Anwesenden zu tanzen, erst nach aktueller Pop-Musik, dann wurde Blues gespielt, so daß man etwas mehr auf Tuchfühlung gehen konnte. Das Licht wurde ausgeschaltet, jede Menge Kerzen waren im Raum verteilt und der Kamin knisterte und erhellte den Raum mit romantischem Licht.

Auch ein Buffet war angerichtet, wo man seinen Hunger und Durst stillen konnte. Die Party war wirklich ausgezeichnet durchdacht und geplant.

Die Paare, die sich gebildet hatten, tanzten nun schon sehr eng miteinander, und manchmal konnte man schon ein verhaltenes Stöhnen hören.

Plötzlich sah ich Rita am Buffet und gesellte mich dazu. Wir plauderten ein wenig und schoben uns gegenseitig kleine kulinarische Häppchen in den Mund. Dabei küßte ich erst ihre Hand und dann immer weiter ihren Arm hinauf, bis ich schließlich an ihrer Schulter ankam, die bloß und weiß vor mir lag, da sie ein trägerloses schwarzes Mini-Kleid trug.

Ich arbeitete mich mit meiner Zunge ihren schlanken Hals hinauf und knabberte endlich wollüstig an ihrem Ohrläppchen. Sie schnurrte dabei wie ein Kätzchen. Später fanden sich unsere Lippen zu einem langen, leidenschaftlichen Zungenkuß.

Irgendwie hatte ich dann meiner Frau gegenüber doch ein schlechtes Gewissen. Sie tanzte mit Peter, zwar engumschlungen, aber sonst schien sich zwischen ihnen nichts anzubahnen.

Außerdem war mir vom Glühwein und von Rita auch schon mächtig heiß geworden, so daß ich sie bat, kurz mit mir an die frische Luft zu kommen.

Sie kam meiner Aufforderung auch gleich nach, und kurz darauf fanden wir uns vor der Tür im Schnee wieder. Wir alberten herum, und ich seifte ihr den Nacken mit einem Schneeball ein, woraufhin sie die Flucht ergriff und – so schnell sie ihre Pumps trugen – auf eine cirka 50 Meter entfernte Scheune zulief. Ich ließ sie gewinnen, mit dem Hintergedanken, daß es in der Scheune bestimmt gemütlicher sei als hier draußen in der Kälte.

In der Scheune ließen wir uns auf das Stroh plumpsen und

kamen gleich zur Sache. Es war wohl Begehren auf den ersten Blick. Ich liebkoste ihre enormen Brüste, und sie knöpfte mir ohne Umschweife die Hose auf. Für ein langes Vorspiel hatten wir nicht die Zeit, da wir einfach zu geil aufeinander waren. Weil sie auch schon feucht genug war und mir ihr Becken aufreizend entgegenstreckte, drang ich mit kurzen, forschen Stößen tief in ihre Lustgrotte ein. Unsere Vereinigung war recht kurz, aber heftig und leidenschaftlich.

Wir schmusten danach noch eine Weile, holten die versäumten Zärtlichkeiten nach und schliefen dann wieder miteinander, diesmal liebevoller und langsamer.

Als wir nach einiger Zeit, es müssen Stunden gewesen sein, zurück in die Hütte kamen, war schon alles dunkel und die anderen lagen in Schlafsäcken auf Feldbetten. Wir suchten uns auch einen Platz zum Schlafen und küßten uns ein letztes Mal in der Dunkelheit.

Meine Frau und ich haben uns am nächsten Morgen geeinigt, daß wir uns nicht erzählen werden, wer mit wem geschlafen hat und wie es gewesen ist. Das soll unser kleines Geheimnis bleiben, so nach dem Motto «Der Kenner genießt und schweigt». Das werden wir auch in Zukunft so halten, denn wir sind im Sommer wieder eingeladen. Ich bin gespannt, ob Rita auch wieder dabei sein wird.

Es bedanken sich dafür, durch den Sex-Kontakter eine neue Variante der Liebe kennengelernt zu haben,

Sabine und Tom

Lesen verboten – Teil 3

79 Briefe aus dem Sex-Kontakter

Der Vierte im Bunde für heiße Erotikspiele

Sehr geehrte Frau Sirius,

mit großem Interesse habe ich wieder Ihr Magazin gelesen und habe mir dabei auch die Erlebnisberichte zu Gemüte geführt. Jetzt möchte ich gerne meine Erlebnisse mit einem Pärchen, das ich durch Ihr Magazin kennengelernt habe, zu Papier bringen. Aus Diskretionsgründen habe ich alle Namen geändert.

Auf eine interessante Anzeige hin antwortete ich in der Hoffnung auf ein positives Echo, was dann auch sehr schnell kam. Ein aufgeschlossenes Paar suchte einen Vierten im Bunde für heiße Erotikspiele. Wir verabredeten uns telefonisch für ein erstes Treffen in einer neutralen Umgebung, um uns etwas kennenzulernen und unsere Vorstellungen darzulegen.

Bald darauf vereinbarten wir einen zwanglosen Abend bei Gerd und Martina zu Hause. Frisch geduscht und mit einer Flasche Sekt in der Hand klingelte ich Punkt 20 Uhr bei den beiden. Sie hatten eine gemütliche Wohnung mit einem offenen Kamin im Wohnzimmer. Es war angenehm warm.

Kurz darauf klingelte es an der Tür, eine andere junge Frau kam herein und stellte sich als Monika vor. Sie hatte ein enges, rotes Minikleid mit großzügigem Rücken- und Brustausschnitt an und trug schwarze Strümpfe. Sie hatte eine traumhafte Figur, die durch das Kleid sehr betont wurde. Martina trug ebenfalls einen kurzen Mini mit einer fast durchsichtigen Bluse und dazu weiße Strümpfe. Nach einigen Gläsern Sekt wurde die Stimmung etwas gelöster, und Gerd schlug vor, die Frauen sollten ihre Kleider ausziehen und nur in ihrer Unterwäsche die Getränke servieren. Gesagt, getan. Ich staunte nicht schlecht, als ich sah, daß beide Frauen Strapse trugen und daß Monika gar keinen und Martina einen in der Mitte offenen Slip trug. Gerd und ich ließen nicht lange auf uns warten und machten es uns, ebenfalls nur mit Slip bekleidet, auf der Couch gemütlich. Die beiden Frauen waren recht entzückt, als sie sahen, wie sich unsere besten Stücke im engen Slip ausbreiteten. Bei leiser, langsamer Musik tanzten die Frauen miteinander, bis Gerd seine Martina in den Arm nahm und ich Monika von hinten am Rücken streichelte. Als sie sich umdrehte und ich sah, wie ihre Knospen standen, war es um mich geschehen. Ich zog meinen Slip aus und befreite mein bestes Stück aus seinem Gefängnis, während sich Martina auf Gerd niederließ. Da Monika sehr dezent rasiert war, konnte ich sie ausgiebig streicheln und bemerkte, wie es ihr gefiel. Mein Verlangen, in sie einzutauchen, steigerte sich von Sekunde zu Sekunde. Angeheizt durch das Stöhnen von Martina und Gerd, legte Monika mich sanft auf ein weiches Fell vor dem Kamin und ließ sich auf mir nieder. Ich massierte verlangend ihren heißen Körper, während Monika uns gekonnt zu einem gemeinsamen gigantischen Höhepunkt ritt. Ich merkte erst gar nicht, daß Gerd und Martina inzwischen mit ihrem ersten Akt fertig waren und uns zuschauten.

Nachdem wir alle gemeinsam etwas Luft geholt hatten, bückte sich Martina zufällig direkt vor mir, so daß ich sehen konnte, wie ihr hellblauer, geschlossener Seidenslip, den sie inzwischen wieder trug, ganz feucht vom vorherigen Liebesspiel mit Gerd war, was mich aufs neue erregte. Ich sah zu Gerd hinüber. Der lachte verschmitzt und deutete mir, daß ich Martina von hinten verwöhnen sollte, während sich seine Finger über Monikas Intimregion hermachten. Weil ich so erregt war, ging ich zu Martina, die sich leicht gebückt an einen Holzpfosten anlehnte, zog ihr den Slip langsam nach unten und verwöhnte sie. Martina kam, wie von Sinnen vor Lust, zu einem lautstarken Orgasmus, bevor auch ich explodierte …

Diese Nacht dauerte bis in die Morgenstunden, bis wir alle vier erschöpft, aber befriedigt einschliefen. Es folgten noch viele weitere gemeinsame Tage und Nächte, bevor wir uns aus beruflichen Gründen leider nicht mehr treffen konnten. Jetzt bin ich wieder auf der Suche nach einem Pärchen oder mehreren Frauen, die meine erotischen Wünsche mit mir teilen.

Viele liebe Grüße von
Roland

Scharfer Sex mit meiner Traumfrau

Sehr geehrte Frau Sirius,

vor über einem Jahr veröffentlichte ich in Ihrem tollen Sex-Kontakter ein Inserat. Was sich daraus entwickelte, möchte ich gerne in Form eines erotischen Erlebnisberichtes schildern.

Ich konnte eigentlich nicht allzu viel verlieren, und einfach war es obendrein, ein nettes Inserat in Ihrem Sex-Kontakter aufzugeben. Denn für einen verheirateten Mann, der zwar eine absolut tolle Ehefrau besitzt, die jedoch beim Geschlechtsverkehr mehr eine konservative Stellung einnimmt und an dieser noch beharrlich festhält, ist es gar nicht so einfach, einen passenden Kontakt zu finden. Also probierte ich es einfach mal bei Ihnen mit einer Annonce aus, in welcher ich mich als schüchterner Lack- und Lederliebhaber vorstellte, mit der Absicht, eine zärtliche Partnerin, die demselben Fetisch unterliegt, kennenzulernen.

Der Sturm auf meinen Briefkasten blieb leider aus. Ein Mädchen jedoch, das sich meldete, weckte mein Interesse. Ja, so stellte ich mir meine Traumfrau vor: 18 Jahre jung, schlank mit schönem langen Haar. Die Augen braun und mit einer Vorliebe für Zärtlichkeiten in Lack, Latex und Leder. Ihrem mit der Hand geschriebenen Brief konnte ich entnehmen, daß sie es schon mehrmals über diverse Inserate versucht hatte, gleichgesinnte Männer kennenzulernen. Doch ihr Problem war, daß die Masse der Herren ihr Faible für Leder zwar teilten, jedoch auf S/M nicht verzichten wollten. Diese für sie etwas zu bizarren Spiele lehnte sie jedoch ab.

Sofort antwortete ich und machte ein Date mit ihr aus. In einem Stuttgarter Park sah ich sie dann. Die Frau, welche mir nie mehr aus dem Sinn gehen sollte. Schade, daß ich sie nicht früher kennengelernt habe. Der zarte, ja fast zerbrechlich wirkende Körper dieser Elfe war bekleidet mit einer knallengen Lackshorts, Overknies und die Brüste wurden durch eine strahlend weiße Spitzenbluse verziert. Bei diesem Anblick meldete sich sofort mein kleiner Schwager in der Hose. Jetzt gab es kein Zurück mehr. Diese Sünde mußte sein, mag es kosten, was es wolle!

Meiner Frau erzählte ich, daß man mich zu einer Geburtstagsfeier eingeladen hätte. Da dieses Fest weiter weg von Zuhause sei, hätte ich vor, bei Bekannten zu übernachten, um nicht betrunken Auto fahren zu müssen. So hatte ich Zeit für meinen Traum mit ihr. Sie stellte jedoch gleich zu Anfang klar, daß sie keine feste Beziehung wünsche. Dies war zwar bitterlich, jedoch auch mit Hinblick auf meine Familie wohl besser.

Sie kam auch sehr schnell zur Sache. Ich spürte, daß ich es hier mit einem Profi zu tun hatte. Sanft streichelte sie die Innenseite meines Oberschenkels, nachdem sie sich neben mich auf die Parkbank gesetzt hatte und wir zu plaudern begannen. Meine Lust pulsierte wie nie zuvor. Auch sie, das konnte man richtig spüren, war bis zum äußersten erregt.

Gott sei dank hatte sie in ihrem letzten Schreiben den Vorschlag gemacht, ein Hotelzimmer zu buchen. Dort angekommen, liebte sie mich nach allen Regeln der Kunst. Woher wußte dieser Teufel, auf was ich „abfahre"? Es war die Nacht meines Lebens. Ein Orgasmus folgte dem nächsten. Noch nie war ich so erregt wie an diesem Tag. Selbst beim Abschied konnte ich mich nicht von ihrem Anblick trennen, sie war so umwerfend schön.

Noch heute schreiben wir uns (wegen meiner Frau unter einer Postfach-Adresse), und regelmäßig ist auch ein Treffen angesagt, bei dem wir unsere Träume endlich einmal ausleben können. Die Realisation wäre ohne Ihr Magazin wohl nie erfolgt. Und dafür danken wir Ihnen.

Mit freundlichen Grüßen

Thomas

Blond und liebeshungrig

Hallo Frau Sirius,

ich möchte Ihnen zu Ihrem wirklich gelungenen Magazin gratulieren. Auch ich habe, wie einige andere, dem Sex-Kontakter viele tolle Erlebnisse zu verdanken.

Von einem möchte ich Ihnen gerne berichten, um vielleicht einige, die sich nicht trauen, zu motivieren, auch einmal eine Anzeige aufzugeben. Ich hatte im letzten Kontakter eine Anzeige geschaltet, in der ich einen Mann suchte, der mich so richtig verwöhnen würde. Ich bekam wirklich sehr viele Zuschriften, und es waren viele Männer dabei, die mir gefielen.

Einer sagte mir auf Anhieb zu. Jörg hatte mittelbraunes Haar, leuchtend grüne Augen und wohnte dazu noch in der Nähe meines Heimatortes. Ich rief ihn sofort an, um mich mit ihm zu verabreden. Ich saß mit seinem Foto in der Hand am Telefon. Seine Stimme war mir sehr sympathisch, sie erregte mich sogar. Schon am Telefon erzählte ich ihm, wie ich mir unser Treffen vorstellte. Ich erzählte ihm, daß ich es gern habe, wenn er mich zuerst am ganzen Körper streichelt, dann mit seiner Zunge an meinem Hals hinabfährt, über meine Brüste, an meinen Warzen saugt und dann langsam hinunter zu meinem Venushügel gleitet. Er sagte während meiner Ausführung nichts, nur kleine Seufzer konnte ich zwischendurch hören. Auch ich streichelte mich während unseres Telefonats zwischen den Schenkeln und konnte unser erstes Treffen kaum noch erwarten.

Nachdem ich aufgelegt hatte, griff ich zuerst einmal voller Vorfreude zu meinem Vibrator, den ich ebenfalls bei ORION bestellt hatte, und verwöhnte mich.

Endlich war es soweit. Ich trug ein Top und einen sehr engen und kurzen Rock, unter dem ich natürlich kein Höschen trug. Pünktlich um 20 Uhr stand Jörg bei mir vor der Tür. Er trug ein T-Shirt, und schon seine enge Jeans ließ erahnen, was darunter steckte. Wir waren beide recht lokker und hemmungslos aufgrund unseres heißen Telefongespräches. Ich war mir fast sicher, daß auch er schon am Telefon Hand an sich gelegt hatte. Ich bot ihm einen Platz auf der Couch an und machte Musik. Mein CD-Player steht auf dem Fußboden, so daß ich mich bücken mußte. Ich spielte so lange am Gerät herum, daß er genug Zeit hatte, sich ansehen zu können, was ihn erwartete. Die Reaktion blieb nicht aus, seine Erregung sprengte fast die Hose. Wir unterhielten uns noch einige Zeit über belanglose Dinge, doch es fiel uns beiden schwer, nicht übereinander herzufallen. Um ihn noch heißer zu machen, aß ich eine Banane auf eindeutige Weise. Jetzt konnte er sich nicht mehr beherrschen, öffnete seine Hose, griff hinein und begann sich zu streicheln, während ich weiter hingebungsvoll an meiner Banane lutschte.

„Ich habe noch mehr Lust auf Banane", sagte ich und holte eine Flasche mit einer „Lick it Bananen-Lotion" heraus. Ich kniete mich nun vor ihm hin, natürlich so, daß er meine runden Brüste bewundern konnte, und rieb seinen Penis mit der Lotion ein. Er stöhnte auf und griff mir lustvoll an die Brust. „Ich liebe Banane", sagte ich und beugte mich zu ihm hinunter. Ich genoß den süßen Geschmack der Lotion. Er stieß mir immer weiter entgegen, und ich saugte und saugte. Ich merkte, daß er kurz vor dem Höhepunkt war, und hörte schnell auf.

Nun war ich an der Reihe. Ich zog mir den Rock über die Hüften und stellte mich vor ihn. Ich hüpfte wie von Sinnen über seinem Gesicht auf und nieder und konnte mich kaum noch beherrschen, ich wollte ihn nun endlich in mir spüren. Ich legte mich auf den Fußboden, doch da entdeckte er meinen Vibrator. Ich war begeistert, denn bis jetzt hatte ich ihn nur benutzt, wenn ich allein war. Ich lag nun da auf dem Teppich, und er umkreiste mit dem Vibrator meine Brustwarzen. Es war kaum noch auszuhalten. Jetzt war er mit dem Ding zwischen meinen Schenkeln. Es war ein ganz neues Gefühl – dieser wirklich gut gebaute Mann neben mir, und gleichzeitig surrte der Vibrator zwischen meinen Beinen. Aber jetzt endlich sollte er mich lieben, sonst würde ich wahnsinnig werden! Ich zog ihn an mich, und er verwöhnte mich kraftvoll. Gleichzeitig knetete er meine Brüste. Aus meinem Stöhnen wurden kurze Lustschreie, so etwas hatte ich noch nie in mir gespürt. Seine Stöße wurden immer schneller. Als er dann wieder zum Vibrator griff, war es um mich geschehen. Ich erlebte einen unglaublichen Orgasmus, und auch er entlud sich in mir. Im Taumel der Lust blieben wir noch eine Weile so liegen. Dann legten wir uns erschöpft ins Bett und schliefen zufrieden ein. Doch der Morgen hatte es nicht weniger in sich als der Abend. Es war eines der schönsten Erlebnisse, die ich jemals hatte, und es werden dank des Sex-Kontakters hoffentlich noch viele folgen.

Eure Susanne

Partnertausch – eine aufregende Erfahrung

Lieber SKS-Anzeigendienst!

Heute möchten meine Frau und ich Ihnen gern einmal von einem sehr aufregenden Erlebnis erzählen, welches uns dank Ihres Kontaktmagazins wiederfuhr. Wir finden die bei Ihnen abgedruckten Berichte immer sehr interessant und möchten auch einmal unseren Teil dazu beitragen.

Wir, meine Frau Margot (45 Jahre) und ich (53 Jahre), blätterten wieder einmal voller Erwartung den neuesten Sex-Kontakter durch. Wir sprachen schon öfter darüber, daß wir uns einmal mit einem anderen Paar treffen würden, um zusammen schöne Stunden zu erleben; getraut hatten wir uns jedoch bisher noch nicht. Diesmal aber wollten wir es anpacken. Wir dachten uns: „Mensch, das sind wahrscheinlich genau solche Menschen wie du und ich.“ Dann sahen wir diese Anzeige, ein Ehepaar in unserem Alter suchte ein gleichgesinntes Ehepaar für gemeinsame erotische Abende. Wir schrieben an die beiden und schickten ein paar Fotos von uns mit. Zwei Wochen später erhielten wir die Antwort, sie würden uns gerne kennenlernen, und luden uns zu sich ein. Die Fotos, die sie uns schickten, sahen sympathisch aus, und auch ihr Brief machte einen netten Eindruck. Wir entschlossen uns, sie zu besuchen. Wir telefonierten noch ein paarmal und verstanden uns eigentlich schon am Telefon recht gut.

Nun war es so weit, an einem Freitagabend fuhren wir in den 200 km entfernten Ort. Wir wurden schon freudig erwartet. Heinrich öffnete uns die Tür, er sah für sein Alter (52 Jahre) wirklich noch sehr gut aus; auch seine Frau Karin (50 Jahre), die gerade in den Flur trat, war recht hübsch. Karin hatte etwas zu essen vorbereitet. Wir unterhielten uns gelöst über Gott und die Welt. Nach dem Essen setzten wir uns ins Wohnzimmer und tranken etwas Wein. Karin saß neben mir, Heinrich und meine Frau hatten es sich zu zweit auf der Couch bequem gemacht.

Im Laufe des Gesprächs erfuhren wir, daß es auch Karins und Heinrichs erster Versuch war. Der Wein machte uns alle etwas lockerer, und Heinrich schlug vor, sich zusammen einen Erotik-Film anzusehen. Wir waren einverstanden.

Schon allein die Atmosphäre, der Wein und dazu noch der heiße Film erregten mich, und den anderen schien es nicht anders zu ergehen. Die beiden Frauen rutschen etwas nervös von einer Pobacke auf die andere, und auch in Heinrichs Hose schien sich etwas zu bewegen.

Ich legte meine Hand auf Karins Bein und begann, sie ein wenig zu streicheln. Es schien ihr zu gefallen, doch sie sah immer noch etwas verlegen auf den Fernseher, wo es inzwischen richtig zur Sache ging. Heinrich hatte seinen

Arm um Margot gelegt, und seine Hand umspielte ihre üppigen Brüste. Es machte mich ziemlich an, meine Frau mit einem anderen Mann zu beobachten, und der Gedanke daran, was in den nächsten Stunden geschehen würde, steigerte meine Lust.

Meine Hand fuhr an Karins Schenkeln auf und ab. Sie schlang mir dankbar ihre Arme um den Hals und küßte mich voller Leidenschaft. Ich öffnete ihr die Bluse und hatte ihre kleinen, runden Brüste in der Hand. Sie stöhnte auf. Ich wollte nun endlich meinen „großen Freund" aus seinem Gefängnis befreien. Ich öffnete meine Hose und legte ihre Hand darauf. Sie bewegte ihre Hand noch etwas zaghaft auf und nieder. Es war ein unglaubliches Gefühl, wie diese Frau mich streichelte und meine eigene Frau gleichzeitig von einem fremden Mann liebkost wurde. Ich sah kurz zu den anderen beiden hinüber. Meine Frau trug inzwischen schon keine Bluse mehr, und Heinrich saugte an ihren Brustwarzen. Karin und ich küßten uns nun immer heftiger, und ich entkleidete sie oben herum. Sie hatte sehr schöne kleine Brüste. Auch Karin packte nun etwas stärker an, ich hoffte, sie würde mich nun auch oral verwöhnen, denn darauf stand ich ganz besonders. Ich fühlte mich eingeengt und zog mich ganz und gar aus. Karin machte es genauso. Als sie sich ihres Slips entledigte, fielen mir fast die Augen aus dem Kopf: Sie war rasiert, und ich fand, daß es unheimlich toll aussah. Ich legte sie auf den Fußboden und glitt mit meiner Hand an ihren Brüsten herunter, über den Bauch bis hin zu ihrer blitzblanken Scham. Es was ein ganz neues Gefühl, denn meine Frau was sehr stark behaart, und wir hatten noch nie daran gedacht, daß sie sich vielleicht auch einmal rasieren sollte. Ich streichelte zuerst nur ihren Venushügel, dort, wo meine Frau so viele Haare hatte. Karin wollte aber mehr, sie spreizte ihre Beine und streckte mir ihr Becken entgegen. Ich umkreiste sie dort ganz vorsichtig mit dem Finger. Meine Finger tauchten immer wieder ein, und Karin wälzte ihren Kopf von einer Seite auf die andere.

Ich bemerkte nun, daß Margot und Heinrich uns schon seit einiger Zeit beobachteten und sich dabei gegenseitig streichelten. Mir gefiel es sehr, beobachtet zu werden, und ich begann mit einem wilden Zungenspiel zwischen Karins Schenkeln. Sie stöhnte unentwegt und bemerkte unsere Zuschauer gar nicht.

Jetzt wollte ich es wissen. Ich zog Karin etwas hoch und stellte mich vor sie. Sie verstand sofort, was ich wollte, und öffnete den Mund. Dies machte mich fast irre. Heinrich betrachtete das Schauspiel und onanierte dabei. Kurze Zeit später hatte ich auch schon meinen ersten Orgasmus.

Jetzt wollte auch Heinrich, was ihm zustand. Margot kniete sich vor ihn, und er verwöhnte sie von hinten. Ihre großen Brüste schaukelten dabei hin und her. Auch ich war wieder zu allem bereit. Ich legte mich hin und bat Karin, sich auf mich zu setzen. Sie bewegte nur ihr Becken etwas im Kreis. Ich hielt dabei ihren Busen fest in den Händen. Endlich wippte sie rauf und runter. Ich hörte jetzt an Margots Aufschrei, daß auch sie gekommen sein mußte. Ebenso Heinrich, denn ich sah, wie er befriedigt die Augen schloß. Ich wollte es nun auch Karin so richtig zeigen. Wir wechselten die Positionen, und ich liebte sie kraftvoll, bis Karin sich aufbäumte und dann erschöpft zusammensank. Margot und Heinrich hatten sich das ganze beim Abklingen ihres Orgasmus angesehen. Auch ich hatte mit Karin zusammen meinen zweiten Höhepunkt.

Wir waren nun alle ziemlich erschöpft. Karin und Heinrich gingen in ihr Schlafzimmer und wir in das Zimmer, das Karin uns für die Übernachtung zurechtgemacht hatte. Mitten in der Nacht hörten wir plötzlich wieder verdächtiges Gestöhne aus dem Nebenzimmer. Das wollten wir uns nicht entgehen lassen, wir gesellten uns wieder zu den beiden, die schon wieder richtig bei der Sache waren. Wir wurden freudig begrüßt und hatten noch bis zum nächsten Morgen sehr viel Spaß.

Das war unser erstes Treffen, und seitdem besuchen wir uns regelmäßig. Es hat sich eine richtige Freundschaft, nicht nur auf sexueller Basis, aufgebaut. Zur Zeit planen wir gerade unseren gemeinsamen Urlaub, FKK natürlich.

Allen Beteiligten ein herzliches Dankeschön.

Euer Jochen

„Im Hotel ging es dann richtig zur Sache"

Hallo, ich bin Jörg, und ich kaufe mir öfter den Sex-Kontakter. Da ich immer mit großem Interesse die Erlebnisberichte privater Personen gelesen habe und diese Idee gut finde, möchte ich heute mein schönstes erotisches Erlebnis aufschreiben und es Euch mit meinem Einverständnis zur Veröffentlichung zukommen lassen. Es würde mich wahnsinnig freuen, wenn Ihr es veröffentlicht.

Es war im letzten Sommer. Ich kam, etwas gestreßt von den vielen Vorlesungen an diesem Tag, ziemlich spät von der Universität nach Hause. Eigentlich wollte ich mich nur etwas frisch machen, ein bißchen was essen und mich dann auf die Laborarbeiten am nächsten Tag vorbereiten, als plötzlich das Telefon klingelte. Gedankenlos ging ich ans Telefon. Es meldete sich eine Frauenstimme mit den Worten: „Hallo, hier ist deine Kuschelmaus."

Erst wußte ich nicht, was das zu bedeuten hatte. Dann fiel mir jedoch ein, daß ich vor ein paar Wochen auf drei Anzeigen im Sex-Kontakter geantwortet hatte, und es stellte sich heraus, daß sie eine der drei Anzeigen aufgegeben hatte. Da sie momentan zufällig beruflich in meiner Gegend zu tun hatte, verabredeten wir uns für den gleichen Abend noch zu einem Treffen ohne Erkennungszeichen in einem bekannten Lokal.

Dort angekommen, bestellt ich mir eine Cola und setzte mich allein an einen Tisch. Ich sah mich um. Nach einer Weile sah ich, wie sich eine Frau zwei Tische weiter in meine Blickrichtung an den Tisch setzte. Ich bin schon öfter in diesem Lokal gewesen, sie hatte ich jedoch noch nie hier gesehen. Das mußte sie sein. Sie gefiel mir auf Anhieb sehr gut. Sie war ganz verführerisch gekleidet und sah einfach toll aus. Ich habe sie eine ganze Weile beobachtet und stellte dabei fest, daß sie, wie ich, ohne Begleitung hier war. Als sie zu mir herübersah, lächelte ich sie an und grüßte sie. Sie lächelte zurück. Nach einer Weile stand sie auf und kam zu mir herüber.

„Hallo, ich heiße Angelina, und du bist bestimmt Jörg, habe ich recht?"

Ja, sie hatte recht. Auch sie hatte mich sofort im Lokal entdeckt. So schön wie ihr Name war alles an ihr, ihr Gesicht, ihre langen, blonden, gelockten Haare, ihre blauen Augen und ihr süßer Schmollmund. Wir setzten uns und redeten über viele Dinge. Gegen Ende des Abends hat sie mich gebeten, sie in ihr Hotel zu fahren. Als wir bei ihr angekommen waren, lud sie mich auf eine Tasse Kaffee ein. Wir sind in ihr Hotelzimmer gegangen, sie machte den Kaffee und wir unterhielten uns noch eine Weile. Ich bemerkte sofort, daß sie mehr wollte als nur reden. Sie hat sich an mich gekuschelt und bat mich, bei ihr zu bleiben, da sie in dieser Nacht nicht allein sein wollte. Ich erfüllte ihr den Wunsch gern.

Wir blieben noch eine Weile eng aneinandergekuschelt sitzen, bis sie ganz langsam anfing, mich überall zu küssen und zu streicheln. Ich erwiderte ihre Zärtlichkeiten. Danach gingen wir ins Schlafzimmer und zogen uns gegenseitig ganz langsam aus. Sie legte sich aufs Bett, und ich legte mich neben sie. Nun fing ich an, sie zu streicheln und sie überall zu küssen. Ich merkte, daß es ihr gefiel, da sie leise anfing zu stöhnen. Ihr leises Stöhnen und ihr makelloser Körper törnten mich noch mehr an. Ich verwöhnte ihren festen, runden Busen und die aufgerichteten Knospen. Mit meiner Zunge wanderte ich immer weiter nach unten, bis ich an ihrem Lustdreieck angelangt war. Behutsam liebkoste ich es. Danach hat sie mir mein bestes Stück zärtlich verwöhnt. Ihr heißes Verlangen war jetzt grenzenlos. Sie setzte sich auf mich, und ich drang ganz langsam in sie ein. Ihre Bewegungen waren abwechselnd mal langsam und mal heftig. Ich streichelte dabei ihren Busen. Nun machten wir Stellungswechsel. Sie kniete sich fordernd vor mich hin. Unsere Bewegungen wurden ganz schön heftig, ich knetete und massierte bei jeder Bewegung ihren schönen Busen. Es gefiel ihr, da ihr Stöhnen immer lauter wurde. Kurz vor meinem Orgasmus haben wir noch einmal die Stellung gewechselt. Sie legte sich vor mich auf den Rücken und winkelte ihre Beine an …

Danach kuschelten wir und küßten uns noch eine ganze Weile, bis wir dann völlig entspannt einschliefen. Am nächsten Morgen sagte sie mir, daß sie eine so schöne Nacht schon lange nicht mehr erlebt hätte. Ich erwiderte, daß es auch für mich ein wunderbares Erlebnis war und daß ich noch nie mit einer so attraktiven Frau geschlafen hätte. Wir verbrachten danach zwei wunderschöne Wochen zusammen. Dann mußte sie leider aus beruflichen Gründen für längere Zeit in die USA. Durch die große Entfernung ging leider nach einiger Zeit der Kontakt zwischen uns verloren. Daher möchte ich den SKS-Anzeigendienst bitten, mir eine Chiffre zu geben, damit ich nun selbst eine Kontaktanzeige im Sex-Kontakter aufgeben kann. Vielleicht lerne ich dadurch ja wieder eine so tolle Frau kennen. Auch weiterhin alles Gute für Ihren Sex-Kontakter wünscht Ihnen

Ihr Jörg

Die Fehler kontaktsuchender Männer

Sie können sich wahrscheinlich nicht vorstellen, wie viele Schreiben ich auf meine Anzeige hin bekommen habe. Es waren fast 150 Briefe! Zwar ist das Briefeschreiben mein liebstes Hobby, doch war es mir beim besten Willen unmöglich, mich sofort bei all denen zu bedanken, die so lieb und nett geschrieben hatten. Diejenigen, die Rückporto beilegten, bekamen natürlich gleich eine Antwort. Übermitteln Sie bitte allen Ihren Lesern ein herzliches Dankeschön!

Ich war erstaunt über die große Resonanz. Ich dachte immer, daß es doch vielen Frauen so ginge wie mir und daß die Suche für mich deshalb schwierig würde. Einige „Favoriten" habe ich mir schon rausgepickt, mit dreien habe ich mich schon getroffen. Ich möchte Ihnen aber von denen erzählen, die mich nicht zum Kennenlernen reizten. Nicht weil ich sie schlechtmachen und mich über sie lustig machen will, sondern damit sie es beim nächsten Mal, bei anderen Frauen, besser machen können. Teilweise taten sie mir regelrecht leid, wie naiv sie schrieben und wie wenig Ahnung sie offenbar von den Gefühlen einer Frau hatten.

Oft ärgerte ich mich auch über sie. Denn etliche Männer hatten nur eins im Sinn: bumsen, bumsen, bumsen ... Wenn man nach ihren Briefen gegangen wäre, hätten sie mich beim ersten Kennenlernen gar nicht angeguckt, sondern hätten mir gleich mein Höschen heruntergerissen. Einige solcher Beispiele zitiere ich Ihnen. Namen und sonstige Erkennungsmerkmale habe ich weggelassen oder verändert. Da schreibt zum Beispiel „Ihr baldiger Stoßfreund“: „Ich nehme stark an, daß Sie eine sehr attraktive, geile Frau sind, die es ausdauernd liebt, mal stramm durchgef... zu werden.“ Woher will er das wissen, und gehört da nicht erst einmal gegenseitige Sympathie dazu? Er stellt sich kurz und knapp vor: „42 Jahre jung, 1,79 m groß, ledig, Penismaß 16 x 5 cm.“

Sonst noch einen Wunsch? Ja, hatte er: „Ich hoffe inständig, daß ich Sie bald f... kann.“

Wissen Sie, ich bin bestimmt kein Kostverächter im Bett, aber diese Hopplahopp-Masche gefällt mir gar nicht. Ich spreche sicherlich für viele Frauen, wenn ich mir wünsche, erst einmal als Mensch, als Ilona N., angesprochen zu werden. Aus gegenseitigem Mögen kann immer noch ein amouröses Abenteuer werden. Dazu gehören Zärtlichkeit, Verführung, Geduld – und nicht starke Worte. Aber viele – ich war erschrocken, wie viele – fallen gleich mit dem Penis ins Haus. Einigen Briefen lag nur das Foto ihres offenbar wichtigsten Körperteils bei, nach dem Motto: „Gestatten, mein Name ist Penis, Maße 20 x 6 cm.“

Wenig einfühlsam fand ich einen Brief, dem ein Polaroid-Bild beilag, das den stehenden Herrn mit der Kamera zeigte, der vor einer sitzenden Frau saß, die ihn oral verwöhnte. „Stör dich nicht an der Frau, es ist eine alte Bekannte“, schrieb er im Nachsatz. Mir wurde schon ganz schlecht bei dem Gedanken, daß er solche Intimfotos mit mir drauf demnächst meinen „Nachfolgerinnen“ zuleiten würde. Er schrieb: „Deine heiße Muschel giert schon nach meinem Penis. Ich will ganz tief in Dich stoßen und wühlen, so tief, daß Du meinen Penis in Dir bis unter Deine Brüste spürst. Komm! Jetzt, mein Liebling! Mein Penis wartet darauf, Deine Muschel zu füllen und zu überschwemmen.“

Und so weiter und so fort. Ich habe beileibe nichts gegen erotische Schilderungen, ich finde sie – bei passender Gelegenheit – sehr anregend. Aber als erste Kontaktaufnahme gefiel es mir nicht. Die bekommt man morgens vom Briefträger gebracht und liest sie sich beim Frühstück durch; da habe ich meist andere Sorgen. Der Herr hat sein Bild kommentarlos zurückbekommen. Ordnung muß sein, aber zu mehr konnte ich mich nicht überwinden. Manchmal kamen mir die Schreiben wie eine richtige Vergewaltigung vor. Ein Leser klebte Ausschnitte aus Pornoheften mit Stellungen, die ich als Frau demütigend fand, auf seinen Briefbogen. Er zeichnete Pfeile und Kreuzchen ein und beschriftete diese mit „ich“ und „du“. Dazu schrieb er: „Ich bin sehr tolerant und mache alles mit, was Lust, Spaß und Freude bringt, von der zärtlichen Erotik bis zur hemmungslosen Geilheit. Lassen die Bilder schon Ihre Muschel feucht werden? Stellen Sie sich vor, wie ich in Ihren engen Po eindringe, ihre Backen knete, ich Ihnen meinen Liebessaft ins Gesicht schleudere ...!“

Ich verzichte, danke. Entschuldigen Sie, aber solche Briefe haben mich aufgeregt – im negativen Sinne. Einen letzten möchte ich Ihnen noch zitieren. Er hatte seinen Brief gar nicht persönlich geschrieben, sondern schickte eine ziemlich schlechte Fotokopie, die an „Liebste, verehrte Sexfreundin“ gerichtet war. An wieviele Frauen mag er noch geschrieben haben? Er wollte mich überhaupt nicht kennenlernen, sondern nur mit mir in erotischen Federkrieg treten. Ich hatte in der Annonce „Dauerfreundschaft angestrebt“ geschrieben, und die suchte ich. Hätte ich nur einen pornographischen Briefwechsel gewünscht, dann hätte ich in der Anzeige doch von „anregendem Briefwechsel“ geschrieben.

Der Typ schrieb bzw. fotokopierte: „Ich geile Dich zunächst mit den Händen und Fingern auf, die ich abwechselnd in Deinen Pobacken und zwischen Deinen gewaltigen Schamlippen einsetze. Diese sind schon sehr erregt. Du bist indes auch nicht schüchtern und labst Dich an meinem geilen Penis, der hart wie Eisen zwischen Deinen Lippen zuckt. Deine Erregung ist inzwischen so angestiegen, daß Du schnell atmend einen Seufzer nach dem anderen ausstößt, in dem Du mich aufforderst, jetzt endlich meinen Penis zwischen Deine Schamlippen zu schieben und Dich fertigzumachen …“

Einige Leser bekannten unverblümt, daß sie mit mir schlafen und mich oral verwöhnen wollten etc., aber sie taten das in einer insgesamt netten Weise, die auch Lust darauf machte. Daß ich mir so etwas auch erhoffte, war schließlich klar, denn sonst hätte ich nicht im Sex-Kontakter annonciert. „Hallo, tolle Mieze“, schrieb einer. „Ihr Bild hat mir sofort gefallen. Sie sehen gut aus. Auf dem Bild gefällt mir ganz besonders gut Ihr wundervolles Gesicht und Ihr schöner Busen.“

Solche Schmeicheleien lasse ich mir gefallen, auch solche: „Ich liebe das, wie Sie so liebreizend und ein wenig verträumt ausschauen und wie rührend lieb Sie dort stehen und herüberblicken, da habe ich mich gleich auf den ersten Blick in Sie verliebt! Dein süßer, lieber Blick, Ihre Augen und Lippen liebe ich sehr, o je, einfach alles an Ihnen, von hoch oben bis zu den Knien, hält mich wie gefesselt, entzückt mich."

Übrigens habe ich mich mit diesem Herrn (36 Jahre, Automobilfacharbeiter, 1,78 m groß, dunkelhaarig, mittelschlank, nett und sehr hübsch aussehend, aufrichtig, warmherzig, tolerant, mit gutem, etwas ruhigen Gemüt, treu und sehr romantisch, zärtlich, mit schönen Freizeitinteressen wie Tanzen, Musik, Sport, Reisen und viel Natur) zum Kaffeetrinken getroffen. Da kam, was bei solchen „Papier-Lieben" wohl kommen kann: Von seiner vielbeschworenen Liebe war nach unserem Gespräch nicht mehr viel da. Es war eindeutig, daß er nicht mit mir warm werden konnte, ich auch nicht mit ihm. Er hat die Rechnung bezahlt, hat sich verabschiedet und sagte mir ganz offen, daß wir seinem Gefühl nach nicht zusammenpassen würden. In Ordnung. Das zeigte mir, welche Welten offenbar zwischen der Stimmung, in der man solche Verehrerbriefe schreibt, und der bei einem tatsächlichen, persönlichen Kennenlernen liegen.

Ich glaube, daß viel zu viele Männer mit irrealen Träumen im Kopf Bekanntschaftsanzeigen studieren und beantworten, statt sich schon dabei ganz nüchtern und konkret auszumalen, was sie denn nun wirklich mit der Frau anfangen wollen. Sie wird ihnen nämlich beim ersten Mal nicht mit Büstenhebe und offenem Slip entgegentreten, sondern im schlichten Kleid und Mantel.

Ein Herr schrieb: „Ihr liebenswerter Anblick veranlaßt mich, Ihnen zu schreiben. Ich sehe gut aus. Bin Mittelalter. Schätze und verehre die Weiblichkeit schon seit jungen Jahren. Auch Ihnen, mein süßes Weib, werde ich ein Denkmal setzen. Ich habe schon eins gesetzt. Ein Denkmal der Liebe und Zärtlichkeit. Sie haben Amor auf die Reise geschickt mit spitzen Pfeilen, die treffen."

Mir gefiel auch dieser Brief, denn ich bin romantisch veranlagt und sehne mich nach echter Liebe. Sie ist die Rettungsinsel, auf der man diese hektische und manchmal unmenschliche Zeit ertragen kann. Aber zwischen dem Schwärmen von einem Bild und dem Verlieben in einen richtigen Menschen besteht doch ein Unterschied. Ich habe fast den Verdacht, daß viele Männer nur so schreiben, daß sie aber gar nicht mit einer persönlichen Kontaktaufnahme rechnen. Vielleicht sind sie schon zu oft durch das Ausbleiben einer Antwort enttäuscht worden, vielleicht kompensieren sie ihre Mutlosigkeit, Frauen im Leben anzusprechen, mit eifrigem, unverbindlicheren Briefeschreiben. Ich weiß es nicht.

Ich kann nur die Männer auffordern, sich genau zu überlegen, was sie eigentlich wollen, was sie sich erhoffen, was sie zu investieren bereit sind (nicht in Geld, sondern in Gefühlen und Mühen). Ein Brief auf eine Kontaktanzeige ist wie ein Bewerbungsschreiben auf ein Stellenangebot. Da liest man schließlich auch alles genau durch und antwortet nur dann, wenn man sich wirklich für den geeigneten Bewerber hält. Man gibt sich auch Mühe beim Abfassen der Bewerbung, weil man sich schließlich im besten Licht darstellen will. Damit bin ich bei den Äußerlichkeiten. Einige Herren machten sich noch nicht einmal die Mühe, ein richtiges Blatt Papier zu suchen. Einer notierte krakelig („Entschuldigen Sie die schlechte Schrift, ich schreibe im Zug") an den Rand eines Intercity-Fahrplans, daß er mich sehen wolle. Ein anderer benutzte offenbar das Schmierpapier seiner Behörde. Auf der Rückseite waren Arbeitsanleitungen für den Anschluß von Verteilerkästen aufgeschrieben, vorne war sein Liebesbrief.

Den Text über die Verteilerkästen las ich fast noch lieber, weil der Gute eine – entschuldigen Sie – Sauklaue hatte.

Fünf Briefe liegen immer noch ungelesen in der Ecke, weil ich bisher noch nicht Muße und Lust gefunden habe, sie zu entziffern. Was man Menschen raten soll, die es gar nicht besser können, weiß ich nicht. Einer tat mir richtig leid, der auf rosa Briefpapier mehr schlecht als recht schrieb: „Liebe Frau, ich möchte fragen, ob Sie noch zu haben sind, da ich Sie gerne heiraten möchte, und bitte Sie, ein Foto zu schicken. Ich auch auf einem Foto sehen wollte, daß Sie so hübsch sind." Jedes zweite Wort war falsch geschrieben, Satzzeichen gab es keine. Bestimmt gibt es für diesen Herrn eine passende Partnerin, ich bin es aber nicht. Er sollte vielleicht beim nächsten Mal einen Freund bitten, ihm einen etwas vorteilhafteren Brief aufzusetzen. Neben dem vorhin erwähnten fotokopierten Brief mißfielen mir auch drei Schreiben im Durchschlag. Da hatten die Herren in einem Arbeitsgang gleich vier oder fünf Kontaktversuche starten wollen. Wetten, daß alle fehl schlugen? Ein solcher Durchschlag mit seinen Tippfehlern sieht gar nicht gut aus, und man fühlt sich auch nicht direkt angesprochen.

Lieber Verlag, ich wollte mit meinem Erfahrungsbericht keine Briefschreiber „in die Pfanne hauen" oder bloßstellen. Dafür fand ich es viel zu nett, daß so viele geschrieben haben. Ich wollte auf Fehler aufmerksam machen, die einige machen und so ihre Chancen, gen Null drücken. Es mag Frauen geben, die das anders sehen; ich habe nur von meinen Empfindungen und Gefühlen geschrieben. Mögen diese Männer sich bessern oder an die richtige Frau kommen, das wünsche ich ihnen.

Ehrlich und von Herzen!

Ihre Ilona

Meine Anzeige brachte den vollen Erfolg!

Hallo A. Sirius!

Meine Anzeige brachte für mich den vollen Erfolg. Es waren wirklich nette Briefe auf meine Anzeige bei mir angekommen. Viele Damen und viele Herren antworteten mir. Endlich konnte ich meine Wünsche (Kämpfe auf der Matte, im Schlamm, im Wasser, auf dem Teppich, auf dem Rasen u. a.) verwirklichen. Es waren unterschiedliche Kämpfe: normales Ringen, Catchen, Gerangel usw. Von fairen Kämpfen bis hin zu unfairen. Einige konnte ich als Siegerin beenden. Einige Male wurde ich besiegt. Jeder Kampf war schön, aufregend, große Klasse! Von einem ganz besonderen Kampf möchte ich Ihnen heute berichten:

Es war vor drei Tagen. Ich hatte einen Brief von einer 18jährigen bekommen. Sie hieß Doris und schrieb: „Ich suche Frauen, die Mut zum Kampf haben."

Ich rief Doris an, denn sie hatte ihre Telefonnummer im Brief angegeben. Wir vereinbarten einen Kampftermin und folgende Kampfregeln: „Ohne Tabus – alles erlaubt."

Gestern Mittag fand dann unser Kampf statt. Wir packten uns, und es begann ein wirklich guter Kampf. Doris konnte gut kämpfen, und ich mußte mein Bestes geben. Nach nur zwei Minuten bekam ich zu spüren, wie gut Doris ist. Doris hatte mich auf die Matte gezwungen und saß mit ihrem Po auf meinem Po. Dabei drehte sie mir beide Arme auf den Rücken. Es tat ziemlich weh. Ich schrie und jammerte. Endlich ließ Doris meine Arme los. Was für eine Erleichterung für mich! Doch dann spürte ich, wie Doris mit ihrer linken Hand meine Haare lang nach hinten und oben zog. Neue, jedoch nicht allzu starke Schmerzen für mich. Dann bemerkte ich ihren rechten Unterarm an meinem Hals. Doris drückte leicht zu. Als ich kurz röchelte, ließ sie mich sofort los. Wie eine Katze mit der Maus spielte Doris nun mit mir. Sie drehte mich auf den Rücken und biß in meine Nase. Ich war momentan wehrlos. Was ich auch versuchte, Doris war die bessere Kämpferin und ließ mir keine Chance. Flink wie ein Wiesel, stark wie ein Bär, geschickt wie ein Fuchs. Doris war einfach nicht zu packen. Ich versuchte wirklich alles, aber ständig hatte Doris mich neu im Griff. Nach einer Weile lag ich dann erschöpft auf der Matte.

Alle viere von mir gestreckt. So lag ich da.

Dieser Kampf war spitzenmäßig, denn für mich zählt der Nacktkampf. Ich werde immer wieder gegen Doris kämpfen. Morgen ist unser zweiter Kampf. Darauf freue ich mich jetzt schon. Ich hoffe, daß der SKS-Anzeigendienst meinen Bericht druckt, denn es gibt bestimmt viele, die Spaß an Nacktkämpfen haben. Leider sind diese etwas in Vergessenheit geraten. Ich hoffe, daß ich hiermit dazu beitragen konnte, daß sie wieder modern werden.

Eure Marion

Sklavin seiner Lust

Sehr geehrte SKS-Redaktion,

ich schreibe Ihnen, weil ich meine Geschichte nicht für mich behalten möchte und weil ich finde, daß sie auch für andere Gleichgesinnte interessant sein könnte. Wie viele andere Menschen, habe auch ich schon einmal von einem dominanten Partner geträumt. Ich habe mir diesen Traum erfüllt und in der Realität die Rolle einer Sex-Sklavin übernommen. Ich habe meine eigenen Bedürfnisse zur

Befriedigung meines Partners über Bord geworfen. Ich habe mich bedingungslos unterworfen und mich gefühlt wie die Hauptpersonen in dem erotischen Roman/Film „Geschichte der O“ oder „9 1/2 Wochen“.

Als ich diese Neigung bei mir entdeckt habe, habe ich mich natürlich mit Hilfe von Büchern und Zeitungsberichten informiert. Ich fand heraus, daß Frauen sich oft unwohl fühlen bei dem Gedanken an solche Phantasien. Viele fürchten sich vor den alten Mustern der Unterwürfigkeit dem Mann gegenüber. Ist es aber möglich, daß das Dienen als Sex-Sklave dazu führen kann, sich selbst besser kennenzulernen? Man denke nur an die Heiligen, die Wohltäter oder Märtyrer, die ihr Leben bedingungslos in den Dienst der Menschheit oder ihres Glaubens gestellt haben und alle Demütigungen auf sich nahmen. Sie gaben alle eigenen Bedürfnisse auf und erlangten dabei eine höhere Bewußtseinsstufe. Kann auch der Sex-Sklave mit seinem Demuts-Spiel den irdischen Fesseln entkommen? Menschen, die sowohl die Rolle des Meisters als auch die des Sklaven ausprobiert haben, erklärten, die Sklaven-Rolle hätte sie mehr befriedigt. Wenn mir ein Mann zu meinen Füßen bedingungslos alle Wünsche erfüllt, ist es für mich interessant und unterhaltsam, aber richtig befriedigt werde ich dadurch nicht. Als Sklavin andererseits ist mein Herz weit offen, und ich bin voller Lust. Unterwürfig erfahre ich eine Art von Liebe, die durch nichts übertroffen wird. Der Unterschied zwischen Geben und Nehmen geht nahtlos ineinander über.

Vor einigen Jahren trat ich einer Frauengruppe bei. Ich versuchte herauszufinden, wie andere Frauen über meine Sklaven-Phantasien dachten. Ich stieß überall auf Ablehnung und Abscheu. Erst in letzter Zeit öffnen sich ja bekanntlich immer mehr Frauen und offenbaren ihre sexuellen Sehnsüchte, wohlwissend, daß diese nicht krankhaft oder selbstverachtend sind. Später einmal sprach ich mit einer Kollegin, die die gleiche Neigung wie ich hatte. Zunächst sehr zögernd erzählte sie mir von ihrem Leben als Sklavin ihres Mannes. So erfuhr ich von ihr, wie sie sich nach einem langen Tag voller Gerede über die Gleichberechtigung der Geschlechter ihren Abend gestaltete. Sie warf sich abends ein knappes Negligé über, zog ein paar scharfe Schuhe mit Pfennigabsätzen an und erwartete ihren Mann mit einem Martini an der Tür.

Während das Essen in der Küche schmorte, zog sie ihm die Schuhe aus, massierte seine Füße und liebkoste ihn. Lachend fügte sie hinzu, daß ihr Mann allerdings später den Abwasch machen mußte.

Vor meiner Scheidung war ich eine gute Ehefrau. Ich putzte, kochte und arrangierte für die Kunden meines Mannes viele Parties. Unser Sexleben war einfach, ohne Raffinessen, aber für beide doch befriedigend. Ich war auch im Bett eine gute Ehefrau. Was das bedeutete, wurde mir erst klar, als ich nach meiner Scheidung den Mann traf, der mir zeigte, wie im Bett die Rollen umverteilt werden können.

Ich hatte das Alleinsein satt und wollte endlich auch die Chance haben, meine Phantasien auszuleben. Was lag also näher, als eine Annonce aufzugeben? Ich schickte ein Inserat an den Sex-Kontakter, um die Welt auf mich aufmerksam zu machen. Einer der Antwortbriefe kam von Gino. Gino hatte sein Leben total dem Sex verschrieben. Er kannte Sex mit Männern und Frauen, hatte als Sklave gedient, als Meister befohlen und sogar Bücher über Sex veröffentlicht. Seine Bücher waren so faszinierend wie er selbst. Er war der Mann, mit dem ich ohne Hemmungen meine sexuellen Wünsche ausleben konnte. Wir hatten eine wundervolle Affäre, die eine ganze Zeit anhielt. Unsere erste Nacht verlief relativ normal. Wir erforschten unsere Körper und ihre Reize. Ich hatte einen tollen Orgasmus, und das in der Missionars-Stellung! Das war noch nie passiert! Früher kam ich nur, wenn ich rittlings auf meinem Mann draufsaß. Aber Gino verbot es mir. Er lachte mich aus, drückte meine Schenkel auseinander und ... Ich kam so oft, daß ich fast ohnmächtig wurde.

Gino wußte, was ich wollte. Entsprechend behandelte er mich bei unserem zweiten Treffen. Da war ich schon bereit, alles für ihn zu tun. Er reichte mir eine knappe Schürze und eine Dienstmädchenhaube. Ich streifte mir beides ohne Zögern über. Als er dann vor mir auf dem Bett lag, kam ich mir doch etwas lächerlich vor. Als ich wissen wollte, was jetzt folgte, erklärte er mir, daß ich das doch wissen müßte. Schließlich sei ich einmal Haus- und Ehefrau gewesen. Da wurde mir klar, daß ein Teil meines bisheriges Hausfrauen-Daseins nichts anderes als das Ausleben meiner sexuellen Phantasien gewesen war. Ich wußte jetzt, warum trotz der Langeweile in meiner Ehe der Sex ganz gut geklappt hatte. Gino wollte mich nicht als Ehefrau. Er würde sich nie in mein Leben einmischen. Gino wollte mich nur nachts, bei ihm konnte ich völlig nach meinen Instinkten leben und nur meinen Trieben gehorchen. Sklavin wollte ich sein, sonst nichts.

Er hatte alles vorbereitet: Eine Schale mit Obst und eine Flasche Wein standen auf einem Tisch am Bett. Daneben lagen einige bizarre Gegenstände aus Leder, die mich ängstigten, aber auch erregten. Er machte es sich bequem und wartete, die Hände hinter dem Kopf verschränkt, auf den Service. Dann befahl er mir, ihn hochzubringen, während er mir zuzwinkerte. Ich kniete mich hin und massierte ihm die Zehen. Er schloß genießerisch die Augen. Ströme von Lust flossen in mein Herz und in meinen Schoß. Ich küßte seine Füße, umspielte die Zehen mit der Zunge, leckte und saugte. Ich war dankbar, ihn auf diese Art befriedigen zu dürfen. Ich glitt an seinen Beinen rauf, bis ich wahnsinnig vor Lust seine Schamgegend erreichte. Ich saugte, während Gino sich hinunterbeugte, um mich wie einen Hund zu kraulen. Ich sah unterwürfig zu ihm auf. Erwartungsvoll dachte ich daran, wie er sich an meinem Körper befriedigen würde. Dann teilte er mir mit, daß er Hunger hatte, und zeigte auf die Obstschüssel. Er legte seinen Kopf in meinen Schoß und erwartete, daß ich ihn mit den süßen Weintrauben fütterte. Als er nach meinen Brüsten griff, hielt ich sie ihm bereitwillig hin. Er saugte abwechselnd an meinen Brüsten und an den Weintrauben, während ich immer ungeduldiger wurde, und mein Körper vor Erregung vibrierte. Als die Weintrauben alle waren und meine Brüste sich total ausgesaugt anfühlten, befahl Gino mir, ihn weiter zu befriedigen. Ich machte alles, was er wollte, die ganze Nacht hindurch. Ich war wie Wachs in seinen Händen. Endlich, gegen Morgen, legte er mich aufs Bett und brachte mich mit seinen Fingern zum Orgasmus. Das war die Belohnung für meine Dienste.

Später badete, massierte und fütterte ich ihn. Teilnahmslos sah er dabei fern oder las, während ich zu seinen Füßen saß. Zwischendurch tätschelte er mir den Kopf, um mich mit ein wenig Aufmerksamkeit zu belohnen.

Vielleicht mag das alles fremdartig und erniedrigend klingen, aber das Seltsame war, daß unsere übrige Beziehung völlig normal verlief. Außerhalb des Bettes waren wir gleichwertig. Wir sprachen über unsere gemeinsamen Interessen, wir gingen ins Kino, ins Museum oder in den Park. Er kochte für mich und ich für ihn. Wir waren wie ein normales Paar. Aber plötzlich sagte Gino dann mitten im Gespräch: „Was kannst du für mich tun, Sklavin?" – Es wirkte wie ein Zauberwort. Wenig später lag ich dann nackt zu seinen Füßen und befriedigte ihn. Er fesselte und knebelte mich und machte mit mir, was ihm gerade so einfiel. Und ich war glücklich – herrlich glücklich. Gino respektierte mich in zweifacher Weise: als intellektuelle, intelligente Frau und als Sklavin seiner Lust. Bei ihm lernte ich, beides zu sein, ohne dabei zwiespältig zu werden. Er zeigte mir, ganz ohne Vorbehalte zu lieben. Er öffnete mir neue Welten der Lust, respektierte mich als Frau und liebte mich als seine Sklavin. Pervers? Verrückt? – Warum? Uns beiden macht es doch Spaß, und nur das zählt. Was meinen Sie?

Liebe Grüße
Ihre Marlene

Ein aufwühlendes Sex-Erlebnis

Sehr geehrte Sex-Kontakter-Redaktion,

ich muß Ihnen einfach erzählen, wie ich durch ein aufwühlendes Sex-Erlebnis meine Ehe wieder so richtig in Schwung gebracht habe:

Ich hatte viel über die zahlreichen Möglichkeiten gehört, die sich jedem Paar bieten, um seine sexuellen Horizonte gemeinsam zu erweitern. Die aufregendste schien mir aber der Sex mit einer dritten Person zu sein. Allerdings ist Vorsicht geboten. Wenn man Außenseiter ins eigene Bett einlädt, sind die Folgen oft Eifersucht und Gefühlsstreß. Ich wollte es von Anfang an richtig machen, um Genuß ohne Reue zu erleben. Je mehr ich darüber nachdachte, desto mehr sehnte ich diese neue Erfahrung herbei, die meinen Mann und mich vielleicht zu ganz neuen Höhepunkten führen würde.

Es gibt viele Variationen für den Sex eines Paares mit einem anderen Paar: getrennte Affären, Partnertausch, Gruppensex oder Partnersex gemeinsam mit anderen – Möglichkeiten über Möglichkeiten! Ich dachte, wir sollten vielleicht zunächst einmal Sex zu dritt, also zusammen mit einer anderen Frau, ausprobieren.

Ich hatte gelesen, daß dies oft der erste Schritt und eine echte Belebung des Sex-Lebens vieler Paare ist, wenn sie eine andere Frau in ihr Bett einladen: Willkommen, du Schöne!

Der Grund dafür ist, so hieß es, daß Frauen sich in der Regel enthemmter beim Sex im Beisein oder gemeinsam mit einer anderen Frau fühlen als ein Mann, der plötzlich seinen Kollegen im Bett und auf seiner Frau hat.

Oft ist es so, daß Paare sich erst nach einer ganzen Weile, vielleicht nach einem Jahr und langem Überlegen, in solche intimen Abenteuer stürzen. Auch bei uns sind lange Gespräche diesem ersten Abenteuer vorangegangen, nachdem ich meinem Mann von meiner Idee erzählt hatte. Unsere Bedenken wurden durch die Vorfreude auf das neue Vergnügen ausgeräumt.

Jetzt mußten wir nur noch eine Gespielin finden, die Lust zum Mitmachen hatte. Klar, wir konnten in einer Bar, einem Hotel oder auf Partys suchen und sicher auch fündig werden. Die meisten Paare sammelten aber, wie wir wußten, ihre ersten Erfahrungen mit einer Frau aus dem Bekanntenkreis – was lag näher?

Wie sollte ich es anpacken? Vielleicht ein Essen zu dritt, ohne daß ich Chris erzählte, worum es eigentlich ging, damit er nicht schon bei der Suppe geile Pläne schmiedete. Ich wollte den Abend einfach anrollen lassen. Ein gutes Essen, ein starker Videofilm zu Hause, ein Gläschen Sekt – hundertfach bewährte Mittel für heißfeuchte Nächte. Ich hatte alles da. Ja, so würde ich es machen.

Heute bin ich froh, daß ich damals die Initiative ergriffen habe. Unser Sexleben war zwar eigentlich gut, aber die Spannung war raus. Vor unserer Hochzeit war Chris genau der Typ, der jedem Rockzipfel nachlief und ihn auch anhob. Ich glaubte ihm nicht, daß ich die Frau war, die ihn auf Dauer befriedigen konnte. Er sagte mir zwar, die Zeit der Eskapaden sei vorbei. Was er jetzt wolle, war die Sicherheit der Ehe. Er wußte wohl nicht, daß man auch beides haben kann. Ha, ich würde ihm das schon beweisen!

Um die Sache nun endlich ins Rollen zu bringen, inserierte ich im Sex-Kontakter. Eine kleine, nette Anzeige, in der ich einfach nach jemandem suchte, der genauso neugierig auf neue Erfahrungen war wie ich. Ich bekam eine Menge Antwortbriefe, aber der von Uschi gefiel mir am besten. Uschi und ich lagen auf einer Wellenlänge, das merkte ich sofort. Wir wurden richtig gute Freundinnen und trafen uns bald regelmäßig, ohne zunächst meinen Mann mit einzubeziehen. Wir hingen viel zusammen und redeten auch über Sex. Sie mochte Sex über alles, und das zeigte sie total unverblümt.

Irgendwann versuchte ich vorsichtig, ihr meinen geheimen Wunsch durch die Blume verständlich zu machen. Sie spürte aber auf Anhieb, was ich wollte. „Du willst, daß ich mit euch ins Bett steige?“ fragte sie so direkt, daß ich es sofort und ziemlich verblüfft zugab.

Ich lud sie dann zum Abendessen ein, so wie ich es schon lange heimlich geplant hatte. Wir wollten einen gemütlichen Abend verbringen und alles weitere einfach abwarten. Chris sagte ich nur, daß eine Freundin von mir zum Essen kommen würde.

Chris kam an dem Abend voll auf seine Kosten. Ihm wurde es keine Sekunde langweilig. Als wir uns nach dem Essen Musikvideos ansahen, merkte ich, wie er langsam in Stimmung kam. Uschi massierte ihm den Rücken, was ihm sehr gefiel. Ich machte mich daran, seine Hose aufzuknöpfen. Er half uns dann aus den Kleidern. Man sah ihm an, daß er es kaum erwarten konnte, Uschis dralle Rundungen zu sehen. Selig lächelnd vergrub er sein Gesicht zwischen ihren Brüsten, während er diese hübschen Hügel mit beiden Händen knetete. Eifrig und atemlos arbeitete er sich dann zwischen ihre Schenkel vor, während sie sein Gesicht mit zärtlichen Küssen bedeckte. Tja, und dann bekam Uschi fast auf Anhieb einen kleinen Höhepunkt. So liebevoll war sie wohl nie zuvor geliebt worden. Chris spielte fleißig mit der Zunge an ihr herum, und sie genoß es leise keuchend. Und dann liebte er sie – zuerst sanft und fast zögernd und später, als sie härtere Sachen begehrte, stoßend und federnd und ohne Pause. Und ich war mit Feuer und Flamme immer bei der Sache. Ich streichelte und küßte Chris, liebkoste meine Brüste und drückte sanft das Glied meines Mannes, das mir heute nicht allein gehörte. Während dessen brachte Chris Uschi zu einem wunderschönen, wilden Orgasmus – ihr zweiter an diesem Abend. Ich ließ mir nichts entgehen. Ich wollte alles sehen und fühlen.

Anschließend widmete sich Chris dann mir. Ich konnte es kaum abwarten. Das Zuschauen machte nun wiederum Uschi total an. Sie verwöhnte und streichelte Chris, während wir miteinander beschäftigt waren.

Es war ein Erlebnis, das man nicht so schnell vergißt. Nachdem wir alle glücklich und befriedigt waren – und natürlich herrlich müde und erschöpft –, ließen wir die Sache etwas ruhiger angehen. Schließlich, so gegen Mitternacht, gingen wir zu dritt ins Bett, kuschelten uns aneinander und schliefen ein – selig wie Kinder.

Als ich am nächsten Morgen geduscht hatte und ins Schlafzimmer zurückkam, waren Chris und Uschi schon wieder wild bei der Sache. Fasziniert schaute ich von der Tür aus zu. Die beiden amüsierten sich prächtig. Bei jeder Bewegung vibrierte Uschis Körper, und ihre großen Brüste hüpften auf und ab. Ich ließ die beiden allein, um Frühstück zu machen.

Als Uschi uns nach dem Frühstück verließ, fielen Chris und ich ungeduldig übereinander her. Ehrlich – wir hatten den besten Sex seit Jahren. Wie ein paar Stunden doch das Leben verändern können!

Am nächsten Tag war alles zum Guten verändert. Wir waren bestens drauf. Uschi natürlich auch, als wir uns am nächsten Tag im Café trafen. Ich war auch überhaupt nicht eifersüchtig auf den Sex zwischen Uschi und Chris. Ich habe mir vorher zwar meine Gedanken gemacht, aber einmal in Bewegung, nahm ich die Dinge, wie sie kamen. Für Eifersucht war überhaupt keine Zeit. Das Zuschauen war vielleicht auf eine Art ordinär, aber andererseits törnte es mich unheimlich an.

Vielleicht wäre ich eifersüchtig geworden, wenn Chris sich weiterhin mit Uschi getroffen hätte. Aber es blieb bei dieser einen Nacht. Uschi hat letzten Monat geheiratet und ist weggezogen. Wir telefonieren noch ab und zu miteinander.

Ich weiß nicht, ob ich anderen Paaren empfehlen könnte, Sex zu dritt mit einer anderen Frau zu haben. Ich kann nur empfehlen, es einmal zu probieren. Es kommt immer auf die Partnerschaft und auf die Einstellung an. Das Wichtigste ist, daß beide es wirklich wollen. Sonst kann es zu einer Beschädigung der Beziehung führen. Man braucht eine gut funktionierende Partnerschaft, um so etwas auszuprobieren. Vertrauen ist der Schlüssel.

Ich bin auch nicht der Meinung, daß beide Partner zusammen diesen Plan fassen müssen. Die Überraschung macht das ganze meist noch viel spannender. So wie bei uns. Ich hatte die Idee, aber mein Mann wußte von nichts. Es ergab sich einfach so. Es ist fast wie Urlaub machen. Man fährt ins Sommerhaus, feiert und irgendwann sind alle nackt. Zuviel Nachdenken schadet nur. Man sollte es so nehmen, wie es kommt.

Herzliche Grüße
Elke

Markt der Wollust

Die Redaktion des Sex-Kontakters forschte einmal selbst nach und kam zu folgendem Ergebnis: 16 Prozent aller Paare in Westeuropa hatten bereits einmal Sex zu dritt oder sogar in Gruppen. Meist spontan und ohne große Vorbereitungen. Einige hatten jedoch überhaupt keinen Spaß daran, aber die meisten sehen darin eine echte Bereicherung ihres Sexlebens – eine Quelle, die die eigene erotische Phantasie immer wieder neu beleben kann.

Gruppensex ist wahrlich keine Erfindung der Neuzeit. Denken wir doch einmal an das zurück, was wir schon so oft von römischen Cäsarenhöfen gehört haben. Da fanden Massenorgien mit Hunderten von Teilnehmern statt, die sich miteinander verlustierten. Netter Gedanke, nicht wahr? Doch auch die Römer waren damit nicht unbedingt avantgardistisch. Sie kopierten im Grunde genommen nur, was andere Völker schon lange vor ihnen getrieben hatten.

Vornehmlich natürlich die Oberschichten. Die hatten ja sonst nichts zu tun, und irgendwie mußte man sich den Tag verkürzen. Warum also nicht mit einer netten Orgie? Da war wenigstens etwas los im Palast! Oftmals galten solche Orgien der Anbetung einer oder mehrerer bestimmter Gottheiten, meistens natürlich Fruchtbarkeitsgöttern. Einen Grund für sexuelle Ausschweifungen fand man allemal. Und wenn es die Beisetzung des Pharaos war. Schließlich war man selbst noch am Leben und wollte das spüren und vermitteln. Was eignete sich dazu besser als eine hemmungslose Orgie?

Nichtsdestotrotz ist Gruppensex auch heute noch ein sehr gern betriebener Sport, wenn auch mit dem Auftreten von AIDS gewisse Einschränkungen zu beobachten sind, die schließlich nicht mehr als gerechtfertigt sein sollen. Der Mensch erfährt beim Gruppensex eine Bewußtseinserweiterung, die dazu führen kann, daß er sich mehr als sonst lebendig und als Teil einer großen Einheit erlebt. Klar, die Eindrücke, die in solchen Situationen auf einen einstürmen, sind viel prägnanter als das Beobachten eines vorbeifahrenden Autos. Um sich herum fühlt, hört, sieht und riecht man andere Menschen, wird von deren Taumel mitgerissen, reißt selbst mit. Es ist wie eine Epidemie. Ähnlich muß es wohl bei einem Rock'n'Roll-Festival bei L.A. im Jahr 1974 zugegangen sein, als plötzlich rund 250 Menschen miteinander Liebe machten und dabei so laut wurden, daß man die Musik nicht mehr hören konnte.

Ein Fußfetischist sucht Füße zum Anfassen oder Fußbilder zum Ansehen ... Ein 36jähriger Französisch-Liebhaber aus dem Raum 5 sucht Paar für eine Dauerfreundschaft ... Ein kleiner Kreis aus geilen Paaren und Singles sucht niveauvolle, scharfe Frauen mit viel eroti-

scher Phantasie ... In ihre harte, erziehende Hand nimmt eine strenge Domina einen absolut devoten Hausdiener zur Verrichtung aller anfallenden Hausarbeiten ... Eine sinnliche Lady, mit Vorlieben für Küssen, Kuscheln, Schmusen und zärtliche Liebe, wird von einem 35jährigen, sexhungrigen Single gesucht. Telefonsex wird für geile Damen kostenlos angeboten ...

Solche Anzeigen und viele mehr stehen im Sex-Kontakter, den auch Michaela L. aus Essen regelmäßig liest. Die 29jährige Philosophiestudentin blättert anfangs wahllos in dem Magazin herum, um sich erst einmal einen Gesamteindruck über die verschiedenartigsten Inserate zu machen.

Dann sucht sie nach den Anzeigen aus ihrem Raum. Ihr gefällt die Einteilung nach Postleitzahlgebieten, denn sie findet es am interessantesten, die Inserate aus der näheren Umgebung durchzulesen. Es könnte ja sein, daß man einen Inserenten kennt.

Michaela sucht nicht nach einem Liebesabenteuer. Auf One-Night-Stands hat sie keine Lust, und für eine feste Partnerschaft ist sie noch nicht wieder bereit. Olaf hat sie sehr verletzt, als er ihr mitteilte, daß er eine andere liebe. Sie waren immerhin fünf Jahre zusammen gewesen, und Michaela liebte Olaf noch sehr. Seitdem sucht sie nach erotisch aufreizenden Brieffreunden, mit denen sie sich niveauvoll über Liebe, Sex und Beziehungen austauschen kann. Wenn Michaela aufreizende Briefe bekommt, dann läßt sie sich von ihnen inspirieren und schickt ihre Finger und Phantasie auf Weltreise um ihren Körper ...

So wie Michaela, suchen immer mehr Menschen nach neuen Partnern, die ihre Bedürfnisse ernst nehmen und befriedigen können, oder nur nach Abwechslung aus dem

Partnerschaftsalltag. Daher ist es nicht verwunderlich, daß der gesamte Erotikmarkt so stark boomt. Noch vor wenigen Jahren gab es im Handel nur einschlägige Porno-Kontakt-Magazine, und nun sind überall die Regale meterweise mit den verschiedensten Kontaktheftchen und -büchern gefüllt.

In unserem Sex-Kontakter sind die Kontaktanzeigen geographisch – nach Postleitzahlgebieten – unterteilt, ansonsten sind alle Anzeigen gemischt. Hier ist die Anzeige, in der sich ein devoter Lustsklave anbietet, gleichberechtigt mit dem Paar, das noch jemanden sucht, um einen flotten Dreier zu vervollständigen. Inserate von Natursekt- und S/M-Liebhabern stehen neben Annoncen, wo Urlaubsbegleitungen und Liebeslehrer/-innen gesucht werden. Die Gesuche und Angebote sind bunt gemischt. Gerade dies macht das Lesen des Sex-Kontakters so spannend. Während man nach bestimmten sucht, wird man von anderen Anzeigen inspiriert und angeregt.

Schade ist nur, daß rund zehnmal mehr Männer als Frauen inserieren, die dafür teilweise bis zu 100 Antworten pro Woche auf eine Anzeige bekommen, während einige Männer auch ab und zu erfolglos bleiben.

Die Quantität der Zuschriften hängt oft von der Qualität der Anzeigentexte ab. *Ilona N.* hat bereits über die häufigsten Fehler kontaktsuchender Männer und ihre Anzeigen berichtet.

Rein pornografische Anzeigen sind im Sex-Kontakter tabu. Viele fragen uns, warum wir unsere Fotos mit Abdeckern versehen. Begründung: Der Sex-Kontakter wird u. a. über den Versandhandel vertrieben. Der Gesetzgeber untersagt uns, pornografisches Material über den Versandhandel zu vertreiben. Daher müssen wir uns vorbehalten, z. B. einen erigierten Penis oder eine weit geöffnete Muschel mit einem Stern, Balken, Herz o. ä. zu versehen. Haben Sie, lieber Inserent und Leser des Sex-Kontakters, bitte Verständnis.

Ein 28jähriger Autolackierer aus Flensburg mit langjähriger, fester Beziehung versucht sein Glück über eine Anzeige im Sex-Kontakter seit einem Jahr. Es ist der Reiz nach etwas Neuem, der ihn dazu verleitet zu inserieren: *„Ich, 28 Jahre, suche eine Frau, ein Paar oder einen Kreis. Ich möchte mit Euch einen heißen Abend bzw. schöne, erotische Stunden verleben. Region 2 wäre prima."* Ein schlechtes Gewissen seiner Freundin Frauke gegenüber hat er nicht: *„Es geht ja nur um das Sexuelle. Das beeinflußt meine Beziehung zu meiner Freundin in keinster Weise."*

Daß Frauke darüber nicht so begeistert wäre, ist Klaus klar – *„Sie darf natürlich nichts von meinen Inseraten wissen."* Viermal hat Klaus bislang inseriert, auf rund 30 Anzeigen geantwortet. Auf seine Anzeigen kamen einige Anworten, demnächst wird er sich mit einer 29jährigen aus Frankfurt treffen. Klaus freut sich schon sehr auf diese Begegnung.

Es sind Männer und Frauen aus allen gesellschaftlichen Schichten, die ihr Glück mit Annoncen im Sex-Kontakter versuchen.

Faßt man alle Antworten der Männerwelt zusammen, ergeben sich zwei Gruppen von Briefschreibern: Die einen suchen die sexuelle Abwechslung und preisen ihren kleinen Freund als ausdauernden Lustbereiter an. Andere suchen eher eine feste Beziehung, um einen Halt in ihrem Leben zu finden. Meist sind diese Inserenten von tiefster Einsamkeit geplagt. Beide Gruppen halten sich anteilmäßig die Waage. Dazwischen befinden sich die – selten – Kreativen und Neugierigen aus Welt der Erotik, die mehr als eine schnelle Nummer zum Nulltarif suchen.

Einigen Inserenten ist die verbale Kommunikation ebenso wichtig wie die Körpersprache. Sie inserieren deshalb mit Telefonnummer. Franz erzählt von seinen Erlebnissen am Telefon: „*Viele Anrufe habe ich bekommen. Die Mehrzahl der Frauen war zwischen 30 und 40 Jahren und auf der Suche nach einer neuen Beziehung. Wir unterhielten uns oft stundenlang, ohne das Thema Sex zu erwähnen. Mit zwei Damen habe ich mich getroffen, mit einer anderen kam es zum spontanen Telefonsex. Leider blieb es bei diesem einen Anruf von Monika. Ich hoffe, sie wird mich noch einmal anrufen. Es haben auch einige Paare angerufen. Im Grunde genommen ist dies nicht so mein Ding, aber ich werde mich mit einem wirklich netten Paar aus der näheren Umgebung mal treffen.*“

So offen berichten leider sehr selten unsere Inserenten. Wir fordern daher unsere Leser immer wieder auf, uns doch über ihr aufregendes Erlebnis, das sie durch eine Annonce im Sex-Kontakter hatten, zu berichten. Wir denken, daß die Geschichten auch andere Leser motivieren, doch auch einmal ein Inserat aufzugeben, um eventuell auch etwas Aufregendes zu erleben. Für jeden veröffentlichten Erlebnisbericht zahlen wir Ihnen DM 50. Die erotischen Geschichten werden auf Wunsch mit vollständiger Adresse oder mit Chiffre – wenn der Verfasser anonym bleiben will – versehen.

Diskretion und völlige Anonymität sind bei uns oberstes Gebot. Das Chiffregeheimnis garantiert dem Inserenten, daß wir, der Verlag, die Adresse des Inserenten an keinen Dritten weitergeben oder gar weiterverkaufen. Anzeigenleser, die sich bei uns nach der Adresse eines Inserenten erkundigen, erhalten grundsätzlich keine Auskunft. Wir dürfen die Inserentenadressen auch nicht, z. B. an ein Heiratsinstitut oder einen Kontaktclub, verkaufen. Die

Adressen der Inserenten werden von uns nur für die Zusendung von anfallenden Zuschriften auf Chiffre-Annoncen verwendet.

Viele unserer Kunden sind verheiratet und führen ein Doppelleben. Damit die liebe Ehefrau bzw. der Ehemann nichts mitbekommt, werden Postfächer gemietet und Phantasienamen erfunden. Stephan aus Freiburg berichtet uns: *„Auf der einen Seite steht meine Familie, die mir wichtig ist, auf der anderen Seite reicht mir das Liebesleben mit meiner Frau Renate nicht aus. Ich würde gern mit ihr über meine sexuellen Bedürfnisse sprechen, doch ich habe mich bisher nicht so recht getraut. Die dauernden Versteckspiele nerven mich jedoch sehr. Demnächst werde ich Renate wohl einweihen.“*

Kein Problem mit seinem Doppelleben hat der verheiratete Gerd aus München. Er ist Profi auf dem Gebiet der Kontaktanzeigen, inseriert schon bei uns seit der ersten Ausgabe und hat schon einige aufregende Beziehungen durch seine Anzeigen hinter sich. Jedoch spielt bei ihm der Sex eine sehr große Rolle, was viele Frauen abschreckt. Sie sehnen sich in erster Linie nach einem Partner, der ihnen Halt gibt und Geborgenheit. Für wechselnde Bekanntschaften hat sich Stephan jedoch entschieden, eine Dauerbeziehung kommt für ihn nicht in Frage. Stephan erklärt uns: *„Vielleicht später. Momentan will ich jedoch mein Leben genießen. Man kann doch bei jeder Frau etwas Erotisches entdecken.“*

Wenn Stephan uns über seine Erlebnisse berichtet, fehlt nie Zärtlichkeit und Respekt den Frauen gegenüber. Es klingt so, als berichte ein Gourmet über ein vorzügliches Essen. Er hat sein Verhältnis zu Frauen ganz klar definiert: *„Ich will keine Beziehungskiste, keinen Streß, keine endlosen Diskussionen, keine Hektik. Ich möchte einfach nur* *meine Ruhe haben und mich wohl fühlen. Ich komme damit wirklich gut zurecht.*"

Guido aus Mecklenburg hat sich sehr darüber gefreut, daß wir nun auch den privaten Inserenten die Möglichkeit geben, unter der Rubrik 1 mit Telefonnummer zu inserieren. Er hat – trotz der geringen Mehrkosten – unser Angebot wahrgenommen und mit seiner Telefonnummer inseriert. „*Ich habe schon des öfteren bei Ihnen inseriert, doch leider gehörte ich zu den armen Teufeln, die keine Zuschriften erhielten. Dann versuchte ich mein Glück mit Telefonnummer, und prompt kam der erste Anruf.*"

Telefonnummern im Magazin machen neugierig, und einige Inserenten können sich vor Anrufen nicht retten. Stundenlange Gespräche werden geführt und Termine für ein baldiges Rendezvous vereinbart. Guido erklärt uns: „*Schon am Telefon spreche ich mit den Damen über ihre Wünsche und Träume. Wenn es dann zwischen den Leitungen anfängt zu funken, dann verabrede ich mich zum nächstmöglichen Termin. Telefonsex mag ich jedoch nicht so gern. Ich ziehe ein baldiges Treffen vor. Doch leider ist es schon vorgekommen, daß ich vergebens auf die Dame meines Herzens gewartet habe. Übrigens – vielen Dank Marion, es war wirklich nett, geschlagene drei Stunden im Regen auf Dich zu warten!*"

Die Spannung am Telefon ist unbeschreiblich. Die Umsetzung des Traumes in die Realität ist jedoch ein Schritt, vor dem sich viele fürchten. Sie möchten lieber anonym bleiben und beschränken sich deshalb auf einen Flirt am Telefon.

Angelo erzählt uns: „*Seit drei Jahren betreibe ich Annoncenarbeit, habe über diesen Weg mehr als 40 attraktive Frauen kennengelernt. Mit 25 von ihnen habe ich auch geschlafen. Fünf Beziehungen dauerten über ein halbes Jahr, dann war die nächste dran. Mit Erika treffe ich mich immer noch. Sie ist ein Vollblutweib mit riesigen Brüsten und einem blonden Wuschelkopf. Ihr knackiger Hintern ist auch nicht zu verachten. Im Bett ist sie eine Kanone. Mein Gott, bringt diese Frau mich zum Wahnsinn! Leider kommen sehr selten feste Beziehungen über Kontaktanzeigen zustande. Leider sind viele Damen nur auf einen bezahlten Quickie aus."*

Der Markt der Kontaktanzeigen boomt, da viele Inserenten aufgrund ihrer Berufstätigkeit kaum noch Zeit für eine längere Beziehung haben. Die sogenannte Mobilität am Arbeitsplatz macht Freundschaften kaputt. Daher finden wir im Kontakter Anzeigen wie: *„39jähriger Vertreter, attraktiv, gepflegt, gutaussehend, sucht Frau für heiße Treffs. Ich möchte mit dir das Nachtleben gemeinsam genießen. Clubbesuche etc. Bin im gesamten Bundesgebiet unterwegs."*

Egon ist aufgrund seiner beruflichen Tätigkeit – Vertreter für Gewächshäuser – immer nur einige Tage an einem Ort. *„Ich hetze von einer Messe zur anderen. Da bin ich sehr froh, wenn ich über eine Kontaktanzeige eine 'Frau für die Nacht' finden kann. Meinen Kollegen im Außendienst geht es nicht anders. Zu einer längeren Beziehung kommt es selten, wenn man ständig von Ort zu Ort reist."*

Simone inseriert unter einer Deckadresse. Sie möchte aus ihrem Eheleben ausbrechen, traut sich jedoch nicht. *„Es ist die Angst vor dem Alleinsein, das mich noch an meinen Ehemann bindet. Unsere Freunde halten uns für ein Paar, daß sich 100%ig versteht. Sie sehen uns nicht so oft, sonst wüßten sie, daß uns schon seit langem Welten trennen. Wir haben uns einfach auseinandergelebt. Meine Schuld ist es bestimmt nicht, denn Marius ist ständig beruflich unterwegs. Ich sitze zu Hause und schreibe auf Kon-*

taktanzeigen. Mit einigen Männern entwickelte sich ein reger Briefverkehr. Doch auf mehr kann ich mich nicht einlassen. Also träume ich, in den Armen eines anderen zu liegen, der ständig bei mir ist. Vor einem Seitensprung habe ich allerdings Angst.“

Viele Damen suchen nach Möglichkeiten, ihre speziellen, erotischen Wünsche und Träume auszuleben. Astrid N., im Berufsleben eine sehr dynamische und selbstbewußte Frau, möchte in ihrem Privatleben eher den devoten Part übernehmen. Sie sucht also nach einem Lebensgefährten, der ihr den nötigen Halt gibt und sie führen kann. Sie hat auf ihre Anzeige mehr als 500 Antworten erhalten – konnte sich vor Briefen kaum retten. Obwohl sehr viele Leser ihrer Anzeige bei den Antwortbriefen Rückporto beilegten, konnte sie bis heute immer noch nicht alle Briefe beantworten.

Elke K. hingegen, eine 30jährige, geschiedene Bankkauffrau, möchte die Domina im Bett spielen. Sie sehnt sich nach einem untertänigen Sklaven, den sie mit Lust verführen kann. Auch sie bekam viele Angebote. *„Ich habe Wochen damit verbracht, die Post durchzusehen und zu sortieren. Die Leser, die ein Foto beigelegt hatten, interessierten mich am meisten. Ich habe alle Fotos auf meinem Fußboden im Wohnzimmer ausgebreitet und mir ‘die schönsten Männer im Land’ ausgesucht. Es war, als würde ich mir einen Versandhauskatalog ansehen. Ich ’bestellte‘ schließlich einige heiße Typen zu mir nach Hause. Was sich bei mir abgespielt hat, soll mein süßes Geheimnis bleiben. Aber ich kann allen Inserenten eines versichern: Es lohnt sich!*

Einige meiner Zuschriften sind gleich im Papierkorb gelandet. Entweder das Rückporto fehlte, die Adresse war unleserlich oder fehlte einfach komplett. Liebe Männer, nehmt Euch doch ruhig etwas mehr Zeit beim Verfassen von Antwortbriefen, sonst kommt Ihr nie ans Ziel Eurer Träume!"

Warum hat Elke ein Inserat aufgegeben? *„Mein Bekanntenkreis ist eigentlich recht groß, jedoch habe ich noch nichts Passendes gefunden. Anbaggern lasse ich mich schon gar nicht. Wenn, dann mache ich selbst die Männer an. Nach einer langjährigen Beziehung genieße ich meine Freiheit und fühle mich unheimlich wohl. Doch als ich ein Inserat bei Ihnen aufgab, hatte ich auch die Hoffnung, einen wirklich interessanten Mann kennenzulernen. Ich wollte meine Freizeit locker gestalten, ohne Beziehungsstreß. Jemand, der sich bei mir gleich einnisten möchte, hat keine Chance. Auch sollte er Französisch mögen, darauf stehe ich sehr. Ich mag diese Art Sex am liebsten. Ich suche nur einen Mann fürs Bett. Wenn ich 50 Jahre bin, denke ich vielleicht anders. Momentan fühle ich mich Pudelwohl und werde – wenn sich nichts ergibt – wieder im Sex-Kontakter inserieren."*

Kratzende Pullis, rauhe Seile, leichte Ketten ...

Sehr geehrte Leser des Sex-Kontakters!

Seit Jahren betreibe ich als alleinstehender Selfmademan einen gut florierenden SB-Markt und propagiere die freie Marktwirtschaft nach dem Motto: Jeder kann sich und den anderen so bedienen, wie es der momentan vorliegenden Marktlage vorteilbringend zukommt. Dazu kann ich mit meinem reichhaltigen Angebot manchem brachliegenden Geschäftsfreund wieder zu neuer Auferstehung und Tatkraft verhelfen.

Nun zu meinen Angeboten: Im „*Workshop*" werden die verschiedenen Handarbeiten nach althergebrachter Art und Weise mit Lust an der Freude ausgeführt. Der hier zuständige Meister ist ein strammer Bursche, glattrasiert, stets schnell einsatzbereit, ausdauernd und bei der Ausübung seiner Tätigkeit kann er sehr dominant werden. Streicheleinheiten nimmt er dankbar entgegen. In der Abteilung „*Bekleidung*" sind kratzige Pullis, rauhe Seile, leichte Ketten und modische, mit Nägeln verzierte Gürtel und Riemen oft gefragte Artikel.

Die „*Drogerie*" hat hochprozentige, heilsame Geister, sanft kühlende Mundwässerchen, herrlich beißende After Shaves und kitzelnde Deo-Sprays. Empfehlenswert für die Handarbeit ist der Schaum aus der Dose.

Im „*Pavillon*" nebenan gibt es für die wohltuende und entspannende Massage nicht nur diverse Bürsten und rauhe Gewebe, sondern auch belebende Massageöle. Das reichhaltige Sortiment von aphrodisierenden, erotisierenden und stimulierenden Ölen, Essenzen und Salben verhilft den Gefühlen zur freien Entfaltung. Hier ist auch die echte Pepperonischote zu finden. Mit solchen Ingredienzen kann der Verwöhnteste zu euphorischen Höhen aufsteigen oder aber auch im wollüstigen Orkus versinken.

In der „*Spielzeugkiste*" sind ruckelnde, zuckende und sich windende Maschinchen in handlicher Form – nicht nur speziell in der Unterwelt der Damen zu gebrauchen – zu finden. Für ausgedehnte Flüge in sonst nicht erreichbare Höhen bieten sich pneumatische Poppers an; die billigeren Luftballons erfüllen auch den Zweck.

Da der Bereich „*Naturkost*" saisonbedingt nicht immer mit den brennenden und prickelnden Gaben zur Verfügung steht, wird ein eigenes Rezept des Hauses angeboten: Fensterleder in Streifen geschnitten, zu einer neunschwänzigen Katze gebunden, mariniert in Ameisenspiritus, gewürzt mit etwas Tabasco.

Einen *„Getränkemarkt für Sprudelndes"* gibt es nicht. Auch keine Meeresfrüchte und ähnliches. Jedoch sind Spargelspitzen immer zu bekommen. Regen Zuspruch findet die Bücherecke, und das Schreibbüro nimmt gerne Aufträge entgegen. Auch Kassettenbriefe können zur lebhaften Kommunikation beitragen. Mangels Gelegenheit ist kein Markt für Videos vorhanden; dafür kann die Fotoabteilung bei Bedarf einige interessante Aufnahmen bieten; auch Sonderwünsche können erfüllt werden.

In der *„Elektrowerkstatt"* wird an einem erfolgversprechenden Projekt gearbeitet; die ersten Ergebnisse sind durchaus beachtenswert. Als guter Kaufmann ist der Geschäftsinhaber an einem regen Geschäftsverkehr mit reichem Gewinn interessiert. Ein besonders hoher Gewinn ist mit gut bestückten Freunden durch Besuche in der Herrenklause zu erreichen.

Es würde mich sehr freuen, wenn Ihnen meine Angebote (100%ig kostenlos!) zusagen sollten. In Erwartung Ihrer werten Antwort grüßt mit vorzüglicher Hochachtung

Ihr Bernhard

Fast ertappt!

Sehr geehrte Frau Sirius,

schon einmal habe ich in Ihrem Magazin ein Erlebnis geschildert und gleichzeitig inseriert. Mein Abenteuer in einem Sex-Kino war im wahrsten Sinne des Wortes einmalig und hat viele Leser dazu inspiriert, auf meine Annonce zu antworten.

Ich bin 28 Jahre alt, schlank, blond mit größerer Oberweite und trage gerne heiße Dessous und Minis. Leider bin ich etwas schüchtern und träume meist nur von den geilen Dingen des Lebens, wie sie in Videofilmen und Magazinen zu sehen sind.

Zum Glück habe ich einen Partner, der mir nicht nur Lust bereitet, sondern mich auch zu Dingen verleitet, an die ich gar nicht zu denken wagte. Ich war sehr skeptisch, als er mir den ersten Vibrator kaufte. Aber als er endlich summte, kam ich mehrmals zum Orgasmus.

Vor einiger Zeit, auf der Rückfahrt von einer Party, hielt mein Partner plötzlich auf einem Autobahnparkplatz an. Im Kofferraum hatte er eine kleine Tasche mit geiler Wäsche für mich. Mit klopfendem Herzen ging ich zur Damentoilette und zog mich um. Als ich wieder heraus kam, trug ich einen sehr kurzen Stretchmini, einen transparenten Body und hohe Stiefel aus Wildleder – alles in schwarz. Als ich so gekleidet über den Parkplatz ging und nicht genau wußte, wer mich alles so sehen konnte, war ich total erregt.

Auf der kurzen Weiterfahrt spielten seine Finger an mir herum. Schließlich hielt er an, und wir gingen auf eine Wiese, wo er mich hemmungslos liebte. Auf der gegenüberliegenden Fahrbahn hatte sich kurz zuvor ein kleiner Auffahrunfall ereignet, und die Polizei war gerade dabei, die Daten aufzunehmen. In einer Entfernung von zwanzig Metern Luftlinie mußte ich mich bemühen, nicht zu laut zu stöhnen.

Leider hat die Annonce, in der mein Partner einen netten jungen Mann nur für mich suchte, nicht die Leute angesprochen, die wir uns gewünscht hatten. Es gab einige nette Zuschriften, doch diese Herren wohnten zum Teil mehrere hundert Kilometer entfernt! Genauso wie die

Zuschriften zahlreicher Außendienstmitarbeiter, die ab und zu in Frankfurt/Main weilen und anstatt eine Prostituierte zu bezahlen, lieber mit mir spielen wollten. Doch ich will nicht einen Mann treffen, der gerade in der Nähe zu tun hat, sondern wenn es meine Lust erfordert. Deswegen kommt nur ein Mann aus dem Gebiet Frankfurt bis Bad Homburg in Frage. Die Auswahl überlasse ich meinem Partner.

Da ich sehr bi-interessiert bin, würde ich mich auch über die Bekanntschaft einer netten, attraktiven Frau oder eines Paares freuen. Die Bekanntschaft könnte auch über die „Bettkante" hinaus gehen.

Da ich in einem kleinen Dorf wohne, bitte ich Sie, bei Abdruck meinen Namen nicht zu verwenden.

Zum Schluß noch ein Kompliment an Ihr Magazin: Die neue Aufteilung nach Postleitzahlen erleichtert doch vieles. Ihr Heft macht einen seriöseren Eindruck als ähnliche Magazine. Bitte machen Sie nicht den Fehler, der auch mich davon abhält, in anderen Magazinen zu inserieren, nehmen Sie nicht noch mehr Werbung für Telefonsex und ähnliche Gewerbe auf. Die meisten anderen Verlage tun dies bereits. Mit einer Erhöhung der Weiterleitungs- oder Insertionsgebühr sind die meisten Inserenten bestimmt eher einverstanden, als den privaten Charakter Ihres Heftes zu verlieren.

Mit freundlichen Grüßen
Iris

Wein und Kerzenschein

Hallo Leute!

Euer Sex-Kontakter ist echt spitze und die vielen Leserstorys super. So hat es mich nun auch bewogen, unser Annoncenerlebnis kurz zu berichten. Aber bitte nicht mit Namens- oder Ortsangabe. Bitte nur die geschriebenen Vornamen und Münsterland NRW, gerne auch mit Chiffrenummer, dann können sich Interessierte bei uns melden ...

Mein Mann Fred und ich, Corinna, hatten auf die Annonce eines jungen Paares im Sex-Kontakter geantwortet. Einige Tage später trafen sie bei uns ein. Wir alle, gutaussehend, schlank und gepflegt, ich selbst etwas kleiner und zierlich, paßten ganz gut zusammen.

Der Abend zog sich hin, Kerzenlicht, etwas Wein. Wir plauderten, waren uns sympathisch, aber keiner machte den Anfang. Da die beiden, Maike und Peter, durch eine längere Autofahrt sehr müde waren, zogen sie sich gegen zwei Uhr in unser Gästezimmer zurück.

Am nächsten Morgen, unser Kind war schon in der Schule, sagte ich zu Fred: „Wir müssen wohl die Initiative ergreifen, denn wir wollen es ja alle gerne."

Also ging ich zu den zwei Schlafenden, legte mich neben Peter und tastete mit meiner Hand nach ihm. Er blickte mich kurz an, schloß aber sofort wieder die Augen und genoß es. Nun schob ich die Bettdecke zur Seite, bückte mich nach unten und liebkoste ihn. Seine Hand hatte meine Scham gefunden, und seine Finger brachten mich zum ersten Orgasmus. Dann bewegte er sich immer schneller, und mit lautem Aufschrei entlud er sich. Erst jetzt merkte ich, daß Fred Maike von hinten verwöhnte und beide uns zugesehen hatten.

Es wurde ein langer Morgen, dabei genoß ich es, im Mittelpunkt zu stehen, denn Maike wollte weder oral noch anal geliebt werden. Nach ihrem Orgasmus ging sie ins Badezimmer, um zu duschen. Mir macht alles Spaß; zur Krönung genossen wir ein „Sandwich".

Einmal richtig eingefahren, dirigierten mich die Männer in immer neue Positionen. Für Peter war es das erste Mal, für mich das zweite Mal mit zwei Männern gleichzeitig. Wegen Maike blieb es hier ein einmaliges Erlebnis. Doch gerne hätten wir eine schöne erotische Freundschaft!

Corinna

Heiße Sexphantasien

Sehr geehrte Damen und Herren,

hier meine geilste Erlebnisbeschreibung.

Schon oft erzählten mein Mann und ich uns im Bett unsere heißesten Sexphantasien. Wir beschlossen, unsere Phantasien jetzt endlich auszuleben.

Er hatte auf Anzeigen des Kontakters geschrieben und einen Termin verabredet. Wir trafen uns in einem Partykeller. Es war eine nette Runde von fünf Paaren und vier Soloherren im Alter von 20 bis 40 Jahren. Die Leute gefielen mir, der Sekt auch, die Situation erregte mich. Unsere Wünsche und Träume waren bekannt. Nach gut einer Stunde kam der Hausherr zu mir und legte mir eine Augenmaske an. Sehen konnte ich nichts, doch spürte ich viele Hände, die mich streichelten und langsam auszogen. Dann wurde ich auf einen gepolsterten, schmalen Tisch gelegt. Jetzt spürte ich auch feuchte Lippen auf meiner Haut, meine Beine wurden gespreizt.

Ein Mann glitt in mich hinein, gleichzeitig spürte ich zwei Männer an meinem Mund, die ich gierig verwöhnte und mit meinen Händen streichelte. Kurz darauf schüttelte mich mein erster Orgasmus. Die Männer wechselten nun öfter die Position, ein herrliches Gefühl. Ich wurde umgedreht, um von hinten liebkost werden zu können. Dabei nahm ich meine Augenbinde ab, um das Treiben der anderen zu beobachten. Ich entdeckte meinen Mann, der es mit einer jungen Frau tat. Es war eine frivole Runde, und jeder kam (mehrmals) zu seinem Orgasmus. Es war einfach super. So etwas sollte jedes Paar (ohne Eifersucht) mal erlebt haben.

Claudia

Sex auf der Couch

Sehr geehrte Damen und Herren der Redaktion,

zuerst möchte ich mich bei Ihnen für Ihr sehr gutes Magazin bedanken. Ich hatte schon früher in anderen Magazinen auf Chiffreanzeigen geantwortet, aber meistens waren das fast alles gut getarnte gewerbliche Anzeigen.

Nun möchte ich Ihnen mein Erlebnis schildern, das ich mit einer mir unbekannten Frau hatte. Da ich Ihre Diskretion schätze, werde ich Sie einfach Marion nennen. Nach einem heißen Briefwechsel hatten Marion und ich uns telefonisch verabredet. Als ich an der Tür zu ihrer Wohnung klingelte, öffnete sie mir mit aufreizender Kleidung, die aus einem sehr kurzen, schwarzen Ledermini und einer weißen, fast durchsichtigen Bluse bestand. Der Anblick ihrer Figur verschlug mir fast die Sprache. Ich bekam nur ein krächzendes „Hallo“ heraus. Marion bat mich herein.

Sie bot mir einen Platz auf ihrer Couch an und fragte, ob die Blumen, die ich noch in der Hand hielt, für jemand anderen wären. Ich gab ihr verlegen die Blumen, und sie ging in die Küche, um diese in eine Vase zu stellen. Aus der Küche rief sie, ob ich auch einen Kaffee trinken wolle. Ich nahm diese Einladung sehr gerne an. Auch sie hatte sich einen Kaffee mitgebracht und setzte sich neben mich, so konnte ich besser ihren Busen, der bei jedem Atemzug auf und nieder wippte, beobachten. Bald darauf bemerkte ich, daß meine Hose an einer ganz bestimmten Stelle zu eng wurde, was auch Marion nicht verborgen blieb.

Sie beugte sich vor, wobei sie mich mit ihren Brüsten leicht berührte. Ich wurde immer erregter. So sehr, daß ich sie einfach zu mir herüberzog, um ihr einen langen Kuß auf ihre schönen, vollen Lippen zu geben. Danach war das Eis für uns beide gebrochen. Sie fühlte mit der Hand an meiner Hose und sagte: „Ich glaube, es wird jemandem zu eng."

Nun öffnete sie den Reißverschluß, und meine Männlichkeit ragte ihr in voller Länge entgegen. Marion wollte mir ein bißchen Erlösung verschaffen und verwöhnte mich. Während dessen streifte ich ihre Bluse ab. Es streckten sich mir zwei wohlgeformte Hügel entgegen, deren Nippel schon ganz hart vor Erregung waren. Ich nahm wie ein Baby ihre Warzen in meinen Mund und fing an, daran zu saugen. Meine andere Hand glitt unter ihren Minirock. Als ich an den Oberschenkeln vorbei war, bemerkte ich, daß Marion keinen Slip trug.

Marion bat mich in ihr Schlafzimmer, wo ein sehr großes Bett stand. Wir zogen uns gegenseitig aus, und ich sollte mich aufs Bett legen, was ich auch sofort tat. Marion schwang ihre endlos langen Beine über mich. Langsam ließ sie sich auf meinem Mund nieder. Ich spürte ihre

Erregung. Im selben Augenblick nahm sie mich sehr zärtlich und ganz langsam in ihrem Mund auf. Ich spielte mit meiner Zunge an ihr. Kurz darauf war es auch um mich geschehen, auch ich kam zum Orgasmus.

Wir haben uns noch ein paarmal getroffen und sind jetzt seit ca. sechs Monaten verheiratet. Wir können uns nun jeden Tag lieben, soviel und sooft wir wollen!

Mit freundlichen Grüßen

Alfons B.

Heißer Sex mit Babsy

Liebe Frau Sirius!

Ich bekam auf meine Anzeige im Kontakter sehr viel Post von Frauen und suchte mir die interessantesten aus, darunter auch Babsy. Sie war 20 Jahre und sah gut aus.

Wir schrieben uns einige Wochen und machten uns somit über die geheimen Sexwünsche des anderen vertraut, um uns dann an einem Wochenende zu treffen.

Endlich war es soweit, ich holte sie vom Bahnhof ab. Ich war schon sehr aufgeregt und gespannt auf sie, um nicht zu sagen erregt, denn die Bilder, die sie mir geschickt hatte, waren schon sehr vielversprechend. Nun stand sie vor mir. Sie trug einen Minirock, ein enges T-Shirt ohne BH und dazu noch hochhackige Pumps. Sie sah toll aus mit ihren langen blonden Haaren und dazu noch blaue Augen.

Wir beschlossen, ins Kino zu gehen, und das erste, was uns über den Weg lief, war ein Sex-Kino. Sie sagte spontan: „Laß uns hier hineingehen.“ Sowas hatte ich noch nicht erlebt. Das Kino war nur mäßig besetzt, die hintere Reihe war ganz frei. Wir nahmen dort Platz und erregten uns an dem Film, der gezeigt wurde.

Bei den gezeigten Szenen wurde sie immer unruhiger, legte eine Hand auf meinen Schenkel und streichelte sanft darüber, immer ein bißchen weiter in Richtung meines Gliedes. Meine Hose war schon sehr gespannt, weil mein kleiner Freund schon längst hart war. Ich legte nun meine Hand auf ihren Schenkel und führte sie langsam unter ihren Mini, bis ich am Zwickel ihres schon sehr heißen, kleinen Slips ankam. Durch das kleine Höschen hindurch massierte ich sie. Sie öffnete willig ihre Schenkel, und ich konnte mit meinen Fingern unter das Höschen kommen. Sie öffnete meine Hose und massierte langsam. Dann beugte sie sich mit dem Kopf über mich und verwöhnte mich traumhaft. Meine Hände waren dabei schon unter ihr T-Shirt gelangt und streichelten und drückten ihre festen Brüste. Die Warzen waren ganz hart und steif.

Wir waren sehr stark erregt, und die Leute vor uns hörten auch sicherlich unser lautes Gestöhne, was uns noch mehr aufheizte.

Dann wollte Babsy mich in sich spüren und geliebt werden. Sie setzte sich mit dem Rücken zu mir auf den Schoß, und ich glitt leicht am Zwickel ihres Slips vorbei in sie hinein. Zuerst saß sie ganz still, und dann begann sie, sich zu bewegen. Meine Hände spielten wieder unter ihrem T-Shirt an ihren Brüsten, die auf und ab wippten.

Es ist wahnsinnig, auf der Leinwand einen Pornofilm zu verfolgen, und es gleichzeitig selbst zu erleben. Babsy wechselte die Stellung und drehte sich mit dem Gesicht zu mir. Ich streifte ihr T-Shirt nach oben und leckte und saugte an ihren Brüsten, während sie weitermachte. Meine Hände drückten und kneteten ihre süßen Pobacken. Plötzlich bekam sie einen unheimlichen Orgasmus, der durch ihren ganzen Körper zuckte. Dies brachte auch mich zum Schuß. Vor lauter Ekstase haben wir nicht bemerkt, daß der Film schon zu Ende und das Licht schon an war, aber wir waren nicht die einzigen im Kino, die sich ihrer Lust hingaben.

Danach gingen wir zu mir nach Hause und verbrachten noch zwei Tage voller Sex. Wir haben uns nicht wieder verabredet, aber schon am nächsten Wochenende treffe ich mich mit einer anderen Frau, die mir auch geschrieben hat.

Ihr seht, liebe Leser des Sex-Kontakters, eine Anzeige lohnt sich auf alle Fälle, oder schreibt auf eine. Ich berichte Euch bald wieder, was ich durch den Sex-Kontakter noch so alles erlebe.

Euer W. aus Sachsen

Ring frei ...

Liebe SKS-Leute!

Viele Leute haben sich bei mir gemeldet. Kämpfe wurden ausgetragen, und alle waren wirklich super. Ich weiß gar nicht, von welchem ich Ihnen berichten soll. Deshalb berichte ich einfach vom gestrigen Kampf.

Gestern traf ich mich mit David und Manuel. Ich sollte vorerst nackt gegen David kämpfen. Es wurden keine Regeln aufgestellt, es gab keine Tabus und keine Zeitbegrenzung. Alles war erlaubt. Es brachte uns wirklich Spaß. Es war ein harter und spannender Kampf.

Manuel schaute uns aufmerksam zu. Auch er war nackt. Nach gut 20 Minuten sah es für mich sehr gut aus. Zwar waren wir beide leicht erschöpft, aber ich hatte David sehr gut mit der Beinschere in den Schwitzkasten genommen. David bewegte sich immer langsamer, und ich freute mich über meinen Sieg. Ich ließ ihn los, denn er war fix und fertig. Da packte Manuel mich überraschend von hinten. Seine kräftigen, schlanken Schenkel nahmen meinen Hals in den Schwitzkasten. Diese Beinschere war wirklich super. Ich bekam kaum Luft. Manuel biß schließlich in meine Pobacken, und mit seiner rechten Hand umklammerte er meine Brust. Ich schrie vor Lust. Dann ging er mit seiner anderen Hand zwischen meine Schenkel. Ich schrie, jammerte und jaulte. Meine Arme und Beine zappelten wie ein Fisch an der Angel. Doch ich konnte mich nicht befreien. Seine Beine nahmen mir die Luft. Seine Zähne ließen meine Pobacke nicht los. Ich war besiegt. Noch ca. 30 Minuten lag ich völlig erschöpft am Boden. Es war ein toller Kampf.

Eure Marion

Heißer Telefonsex

Hallo!

Seit genau einem Jahr biete ich jetzt Telefonsex in ihrem Sex-Kontakter an, und ich muß sagen, es ist schon zu vielen geilen Kontakten gekommen. Schade ist nur, daß einige Herren (und auch Damen, denn wir machen auch sehr gerne Bi-Sex) immer noch glauben, wir würden sie am Telefon anlügen. D. h., wenn ich sage, ich sei 27 Jahre alt, mit einer tollen Figur, muß ich mir manchmal anhören: *„Ach was, du bist doch bestimmt Mitte 40 und strickst jetzt gerade.“* Dazu nur eins: Ich kann gar nicht stricken, und die beiliegenden Fotos sagen wohl genug.

Genauso verhält es sich mit meinen drei Freundinnen, die ebenfalls unter meiner Telefonnummer zu erreichen sind. Von den vielen geilen Erlebnissen, möchte ich kurz von einer Sache berichten, die mir besonders im Gedächtnis geblieben ist.

Klaus, einer meiner besten Kunden, rief mich neulich an und fragte, ob es möglich sei, auch ein Gespräch mit zwei Mädchen zu führen. Natürlich war bzw. ist das möglich.

Ich rief also meine Freundin Tina an, die dann auch gleich zu mir rüber kam. Tina war etwas mulmig zumute, da sie noch keinerlei Erfahrung hatte. *„Am Telefon kann man doch nicht so viel falsch machen, du übernimmst einfach den passiven Part und läßt mich das Gespräch führen!“* Damit war dann auch Tina überzeugt.

Wir setzten uns beide auf den Fußboden, stellten das Telefon in die Mitte, und da rief Klaus auch schon an. *„Hallo Klaus, ich bin es, die Marion. Ich stelle mich kurz vor, ich bin 27 Jahre alt, habe blonde, schulterlange Haare, eine Oberweite von 120 cm und bin teilrasiert. Neben mir ist meine Freundin Tina. Sie hat lange schwarze Haare, ist 25 Jahre alt, hat eine Oberweite von 95 cm und ist auch teilrasiert. Ich möchte, daß du dich jetzt erstmal ganz nackt ausziehst und mir deinen Körper beschreibst. Das turnt mich an. Beschreib mir, wie du dich streichelst.“*

Seine ausführliche Beschreibung ließ mich dann auch nicht ganz kalt, und ich fühlte, wie ich langsam warm wurde. Ich übernahm das Gespräch und beschrieb jetzt Klaus, wie sich Tina langsam die Bluse aufknöpfte, sie mit ihren Fingern an ihren Nippeln spielte und sich dabei den Slip auszog. Tina fing wie verabredet leise an zu stöhnen. Ich redete weiter mit Klaus, der auch schon richtig erregt war. Dann sah ich, wie Tina ihren Slip auszog und ihre Beine aufreizend spreizte. *„Los komm, laß ihn zuhören, wie ich es mache, das macht mich an“*, hörte ich sie sagen. Sie ging langsam mit ihren Fingern zwischen ihre Schenkel. Sie fing an zu zucken, und ihr Stöhnen wurde lauter.

Da es leider für mich unmöglich geworden war, das Gespräch weiterzuführen, übernahm Tina das Reden und beschrieb Klaus detailliert, was sie gerade tat. Sie spielte mit ihren Fingern an ihrer Scham.

Klaus bat mich, einen Vibrator zu holen, was ich auch tat. Tina wußte, was damit zu tun war ... Den Telefonhörer hielt ich direkt daneben, so daß Klaus auch die Geräusche von Tinas heißer Aktion mitbekam. Das Geräusch des Vibrators, begleitet von ihrem stöhnenden *„Ich komm' gleich, oh ist das geil!“* machte Klaus dann so an, daß er ziemlich schnell zum Höhepunkt kam. Tinas Orgasmus – sie kam kurz danach – war aber auch nicht zu verachten. Ich habe selten jemanden so laut stöhnen gehört. Die beiden wechselten dann noch ein paar Worte am Telefon, dann legte Klaus befriedigt auf.

Mit freundliche Grüßen an alle
Marion

„Sandra, das Telefon-Flittchen“

Hey, ich bin Sandra!

Manch einer von Euch kennt mich vielleicht aus meiner Anzeige im Sex-Kontakter als „Sandra, das Telefon-Flittchen“. Ein bißchen zu meiner Person: Ich bin 24 Jahre jung, 173 cm groß, habe dichte, blonde Haare, schöne, lange Beine, und mit Oberweite 98 bin ich üppig ausgestattet. Meine Hobbys sind Sport und meine erotischen Phantasien. Und genau diese Phantasien waren es, die mich vor etwa zwei Jahren dazu brachten, in einer Telefonsex-Agentur anzufangen. Dort war aber der Umgang mit den Telefon-Kunden – wie ich fand – sehr unpersönlich. Außerdem war ich während der Gespräche oft nicht allein, da neue Kolleginnen eingearbeitet werden mußten.

Irgendwann legte ich mir dann ein zweites privates Telefon zu, und es konnte losgehen. Bei mir sollte alles anders werden! Ich spreche nur, wenn ich allein bin, denn Mitarbeiterinnen gibt es bei mir nicht. Und ich nehme mir für meine Kunden genügend Zeit. In einer halben Stunde kann ich von mir so manche heiße Geschichte oder auch geile Träume erzählen.

Natürlich kannst auch Du bei mir deine Phantasien und Träume ausleben. Ich helfe Dir gerne dabei und freue mich über jedes neue Telefonerlebnis. Möchtest Du etwas von meinen Phantasien erfahren, von meinen Träumen? Dann mache es Dir gemütlich und lausche meiner Stimme …

Ich bin allein zu Hause und wasche Wäsche. Ich habe lange, halterlose Strümpfe an und einen String-Tanga. Weil ich gleich nur kurz nach oben auf den Wäscheboden will, habe ich bloß einen Bademantel übergezogen. Mit der Wäsche oben angekommen, strecke ich mich zur Leine, um meine noch feuchten Höschen aufzuhängen. Da bemerke ich einen Fremden auf dem Wäscheboden, der aus dem Halbdunkel auf mich zukommt. Er lächelt mich vielsagend an und hilft mir, die Wäsche aufzuhängen. Jedesmal, wenn er mir einen meiner kleinen Slips aus dem Wäschekorb reicht, schaut er mir tief in die Augen, und ich stelle mir vor, wie seine Hände über meinen Körper gleiten. Vor lauter Aufregung lasse ich einen Slip fallen. Als ich mich bücke, um ihn aufzuheben, löst sich der Knoten, der den Gürtel meines Bademantels zusammenhält. Plötzlich stehe ich halbnackt vor ihm.

Sogleich greifen seine Hände nach meinem großen Busen, liebkosen zärtlich meine Brüste. Lustvoll stöhne ich auf. Schon spüre ich, wie seine Lippen meine hart gewordenen Knospen umschließen. Unwillkürlich wandern meine Hände zu seiner Hose, die ich schnell öffne. Sogleich kommt mir seine Männlichkeit in voller Pracht entgegen. Jetzt packt der Fremde mich, zwingt meinen Körper auf die Holzbretter des Wäschebodens. Seine kräftige Hand gräbt sich unter meinen String-Tanga, reißt ihn mir vom Leib. Dann höre ich mich betteln, er möge endlich in mich eindringen, mir meinen Traum erfüllen …

Deine Sandra!

Die Qual der Wahl

Liebe Frau Sirius,

ich möchte Ihnen und Ihrem Team an dieser Stelle meinen Dank aussprechen für die Möglichkeiten, die Sie durch den Sex-Kontakter geschaffen haben, weil ich denke, daß nicht nur ich davon profitiere, sondern noch hunderte andere Ihrer Leser. Ich hatte mich erst nicht getraut, eine Anzeige aufzugeben. Nach langem Hin und Her jedoch tat ich es trotzdem, und ich war angenehm überrascht, wie viele Frauen sich danach bei mir gemeldet haben. Zwei Dutzend Zuschriften habe ich erhalten! Und ich wäre schon mit einer oder zweien zufrieden gewesen. Jetzt fiel natürlich die Wahl schwer, zumal kaum ein Brief dabei war, der mich nicht angesprochen hat. Ich setzte mich ans Telefon und rief bei der Frau an, die mir am meisten zusagte.

Marlen hieß sie, und wir waren uns von Anfang an sympathisch. Also war es keine Frage, daß wir uns zu einem Abendessen bei ihr verabredeten. Und das schon für den nächsten Abend! Den ganzen Tag über war ich nervös wie ein Schuljunge, wenn ich daran dachte, was mir abends wohl bevorstand, und dann endlich war es soweit.

Ich stand mit Blumen vor ihrer Tür und klingelte. Das Herz schlug mir bis zum Hals: Schließlich hatte ich so etwas ja noch nie getan! Nach endlosen Sekunden wurde mir geöffnet, und vor mir stand eine Frau, wie ich sie mir in meinen kühnsten Träumen nicht vorgestellt hatte. Ich konnte gar nicht glauben, daß eine solche Frau es nötig hatte, Kontaktmagazine zu lesen, aber hier stand sie. In einem leichten, fast atemberaubenden Abendkleid. Mit einem Frosch im Hals überreichte ich ihr die Blumen, und schon war das Eis gebrochen. Ich trat ein und setzte mich an den Tisch. Von da an ging alles ganz schnell. Ich weiß schon gar nicht mehr, was genau passierte, aber kaum hatten wir das Abendessen hinter uns gebracht und uns ein wenig näher kennengelernt, da lagen wir auch schon zusammen auf dem weichen Teppich ihres Wohnzimmers. Ihr Kleid war so raffiniert, daß ich nur den Gürtel lösen mußte, um sie auszuziehen, und nach wenigen Sekunden durften sich meine Augen, meine Hände und auch meine Lippen an ihrer köstlichen Nacktheit ergötzen. Ihr feuerrotes Haar schimmerte im gedämpften Licht der Stehlampe, und ihr fast schneeweißer Körper lag ausgestreckt vor mir. Marlen war an diesem Abend der eher passive Typ, was mir nur recht war, denn ich durfte alles mit ihr machen, was ich wollte, und so küßte ich sie am ganzen Körper, bis sie sich vor Leidenschaft hin und her warf und mich bat, endlich in sie einzudringen. Kaum hatte sie das gesagt, war auch ich vollkommen nackt.

Bevor ich in sie tauchte, schaute ich ihr noch einmal in ihre smaragdgrünen Augen, um sicherzugehen, daß sie es wirklich wollte – und sie wollte. Ihr Blick war völlig verklärt und ihre Lippen ganz feucht. Sie nahm mich freudig auf und federte mir mit ihrem Becken fordernd entgegen. Wir fanden den Takt und liebten uns voller Ekstase auf dem weichen Teppich, bis wir gemeinsam den ersten Orgasmus erreichten. Und danach folgten noch ein paar, bis wir am frühen Morgen erschöpft einschliefen.

Wir sehen uns jetzt regelmäßig, aber auch mit anderen Frauen habe ich mich seitdem getroffen, und es war fast jedesmal ein voller Erfolg.

Noch einmal also vielen Dank! Weiter so!

Ihr R. Herrmann

Sex auf dem Meer

Sehr geehrte Frau Sirius,

schon lange liegt es mir auf dem Herzen, Ihnen endlich einmal zu schreiben und Ihnen von meinen tollen Erfahrungen mit Ihrem Magazin zu berichten, und endlich finde ich auch die erforderliche Zeit dafür.

Als alleinstehende Frau mit zwei Kindern im Kindergartenalter ist es nicht immer einfach, unkomplizierten Anschluß zu finden. Entweder wollen die Männer mehr, sich nämlich in mein Leben und die Erziehung meiner beiden Kinder einmischen, oder sie rennen schon weg, wenn sie von den kleinen Kindern hören. Außerdem finde ich durch meine Kinder, die ich sehr liebe, selten die Gelegenheit, abends einfach mal so wegzugehen. Also habe ich damit begonnen, den Sex-Kontakter zu studieren und mich entschieden, einmal auf eine Anzeige zu antworten. Zuerst war ich ganz schön gehemmt, weil ich schließlich nicht wußte, was mich erwartete, dann aber habe ich alle Bedenken beiseite geschoben und einfach an einen Mann aus meinem Postleitzahlengebiet geschrieben, der nur auf Sex aus war und das auch ziemlich deutlich geschrieben hatte. Einige Tage später rief er auch prompt an und lud mich zu einem Wochenende auf seinem Segelboot ein. Ein wenig mulmig war mir schon zumute, weil ich mich mit einem „Ja" vollkommen in seine Hände gab, aber ich dachte: „Wer nichts wagt, der nichts gewinnt", also sagte ich zu.

Und traf damit genau ins Schwarze!

Ich brachte meine Kinder unter einem Vorwand zu meinen Eltern und machte mich zu Hause noch ein wenig zurecht, als es klingelte. Der Typ, der vor meiner Tür stand, war eher unscheinbar, aber nicht unattraktiv. Auf jeden Fall war er äußerst charmant und lockerte die Atmosphäre durch einige witzige Bemerkungen auf. Schließlich fuhren wir zum Hafen, wo sein nicht unbedingt kleines Segelboot lag. Er hatte schamlos untertrieben. Das Ding war eine kleine Hochseejacht. Ich war angenehm berührt, denn ich mag Männer nicht, die übertreiben oder protzen. Michael, das ist sein Name, gehört eher zu den bescheidenen Menschen, und das allein macht ihn schon sehr sympathisch. Das, was danach geschah, machte ihn darüber hinaus auch noch sehr liebenswert.

Wir brauchten zwei Stunden, um endlich auf dem offenen Meer zu sein. Um uns herum war nichts als Wasser, und hoch oben am Himmel strahlte die warme Augustsonne. Der Wind war sanft, und mir ging es sehr gut, was nicht nur an den beiden Gläsern Champagner lag, die ich zu diesem Zeitpunkt schon hinter mir hatte.

Ich hatte einfach Lust auf das, was jetzt geschehen sollte, und um ihm das zu zeigen, stellte ich mich an die Reling und zog mich kurzentschlossen vor seinen Augen aus. Kleine Tröpfchen Salzwasser sprangen auf meine Haut und verdunsteten sofort wieder unter der Hitze des Tages, was bei mir eine Gänsehaut hervorrief. Die Knospen meiner kleinen Brüste stellten sich auf, sobald ich das T-Shirt abgestreift hatte, und in meinem Rücken kribbelte es. Wortlos stand Michael vor mir und zog sich ebenfalls aus. Mich drängte es danach, ihn zu berühren, aber komischerweise wollte ich ihn nicht auf den Mund küssen. Dazu waren wir einander noch nicht vertraut genug. Statt dessen kniete ich mich vor ihn hin …

Von da an wurde das Wochenende einfach genial, und wir beide treffen uns heute noch. Aber nur zum Sex.

Viele liebe Grüße
Ihre Sylvia K.

Über den Wolken

Hallo, liebes Team vom Sex-Kontakter!

Heute will auch ich einmal von einem Erlebnis mit den Anzeigen aus Eurem Magazin schreiben.

Wenn ich mich vorher kurz vorstellen darf: Mein Name ist Peter, und ich bin 28 Jahre alt ständig auf der Suche nach einem reizvollen erotischen Abenteuer. Nicht so sehr nur auf Sex aus, sondern auf außergewöhnliche Erfahrungen. Deswegen hatte ich vor einigen Monaten eine Anzeige bei Euch aufgegeben und war über die Rückmeldungen richtig erstaunt. Ich hätte nicht gedacht, daß sich so viele Frauen melden würden.

Ohne den anderen damit auf den Schlips treten zu wollen, muß ich allerdings sagen, daß mich davon nur etwa die Hälfte angesprochen hat. Aber immerhin.

Ich hatte inseriert, daß ich eine Frau suche, die auch mal die Initiative ergreift und mich mit ausgefallenen Ideen überrascht. Langer Rede kurzer Sinn: Ich habe eine gefunden, und zwar durch den Sex-Kontakter.

Silke heißt sie, ist ebenfalls 28 Jahre alt und mindestens genauso sexbesessen wie ich, wenn nicht sogar noch eine Spur mehr.

Treffpunkt war eine Wiese vor der Stadt. Sie hatte ihn vorgeschlagen – und ich hatte mich nur gewundert. Erst recht, als ich eintraf und sah, was mich außer Silke auf der Wiese noch erwartete. Ein Heißluftballon! Wenn das nicht ausgefallen war.

Silke gefiel mir sehr gut. So von der reinen Optik her schon einmal, meine ich, und wie ich jetzt weiß, war sie von mir auch recht angetan. Also ab in die Luft! Für mich war das die erste Fahrt mit einem Ballon, und es war phantastisch. Wir schwebten über Äcker und Wälder. Gerade mal so hoch, daß wir fast noch die Baumspitzen hätten berühren können. Als der Ballon fest auf Kurs war und unsere Steuerung nicht mehr brauchte, ergriff Silke dann tatsächlich die Initiative – ganz so, wie ich es mir vorgestellt hatte. Sie zog mich einfach aus. Langsam, genußvoll und sinnlich. Und dauernd war ihr Mund an meinem Körper beschäftigt. Es war gigantisch. Wo eben noch ihre Lippen waren, kühlte mir der Wind die heißgewordenen Stellen. Ihre Hände waren voller Forscherdrang, ließen nicht einen Zentimeter meiner Haut aus.

Als ich sie ebenfalls ausziehen wollte, wehrte sie behutsam ab. Offenbar hatte sie sich zum Ziel gesetzt, erst einmal mich zu verwöhnen. Und so stand ich da. Völlig nackt im Korb des Heißluftballons. Um mich herum nur die frische Luft und der schlängelnde Körper einer phantastischen Frau, die es verstand, mit Händen und Zunge umzugehen. Ich fühlte mich wie ein Katzenjunges, das von seiner Mutter sauber geschleckt wird. Von oben sah ich nur ihren dunklen Lockenkopf, wie er sich langsam vor und zurück bewegte.

Meine Hände verkrallten sich in den Seilen, und ich schwebte nicht nur buchstäblich im Himmel. Lange konnte ich das nicht mehr aushalten. Doch noch bevor es mich überkam, unterbrach die geschickte Maus ihr lockendes Spiel und ließ sich nun endlich von mir ausziehen. Gerade Schultern, herrlich runde Brüste, ein flacher Bauch und wohlgeformte Hüften über endlos langen Beinen erfreuten meine Augen. Und nicht nur die. Ohne ein Wort zu sagen, stellte sie sich mit dem Rücken zu mir, spreizte die Beine und reckte mir ihren Hintern entgegen.

Der Rest ist himmlische Geschichte, und dafür wollte ich Euch eben einmal ganz herzlich danken.

Euer Peter

Kennzeichen: „Strohhut!"

Liebe A. Sirius,

mein schönstes Erlebnis mit dem Sex-Kontakter fand gerade erst letzte Woche statt, und es ist noch so frisch in meiner Erinnerung, daß ich es Ihnen aufschreibe, damit auch die anderen Leser wenigsten „aus zweiter Hand" davon profitieren.

Über Ihr Magazin suchte ich nach einem experimentierfreudigen Mann, der phantasievoll und locker mit dem

Thema Sex und Erotik umgeht. Unter den zahlreichen Zuschriften habe ich mir nach langer und sorgsamer Auswahl dann einen ausgesucht, von dem ich dachte, daß er meinen Wünschen am ehesten entsprach.

Sein Name ist Rolf, von Beruf ist er freier Journalist und außerdem ist er überzeugter Single mit wenig Zeit für einengende Affären. Genau der Richtige also, wie sich schon bei unserem ersten Treffen herausstellte.

Nachdem wir uns gegenseitig einige Briefe geschrieben hatten, denen immer Fotomaterial von uns beigelegt war, lud er mich zu einer offiziellen Premierenfeier für ein Broadway-Musical zuerst ins Theater und im Anschluß daran in das Hotel ein, wo der ganze Presse- und Partyrummel stattfand.

Wir trafen uns am Eingang des Theaters. Kennzeichen: „Strohhut". Ich hätte mich schon fast schief gelacht, als ich ihn in der Menge in dieser Kombination entdeckte. Smoking, Fliege und dann dieser Strohhut. Aber da wußte ich noch nicht, was dieser Mann an Humor noch alles zu bieten hatte. Die Franzosen sagen: Bringe eine Frau zum Lachen, und du hast sie schon halb im Bett. Und an diesem Spruch ist was Wahres dran. Schon nach den ersten fünf Minuten wußte ich, wo dieser Abend enden würde.

Die Aufführung war Klasse. Das gleiche galt für die Party danach, wo Rolf mich unzähligen Stadtgrößen vorstellte, ohne dabei auch nur ein einziges Mal „meine Lebensgefährtin" oder „meine Freundin" zu sagen. Es war ein prickelndes Versteckspiel vor der Öffentlichkeit, denn schließlich wußte ja niemand, warum wir uns miteinander getroffen hatten.

Noch besser wurde es, als Rolf und ich im Aufzug stekken blieben. Rein zufällig natürlich, und nur, weil Rolf – aus Versehen, versteht sich – den Nothaltschalter umgelegt hatte. Das Stück und die Party waren ein ewig langes Vorspiel voll kribbelnder Erotik und einer Spannung gewesen, die jetzt ihre Erlösung fand. Er küßte mich leidenschaftlich, was ich nur zu gerne erwiderte, und zog mich zu sich hoch. Sofort öffnete ich seine Hose und schlang mein Beine um seine Hüften. Ich war schon sehr erregt und zu allem bereit, als er mich liebte. Seine Hände schoben mein Kleid noch weiter nach oben, so daß er mit seinen Fingern die nackte Haut meines Pos kneten konnte, wie ich es in diesem Moment brauchte.

Sein erhitztes Gesicht preßte sich in meinen Ausschnitt, den er mit den Zähnen kurzerhand über meine angenehm weichen Brüste nach unten zog, und schon machte er sich hungrig über mein Fleisch her, während er mir einen kleinen Schrei nach dem anderen entlockte. Immer fester wikkelte ich meine Beine um seine Hüften und war zum erstenmal in meinem Leben so richtig von einem Quickie begeistert. Ich zuckte wild und spürte, wie es mir kam. Wie eine Flutwelle riß mich der Orgasmus mit sich. Ich biß versehentlich sogar ein wenig zu fest in sein Ohrläppchen, was ihn nur noch mehr anstachelte.

Anschließend verließen wir die Party und mieteten uns kurzerhand ein Hotelzimmer, wo es noch besser wurde.

Ihre Katja C.

Bis ans Ende aller Tage …

Hallo Sex-Kontakter-Team,

anfänglich hatte ich ja nur vor, einen scharfen Mann fürs Bett zu finden, als ich in der vorletzten Ausgabe Eures Magazins eine erotisch klingende Anzeige aufgegeben habe. Jetzt habe ich aber durch Euch den Mann meines Lebens getroffen.

Schon sein Bild in der Antwort auf meine Anzeige war äußerst ansprechend, und auch seine geschriebenen Worte verrieten mir, daß ich es mit einem interessanten Menschen zu tun hatte. Robert ist 34, Architekt und sieht höllisch gut aus. So gut, daß ich mir gar nicht vorstellen konnte, warum er auf Anzeigen antwortet und nicht einfach in einer Bar die Bekanntschaft von Frauen macht. Als wir uns das erste Mal trafen, nannte er mir den Grund dafür. Er ist einfach tierisch schüchtern und schafft es nicht, Frauen anzusprechen, weil er schon im Vorfeld viel zu große Angst vor einem möglichen Korb hat.

Überhaupt haben wir bei unserem ersten Date nur gequatscht. Ich hatte mir das zwar ursprünglich etwas anders vorgestellt, aber fand es dann ganz in Ordnung. Robert ist kein Typ für die schnelle Nummer mit einer Frau, die er nicht wenigstens ein wenig kennengelernt hat. Und ich, wie ich mir später selbst eingestehen mußte, auch nicht. Allerdings haben wir an diesem Abend bis in die frühen Morgenstunden zusammengesessen, bevor er mich artig nach Hause fuhr. Wir verabschiedeten uns mit einem noch sehr zurückhaltenden Kuß und einer Verabredung fürs nächste Wochenende.

Dieses Date fand bei mir statt, und ich hatte es gründlich vorbereitet. Leichtes Essen, leichter Wein und leichte Musik. Gedämpftes Licht und überall Kerzen. Robert brachte Blumen mit. Schon nach wenigen Minuten lagen wir schmusend auf dem Sofa, so sehr hatte sich unsere Lust aufeinander in der inzwischen vergangenen Woche aufgestaut. Robert ist der zärtlichste Mann, den ich in meinem Leben je getroffen habe, was er mir schon an diesem Abend bewies. Wie ein Genießer beschäftigte er sich mit meinem Körper, zog mich in aller Ruhe und mit viel Hingabe aus und bedeckte jeden Millimeter meiner Haut mit sanften Küssen, die mir eine wohlige Gänsehaut über den ganzen Leib jagten.

Nach einer halben Ewigkeit widmete er sich dann endlich auch meinen Brüsten, die sich seinen Lippen entgegenstreckten und unter den Küssen erregend kribbelten. Es war wie eine endlose Folge winziger Stromstöße, die von den Brustspitzen ausgingen und sich wellenartig in jede Region meines Körpers verteilten, am meisten aber zwischen meinen Beinen. Mit zarten Bissen und unendlich viel Geduld verwöhnte er mich, so daß ich glaubte, ich wäre im Himmel. Wir hatten alle Zeit der Welt, und Robert nutzte sie ausgiebig. Ich konnte den Bewegungen seiner Zunge und seiner Finger nicht mehr folgen, so sehr brachte er mich in Ekstase. Er war überall, ließ nichts aus, und so paradox es klingt, aber es war gerade die Langsamkeit seiner Zärtlichkeiten, die in mir die Gier hervorpeitschten. Doch so sehr ich ihn auch bat, mich endlich zu nehmen, er ließ nicht von seinen Zärtlichkeiten ab.

Und so liebte er mich die ganze Nacht, ohne auch nur ein einziges Mal wirklich mit mir zu schlafen. Doch trotzdem hatte ich, als es leider schon Morgen wurde, nicht weniger als sechs heftige Orgasmen erlebt. Und einen Mann, der es versteht, eine Frau so selbstlos zu verwöhnen, muß man einfach festhalten. Vielleicht sogar bis ans Ende aller Tage.

Danke schön!

Ihre Gabi G.

Das allererste Mal

Sehr geehrte Frau Sirius!

Jetzt möchte ich Ihnen gerne mal beschreiben, was ich durch Ihren Sex-Kontakter erlebt habe.

Ich habe tatsächlich durch den Sex-Kontakter eine süße Traumfrau kennengelernt, wenn auch indirekt und auf eher ungewöhnliche Weise. Ich heiße Stefan, bin 34 Jahre alt und schon seit einer Weile auf der Suche nach einer netten Frau gewesen, am liebsten für immer, aber auf jeden Fall für länger als ein paar Tage. Und nun bin ich mit Gina zusammen. Aber jetzt erzähle ich alles der Reihe nach ...

Ich arbeite als freier Journalist bei einer hiesigen Tageszeitung und lieferte gerade wieder ein paar Artikel für die Lokalredaktion ab. Ich hatte mich wieder mal ziemlich abhetzen müssen, um den Abgabetermin einzuhalten, und nun brauchte ich erst mal dringend einen Kaffee. Also begab ich mich in die Kantine und setzte mich an einen Tisch in der Ecke, trank meinen Kaffee und grübelte darüber nach, daß es ein trauriges Dasein ist, seinen Kaffee und seine restlichen Mahlzeiten immer allein einzunehmen. Da fiel mir der Sex-Kontakter ein, den mir ein Freund unlängst zugesteckt hatte, weil er wohl ahnte, wie sehr ich unter meinem unfreiwilligen Single-Dasein litt. Ich las ein paar Minuten die Kontaktanzeigen, und dann zückte ich, weil ich meinte, etwas Passendes gefunden zu haben, Block und Kuli und war ganz vertieft in das Verfassen meiner Zuschrift. Plötzlich sprach mich eine sanfte, melodiöse weibliche Stimme an: „Ist hier noch frei? Darf ich mich zu Ihnen setzen?“ Ich sah auf und blickte in zwei große blaue Augen, die umrahmt waren von extrem langen, dichten schwarzen Wimpern. Ein hübscher Mund in einem hellen, porzellanfarbenen Teint unter einer spitzbübischen, schwarzen, kurzen Gel-Frisur lächelte mich freundlich an. Ich stammelte ein „Ja sicher, gerne doch“ und raffte in aller Eile meine Zuschrift und den Sex-Kontakter zusammen. Doch zu spät, dieses etwas burschikose, freche Wesen langte schon nach dem Sex-Kontakter „Darf ich mal sehen?“ sagte sie, und ohne eine Antwort abzuwarten, griffen ihre schönen Hände nach dem Kontaktanzeigen-Magazin. „Ach“, entfuhr es ihr, als sie die Bilder darin sah und ein paar Annoncen gelesen hatte. Und mir schien, als ob sie etwas verlegen geworden war, obwohl sie das gut zu überspielen wußte. Das ließ meine eigene Verlegenheit etwas abflachen, und wir unterhielten uns ganz frei und offen, auch darüber, daß ich eine nette weibliche Bekanntschaft zu machen gedachte und über allerhand mehr.

Ich lockte sie damit, ihr ein italienisches Menü zu kochen, und freute mich schon sehr darauf, sie am kommenden Samstag bei mir wiederzusehen. Beim Weggehen sagte sich noch „Schickst du den Brief heute noch weg?“ und lächelte mich ein wenig verstohlen an. Ich lächelte zurück und zerriß die Antwort auf das Inserat vor ihren Augen. Sie strahlte mich an: „Tschüs dann, bis Samstag.“

Am Samstag abend war ich schon in hellster Aufregung, hatte Kerzen aufgestellt, klassische Musik aufgelegt, weil ich wußte, daß sie die mochte, und den Tisch hübsch gedeckt. Die Lasagne schmorte im Ofen, ein paar Oliven, Peperoni und Schafskäse standen bereit. Da klingelte es auch schon an der Tür, und Gina stand vor mir. Sie gab sich betont kumpelhaft, und irgendwie schien es mir, als ob sie dadurch von der Tatsache ablenken wollte, ein weibliches Wesen mit sexuellen Begierden zu sein. Wir aßen, tranken einen trockenen Wein dazu, hörten Klassik und sahen uns später noch ein lustiges Video an. Ich zeigte ihr Fotos und Artikel, die ich geschrieben hatte. Alles lag auf dem Boden verstreut, und als wir uns gleichzeitig über ein Manuskript beugten, sah ich ihr tief in die Augen und küßte sie lange und zärtlich. Irgendwie bebte sie dabei, und Gänsehaut überzog die Haut auf ihren Armen. Wir ließen uns einfach auf den Teppich fallen und küßten uns, wie mir schien, stundenlang. Als ich langsam ihr Jeanshemd aufknöpfen wollte, um ihre zarten, vollen Brüste zu streicheln, zierte sie sich jedoch.

Sie gestand mir dann, daß sie noch nie mit jemandem geschlafen hatte und etwas Angst davor hätte. Als ich ihr versicherte, wirklich ernste Absichten mit ihr zu haben und sehr vorsichtig zu sein, ließ sie mich gewähren.

Es war schon ein aufregendes Gefühl, mit einer Frau zu schlafen, die nie vorher ein Mann derart berührt hatte. Ich fühlte eine Art Stolz in mir, daß sie gerade mich ausgesucht und quasi zwei Jahre auf mich „gewartet" hatte.

Ich streichelte ganz zärtlich ihre wunderschönen Brüste und zog sie, ganz langsam, Stück für Stück aus, bis sie nackt vor mir lag und ich sie immer wieder am ganzen Körper streicheln und küssen konnte. Meine Männlichkeit war allerdings nur halb so geduldig wie ich und revoltierte unterdessen schon gegen das zu eng gewordene Gefängnis in der Hose. Ich versuchte ihn zu ignorieren, was mir beileibe nicht leicht fiel, und verwöhnte Gina ausgiebig mit meiner Zunge. Sie stöhnte leise und verhalten, öffnete ihre Schenkel jedoch weiter. Sie zuckte kurz zusammen, als ich sie noch intensiver streichelte, entspannte sich dann jedoch wieder, und ihr Mund nahm wieder dieselben sinnlichen Züge an.

Als ich mich über ihren Mund beugte und sie küßte, schlug sie die Augen auf und hauchte auf ihre unnachahmlich direkte Weise: „Sag mal, wann kommst du endlich in mich?" und lächelte mich auffordernd und ungeduldig an. Darauf hatte mein Kleiner doch nur gewartet. Sofort befreite ich ihn aus der Enge der Jeans, und er streckte sich Gina tatendurstig entgegen. Sie sah ihn sich erschrocken an und sagte dann bedenklich: „Meinst du wirklich, der paßt da rein? Der ist bestimmt zu groß." Doch ich verschloß ihr den hübschen Mund mit unzähligen leidenschaftlichen Küssen …

Mit ihren Armen hielt sie mich so fest, als ob sie mich nie wieder loslassen wollte. Sie war so hingebungsvoll, und das Gefühl, ihr erster Mann zu sein, machte mich so glücklich, daß ich mich kaum zurückhalten konnte und mich sehr beherrschen mußte, sie nicht zu wild zu lieben. Plötzlich kam es ihr jedoch, und auf dem Gipfel ihrer Lust rief sie: „Ja, oh Gott, ja, genau das ist es!" Und dann ließ auch ich mich gehen und ergoß mich in ihr. Als unsere Lust abklang, lagen wir noch lange engumschlungen auf dem Teppich, bis wir froren und uns ins Bett zurückzogen. Dort verwöhnte ich sie nochmals ausgiebig, bevor wir endlich einschliefen.

Seit diesem Tag wohnt Gina schon fast bei mir. Sie ist eine wirklich süße Frau, sehr anhänglich und verschmust. Und mittlerweile ist sie gar nicht mehr so scheu und zurückhaltend. Wir kennen uns jetzt seit sechs Wochen, und neuerdings wird sie sogar ganz schön frech und faßt mir einfach unvermittelt in den Schritt und guckt mir dabei keß ins Gesicht. Sie hat eben einfach eine sehr direkte Art.

Na ja, so bin ich, wenn auch auf ungewöhnliche Art, durch den Sex-Kontakter an eine kleine Traumfrau geraten. Hätte ich an jenem Tag in der Kantine ein Wirtschaftsmagazin gelesen, wären wir wohl kaum auf das Thema „Single" gekommen und hätten nicht festgestellt, daß wir beide unfreiwillig allein sind.

Ihr Stefan (und liebe Grüße auch von Gina)

Meine kleine Liebesdienerin

Liebe SKS-Redaktion,

zu Eurem sehr guten Kontaktmagazin gratuliere ich Euch, und ich möchte, angeregt durch die Leserbriefe, auch einen Erlebnisbericht beisteuern.

Ich bin 41 Jahre alt, wohne in Chemnitz und bin freiberuflich tätig. Im März 1993 schrieb ich auf ein Inserat: „Kleine Liebesdienerin sucht neue Herrschaften." Der Brief wurde ziemlich lang, denn ich schrieb ohne Umschweife, was ich von einer Liebesdienerin erwarte und daß mir Profis zuwider sind. Schneller als gedacht bekam ich Antwort von einer Vietnamesin namens Nguen. Sie schrieb, sie wolle mir dienen. Aber nur mit sexuellem Bezug, ohne Schmerz, also kein S/M, mehr Bondage, soft, aber lange reizen usw. Da dies nun genau meine Wellenlänge ist, teilte ich ihr meine Telefonnummer mit, und wir trafen uns schon drei Tage später bei mir zu Hause.

Pünktlich wie vereinbart klingelte Nguen an einem Freitag um 20 Uhr. Sie war klein (154 cm), schwarzhaarig, hatte ein rundliches Gesicht und trug einen langen Mantel. Ich bat sie herein, nahm ihr den Mantel ab und sah, daß sie nur einen seidenen, halb durchsichtigen Kimono und ein weißes Gazehöschen trug. Bei dem Anblick schwoll meine Lust. Da ich aber einen ziemlich festen Tanga anhatte, sah man wohl nicht viel davon.

Wir gingen ins Wohnzimmer, und sie sah sofort die schon geöffnete Sektflasche und schenkte uns beiden etwas davon ein.

Ich stand hinter ihr und sah, wie ihre schwarzen Schamhaare durch die Gaze des knappen Höschens sprießten. Als sie fertig war, drehte sie sich um und verbeugte sich tief, so daß ich ihre für eine Asiatin recht großen Brüste frei schweben sah und die steil aufgerichteten Warzen leicht am Kimono rieben.

Sie wollte mich nun ausziehen, wobei sie leicht an meinem Lümmel vorbeistrich. Er sprengte nun fast den Tanga. Nguen bemerkte dies mit sichtlichem Vergnügen und fragte, ob sie mich erleichtern solle.

Also zog sie den Kimono aus, und ich band ihre Ellenbogen mit einem weichen Samtband hinter dem Rücken zusammen. Dadurch waren ihre Brüste weit vorgestreckt, und ich band sie ebenfalls mit einem weichen Band leicht ab. Ihre Brüste wurden richtig prall, und die Warzen standen nun hoch aufgerichtet.

Als ich dann noch eine Pfauenfeder nahm und damit über die Brustwarzen strich, fing sie an zu stöhnen. Nun befreite ich sie wieder, und sie ging sofort vor mir auf die Knie. Ich konnte mich kaum noch zurückhalten. Deshalb zog ich mich zurück und sagte, sie solle sich rasieren, weil mir blanke Genitalien auch sehr gefallen.

Rasierzeug hatte ich im Bad schon bereitgelegt. Nguen hatte mich wohl falsch verstanden, denn sie kam gleich mit dem Rasierzeug wieder und schäumte mit dem Spray meine Schamhaare ein. Zwar war es nicht so gemeint, aber ich ließ sie gewähren, denn auch ich hatte daran meinen Spaß. Zunächst entfernte sie die Haare an meinem Hoden und an den Innenseiten der Schenkel, wobei sie jedesmal meinen Penis ein wenig zur Seite bog. Ich platzte fast vor Lust!

Als sie fertig war und den Rest des Rasierschaumes abwischte, konnte ich es nicht mehr zurückhalten und kam. Nguen war etwas enttäuscht, denn sie glaubte, nun sei der Abend zu Ende. Sie kannte mich eben noch nicht. Wir tranken noch ein Glas Sekt, und nun war sie dran. Zur Anregung mußte sie sich vor mir auf einen Stuhl setzen und rasieren. Da sie so nicht alle Stellen richtig erreichen konnte, legte ich sie auf den Tisch, spreizte ihre Beine und verhakte die Füße hinter den Tischbeinen. Jetzt schob ich noch ein Kissen unter ihren Hintern, und so bot sie sich mir aufreizend an. Ich setzte nun einen Vibrator ein, während ich ihr die restlichen Haare entfernte. Mit dem Rasierpinsel reizte ich sie zusätzlich. Das war wohl zu viel, denn sie stöhnte und schrie in ihrer Sprache.

Nun ging ich um den Tisch herum und stellte mich vor sie. Sofort begann sie ein wildes Zungenspiel. Da mein zweiter Höhepunkt nicht so schnell kommt, ging dieses Spiel recht lange. Nguen sagte mir später, daß sie dabei nicht mehr wußte, wo sie war.

Wir haben uns danach noch sehr oft getroffen und sind jedesmal beide voll befriedigt worden. Sie brachte später noch einen Freund mit und wollte eigentlich noch eine Bekannte mitbringen, aber leider führten unglückliche Umstände dazu, daß wir uns nie wieder sahen.

Herzliche Grüße
Wolfram aus Chemnitz

Heiße Disco-Nacht

Liebes Sex-Kontakter-Team,

heute muß ich es einfach loswerden. Ich hatte in Ihrem Sex-Kontakter ein Inserat aufgegeben, nachdem ich schon ein Jahr allein bin und nirgends eine passende Partnerin fand. Ich bin 28 Jahre alt und sehr stark gebaut. Im letzten Jahr erlebte ich so einige Pleiten auf der Suche nach einer lieben Frau. Immer reagierten die Auserwählten mit Schrecken, wenn sie in einem intimeren Augenblick mein bestes Stück zu sehen oder zu fühlen bekamen, und manche nahmen auf der Stelle Reißaus.

Ich bekam einige Zuschriften und entschied mich für einen himmelblauen Brief, der verführerisch nach orientalischem Parfum roch und neben den netten Zeilen auch das Foto einer attraktiven Frau enthielt. Sie hatte blondes, langes Haar und haselnußbraune Augen. Ihre Figur war atemberaubend, unterzeichnet war der Brief mit Bea.

Am Wochenende trafen wir uns abends in einem gemütlichen chinesischen Restaurant und aßen gemeinsam. Wir tranken ein paar Gläser Reiswein und hatten uns viel zu erzählen. Immer wieder berührten sich unsere Hände wie zufällig, wenn ich ihr Feuer für ihre Zigaretten anbot, und ich war hingerissen von ihren schmalen, hübschen Händen mit den langen Fingern, deren Nägel in einem goldschimmernden Ton lackiert waren. Ihr Lachen war einfach ansteckend, und wir merkten kaum, wie die Zeit verging. Wir sahen uns begehrend in die Augen, und es entging mir nicht, wie Bea ab und zu heimlich auf meine Hose schielte, um festzustellen, ob ich in meiner Annonce nicht doch übertrieben hatte. Wir waren beide schon etwas angeheitert, als ich bemerkte, wie sie unter dem Tisch langsam mit ihrem Fuß an meinem Bein entlangstrich und immer frecher hinaufglitt. Mir wurde heiß und kalt gleichzeitig, und ehe ich anfangen konnte, das Spiel zu genießen – wir waren die einzigen Gäste im Lokal –, kam die kleine chinesische Bedienung an unseren Tisch, um uns zu bitten, das Restaurant zu verlassen, da es nun geschlossen wurde. Bea schlüpfte mit ihren Füßen schnell wieder in ihre hochhackigen Pumps, und wir verließen das Lokal, nachdem ich bezahlt hatte.

In meinem Auto beratschlagten wir, wohin wir nun noch fahren konnten. Wir beschlossen, noch in die neue Disco zu fahren, die vor zwei Wochen eröffnet hatte. Ich war schon ziemlich erregt, und als wir auf dem Parkplatz vor der Disco angekommen waren, beugte ich mich zu ihr herüber und küßte sie. Erst ganz vorsichtig, und nachdem ich bemerkte, daß sie einverstanden war und keinen Widerstand leistete, etwas stürmischer.

Ich streichelte begehrlich ihre langen Beine, die, passend zu den weißen Pumps und dem golden schimmernden Minikleid, in weiße, halterlose Strümpfe gehüllt waren. Mittlerweile war ich mit meinen flinken Fingern über den Rand ihrer Strümpfe hinaus gewandert und streichelte die zarte Haut, die sich so warm und samtig anfühlte. Ihre Hand war unterdessen auch nicht untätig gewesen. Ich spürte, wie sie mich leidenschaftlich durch meine Jeans hindurch massierte und meine Lust damit zum Leben erweckte. Mutig geworden, küßte ich sie nun noch heißer und glitt mit meiner Hand weiter hinauf.

Ich wollte gerade die Liegesitze herunterlassen und zu ihr herüberrutschen, als sie mich honigsüß anlächelte und dabei höchst energisch meine Hand beiseite schob. Auch die herrliche Massage ihrerseits fand ein abruptes Ende. „Noch nicht“, sagte sie mit sehr verführerischer Stimme. „Ich möchte jetzt mit dir tanzen gehen“, sprach sie und verschwand zur Autotür hinaus.

Wir betraten die Disco, die brechend voll war. Eine wahre Menschenflut drängte sich uns entgegen, bunt zusammengewürfelt auf der Tanzfläche und am Tresen. Rauchschwaden hingen in der Luft, und eine Mischung aus Schweiß und verschiedenen Parfums drang in meine Nase. Wir bestellten uns zwei Southern Comfort mit Ginger Ale und begaben uns, nachdem wir miteinander angestoßen hatten, auf die Tanzfläche. Es war dort so eng, daß kaum eine Stecknadel hätte zu Boden fallen können. Bea tanzte mit katzenhaften Bewegungen direkt vor meinen Augen herum und warf mir auffordernde Blicke zu, während sie mich oft, wohl absichtlich, beim Tanzen streifte. Nach zwei schnelleren Disco-Stücken wurde nun Blues gespielt, und wir tanzten engumschlungen.

Die anderen Gäste schienen sich gar nicht dafür zu interessieren, was direkt neben ihnen vorging. Oder war es eher so, daß sie es nicht bemerken konnten? Ganz engumschlungen tanzte ich mit Bea, mittlerweile nicht mehr in der Mitte der Tanzfläche, sondern am Rand in einer Ecke, in der das Licht schwächer war. Sie hatte mir die Jeans geöffnet …

Bea stöhnte mir leise ins Ohr. So streichelten wir uns ein paar Minuten lang so unauffällig wie möglich beim Tanzen. Plötzlich fing meine Lust zu pulsieren an, und ich fürchtete, jeden Moment zu explodieren, so erregend fand ich Bea und diese ungewöhnliche Situation. Auch ihr muß es wohl aufgefallen sein, und sie rettete die Lage mit einem geschickten Griff, indem sie kurz und kräftig mein bestes Stück an seiner Wurzel abdrückte. Die Erregung ließ so ein kleines bißchen nach. Gerade lang genug, um meinen Wagen zu erreichen, in dem wir dann ohne langes Federlesen leidenschaftlich übereinander herfielen. Bea schob, kaum daß wir die Wagentüren geschlossen und die Liegesitze heruntergelassen hatten, ihren Mini nach oben. Dann öffnete sie meine Jeans und ließ sie an meinen Hüften heruntergleiten. Mit einem zufriedenen Blick lächelte sie mich an und hauchte: „Du hast in deinem Inserat wirklich nicht übertrieben, Markus. Ich mag ihn so groß, und ich will ihn spüren, jetzt gleich.“ Im selben Moment zog sie mich auf sich. Wir bewegten uns langsam im gleichen Rhythmus und küßten uns zärtlich. Doch schon kurz darauf wurden unsere Bewegungen heftiger. Ihr Becken kreiste schneller und streckte sich mir immer fordernder entgegen. Dann explodierte mein Vulkan auch schon in ihr. Leider ging es bei ihr nicht so schnell, deshalb verwöhnte ich sie im Anschluß an meinen Vulkanausbruch noch mit flinken Fingern und französischen Küssen, bis auch sie ein heftiger Höhepunkt überkam.

Wir sehen uns auch heute noch regelmäßig mehrmals in der Woche, und unser Sexleben hat nichts von seiner Intensität und Aufregung innerhalb der letzten drei Monate eingebüßt. Wenn unsere Beziehung sich auch im Alltag bewährt, planen wir, uns eine gemeinsame Wohnung zu nehmen.

Mit lieben Grüßen
Ihr Markus

Ein lustvolles Wochenende

Liebe Frau Sirius,

vor einigen Monaten durften wir in Ihrer Zeitschrift unter dem Titel „Ein aufregendes Trio" von einer Menage a trois berichten und gleichzeitig nach einem Paar Ausschau halten, das unseren sexuellen Horizont weiter entwickeln sollte.

Heute möchte ich Ihnen den Erfolg der Anzeige vermelden und gleichzeitig die Geschichte unseres Kennenlernens erzählen. Das Paar, für das wir uns letztlich entschieden, nennen wir sie Bernd und Doris, besuchte uns an einem Samstagabend. Wir hatten vorgesorgt, die Kinder über das Wochenende zu den Schwiegereltern geschickt und erwarteten nun den Besuch. Meine Frau Sylvia, die kurz vor Torschluß Angst vor der eigenen Courage bekam, war an diesem Tag sehr hektisch, und ich befürchtete schon irgendwelche unvorhersehbaren Probleme, die, wie ich noch schildere, Gott sei Dank dann nicht eintraten.

Sylvia öffnete die Tür, als Doris und Bernd etwas verspätet klingelten. Ein attraktives Ehepaar, er sehr groß, schlank und dunkelhaarig, sie fast ebenso groß, mit lockigem, kohlschwarzem Haar und einer sehr weiblichen Figur.

In der folgenden Stunde erzählten wir uns gegenseitig allerhand Anekdoten, tranken dabei Champagner und waren uns auf Anhieb sympathisch. Sylvias anfängliche Angst war rasch überwunden, und nach kurzer Zeit saß sie neben Bernd, ich neben Doris und wir tauschten die ersten Zärtlichkeiten aus. Dabei fand ich schnell heraus, daß Doris keinen BH trug, der ihre großen, festen Brüste bändigte. Wir begannen ein Würfelspiel, eine Art Strip-Poker, bei dem derjenige, der eine 6 würfelte, immer ein Kleidungsstück ablegen mußte. Enden sollte das Spiel, wenn alle Kleidungsstücke gefallen waren. Bernd erwischte es als ersten, er war schon unbekleidet, als die Frauen noch alles an hatten. Ich beobachtete, wie Sylvias Blicke ständig über seinen Körper wanderten. Als Doris ihren Pulli auszog, bewunderte ich ihre großen Brüste, die mir förmlich ins Gesicht zu springen schienen und durch dunkle, harte Brustwarzen gekrönt waren. Kurz und gut: Wir anderen waren bereits nackt, als Sylvia noch im Büstenhalter und Slip neben Bernd saß. Bernd hakte den Halter auf und wog Sylvias straffe Brüste, die nur unwesentlich kleiner als die von Doris sind, in den Händen. Doris und ich küßten uns intensiv, während meine Hand in ihrem schwarzen, überraschenderweise nur spärlichen Haarbusch zwischen den Beinen kraulte.

Ich legte mich auf die Couch, als Doris sich über mich kniete und mich oral verwöhnte. Aus den Augenwinkeln beobachtete ich, wie Sylvia vor Bernd stand, der langsam ihren Slip herunterzog und Sylvias herrlichen weißen Hintern meinen Blicken preisgab. Bernd drehte Sylvia um, schob sie in den Sessel, spreizte mit den Händen Sylvias Oberschenkel und vergrub seinen Kopf in ihrem ausgeprägten, dicht rotbehaarten Schamhügel. Doris' Aktivitäten und der Anblick des anderen Paares erregten mich ungeheuer, so daß ich schon nach relativ kurzer Zeit von einem Orgasmus geschüttelt wurde, der sich gewaschen hatte. Doris gab mich dabei keine Sekunde frei.

„Jetzt bin ich aber dran", lächelte Doris, als sie sich auf Hände und Knie stützte und ihren runden Hintern an mich heranschob. Im Gegensatz zu Sylvia, die beim Sex immer sehr laut wird und gerne obszön spricht, ließ Doris nur ein hohes Wimmern hören, das sich jedoch steigerte und an Lautstärke zunahm, je mehr sie sich dem Höhepunkt näherte. Die Stellung gewährte Doris und mir freie Sicht auf das Geschehen, das sich wenige Meter entfernt abspielte: Bernd den Rücken zugewandt, setzte sich Sylvia auf Bernd, und ich konnte zusehen, wie er zwischen ihren Schenkeln verschwand.

Sylvia liebte Bernd, der mit hartem Gegendruck antwortete, dabei Sylvias Brüste, die hin und her hüpften, auffing und mit den Händen knetete. Sie streichelte ihn dabei, feuerte Bernd mit obszönen Worten an und stöhnte und schrie. Ich spürte, wie sich Doris dem Orgasmus näherte, und verdoppelte meine Anstrengungen, mein schweißnasser Bauch klatschte aufregend gegen ihren Hintern. Als Doris kam, zuckte sie derart, daß auch ich noch einmal kam. Wir genossen unter Streicheln und Liebkosungen den abklingenden Orgasmus. Das andere Paar hielt länger durch, mittlerweile hatten sie die Stellung gewechselt, und Bernd lag zwischen Sylvias Schenkeln auf dem Fußboden.

Wir hatten nun eine Erholung verdient und saßen wieder einträchtig um den Tisch herum. Die Stimmung war locker und gelöst, die Nacktheit aller machte unbefangen. Schell kamen wir überein, die Nacht gemeinsam zu verbringen, denn in unserem breiten Bett ist ausreichend Platz. Was folgte, ist unglaublich:

Bernd und ich, die beide keinerlei bisexuelle Ambitionen haben, sahen lesbischen Spielen der Frauen zu, bei denen sie sich mit Händen und Mund gegenseitig verwöhnten. Mal probten wir mit Doris ein Sandwich, mal liebte Bernd Sylvia, während sie an mir spielte, mal verwöhnten wir unsere eigenen Frauen, mal wurde getauscht.

Am Morgen waren wir alle erschöpft, aber glücklich und zufrieden.

Was wir nicht wußten: Leider waren Bernd und Doris an einer Dauerfreundschaft nicht interessiert, die beiden flattern lieber von Blüte zu Blüte. So sind wir jetzt auf der Suche nach neuen außergewöhnlichen sexuellen Sensationen.

Besten Dank für die Veröffentlichung.

R. S.

Frei und unkompliziert

Liebe Frau Sirius und liebe Mitarbeiter,

vielen Dank für den Sex-Kontakter, und die besten Wünsche für die Zukunft. Ich denke, Ihr bewegt eine ganze Menge. Nicht nur für uns Männer, wie es auf den ersten Blick den Anschein haben mag. Nein, auch Frauen – und davon eine größere Zahl, als man glaubt – genießen die Vorzüge Eurer Anzeigen. Das merke ich jedesmal, wenn ich inseriert habe, an der immer größer werdenden Zahl von Rückantworten.

Freier, unkomplizierter Sex, das ist es doch, was sich die meisten Menschen wünschen, auch wenn sie noch so glücklich in ihren Beziehungen sind. Der Mensch ist nun mal nicht für die Monogamie erschaffen worden. Zumindest scheint alles dagegen zu sprechen. Und Ihr bietet ein Medium, über das man genau kriegen kann, was man eigentlich will: Tolle Erlebnisse ohne konventionelle Zwänge. Von einem solchen Erlebnis will ich hier berichten.

Annett hatte sich auf meine Anzeige gemeldet, und schon die Fotos von ihr versprachen einen hohen Genuß. Hochgewachsen, schlank, aber sehr fraulich gerundet, lange, glatte, braune Haare und große Rehaugen. Der Traum eines jeden Mannes. Live übertraf sie meine Erwartungen jedoch noch um ein Vielfaches. Diese sonst so brav wirkende Maus hatte nichts anderes als Sex im Kopf, und jetzt weiß ich auch, warum sie sich gleich für ein ganzes Wochenende bei mir einquartieren wollte.

Ich hatte sie noch nicht ganz zur Tür reingelassen, da fiel sie schon über mich her, ohne mehr als nur „Guten Abend" zu sagen. Wild küßte sie mich auf den Mund und griff mir hemmungslos zwischen die Beine, wo ich sofort auf ihren harten Griff reagierte. Ich stolperte dennoch, aus dem Gleichgewicht gebracht, nach hinten und fiel hin. Ohne zu zögern, öffnete sie mir die Hose, zog sie ein Stück herunter und setzte sich auf mich. Erst da merkte ich, daß sie unter ihrem weiten Rock nichts trug. Übergangslos gab sie den Weg frei, und mit einem einzigen Haps hatte sie mich verschluckt. Und so fand der erste Akt statt, ohne daß ich sie auch nur ein Stückchen nackt gesehen hatte. Ihre eigenen Bedürfnisse unberücksichtigt, brachte sie mich zu einem gewaltigen Orgasmus, bei dem sie selbst heftig stöhnte und selbstvergessen die Augen verdrehte.

Aber auch danach ließ sie mir keine Verschnaufpause, sondern bat mich, mit ihr zu duschen. Endlich sah ich diesen schönen Körper live vor mir. Ihre Brüste lagen in meinen unruhigen Händen, und das warme Wasser floß stimulierend über unsere Haut. Nie habe ich eine Frau kennengelernt, die so küssen konnte. Keine Sekunde ließen ihre Hände dabei davon ab, mich zwischen den Beinen zu massieren, bis ich wieder meinen Mann stand. Ich konnte gar nicht anders, ich mußte sie lieben. Jetzt und hier.

Jetzt, da ich das erste Mal gekommen war, konnte ich natürlich nahezu endlos lange, und ich brachte sie noch in der Dusche stehend zweimal zum Höhepunkt, den sie haltlos aus sich herausschrie. Wie man sich doch in brav aussehenden Frauen täuschen kann.

Auf diese Art verbrachten wir das ganze Wochenende, ohne daß wir auch nur für mehr als drei, vier Stunden geschlafen haben. Danach verabschiedete sie sich dankbar, und ich sah sie nie wieder.

Ihr Markus W.

Die Hyper-Frau

Liebes Sex-Kontakter-Team,

Ihr wollt wissen, wie es uns Lesern im Umgang mit den Anzeigen ergangen ist, und Ihr sollt es erfahren.

Natürlich bringt nicht jedes Date den gewünschten Erfolg, aber solange man dabei bedenkt, daß man immer wieder neue, nette und interessante Menschen kennenlernt, ist das auch o.k.

Wenn es dann auch noch funkt, um so besser. Mir ist das erst letzte Woche wieder passiert. Nach einigen Termin- und Kommunikationsschwierigkeiten habe ich mich da nämlich mit Nadja getroffen, einer absoluten Hyper-Frau, die es so richtig wissen wollte. Es fing damit an, daß sie mich schon mit einem Motorrad abholte, und das bei dem Wetter. Aber als ich dann so dicht hinter ihr saß und ihren knackigen Körper vor mir hatte, war mir plötzlich überhaupt nicht mehr kalt. Freizügig schickte ich meine Finger auf einen Erkundungsgang, und merkte sehr schnell, daß sie unter ihrer ledernen Motorradkleidung nackt war. Ohne etwas zu sagen, ließ sie mich machen. Erst als mir auffiel, daß sie hin und wieder mit dem Lenker den einen oder anderen Schlenker machte, hörte ich auf, ihre kleinen, festen Brüste zu necken und wartete, bis wir bei ihr zu Hause waren.

Ihre Bude entsprach ganz dem ersten Eindruck, den sie auf mich machte. Das Appartement war karg und zweckmäßig eingerichtet und wurde ganz von einem Metallbett in der Mitte des Raumes dominiert, das auch gleich uns gehörte.

Diese Frau ließ alles mit sich machen!

Und ich tat alles, was mir so einfiel, bis sie schweißgebadet und schwer keuchend unter mir lag. Blondes Haar auf schwarzer Bettwäsche, glänzende, nahtlos braungebrannte Haut, zwischen den Beinen rasiert und in die Brustwarzen gepierct. Ich war nicht zu bremsen. Nadja war keine Frau, die man sanft anfassen mußte. Sie brauchte es hart. Hart und schnell.

Ohne zu zögern, stürzte ich mich auf sie, und ihre Hände verkrampften sich um die metallenen Gitterstäbe des stabilen Bettes. Die Knie zog sie fast bis zum Kinn nach oben, und ständig spornte sie mich mit ordinären Wörtern zu Höchstleistungen an.

Nach einer Weile drehte ich sie einfach um. Auf die Ellbogen gestützt, drückte sie mir ihren kleinen Knackarsch entgegen und stöhnte laut, als ich wieder in sie glitt. Es war tierisch. Tierisch gut. So gut, daß ich glaubte, der Rücken bräche mir gleich durch. Aber er hielt. Er hielt, bis ich sah, wie sie mehr und mehr zuckte und die Kontrolle über ihren Körper verlor. Da merkte ich, daß es auch bei mir gleich soweit sein würde, und vergaß alle Beherrschung, die ich bis dahin noch aufrechterhalten hatte.

Ich packte ihre festen Schultern. Meine Oberschenkel klatschten lauter und lauter gegen ihre, und sie sackte nach vorne weg, stützte sich aber noch immer von den Gitterstäben ab und gab mir den starken Widerstand, den ich brauchte.

Dann war alles zu spät. Ich dachte, ich sterbe, als ich in ihr kam und wußte da noch nicht, daß das erst der Anfang vom Ende war, denn in dieser Nacht machte mich Nadja richtig fertig. So fertig, daß ich sie erst zwei Tage später wiedersehen konnte. Mal schauen, wie die Geschichte ausgehen wird. Ich melde mich mal wieder.

Bis dahin alles Gute!

Euer Olaf B.

Feuer zwischen den Schenkeln

Hallo, Frau Sirius!

Ich bin 27 Jahre alt und habe erstmals aus dem Sex-Kontakter Nr. 11 einige Paare und Frauen angeschrieben.

Fast alle haben geantwortet, unter anderem eine 51jährige Frau, die einen Hausfreund gesucht und in mir nun auch gefunden hat.

Die Frau hatte gleich beim ersten Besuch Feuer zwischen den Schenkeln und legte keinen Wert auf eine lange Vorrede. Bereits nach weniger als einer Stunde lagen wir uns nackt in den Armen.

Mein Irrglaube, daß bei Frauen dieser Altersgruppe nicht mehr viel läuft, hat diese Frau widerlegt. Sie hat mich dermaßen gut verwöhnt und massiert, daß es mir schwergefallen ist, mich zu bremsen.

Es war für mich eine Wonne, den strammen Hintern dieser Dame zu kneten und an ihrem Busen zu saugen.

Seitdem haben wir uns insgesamt schon viermal getroffen, und ich hoffe, daß sie noch lange so lustvoll bleibt, denn ich könnte mir nichts Schöneres mehr vorstellen, als mit einer solch erfahrenen Frau zu schlafen. Sie könnte zwar meine Mutter sein, doch genießt sie es auch, es mit einem jungen Mann zu tun.

Wenn Sie möchten halte ich Sie auf dem Laufenden.

Tschüs, Roland

Straps, Rock und Tanga

Auch ich möchte mich mal über Ihren Sex-Kontakter äußern. Er ist eine gute Alternative zum privaten Ansprechen (welches nicht jedem liegen dürfte), doch hat man bei den Annoncen meistens keine weiteren Kontakte als eben den ersten Brief. Da wir in einer Region wohnen, wo das Sexinteresse nicht alltäglich scheint, haben wir die Initiative ergriffen und eine Anzeige geschaltet.

Wir haben uns mit einer jungen Frau geschrieben, die – so wie wir – den ersten Kontakt mit einem Paar wagte. Nachdem wir uns nun geschrieben hatten, luden wir sie zu uns ein. Wir hatten übrigens schon während des Briefwechsels unsere Freude an der ganzen Sache. Der Tag kam, und wir zogen uns normal an: Meine Freundin, 23, zog ihre Strapse an, einen kurzen Rock und eine durchsichtige Bluse, und ich, 25, meinen Tanga, Hose und Hemd. Die junge Frau, 28, die ebenfalls einen kurzen Rock und eine durchsichtige Bluse trug, stand endlich vor der Tür, und sie sah so aus, wie wir sie von den Bildern her kannten. Wir gingen in die Stube, wo der Kamin schon brannte, setzten uns in die Sitzgruppe und begannen ein leichtes Gespräch. Meine Freundin fing an, sich zu streicheln. Ich wiederum begann, die junge Besucherin zu streicheln, zuerst an der Brust und den Brustwarzen, danach zwischen den Beinen. Das war ein Zeichen für meine Freundin, für eine Weile aus dem Raum zu gehen. Nach einer gewissen Zeit kam sie zurück und sah, wie wir beide uns schon langsam ausgezogen hatten. Die beiden Frauen sahen sich stumm an und nahmen sich nun meiner an. Wir liebten uns in der Sauna, unter der Dusche und überall, wo wir wollten, da wir ein eigenes Haus haben.

Das Wochenende ging viel zu schnell vorbei. Unser heißer Gast meldete sich später noch einmal, um uns zu sagen, daß sie einen Freund kennengelernt hätte, der ein bißchen prüde sei, und so war das schnelle Ende dieser Beziehung für uns gekommen. Wir haben viele originelle und phantasievolle Zuschriften erhalten und hoffen, daß sich noch viele Frauen, Freundinnen und Paare bei uns melden. Wir werden dann selbstverständlich wieder von unseren heißen Treffen berichten.

Christina + Volker

„Bully“ – ihr liebstes Spielzeug

Liebe Frau Sirius und die ganze Redaktion!

Auf diesem Wege möchten wir Ihnen zu Ihrem tollen Magazin und Ihrer wirklich guten Arbeit gratulieren. Ihr Service ist hervorragend, Ihre Berichte interessant und deshalb möchten wir, wenn möglich, auch einen kleinen Beitrag leisten. Wir würden uns freuen, wenn Sie die Geschichte drucken würden, und grüßen Sie recht herzlich.

Unsere Geschichte spielte sich nach einer Party ab, zu der Anna und ich eingeladen waren. Obwohl wir die meisten Gäste nicht kannten, wurde es ein netter Abend. Die Frauen waren alle freizügig angezogen, es blitzte viel Schenkel durch lange Schlitze an den Kleidern, und die Dekolletés waren atemberaubend. Auch Anna war super gekleidet. Sie trug ein schwarzes, schulterfreies Kleid mit Bolero, vorne kurz, hinten lang, im Riesenausschnitt konnte man die Spitzen der Korsage sehen.

Während Anna sich auf der Tanzfläche amüsierte, konzentrierte ich mich nur auf eine Frau. Sie war mittelgroß, trug einen blauen Hosenanzug und hatte einen Riesenausschnitt. Da sie keinen BH trug, quollen ihre Brüste förmlich heraus, und sie hatte einen Riesen-Busen! Ich tanzte öfter mit ihr.

Ihre Art, sich an mich zu pressen, war schon eine Aufforderung für mehr. Kurz und gut, die Party war zu Ende, und da Anna mein Interesse an der Fremden nicht entgangen war, fragte sie die andere, ob sie den Abend nicht mit uns beschließen wollte! Nach kurzem Zögern sagte sie zu.

Zu Hause angekommen, meinte Anna, sie müsse es sich bequem machen. Sie verschwand im Schlafzimmer und kam zurück – im Korsett und Tanga! Mittlerweile hatte sich die Unbekannte vorgestellt. Sie hieß Rosi und war geschieden. Sie legte Hosenanzug und Hemmungen ab. Darunter trug sie nur einen durchsichtigen Slip, der einen haarigen Busch durchblitzen ließ. Als ich das sah und mir ihre Riesenbrüste fast ins Gesicht sprangen, konnte ich mich nicht mehr bremsen. Raus aus den Klamotten, ich nahm sie in die Arme und begann, sie stürmisch zu küssen und ihre Brüste zu kneten. Rosi machte gierig mit!

Anna, mein geliebtes Aas, schaute nicht etwa untätig zu, nein, sie mußte mich noch anheizen, indem sie begann, mein bestes Stück zu massieren. Ich explodierte fast! Als ich merkte, daß auch Rosi mittlerweile so richtig heiß war, da wollte ich jetzt alles. Ich wollte sie richtig nehmen, doch es kam anders: Rosi sagte zu mir, sie möge das nicht, aber ich könne es zwischen ihren Brüsten machen. Gesagt, getan. Es war ein irres Gefühl. Rosi preßte mich zwischen ihre Berge, und ich stieß fest in diese Massen, bis ich einen tollen Orgasmus hatte. Sie genoß es sichtlich! Ich war total fertig danach, aber Rosi wollte mehr.

Sie fragte Anna nach einem Dildo. Diese holte „Bully", ihr liebstes Spielzeug, und ich begann, Rosi damit zu verwöhnen. Zuerst sanft, dann fester, bis es auch Rosi mit Macht kam. Sie gestand uns dann später, daß sie seit ihrer Scheidung nicht mehr richtig mit einem Mann verkehren könne. Sie ging dann, und wir sahen sie nie mehr wieder. Anna, die natürlich erregt war, wollte jetzt auch auf ihre Kosten kommen.

Wir liebten uns, bis es auch Anna kam und sie ihren erlösenden Orgasmus hatte. Dann schliefen wir zufrieden und um ein neues Erlebnis reicher ein. Es war wunderbar, und wir hoffen, durch unsere Annonce bald wieder ähnliches erleben zu können.

Gruß A. + F.

Mein „Dreier-Erlebnis“

Sehr geehrte Frau Sirius!

Auf Grund meiner Anzeige im Sex-Kontakter Nr. 8 hatte ich folgendes Erlebnis:

Es meldete sich Roland aus der Hansestadt Lübeck. Er schickte ein aussagekräftiges Bild.

Also rief ich gleich an und verabredete mich mit ihm an einem Freitag. Manfred, mein Partner, war mit von der Partie. Ich konnte es kaum bis Freitag erwarten, ich schwankte zwischen Lust und Furcht.

Nun war es soweit. Es klingelte, vor mir stand Roland, groß und schlank, 32 Jahre, 178 cm groß, dunkelblondes Haar und blaue Augen. Zu dritt machten wir es uns bei einem Glas Sekt gemütlich. Wir plauderten und lachten miteinander. Natürlich hatte ich mich nett hergerichtet. Damit ich so richtig sexy aussah, zog ich mir schwarze Strümpfe, einen schwarzen Tanzgürtel und einen schwarzen Heber an, darüber nur eine lange pinkfarbene Bluse und schwarze High Heels. So saß ich nun vor Roland und machte ihn absichtlich schwach, indem ich leicht meine Beine spreizte und ihm somit Einblick gewährte. Roland wurde sichtlich nervös. Ich setzte ein Zeichen: „Komm Roland, ich zeige dir unsere restlichen Räume!“ Es war soweit. Ich ging mit Roland nach oben ins Badezimmer, setzte mich auf die Wäschetruhe, ließ mich küssen und gleichzeitig war auch schon seine Hand an meinem Höschen. „Oh, du bist ja schon herrlich erregt“, sagte er und spielte weiter an mir herum. Dann kam Manfred herein und brachte uns zwei Gläser Sekt, doch ich bat ihn, später zur „Sandwich-Probe“ zu kommen.

Roland zog sich jetzt aus, legte sich aufs Bett und nur durch weniges Streicheln meiner Hand und Zungenspielen erregte ich ihn. Super stand er für mich bereit. Ich stieg über ihn, hob mein Gesäß an, um ihn in mich aufzunehmen. Oh, war das herrlich!

Aber ich wurde noch wilder, als ich im Spiegel alles sehen konnte. Doch ich wollte mehr!

Auch Manfred kam jetzt dazu. Er liebte mich von hinten, preßte mit den Händen meine Pobacken auseinander. Oh, welch ein Gefühl! Doch lange hielt Manfred das nicht aus, er stöhnte kurz auf und kam zum Orgasmus. Doch Roland verwöhnte mich weiter, bis auch ich kam. Ein Gefühl der Befriedigung durchdrang meinen Körper. Ich war glücklich!

So ein Sandwicherlebnis möchte ich gern wieder erleben. Liebe Frau Sirius, ohne Ihren Sex-Kontakter hätte ich dieses Erlebnis nicht gehabt.

Ihre Angelika

Heißer Sex zu viert

Sehr geehrte Frau Sirius!

Diesem Brief lege ich meine Anzeige bei. Gleichzeitig möchte ich Ihnen ein Sexerlebnis von mir erzählen. Ich bin schon fast 70 Jahre alt und leicht bi. Durch eine Anzeige hatte ich einen jungen Mann (Jörg) kennengelernt, der mich ab und zu einmal besuchte.

Und dann schrieb ich auf eine Anzeige von einem Paar (Guido und Wicky). Die beiden haben geantwortet, und nach einigen Schreiben hin und her wollten sie mich besuchen. Jörg lud ich ebenfalls zu mir ein.

Da ich mit meinem fast 70 Jahren ja nicht mehr so einsatzfähig bin, freute ich mich schon darauf, wieder einmal zusehen zu können. Das tat ich besonders gern. Meiner verstorbenen Frau schaute ich auch immer zu, wenn sie einen ihrer diversen Liebhaber im Hause hatte. Eventuell könnte ich ja auch Wicky beim Verkehr oral befriedigen.

Guido und Wicky kamen also bei mir an. Als Wicky ihren Mantel auszog, trug sie nur noch Strapse und eine Büstenhebe. Sie war rasiert, und so störte beim Oralverkehr dann auch kein Haar. Kaum waren die beiden da, kam auch Jörg dazu, und wir forderten ihn auf, sich auch auszuziehen, was er dann auch sofort tat. So waren wir alle vier bald ganz nackt. Wir setzten uns gemeinsam auf die Couch, und ich legte erst einmal ein heißes Video ein. Während wir uns dieses ansahen, streichelten wir uns. Rechts saß Wicky. Ich griff ihr zwischen die Beine. Dann griff Guido, der neben ihr saß, ebenfalls an ihre Scham, und wir spielten gemeinsam an ihr herum. Ich küßte Wickies Brustwarzen, während meine linke Hand an ihrem Delta spielte. Es war für mich ein herrliches Gefühl. Rechts eine hübsche Frau, und dazu noch zwei erregte Männer, die uns zuschauten. Dann forderte ich Wicky auf, sich doch auf ihren Mann zu setzen. Ein erregendes Bild!

Wicky machte das ganz heiß, und als sie Guidos Penis mit ihren Händen berührte, konnte er bald nicht mehr an sich halten.

Dann verwöhnte Wicky Jörg oral, und bald kam auch er zum Organsmus. Ich küßte sie auf den Mund und schmeckte noch das Ergebnis ihres Tuns.

Aus beruflichen Gründen ging dieser Sex-Vierer leider auseinander, und so mußte ich mir neue Partner suchen.

Mit freundlichen Grüßen
Heinz

Sex mit einem Fremden

Liebe Frau Sirius,

anliegend möchte ich Ihnen erstmals auch von mir eine interessante und für mich sehr aufregende Begebenheit schildern. Vielleicht haben Sie dafür in einer der nächsten Ausgaben Platz.

Vielen Dank für die Wahrung der Anonymität, viele Grüße und weiter so mit dem interessanten Heft.

Gerade im sexuellen Bereich haben die meisten Menschen im Leben Erlebnisse, an die sie vielleicht lange, manchmal sogar ein ganzes Leben denken. Auf jeden Fall werde ich lange an eine Begegnung denken, die ich vor einigen Wochen hatte. Diese endete nicht mit der Vereinigung und war trotzdem unwahrscheinlich schön. Auf jeden Fall äußerst erregend.

Ich – das ist eine 23jährige, junge Frau, schlank, „sexy und gutaussehend" nennen mich andere. Zu meinen kleinen Schwächen im sexuellen Bereich gehört NS. Es macht mir ein unheimliches Vergnügen. Doch solche Gelegenheiten finden sich nicht alle Tage. Es sei denn, ich wäre darauf aus. Dies ist jedoch keineswegs der Fall. Nach dem Motto, daß das Leben diejenige bestraft, die günstige Gelegenheiten dieser Art nicht ausnutzen, ging ich in dem nun zu schildernden Falle vor.

Es war Freitag nachmittag, und für mich hatte das Wochenende begonnen. Von Berlin aus mußte ich noch eine Strecke zurücklegen, als in Marzahn ein junger Bursche winkte. Ich hielt an und erfuhr, daß er etwa bis zur Hälfte meiner Wegstrecke mitgenommen werden wollte. Also ließ ich ihn einsteigen und begutachtete ihn von der Seite. Er sah verdammt gut aus. Blonde Haare, schwarze Augen und ein süßes Lächeln auf seinen Lippen. Bekleidet war er mit einem Shirt und einer superengen Jeans. Wir unterhielten uns ein bißchen und spürten irgendwie beide, daß eine gewisse Sympathie vorhanden war. Dies blieb jedoch unausgesprochen. Immerhin war er gerade 18 Jahre jung. Normalerweise nicht meine Kragenweite. Zumindest nicht für eine mehr oder weniger schnelle Nummer. Andererseits machte mich der Junge an. Ich hatte, ich muß es ehrlich eingestehen, große Lust auf ihn. Wie der Zufall so spielt, mußte ich nach ein paar Kilometern Pipi machen. Der Drang war schon vorher da, überkam mich aber jetzt vollkommen.

Das sagte ich ihm auch unverhohlen, und da meinte er, daß er auch müsse. Also hielten wir kurz darauf an einem kleinen Waldstückchen. Es waren wirklich nur ein paar Bäume dort, so daß sich die Lage als schwierig erwiesen hätte, wenn mir der Junge nicht so sympathisch gewesen wäre. Zudem fuhren dauernd weitere Autofahrer unweit davon vorbei. Also bat ich ihn, „Wache“ zu halten, während ich mich hinter einen Baum setzte. Er solle sich aber bitte umdrehen. Zur „Kontrolle“ nahm ich einen kleinen Spiegel mit. Ich zog meine Jeans nach unten, weil Pipimachen in Jeans zumindest für das weibliche Geschlecht recht unbequem ist, zog meinen Slip herunter und ließ dann den wertvollen Saft fließen.

Dabei sah ich im Spiegel, daß er die strikte Abmachung, mir nicht dabei zuzusehen, keinesfalls einhielt. Ganz im Gegenteil: Er schaute direkt auf meine völlig entblößten Stellen, als ob er noch nie eine unten entblößte Frau gesehen hätte.

Na warte, dachte ich. Als ich fertig war, zog ich mich wieder ganz betont gemächlich an und vergaß nicht, dies so zu tun, daß er meine Scham und auch meinen Po sehr gut sehen konnte.

Als ich dann bei ihm war, sah ich, daß in seiner engen Hose einiges stand. „Na, doch geschummelt, was?“ fragte ich ihn ein wenig anklagend und sah dabei erst sein rot werdendes Gesicht und dann die Hose an. Er brachte kein Wort heraus. Also fuhr ich mit meinen Worten nach: „Dann vergelten wir Gleiches mit Gleichem.“ Dabei nahm ich ihn an der Hand, führte ihn hinter den Baum und wartete, was er nun machen würde. Nun, ganz so verschämt war der Boy nicht. Nach wenigen Sekunden des scheinbaren Überlegens machte er seinen Hosenlatz auf und holte das tatsächlich steif gewordene und doch nicht allzu riesige Etwas heraus, um ihm den Baum zu zeigen. Jetzt wurde ich fast schon frech. „Damit du ja nicht nebendran pinkelst“, sagte ich, nahm ihn in die Hand und hielt ihn fest. Dies schien ihm dann doch tatsächlich sehr gut zu gefallen. Es dauerte verhältnismäßig lange, bis der erste Tropfen kam. Danach machte er den Reißverschluß nicht gleich wieder zu, sondern übernahm nun selbst die Initiative.

Das wiederum hatte ich nicht erwartet. Doch ich wollte etwas mehr von ihm und erwiderte den Kuß. Wir gingen ein Stückchen weiter in den Hain hinein, und dann war ich eigentlich für alle „Schandtaten“ bereit. Ohne Vorwarnung zog ich ihn aus. Er griff mir zwischenzeitlich in die Hose, und seine Finger massierten mich dort. Inzwischen war schon eine halbe Stunde vergangen, und ich bekam dabei zweimal einen Orgasmus. Doch es war Zeit aufzubrechen, denn zu Hause erwartete mich ja ebenfalls noch ein Mann. Ohne daß er gekommen war, wollte ich ihn jedoch nicht gehen lassen, und so massierte ich ihn mit der Hand, daß er die Engel im Himmel singen hörte. Eine Viertelstunde später lieferte ich ihn in seinem Dorf ab und habe ihn seit dieser Zeit nicht wiedergesehen.

Eure Renate

Knackige Hintern

Sehr geehrte Frau Sirius,

nachdem ich bei Ihnen eine Anzeige geschaltet hatte, möchte ich nun berichten, was daraus geworden ist.

Anfangs war ich selbst etwas unsicher, ob es denn auch richtig war, eine solche Anzeige aufzugeben. Schließlich bin ich (auch sexuell) glücklich verheiratet. Und dann suche ich, nur zu meinem Vergnügen, einen oder zwei nette, schlanke Nichtrauchermänner – ohne das Wissen meines Mannes. Aber er ist viel auf Reisen, und ich möchte noch etwas erleben. Leider kamen sehr viele Briefe, bei denen man nur mit dem Kopf schütteln konnte. Teilweise Kopien, teilweise einfache Notizzettel, und dann bezeichnen sich solche Herren auch noch als niveauvoll und – was dem ganzen teilweise die Krone aufsetzte – als attraktiv. Und so konnte man sie größtenteils wirklich nicht bezeichnen.

Jedenfalls erhielt ich auch ein paar Briefe von recht netten jungen Männern. Und ich beschloß, mich mit zweien von ihnen zu treffen. Wir verabredeten uns daher bei mir in der Nähe. Erst einmal mit jedem einzeln, versteht sich. Ich wählte als Kleidung etwas Gewagtes: einen kurzen Rock und eine durchsichtige Bluse. Da die Jungen Wünsche bezüglich meiner Kleidung äußern sollten, hatten sich beide übereinstimmend dafür ausgesprochen. Als wir uns dann trafen, wurden meine Erwartungen doch erfüllt. Beide sahen recht gut aus, waren nett und durchaus attraktiv. Ich äußerte dann auch bei ihnen meinen Wunsch, „ES“ mal mit zwei Männern zu machen. Erst waren sie wohl etwas geschockt und enttäuscht. Doch ich überzeugte beide (immer noch getrennt voneinander), daß es sehr reizvoll sein könnte.

Als wir uns dann endlich einmal zu dritt trafen, hatte ich ebenfalls einen sehr kurzen Rock an, einen String-Tanga und einen engen Pulli aus ganz weichem, dünnen Stoff. Ich ließ die Männer zwischendurch immer mal wieder allein, damit auch sie sich beschnuppern konnten. Es war ein recht anregender Abend. Wir flirteten, tranken eine Kleinigkeit und hatten Spaß. Endlich hatte Jörg dann den Mut uns vorzuschlagen, daß wir doch noch etwas anderes machen könnten. Er wohnte ca. 15 km von unserem Treffpunkt entfernt, und wir könnten ja noch zu ihm gehen. So stiegen wir alle in sein Auto. Martin setzte sich zu mir nach hinten. Während der Fahrt legte er behutsam seine Hand auf mein Bein. Seinen Arm legte er um meine Schultern, und nach einigem Zögern begann er, mich zu streicheln. Sanft glitten seine Hände über meinen Nacken, meine Arme und meine Schenkel. Dabei war ich peinlich darauf bedacht, daß er bloß nicht zu weit ging. Einerseits fand ich das gut, aber andererseits machten mich die Berührungen dermaßen an, daß ich kaum noch klar denken konnte.

Endlich hielt Jörg an. Wir waren da. Die Wohnung war eine Junggesellenbude. Gemütlich, doch irgendwie sah man das Fehlen einer Frau. Dann köpften wir erst einmal ein Fläschchen Sekt. Aber jetzt waren die Jungs nicht mehr so gehemmt. Martin hatte ja jetzt schon ein wenig Übung und begann wieder damit, mich zu streicheln. Da ließ Jörg sich auch nicht mehr lange bitten und begann seinerseits, aktiv zu werden. Diese auch für mich total neue und sehr aufregende Situation machte mich sofort an.

Auch ich wollte nicht länger untätig sein und begann meinerseits, an der Kleidung der Jungs herumzunesteln, bis sie es endlich kapierten und sich bis zu ihren Unterhosen auszogen. Martin hatte sich da auch etwas einfallen lassen und trug nur einen knappen String über seiner offensichtlich großen Männlichkeit. Er hatte auch einen knakkigen Hintern. Jörg hatte sich auf das Ursprüngliche besonnen und eine Feinripphose aus Omas Zeiten angezogen. Das sah schon ein wenig lustig aus. Als wir dann so voreinander standen, alle nur noch im Slip, regte sich bei den Jungs einiges.

Wie ich schon geahnt hatte, war bei Martin einiges mehr als bei Jörg. Das stellte ich jetzt durch einen Grifftest fest. Beide wuchsen in meinen Händen beachtlich an. Währenddessen beschäftigten sich die zwei mit meinen – leider recht kleinen – Brüsten. Jörg ließ jetzt endlich eine Hand zwischen meine Schenkel gleiten. Zuerst stockte er ein wenig, weil er keine Haare fand, aber ich hatte mich extra noch einmal sauber rasiert. Endlich schob er seine Hand zwischen meine Schenkel, die ich auch sofort bereitwillig ein wenig mehr öffnete. Da wir noch standen, regte ich an, daß wir uns erst einmal setzen sollen. So machten wir es uns auf dem Sofa bequem. Die Hände der Jungs wurden immer forscher.

Ich beugte mich über Jörg und begann, ihn mit dem Mund zu verwöhnen. Zuerst ganz vorsichtig, doch dann immer fordernder. Durch das Zusehen wurde auch Martin immer unruhiger und ließ jetzt seine Zunge über mein Fleisch gleiten.

Als ich es fast nicht mehr aushielt, hörte Martin auf, streifte ein Kondom über und legte los. Wir stöhnten beide laut auf, und damit ich mich mehr auf Martin konzentrieren konnte, hörte ich vorerst auf, Jörg zu befriedigen. Martins Bewegungen wurden immer fester und tiefer. Leider kam er zu früh. Offensichtlich war seine Erregung zu groß gewesen, so daß er es nicht länger halten konnte. Aber das war nicht schlimm, zumal ich ja noch Jörg hatte.

Während Martin sich ermattet nach hinten fallen ließ, übernahm ich das Überstreifen des Kondoms bei Jörg. Ich setzte mich in die Ecke der Couch und forderte Jörg auf, mich zu lieben. Das ließ er sich nicht zweimal sagen. Die Größe eines Gliedes ist absolut zweitrangig, auf die Technik kommt es an. Das habe ich an diesem Tag zum wiederholten Male erfahren. Was Martin durch die Größe machte, konnte Jörg ohne weiteres durch Technik bieten. Es mag sein, daß ich schon zu sehr geladen war, doch es war einfach herrlich. Und so kam ich schon nach wenigen Sekunden zum Höhepunkt. Jörg, der noch nicht gekommen war, machte weiter, so daß ich bald zum zweiten Male an diesem Abend kam. Diesmal aber mit Jörg zusammen. Er schrie seine Lust förmlich heraus, während ich mir auf die Lippe biß.

Nachdem wir geduscht hatten, stießen wir noch einmal miteinander an. Die Situation war zu schön gewesen, so daß wir langsam wieder Lust aufeinander bekamen. Diesmal mußte Jörg mich oral befriedigen und ich, Martin mit dem Mund lieben. Da ich noch ziemlich geladen war und die Situation nicht gerade dazu beitrug, meine Erregung zu bremsen, kam es mir sehr schnell.

Dann kniete ich mich auf die Erde, während Jörg vor mir auf der Couch saß. Martin hatte ein neues Kondom übergestreift und begann mich jetzt von hinten zu lieben. Diesmal hielt er länger aus, und es wurde ein wilder, langer Ritt …

Danach machten wir Schluß. Es war spät geworden. Jörg fuhr uns noch zu unseren Autos. Wir telefonierten noch ein paarmal, doch dann ist der Kontakt abgerissen. Soviel ich weiß, haben die beiden jetzt eine feste Freundin. Schade, doch ich wußte, daß es leider nur ein Abenteuer sein würde.

Dennoch möchte ich es noch einmal erleben. Auch möchte ich mich mal von zwei oder drei Männern fesseln lassen und mich ihnen so total ausliefern (kein S/M).

Wünscht mir Glück!

Viele Grüße

Maike N.

Ungewöhnliches Paar, ungewöhnliches Angebot

Heute möchte ich Ihnen von meinem Sexerlebnis schreiben, das ich vor einiger Zeit dank Ihres Heftes hatte. Ich suchte Frauen/Paare, die es in meiner Wohnung treiben wollten. Ich wollte Zuschauer sein und nur eventuell mitmachen! Von den erhaltenen Zuschriften sagte mir eigentlich nur eine zu. „Ungewöhnliches Paar, Mann 36 und Schwiegermutter 66, extrem geil, suchen ein Zimmer; Zuschauen und mitmachen erwünscht."

Dieses Angebot reizte mich, und ich antwortete darauf. Ich schrieb ihnen, daß ich schüchtern, unerfahren und 33 Jahre alt sei und sie gern zum Kaffee einladen würde. Außerdem schrieb ich, daß ich auf ihre Hilfe angewiesen wäre, um meine Schüchternheit zu überwinden und meine Ängste abzubauen.

Es vergingen ein paar Tage, und dann bekam ich ihre Antwort mit Telefonnummer. Da wir alle Tagesfreizeit hatten, verabredeten wir uns für morgens. Sie waren pünktlich, um neun Uhr klingelte es an meiner Tür.

Einen Moment lang dachte ich daran, nicht aufzumachen, aber ich hatte es ja schließlich so gewollt.

Ich öffnete also die Tür, und vor mir stand ein kräftig gebauter, gutaussehender Mann und daneben eine sehr kleine, zierliche Dame. Sie trug einen Pelzmantel und war stark geschminkt.

Ich bat sie einzutreten, nachdem ich Sie gemustert hatte. Wir gingen in die Stube und setzten uns erst einmal hin, rauchten und erzählten voneinander. Sie sahen, wie meine Zigarette in meiner Hand zitterte und meinten, daß es sich schon geben würde. Daraufhin bot ich ihnen erst einmal Kaffee an, worauf die Schwiegermutter sagte, daß ich ihn nackt servieren sollte. Im gleichen Moment öffnete sie ihren Mantel und legte ihn ab. Sie trug darunter schwarze Dessous. Schwarzer BH, einen Strapsgürtel, Strapse und einen durchsichtigen schwarzen Slip. Man sah, daß sie große Hängebrüste hatte. Nach diesem Anblick ging ich in die Küche, um den Kaffee zu holen. Dort faßte ich mir ein Herz und zog mich nackt aus. Dann ging ich zurück in die Stube, wo auch er inzwischen nackt saß. Die Schwiegermutter übernahm das Einschenken des Kaffees. Als sie ihrem Schwiegersohn eingoß, fing er an, ihr zwischen die Schenkel zu fassen. Das war der Startschuß.

Sie stellte den Kaffee ab, und dann fingen sie an, sich zu streicheln. Dann gingen sie zur Couch. Dort ging es gleich weiter.

Dann fing er an, sie zu liebkosen. Ich saß auf dem Zweier und sah zu. Sie fing an zu stöhnen und warf ab und zu einen Blick zu mir rüber. Dabei sah sie, daß ich erregt war. Sie winkte mit dem Finger und fuhr sich mit der Zunge über die Lippen. Ich kannte das aus Filmen und wußte, was das bedeutete. Ich stand auf und ging zum Sofa. In diesem Moment fielen alle Ängste von mir ab, und ich genoß es einfach. Ich faßte ihr an die Brüste und befreite sie aus dem BH. Dann gab es einen Stellungswechsel. Er stand auf und nahm sie richtig, während ich mich hinkniete und ihre Brüste massierte, knetete und an ihnen saugte.

Die ganze Zeit streichelte sie mich. Nach einer Weile kam es ihm, und sie flüsterte mir zu, daß sie nun mich spüren wolle.

Wir wechselten die Stellungen. Sie wollte es anal! Diesen Wunsch erfüllte ich ihr gerne …

Ich würde gern noch einmal ein ähnliches Pärchen kennenlernen, allerdings habe ich immer noch Ängste abzubauen.

Vielen Dank.

U. aus Hannover

Nur mit Gummi!

Sehr geehrte Frau Sirius,

hier mein Beitrag: Ganz überglücklich, endlich jemanden mit gleicher Neigung gefunden zu haben, antwortete ich auf eine Fotoanzeige. Die Antwort kam auch postwendend per Telefonanruf. Wir verabredeten uns in ziemlich heißen Sachen (ich im roten, sie im schwarzen geilen Lederdreß) in einer Disco. Wir trugen hochhackige Pumps, Minikleid und eine Jacke. Unser Ziel war es, uns nicht gegenseitig zu befummeln, da wir beide nicht bi sind, sondern jede sollte einen Mann „aufreißen“, um danach …

Wir waren keine zwei Minuten in der Disco, als schon zwei echt gut aussehende Typen rüberkamen und uns anmachten. Schließlich gingen wir mit. Herbert, so hieß mein Favorit, hatte ein Atelier als Fotograf zur Verfügung, und wir machten es uns auf der großen Couch gemütlich.

Anfangs zierte ich mich ein bißchen, aber mit einem Blick auf Nadine, die sich sichtlich amüsierte, ließ auch ich mich fallen.

Ich betastete Herbert. Nadine und Markus gesellten sich zu uns, und während ich Herbert massierte, verwöhnte Markus mich von hinten. Wir konnten uns gegenseitig beobachten, da das halbe Atelier aus Spiegelwänden bestand. Ein geiles Gefühl, zu sehen, wie Markus mich zum Rasen brachte, während Herbert Nadines Brüste knetete.

Gleich darauf wechselten wir unsere Positionen, so daß Herbert mich anal verwöhnte, während Nadine auf Markus ritt!

Alles in allem ein tolles Erlebnis, und wir wiederholen es auch jedes Wochenende. Ohne finanzielles Interesse, nur mit Gummi und voller Spaß!

Mit lieben Grüßen

Marianne

Aufregende Stunden

Sehr geehrte Frau Sirius,

aus einigen Zuschriften auf Anzeigen im Sex-Kontakter entwickelten sich Kontakte, die jedoch nach zwei- bis dreimaligem Briefwechsel von den Damen teils mit fadenscheinigen, teils ganz ohne Angabe von Gründen abgebrochen wurden.

Um so erstaunter war ich, als ich nach längerer Zeit überraschend Post von einer Dame erhielt. Sie hatte meine Anschrift von einer Freundin erhalten, die, wie sie schrieb, zu viele Antworten auf ihre Anzeige bekommen hatte. Schon dieser erste Brief war sehr freizügig geschrieben, und ich antwortete ebenso. Nach dem Austausch einiger Briefe mit sehr offenem Inhalt (und ebensolchen Fotos) kam es zu einem Treffen. Ich hatte ein kleines

Abendessen vorbereitet. Im Kerzenlicht glänzten Lindas Augen und ihre Brüste. Die festen Knospen, die durch die transparente Bluse schimmerten, erregten mich. Sie hatte wohl die gleichen Gefühle, denn ich spürte ihren Fuß, der erst zögernd, dann immer zielstrebiger meinen Schenkel emportastete und dann auf die Wölbung in meiner Hose drückte. Wir ließen das Dessert ausfallen und küßten uns.

Nachdem sie mir die Hose geöffnet hatte, drückte ich mich fest gegen ihren Unterleib. Sie hob leicht einen Schenkel. Langsam drang ich in sie ein, doch dann gab es kein Halten mehr. Mit heftigen Bewegungen ihres Beckens kam Linda mir entgegen. Sehr schnell erreichte sie stöhnend den Höhepunkt, und unmittelbar darauf entlud ich mich in ihr. Nach diesem ersten Ansturm genossen wir es, mit Fingern und Lippen langsam gegenseitig unsere Körper zu erforschen und uns dabei erneut aufzuheizen.

So genossen wir dank einer Anzeige im Sex-Kontakter einige aufregende Stunden.

Mit freundlichen Grüßen
Peter M.

Flotter Dreier

Hallo liebes SKS-Team,

vor einiger Zeit hatte ich über unser erstes Trio-Erlebnis mit einem wesentlich jüngeren Herren berichtet. Wir hatten uns mehrmals getroffen und den erlebten Sex voll genossen. Leider hat unser jüngerer Hausfreund nun ein Mädchen kennengelernt und lehnt seither den sexuellen Kontakt zu uns ab, was meine Frau sehr bedauert. Ich versprach ihr daher, für Ersatz zu sorgen.

Also schrieb ich wieder auf einige Anzeigen einzelner Herren und entschied mich für einen 35jährigen, stark gebauten Herren, der uns dann auch bald besuchte. Nach einer Kennenlernphase begannen wir uns auszuziehen. Unser neuer Freund verwöhnte meine Frau genußvoll mit der Zunge und brachte sie zum Höhepunkt. Dann nahm er sie richtig und sie hatte erneut einen heftigen Orgasmus. Im gleichen Moment kam auch er. Dann griff auch ich in das Spiel ein, und meine Ehefrau wurde erneut beglückt.

So einen Abend haben wir nun schon zweimal wiederholt, und wir hoffen, daß diese Freundschaft noch lange anhält. Es ist ja auch nicht alltäglich, daß eine unbefriedigte Frau zwei Männer intensiv verwöhnen kann. Sicher träumen viele Frauen davon. Um nicht nur so selten solche Erlebnisse zu haben, suchen wir nun einen zweiten, jüngeren Hausfreund. Er sollte zwischen 18 und 20 Jahre alt sein, eine sehr gute Ausdauer haben und meine Frau mehrmals zu einem Höhepunkt bringen können. In diesem Sinne verbleiben wir mit freundlichen Grüßen.

Ihr geiler Triofreund

Reginas Schulaufgaben

Sehr geehrte Frau Sirius!

Ich hatte in Ihrem Sex-Kontakt-Magazin eine Anzeige aufgegeben. Auf diese Anzeige erhielt ich prompt Antwort. Es meldete sich eine Frau, die genau meinen Neigungen entsprach, eine maso-veranlagte Sie, die mit mir ihre Maso-Neigungen ausleben wollte. Wir verabredeten uns für einen Samstagabend. Es wurde der schönste Abend, den ich je mit einer Frau verlebte.

Als ich zu ihr ging, empfing sie mich in einem kurzen Plisseerock, der ihre schönen langen Beine voll zur Geltung brachte. Mein Blick wanderte weiter zu der kurzärmeligen Bluse, unter der sich fest ihre großen Brüste abzeichneten. Sie trug keinen Büstenhalter. Ihr langes, blondes Haar hatte Regina, so hieß die Frau, zu einem reizvollen Pferdeschwanz zusammengebunden. Ihr Gesicht war geschminkt, und ihre hellen Augen strahlten mich in voller Erwartung an, als ich eintrat.

Am liebsten hätte ich keine weitere Sekunde mehr verschwendet und sie sofort übers Knie gelegt, um ihr den Hintern zu versohlen. Auf den Zehenspitzen drehte sie eine kleine Pirouette vor mir, so daß ihr Röckchen in die Höhe flog und ich einen Blick auf ihr rosa Höschen erhaschen konnte.

„Hab ich mich nicht fein angezogen?“ fragte Sie.

„Sehr fein!“ sagte ich. Dann deutete sie auf den Schreibtisch. Ein Schulheft lag da, ein paar Bleistifte und ein langes Lineal.

„Ich habe gerade Schularbeiten gemacht,“ erklärte Sie.

„Schularbeiten?“

Sie nickte: „Du mußt mir bitte dabei helfen, manche Sachen sind wirklich schwer, und außerdem ...“

Sie senkte den Kopf: „Außerdem hab’ ich nicht die rechte Lust.“

„Für die werde ich schon sorgen“, versprach ich ihr. Die Rolle des strengen Nachhilfelehrers gefiel mir immer mehr. Ich deutete mit der Rute auf den Stuhl an Schreibtisch. „Also, fangen wir gleich an. Setz dich hin.“

Regina zog eine Schnute, ging dann aber zu ihrem Stuhl und setzte sich, wobei Sie mit beiden Händen ihr Röckchen hochhob, damit der plissierte Stoff nicht zwischen ihrem herrlichen Hintern und dem harten Stuhl lag.

„Und jetzt erzähle mir, was du gelernt hast."

Sie begann, auf ihrer Unterlippe zu kauen. „Ich ... hab's vergessen", meinte Sie schließlich zerknirscht und sah mich mit unschuldigen Blicken an.

„Das ist schlimm für dich!" sagte ich.

„Schlimm?"

Ich nickte. „Ja, sehr schlimm. Du weißt doch, was es gibt, wenn man alles wieder vergessen hat, oder?"

Sie rutschte auf dem Stuhl hin und her. „Oje", sagte sie. „Wer nichts gelernt hat, bekommt den Hintern voll."

„Genau", sagte ich. „Und das nicht zu knapp."

Sie zuckte unter dem Geräusch zusammen. „Aber ich habe mir doch alle Mühe gegeben", beharrte sie unschuldig. „Ich kann bestimmt ein sehr gutes Diktat schreiben", erklärte sie dann. „Beim Diktatschreiben bin ich immer die Beste gewesen."

Ich ließ mich erweichen und diktierte ihr: „Jedes unartige Mädchen weiß genau, daß hin und wieder einmal eine richtige Abreibung nicht von Schaden ist." Sie schrieb mit einer aufreizenden Gemächlichkeit und auf dem Stuhl hin und her rutschend. „Oh, das ist aber schwer", stöhnte sie. „Bestimmt mache ich da doch einen Fehler."

Ich diktierte weiter. „Wenn der Rohrstock auf den nackten Hintern knallt, spürt jedes Mädchen, daß es sorgfältiger und fleißiger seine Schularbeiten hätte machen müssen."

Sie wetzte mit ihrem Hinterteil auf dem glatten Sitz hin und her, als könne sie es kaum erwarten, dies am eigenen Leib zu spüren. Und aus dem, was sie geschrieben hatte, konnte ich klar erkennen, daß ihr in der Tat an einer kräftigen Abreibung gelegen war. „Medchen" hatte sie geschrieben, „hinundwieder", und dann – ich konnte mir geradezu das diebische Vergnügen vo[illegible]llen, mit dem sie ihre Fehler plaziert hatte – „Apreibung“ und „Rorstok“. Schließlich stand da noch herausfordernd „Hindern“ anstatt Hintern.

„Das ist kein gutes Diktat“, erklärte ich. „Hier, alles falsch geschriebene Wörter. Wie schreibt man Mädchen?“ Sie hob die Schultern. „Nun, Mädchen wird mit ‘ä’ geschrieben und nicht mit ‘e’. Das kannst du dir gut merken, wenn du an deine zwei Äpfelchen denkst. Am besten, du ziehst die Bluse aus, damit du deine beiden Äpfelchen einmal genau spürst.“

Regina gehorchte und ließ ihre Bluse zu Boden fallen. Sie fuhr mir den Fingerspitzen über ihre festen Brüste, und sofort richteten sie sich auf. Ich hatte Mühe, mich unter Kontrolle zu halten.

„Und jetzt zu deinem letzten Fehler, der Hintern.“ „Was kann daran falsch sein?“ fragte sie. „Ein Hintern ist doch ganz weich und warm. Deswegen wird er mit einem weichen ‘d’ geschrieben.“

„Aber man kann auch mit einem Rohrstock einen Hintern ganz fest versohlen“, sagte ich. „Und dann …?“ „Macht es klatsch“, rief sie erfreut. „Ich glaube, der Hintern wird doch mit einem harten ‘t’ geschrieben, weil es so klatscht, wenn er versohlt wird.“

„Du bist wirklich eine sehr gelehrige Schülerin, Regina. Aber ich kann dir die vielen Fehler nicht durchgehen lassen. Wenn ich dir nicht den Hintern versohle, machst du beim nächsten Diktat wieder die gleichen Fehler.“

„Den Hintern versohlen?“ Sie rieb sich mit beiden Händen die Hinternbacken. Ich nickte.

„Steh auf.“ Sie stand auf. „Und herunter mit dem Höschen.“

Sie streifte das Höschen ab und stand mit zusammengedrückten Schenkeln vor mir. Ihre Augen glänzten. „Beug dich über die Stuhllehne", wies ich sie an, und gehorsam tat sie, worum ich sie gebeten hatte. Ihr wunderschöner Hintern lag in seiner ganzen Pracht vor mir. Ehe sie etwas sagen konnte, war ich auch schon neben sie getreten und hatte die Rute mit einem kräftigen Schwung auf ihren nackten Arsch klatschen lassen.

„Ohhhauaaa", heulte sie auf, und ihr festes Fleisch zuckte. Und schon verpaßte ich ihr den zweiten Hieb. Diesmal schrie sie nicht laut auf, sondern biß sich auf die Lippen.

„Sssttt" machte die Rute, und diesmal stieß sie heftig Luft aus. Ihr Oberkörper zuckte, und sie krallte sich mit den Händen an den Stuhlbeinen fest, um nicht die Beherrschung zu verlieren, als die Rute noch ein viertes, fünftes und sechstes Mal auf ihre Backen klatschte, wo sich ein wunderbares Muster an langen, roten Striemen gebildet hatte.

„Ja!" preßte sie hervor, als der sechste Schlag ihr volles Hinterteil traf. Und wieder „Ja!", was mir Mut machte, das halbe Dutzend Schläge auf ein ganzes zu erhöhen, auf jede Backe verteilt, bis ihr Hinterteil glühend und feucht vor Schweiß vor mir lag. Ich beschloß, ihr noch sechs weitere Hiebe mit der Hand zu geben, die sie vollends zum Höhepunkt brachten.

Es dauerte nicht lange, bis sich Regina wieder erholte. Sie kam auf mich zu und ergriff das Lineal.

„Leg dich über den Schreibtisch!" befahl sie. Ich gehorchte und lag bäuchlings auf dem Tisch, so daß sie meinen Hintern schön bearbeiten konnte. Regina zog mir das Lineal zwölfmal über den Po. Meine Erregung schwoll unter den kräftigen Hieben mächtig an, und mein Unterleib wurde immer wieder gegen die Tischplatte gepreßt. Meine Wollust nahm zu, zumal Regina fester zuschlug.

Zwischendurch fuhr sie mit ihren Händen zwischen meine Beine. Mit dem letzten Hieb kam ich …

Nach einer kurzen Weile hatten wir uns beide wieder in der Gewalt. Regina wollte es nun wissen. „Gib mir jetzt deine Rute!“ Sie zog mir den Slip herunter. Auch sie präsentierte mir ihr nacktes Hinterteil, das rot glühte. Mit einer schnellen Bewegung glitt ich in sie, während ich ihre Hüften umklammerte. Regina stöhnte unter meinen schnellen Stößen laut auf. Ich grub meine Finger feste in ihre Pobacken und knetete sie, bis ich schließlich spürte, wie sie mich fest umschloß und aus ihrer Kehle ein spitzer Aufschrei kam. Sie strömte mir entgegen.

„Oh, war das gut“, seufzte Regina und ließ sich auf die Couch fallen.

Sie schmiegte sich an mich, griff nach meiner erschlafften Männlichkeit und rollte sie gedankenverloren in der Hand. „Das war wohl nicht das erste Mal, daß du dir einen Frauenhintern vorgenommen hast“, sagte sie. Ihre Finger glitten über die parallel verlaufenden roten Striemen, die auf ihrem festen Fleisch deutlich sichtbar waren.

Sie holte eine Dose Hautcreme aus dem Bad und kniete sich mit dem Oberkörper nach vorne gebeugt auf die Couch. Ihr Hintern ragte provozierend in die Höhe. Ich begann, mit langsamen Bewegungen die Creme auf ihrem Po zu verteilen und versäumte nicht, mit den Fingern zwischen ihren Beinen nach dem Rechten zu sehen. Regina entspannte sich mehr und mehr. Nach einer Weile kam sie mir mit ihrem Hintern immer mehr entgegen und schmiegte sich an mich. Meine Lust begann sich schon wieder zu regen. Wir schliefen nochmals miteinander …

Fritz

Ein heißer Ofen

Schon oft hatte ich den Sex-Kontakter durchgeblättert, aber ich bin wohl zu wählerisch, und so legte ich ihn immer wieder beiseite, ohne auf ein Inserat zu antworten. Doch in der letzten Ausgabe sah ich ihn. Er war einfach traumhaft, sehr sportliche Figur, lachende Augen, deren Farbe ich auf dem schwarz-weiß-Foto nicht feststellen konnte, und ein sympathisches Lächeln. Seine muskulösen Hände hielten einen Fetzen Stoff etwas verschämt vor sein bestes Stück. Besonders angetan hatten es mir seine langen, dunklen Haare und sein männlicher Schnauzer. Ich zögerte noch kurz, dann griff ich zu Papier und Stift und schrieb. Die ersten zwei Versuche wanderten in den Papierkorb, doch der dritte ließ sich sehen. Noch am selben Abend warf ich den Brief ein.

Zwei Wochen später rief er mich an. Eine dunkle, sehr männliche Stimme hatte Christoph, sie paßte sehr gut zu seinem Äußeren und machte mich noch neugieriger auf ihn. Wir verabredeten uns noch für den gleichen Abend, und er riet mir, Lederkleidung anzuziehen, falls ich welche hätte. Ich zweifelte plötzlich, und in mir keimte der Verdacht auf, an einen Fetischisten geraten zu sein. Ich schwang mich gegen acht in meine Jeans und zog mir meine Lederjacke über. Aufgeregt wartete ich auf Christoph. Kurz vor acht röhrte es vor dem Haus laut auf. Ich blickte aus dem Fenster und sah ihn von einem großen, chromblitzenden Motorrad steigen. Unten vor dem Haus lächelte er mir zu und reichte mir einen Motorradhelm. Dann starteten wir zu unserer ersten gemeinsamen Spritztour. Der Fahrtwind blies warm unter meine Jacke, die Sonne ging gerade unter und senkte die Landschaft in ein malerisches Rot.

Wir fuhren auf einer Landstraße, gesäumt von spätsommerlichen Feldern, dem Horizont entgegen. Ein Gefühl von Freiheit erfaßte mich, und das Vibrieren des Motors übertrug sich durch das Leder der Sitzbank direkt auf meine Schenkel. Das törnte mich wahnsinnig an, und als wir in der Dämmerung am Flußufer hielten, und abstiegen, war ich total scharf.

Ich schlang einfach meine Arme um Christophs Hals und küßte ihn. Danach sah er mir tief in die Augen, übrigens hellbraun, wie ich jetzt feststellte. Eine Weile schmusten wir herum, dann konnte auch er sich nicht mehr beherrschen. Wir standen etwas abseits der Straße, und es war auch schon dunkel. Chris schnallte mich aus meiner Jeans und meinem Höschen und ließ dann seine schwarze Motorradhose herab. Nachdem er auch seinen Slip heruntergestreift hatte, sprang mir sein kleiner Freund regelrecht entgegen. Er hob mich auf den Motorradsitz, mit dem Rücken zum Lenker.

Er verwöhnte mich mit seinen Fingern. Dann ließ er sich auf seine Knie nieder und schob seinen Kopf zwischen meine Lenden, hob mich mit seinen Händen unter meinem Po an, und seine Zunge tanzte rasant und feurig auf und ab. „Nimm mich jetzt, bitte, ich halte es nicht mehr aus!“ stöhnte ich, während ich in seinen Haaren wuschelte.

Er stand auf, umfaßte meine Hüften mit festem Griff und dann, endlich, drang er in mich ein. Wild und leidenschaftlich wurde ich von ihm genommen. Weit ausholend liebte er mich bis zum Höhepunkt, beherrschte sich, bis es mir kam, und ließ dann seiner Lust ebenfalls freien Lauf. Es war schon ein akrobatischer Akt auf dem Motorrad. Später fuhr er mich nach Hause, und wir verbrachten eine heiße Liebesnacht im weichen Polsterbett. Auch dort erwies sich Chris als ausdauernder, phantasievoller Lover.

Leider ist Chris jetzt auf Montage. Er wird erst in einem halben Jahr wieder hier sein. Wir haben uns nichts versprochen, aber wenn meine Sehnsucht nach ihm weiter so groß ist, würde ich gerne meine Beziehung zu ihm wieder aufnehmen. Gestern erhielt ich einen sehr lieben Brief von ihm aus Saudi-Arabien. Er vermißt mich scheinbar auch. Wir werden ja sehen, wie es sich zwischen uns weiterentwickelt ...

Ihre Vera

Unerwartete Urlaubsfreuden

Eigentlich hatte ich nicht mehr damit gerechnet, vor meinem Urlaubsantritt Antwort auf mein Inserat im Sex-Kontakter zu erhalten. Immerhin hatte ich davor schon zweimal erfolglos annonciert. Aber auch hier, im Sex-Kontakter, macht sich der Überschuß der kontaktsuchenden Männer leider bemerkbar.

Zwei Tage vor meinem Kurz-Trip gen Italien erhielt ich die Zuschrift von einem hübschen Pärchen aus München. Die beiden hatten aussagekräftige Ganzkörperfotos beigelegt und sahen wirklich attraktiv aus. Nachdem ich noch schnell ein paar Besorgungen für die Reise getätigt hatte, kochte ich mir zu Hause einen starken Kaffee und rief abends an. Ich hatte nicht angenommen, daß Karin und Klaus tagsüber erreichbar wären. Bestimmt waren sie auch berufstätig. Nacheinander sprach ich mit beiden, und die Atmosphäre war schon am Telefon sehr vertraut. Sie luden mich sofort ein, gleich übermorgen, auf meiner Fahrt nach Italien, bei ihnen reinzuschnein. Ich freute mich schon riesig und konnte es kaum abwarten. Mittags kam ich bei

Karin und Klaus an, meinen voll bepackten Wagen parkte ich direkt vor dem Haus in der kleinen Seitenstraße mit den kleinen Einfamilienhäuschen. Karin begrüßte mich schon freudig am Gartentor, hatte mich schon erwartet. Klaus würde erst am Abend kommen, er hatte heute seinen letzten Arbeitstag und dann auch Urlaub.

Ich ging mit Karin ins Haus, und wir nahmen einen kleinen Begrüßungsschluck zu uns. Dann durfte ich mich von der Hitze des Tages erfrischen, Karin hatte mir schon Handtücher im Badezimmer bereitgelegt. Ich schlüpfte in den Bademantel, den sie mir zu den Frotteetüchern gelegt hatte, und ging wieder ins Wohnzimmer. Karin war noch hübscher als auf dem Foto, klein und zierlich, mit honigblonden Locken und bernsteinfarbenen Augen. Als wir auf dem Sofa saßen, regte sich mein Wonnespender unter dem Kimono, richtete sich zu einem „Zelt" auf. Etwas verschämt versuchte ich auf die witzige Art, die Situation zu retten: „Eigentlich wollte ich erst morgen Camping machen ..." Karin grinste: „Scheinbar kann dein kleiner Freund es nicht abwarten", entgegnete sie, und ehe ich wußte, wie mir geschah, griff sie mir unter den Bademantel und massierte mich mit geschickten Händen. „Eigentlich können wir auch schon mal ohne Klaus anfangen", setzte sie hinzu. Meine Lust wurde immer größer, und dann schlug Karin den Stoff zur Seite, und ihr Kopf senkte sich zwischen meine Lenden. Plötzlich öffnete sich die Haustür, und Klaus kam herein. „Ihr habt euch schon bekannt gemacht, wie ich sehe", sagte er, und fügte hinzu: „Ja dann wollen wir mal." Er stellte seine Aktentasche in die Ecke, ließ seine Hose heruntergleiten, und seine Lust regte sich schon, sie wuchs zusehends. Klaus trat hinter Karin, die vor mir auf der Couch kniete, schob ihr den Rock hoch und zog ihr den Slip herunter. Mittlerweile war auch er erregt, und ohne langes Federlesen begann er, Karin von hinten zu lieben, während sie mich weiter oral verwöhnte. Klaus und ich kamen fast im selben Augenblick.

Wir sind an diesem Abend noch gemütlich ausgegangen und haben uns nachts nochmal zu dritt geliebt, bis wir erschöpft eingeschlafen sind. Als ich am nächsten Abend dann weiterreisen wollte, teilten mir Karin und Klaus mit, daß sie sich überlegt hätten, auch ein paar Tage in Italien zu zelten. Das hätte ich nun nicht erwartet, und ich habe mich riesig darüber gefreut. Ich hatte in Italien einen Standplatz auf einem FKK-Gelände gebucht, und zum Glück war auch noch ein Platz für Karin und Klaus frei. Diese zehn Tage werde ich nie vergessen. Und die heißen Nächte am Strand erst recht nicht. Es war einfach super. Wir nahmen Karin im Sandwich-Verfahren, die Luft roch nach Salz, der Mond schien auf uns herab, und der Sand war noch ganz warm von der Hitze des vergangenen Tages.

Jetzt bin ich wieder in Hamburg angekommen und urlaubsreifer als vorher. Ich bin total ausgepowert, aber glücklich. Demnächst, an einem verlängerten Wochenende, werden Karin und Klaus mich besuchen kommen, da sich eine richtig nette Dauerbekanntschaft aus unserem Kontaktgesuch entwickelt hat. Ich freue mich wirklich riesig auf die beiden und auf unsere gemeinsamen Liebesnächte. Und bis dahin brauche ich Erholung.

Mit lieben Grüßen
Ihr Joachim

Ein phantasievolles Ehepaar

Sehr geehrte Frau Sirius,

der Sex-Kontakter ist echt eine tolle Sache, und durch die 11. Ausgabe bin ich an ein phantasievolles Paar geraten, bei denen keine Wünsche offen bleiben. Ich bin übrigens 28 Jahre alt, und bei dem Ehepaar war sie ebenfalls 28 Jahre und er 30 Jahre. So haben wir auch in dieser Beziehung gut zusammengepaßt.

Als ich die Wohnung der beiden betrat und diese hübsche Frau vor mir stehen sah, war mir schon fast klar, daß wohl alle auf ihre Kosten kommen werden. Sie war mit einem hautengen weißen Minikleid bekleidet, welches am Po keinen Slip abzeichnete, so daß ich schon vermutete, daß sie außer dem Kleid nichts trug. Bei ihrer Oberweite war ich mir ganz sicher, daß sie keinen BH anhatte, da sich ihre Brüste schön abzeichneten und ihre Brustwarzen hervorstachen. Nach einem etwa einstündigen Plausch waren wir dann auch schon alle ohne Klamotten im Schlafzimmer, und Yvonne beschäftigte sich mit unseren Lustobjekten, die bei dieser Rassefrau schnell größer wurden. Abwechselnd saugte sie an ihnen, und ich massierte voller Genuß ihre üppigen Brüste. Yvonnes Mann verwöhnte sie mit der Zunge. Als dann Werner begann, seine Frau zu lieben, verwöhnte auch sie mich gekonnt bis zum Höhepunkt.

Sie knetete kräftig meinen Hintern, was mich noch verrückter machte. So waren wir am ersten Abend fast fünf Stunden aktiv und am Ende alle völlig erschöpft.

Herzliche Grüße an Sie und Ihr Team

Ihr F. K.

Strenge Herrschaft gesucht …

Sehr geehrte Frau Sirius,

gestern habe ich zum erstenmal von einer Freundin Ihr Magazin bekommen, und ich muß ehrlich sagen, es ist das beste, was ich bislang an Kontaktmagazinen gesehen habe. Und ich kenne einige der einschlägigen Publikationen. Aber nun zu dem Grund, warum ich Ihnen schreibe. Ich habe ein großes Problem, aus diesem Grund gab mir auch meine Freundin Ihr Magazin. Oft habe ich im letzten Jahr versucht, durch Kontaktanzeigen den richtigen Partner für eine langfristige Beziehung zu finden, aber leider hat es bis jetzt nie geklappt.

Es liegt sicher auch mit daran, daß man in einer Kontaktanzeige in ein paar Sätzen nicht das rüberbringen kann, was einen wirklich bewegt. Darum hoffe ich nun auf Ihre Hilfe, Frau Sirius. Ja, nun aber zu meinem Problem: Ich bin sehr masochistisch veranlagt und dazu noch stark bi. Darum suche ich ein Paar, wo beide dominant sind, oder ein Paar, wo er dominant und sie ebenfalls masochistisch veranlagt ist. Sicher, das hört sich noch nicht sehr kompliziert an. Aber ich suche wirklich nur jemanden für eine dauerhafte Beziehung. Möglichst Menschen, die an einer Wohngemeinschaft interessiert sind. Aber zunächst sollte ich mich erst einmal vorstellen. Ich bin 24 Jahre alt und 173 cm groß, ich habe eine schlanke Figur (91/64/89) und meine Brüste sind sehr fest mit relativ großen Warzen. Meine Haare sind dunkelblond und reichen mir bis zu den Hüften. Am restlichen Körper bin ich dauerhaft kosmetisch enthaart. An meinen Brustwarzen und an meinen Schamlippen, den großen wie den kleinen, trage ich Ringe. Des weiteren ist mir die Klitorisvorhaut chirurgisch entfernt worden, ebenfalls von einem Chirurgen wurde mir ein sehr dünner kleiner Ring durch die Klitoris eingesetzt, an denen jetzt ständig ein kleines Gewicht hängt und mich so in ständiger Erregung hält. Die Ringe und auch die Beschneidung wurden mir von meiner ehemaligen Herrschaft beigebracht. Bei ihnen lebte ich über fünf Jahre und wurde in dieser Zeit sehr streng erzogen. Es gab in unserer Beziehung keine Tabus, und ich diente ihnen gehorsam als Sklavin. Während dieser Zeit lernte ich alle Arten des S/M kennen und lieben. Dabei waren Peitsche, Riemen, Rute, R.-Stock, Bondage mit Aufhängung an Armen, Beinen und Brüsten, Wachs, Nadeln, Klistier, Katheter, NS usw. sehr beliebt. Dies alles möchte ich nun wieder erleben.

Da meine Herrschaft vor etwas mehr als einem Jahr beruflich nach Asien gegangen ist und mich nicht mitnehmen konnten, suche ich nun eine neue Herrschaft. Ansonsten bin ich sehr aufgeschlossen und modern eingestellt und auch finanziell unabhängig durch ein eigenes Geschäft. Da ich ein sehr gutes Team habe, brauche ich mich um das Geschäft kaum zu kümmern. D. h. ich bin total unabhängig, suche ich mein Traumpaar in ganz Deutschland und im angrenzenden Europa. Dieses Paar sollte S/M nicht als Spiel, sondern als eine Art Lebensphilosophie betrachten. Auf die letzten Anzeigen habe ich sehr viele Antworten bekommen und mich mit einigen auch getroffen.

Leider mußte ich dabei sehr schlechte Erfahrungen machen. Viele Zuschriften waren von einzelnen Männern, und auch die Paare, die mir antworteten, waren nicht das, was ich suchte. Die meisten wollten nicht eine dauerhafte Beziehung, sondern nur ein kurzes Abenteuer. Andere wieder waren sehr brutal und ohne jede Phantasie. Auch hat man versucht, mich zu erpressen. Das alles möchte ich nicht nochmal erleben. Darum suche ich ein Paar, das sehr phantasievoll, extra streng, aber auch sehr einfühlsam ist. Meine neue Herrschaft sollte mir wirklich sehr ausführlich schreiben, was sie besonders mögen und wie sie sich meine Behandlung vorstellen. Auch von mir oben nicht beschriebene Praktiken sind erwünscht, da ich noch vieles dazulernen möchte.

Mit untertänigen Grüßen J. S.

Heiße Telefongespräche

Hallo, liebe Frau Sirius,

seit langem habe ich mir mal wieder einen Sex-Kontakter gegönnt. Vor einigen Tagen kam also mein Paket, das auch das Magazin enthielt, die Ausgabe 12. Toll, was aus diesem Kontaktmagazin geworden ist! Man kann ja schon fast Buch dazu sagen. Ganz besonders gefreut hat mich, daß die Anzeigen nun nach Postleitzahlgebieten sortiert sind. Ich hatte ja in einem meiner ersten Briefe an Sie schon einmal diesen Vorschlag gemacht. Eine weitere Unterteilung in Interessengebiete wäre auch recht wirkungsvoll. Ganz besonders hat mich gefreut, daß Sie meinen Brief, in dem ich Ihnen meine Erfahrungen mit meiner Kontaktanzeige geschildert habe, veröffentlicht haben. Ich habe ihn auf Seite 127 gefunden. Die Anzeige haben Sie ja auch gleich noch einmal mit abgedruckt. Da bin ich aber gespannt, ob es noch Resonanzen gibt. Heute möchte ich Ihnen noch von einem anderen Erlebnis berichten, das ich durch eine Kontaktanzeige hatte. Hier mein Bericht:

Wer führt mit mir, weiblich, Anfang 30, heiße Telefongespräche? Freue mich über jede Zuschrift mit Bild und Telefonnummer. Finanzinteressenlos. Chiffre …

So stand die Anzeige in einem Kontaktmagazin. Darauf antwortest du, dachte ich bei mir. Gesagt, getan. Schnell ein paar Zeilen in den Computer getippt und ausgedruckt. Den Brief in einen Umschlag und ab zur Post. Etwa eine Woche später, ich hatte gerade ein wenig in meiner Bettlektüre gelesen, klingelte das Telefon. Es war gerade 22:30 Uhr. Eine weibliche Stimme meldete sich: „Hallo, hier ist Monika. Du hast auf meine Anzeige geantwortet. Erzähl mir doch ein wenig über dich." Da ich auf mehrere Anzeigen geantwortet hatte, mußte ich erst einmal vorsichtig erkunden, um welche Anzeige es sich handelte. Nachdem ich mir sicher war, daß es sich um die Anzeige zwecks Telefonsex handelte, fing ich an, etwas über mich und meine Sexinteressen zu erzählen. Ich bat Monika, mir etwas von sich zu berichten, wie sie aussieht und was sie mag.

„Nun, ich bin blond, Anfang 30, habe blaue Augen, bin 1,58 m groß und habe eine schöne Oberweite. So richtig toll was zum Anfassen. Magst du das?"

Ich konnte das wirklich nur bejahen. Ich liebe große Brüste, und bei einer kleinen Frau wirken sie noch gewaltiger. Auf die Frage, was sie beim Sex so mag, gab sie folgendes zur Antwort: „Ich mag Männer verwöhnen, kräftig genommen werden, und wenn ich selbst oral befriedigt werde, möchte ich ihn zwischen meinen Brüsten spüren." An ihrem Atem konnte ich merken, daß sie schon sehr erregt war. Ich sagte ihr, daß sich mein bestes Stück schon langsam regte. Auf meine Frage, wie es denn ihr ginge, teilte sie mir mit, daß sie auch schon langsam bereit war. Ich wollte von ihr wissen, wie sie sich gerade befriedigt.

„Ich streichele mich." Dann setzte sie hinzu: „Ich bin gleich soweit. Wie weit bist du?" Ich war auch schon kurz davor und merkte an ihrem immer heftigeren Atmen, daß sie tatsächlich schon bald kommen würde. Und dann kam es ihr, und auch ich explodierte. Wir hatten beide unsere Erlösung gefunden.

Das war mein erstes Telefonerlebnis, bei dem ich sicher war, daß die Frau am anderen Ende der Leitung auch ihren Orgasmus gehabt hat und wirklich Spaß bei der Sache hatte. Hoffentlich ruft sie bald wieder an.

So, ich hoffe, daß Sie diesen Bericht auch den anderen Lesern des Magazins wieder zugänglich machen werden, damit alle Mut erhalten, selbst zu inserieren oder auf ein Inserat zu antworten.

Manchmal ist es natürlich enttäuschend, wenn man auf eine Annonce geantwortet hat und dann einen Brief erhält, in dem jede Zeile erkauft werden muß. Solche Anzeigen gehören nicht in den Sex-Kontakter.

Also, bis bald
Ihr R. F.

Sex im Mittelalter

Liebe Redaktion,

als erfolgreicher Nutzer Ihres Sex-Kontakters möchte ich Ihnen kurz meine heiße Geschichte erzählen, die ich vor kurzem erlebte. Vielleicht druckt Ihr sie ja mal im Sex-Kontakter ab.

Nachdem ich, 32 Jahre, auf eine Anzeige in der 10. Ausgabe antwortete, bekam ich nach einem längeren Zeitraum, eigentlich unerwartet, Post. Ich rechnete schon gar nicht mehr mit einer Reaktion. Nun, dieser Brief war von einer Frau, die einen ganz besonderen erotischen Kontakt suchte. Sie schrieb, daß sie einen Partner sucht, der ihr hilft, ihre Neigungen auszuleben. Es kam dann zu einem persönlichen Kontakt. Ich fuhr zu einem ca. 100 km entfernten ehemaligen Bauernhof, auf dem sie wohnt. Dort angekommen, öffnete mir eine blonde Frau mittleren Alters mit einer üppigen Oberweite. Wir waren uns beide sofort sympathisch und kamen uns schnell näher. Sie führte mich in das Nebengebäude ihres Hauses, eine alte Scheune. Ich mußte mich vor ihren schönen Augen nackt ausziehen. Dann gab sie mir eine schwarze Kutte, die ich überstreifte, die aber den Unterkörper sichtbar ließ. Jetzt glich ich einem Scharfrichter aus dem Mittelalter. Die schwarze Kapuze ließ nur meine Augen frei. Jetzt zog sich auch meine blonde Partnerin langsam aus. Ihre prallen Brüste wurden von großen, dunklen Warzen geziert und waren wunderschön. Schnell merkte ich, daß sie zwischen den Schenkeln rasiert. Meine Eva streckte mir eine Schriftrolle zu und sagte mir, daß ich nun die Zeit vergessen solle und wir gemeinsam in einem Verließ im Mittelalter seien. Während ich das Schriftstück öffnete, kniete sie sich vor mir hin und senkte ihr Haupt.

In dem Schreiben wurde meine Eva als Angeklagte beschrieben, die verurteilt und bestraft werden sollte. Ich sollte ihr Richter sein und sie im erotischen Spiel aburteilen. Es stand genau beschrieben, wie ich mit ihr zu verfahren hatte. Also stellte ich mich hinter sie und band ihr zuerst die Hände hinter ihrem Rücken zusammen. Dann führte ich sie in eine Ecke der Scheune. Dort hing von einem Deckenbalken ein Seil herab, versehen mit einer Schlinge. Ich spürte, wie erregt wir beide waren. Meine Männlichkeit ließ keine Zweifel über meinen Zustand aufkommen. Wie befohlen, legte ich ihr nun die Schlinge um den Hals. Langsam zog ich sie enger zusammen. Dann kniete ich mich vor sie. Meine Hände liebkosten ihren heißen Körper. Meine Zunge suchte sich ihren Weg. Mit lauten Schreien kündigte sich bei meiner Delinquentin der Orgasmus an. Vorsichtig befreite ich nun meine gefesselte Partnerin von der Schlinge und legte sie auf das Stroh. Mit Genuß liebte ich sie und wir erlebten noch tolle Stunden.

Einmal noch trafen wir uns und liebten uns leidenschaftlich. Sie brauchte den Kick mir, als Delinquentin ausgeliefert zu sein. Für mich war es auch etwas Besonderes.

Euer Mathias

Heißer Sex am Baggersee

Hallo liebe Redaktion,

ich möchte Euch zu Eurem Heft recht herzlich gratulieren, es ist echt Spitze. Da ich vor kurzem erst etwas sehr Scharfes erlebt habe, möchte ich Euch jetzt schreiben. Vielleicht druckt Ihr es ja, um auch andere Leser etwas anzuregen und zu erregen! Es ereignete sich zwar nicht in Reaktion auf ein Inserat, doch war es trotzdem scharf und ist bestimmt auch anderen schon passiert. Gibt es etwas Praktischeres als eine selbständige Erregung? Na ja, werdet ihr sagen, doch in diesem Fall kam sie gerade recht. Vor Jahren war es mir noch peinlich, beim FKK eine Erektion zu bekommen, inzwischen ist es mir manchmal gerade recht, denn gibt es einen deutlicheren Hinweis auf Zuneigung und Geilheit? Und so begab es sich letztens am Baggersee …

Es war ein heißer Sommertag. Meine Frau und ich fuhren zum FKK-Baggersee. Es herrschte viel Betrieb, doch wir fanden noch ein Plätzchen inmitten anderer Nackter. Wir stellten unsere Liegen auf, lasen, rätselten, sonnten, badeten und meine Gattin schlief ein. Unweit von uns lag ein Paar. Zunächst fielen sie mir auf, da sie laut hörbar stöhnten. Das Mädel war mir jedoch auf Grund anderer Attribute aufgefallen: brauner Teint, feste, mittelgroße Brüste, ein strammer Po, ein tolles Gesicht, überall stark behaart – einfach erregend! Nach einiger Zeit stand ihr Mann auf, nahm einen Fußball und trollte sich mit einigen in der Nähe liegenden Artgenossen. Ich sah zu dem attraktiven Mädel hinüber. Auch sie hatte mich bald bemerkt und wir wechselten angenehme Blicke, worauf mein kleiner Mann langsam an Größe gewann. Sie setzte sich voll in meine Blickrichtung und zog die Knie an, so daß ich einen guten Einblick hatte. Meine Lust zuckte und wurde immer größer, worauf sie verführerisch lächelte. Ich sah mein Gegenüber an, nickte fragend, worauf sie aufstand und mit schwingendem Hintern zum See ging, so daß mein kleiner Mann schon wieder zuckte. Was für ein Hinterteil! Ich schnappte meine Luftmatratze und folgte meiner Schönheit ins Wasser. Das kühle Naß tat wohl, konnte meine Erregung aber nicht stillen. Ich legte mich auf die Luftmatratze und ruderte kräftig, bis das Mädel neben mir erschien. Sie zog mich von der Matratze und schmiegte sich zwischen meine Beine. Wir waren weit genug vom Ufer entfernt, so daß sie ohne Scheu meinen kleinen Mann ergriff. Ich verwöhnte sie mit meinem kleinen Freund, bis sie zum Orgasmus kam. Wir schwammen dann zur kleinen Insel rüber, wo uns niemand stören konnte. Dort angekommen, liebten wir uns nochmals. Dann kehrten wir glücklich und zufrieden zu unseren Partnern zurück. Ich legte mich neben meine Frau auf das Handtuch und wollte mich nur noch ausruhen und schlafen. Leider kam ich nicht dazu, denn Frauke wachte auf und wollte unbedingt mit mir auf die kleine Insel im Baggersee. Und was sich dort abspielte, können sich die Leser wohl denken …

Ihr Peter C.

Marianne, die Verführerin

Vor längerer Zeit lernte ich durch den Sex-Kontakter Marianne kennen. Ich war sehr gespannt auf unser erstes Treffen in einem Restaurant, denn der Zufall wollte es, daß wir gar nicht weit voneinander entfernt wohnten. Als ich Marianne das erste Mal sah, stellte ich fest, daß sie fast ganz meinen Vorstellungen entsprach, denn sie war eine vollschlanke, mit ausgeprägten weiblichen Formen ausgestattete Frau, die, wie ich später feststellte, zudem noch die Sinnlichkeit besaß, die man den etwas üppigen Frauen zuschreibt.

Wir hatten dieses Treffen auf „neutralem Boden" vereinbart, um jedem noch eine „Rückzugsmöglichkeit" offen zu lassen. Zum Glück entsprach ich jedoch wohl auch ihren Vorstellungen, denn wir gingen nach einem Glas Wein zu ihr nach Hause. Dort stellte sie den Kassettenrecorder mit Schmusemusik an und forderte mich zum Tanzen auf. Ich habe wohl nichts besonders Geistreiches geantwortet, denn Marianne lachte und schmiegte ihren weichen Körper an mich. Mein kleiner Mann begann in meiner Hose einen mächtigen Aufstand, was Marianne natürlich sofort bemerkte, denn sie fragte mich, ob ich ein Schlüsselbund in der Hosentasche hätte. Ich antwortete ihr, daß da nur ein Schlüssel wäre, zu dem sie das passende Schloß besäße. Marianne lachte und sagte, daß sie dieses sofort ausprobieren müßte. Mit wenigen geschickten Handgriffen hatte sie mich von meinem Hemd und meiner Hose befreit. Es folgten die Socken und der Slip. Anschließend zog Marianne ihr Kleid aus, darunter trug sie nur halterlose Strümpfe mit einem hübschen Strumpfband und einen aufregenden BH. Sie faßte nach meinem besten Freund und zog mich mit sich in ihr Schlafzimmer. Dort drängte sie mich auf das Bett und bat mich, mich auf den Rücken zu legen. Nun hockte sie sich auf mich. Sie begann mit einem leichten Anritt und beugte sich zu mir herunter, so daß ich ihren BH öffnen konnte. Zwei feste, große Halbkugeln mit dunkelbraunen, großen Knospen sprangen mir einladend entgegen. Ich mußte diese Brüste einfach streicheln und diese Nippel zwischen den Fingern spüren. Marianne wurde dadurch so richtig angespornt, denn sie ritt mich nun schneller. Auf einmal begann dieses Ziehen in meinen Lenden, das mir meinen baldigen Höhepunkt ankündigte, der dann auch stattfand. Marianne hatte kurz danach ihren Höhepunkt und warf sich keuchend auf mich, so daß mir beinahe Hören und Sehen verging.

Nach einiger Zeit der Erholung streichelte und liebkoste mich Marianne, worauf auch ich meine Fingerspitzen wandern ließ. Ich streichelte ihre Brüste, ihren Rücken, ihre prallen Oberschenkel und all die Stellen, bei denen sie mir zu verstehen gab, daß sie es dort besonders mochte. Bald war auch die Einsatzfähigkeit meines besten Freundes nicht mehr zu übersehen. Marianne zog einen Sitzwürfel heran und setzte mich drauf. Sie schloß meine Beine und richtete meinen kleinen Mann auf. Dann setzte sie sich auf meinen Schoß. Sie bat mich, auch sie zu umarmen, die Augen zu schließen und mich nur auf meine Körpermitte zu konzentrieren. Ich spürte, wie sie mich umspielten ihre Lippen an meinen Ohrläppchen und Lippen knabberten und sie sich ab und zu auf mir bewegte. Ich weiß nicht, wie lange wir so zusammen waren, jedenfalls beendete ein Orgasmus unser Beisammensein, wie ich ihn noch nie erlebt habe. Er begann ganz allmählich und zögernd, um sich dann zu einem unbeschreiblichen Höhepunkt zu steigern. Als Marianne von mir herunterstieg, war ich so schwach auf den Beinen, daß ich kaum stehen konnte. Marianne meinte, daß sei doch ein Zeichen dafür, daß es wohl sehr gut gewesen sei.

Dieses blieb nicht unser einziges Treffen. Doch da Marianne keine familiären Bindungen hatte, zog sie schließlich aus beruflichen Gründen ins Ausland.

Erziehung mit dem Kochlöffel

Ich hatte in Ihrem Sex-Kontakt-Magazin eine Anzeige aufgegeben. Prompt erhielt ich Antwort, was mich sehr freute. Es meldete sich eine Frau, die mit mir ihre Maso-Neigungen ausleben wollte. Darauf habe ich lange warten müssen, weil ich schon öfter Anzeigen aufgegeben hatte, leider ohne Erfolg.

Am Telefon verabredeten wir uns für ein Wochenende bei ihr. Voller Erwartung ging ich Samstagabend zu ihr. Regina, so hieß die Frau, öffnete mir, und wir gingen ins Wohnzimmer. Sie goß mir ein Glas Sherry ein und stellte sich dabei so ungeschickt an, daß mir alles über die Hose lief. „Oh“, sagte sie, „wie ungeschickt von mir.“ Ich beschwichtigte sie. Regina holte ein Papiertaschentuch und begann, an dem Fleck herumzureiben, der sich an meinen Hosenbeinen ausgebreitet hatte. Sie geriet beim Reiben genau an die richtige Stelle bei mir, die zwar feucht war, aber deren Flüssigkeit nicht von dem vergossenen Sherry stammte. „Hoffentlich war die Hose nicht teuer“, meinte sie schließlich. „Wenn du jetzt böse auf mich wärst, würde ich das voll und ganz verstehen.“

„Nein, teuer war sie nicht, aber jetzt ist sie verdorben.“

„Dann zieh sie doch einfach aus“, meinte Regina. Das ließ ich mir nicht zweimal sagen, und schon saß ich nur im Slip auf der Couch.

„Eine Strafe?“ fragte sie und sah mich erwartungsvoll an. „Ich hoffe, die Strafe ist nicht zu hart.“

„Dir gehört kräftig der Hintern versohlt“, sagte ich streng zu ihr.

„Du hast Recht, versohle mir den Hintern für meine Ungeschicktheit.“ Sie ging zum Schrank und kam mit einem großen Kochlöffel zurück. Sie überreichte ihn mir und zog sich ohne weitere Aufforderung bis auf ihr rosa Höschen aus. Es war so dünn, daß ich ihr dunkles Dreieck durch das Höschen schimmern sehen konnte. In meine Hose kam Leben. Ich deutete mit dem Kochlöffel auf den Sessel. „Hier!“ sagte ich. „Beuge dich über den Sessel!“ Sie gehorchte. Mit den Beinen reichte sie noch auf den Boden, so daß sie einen festen Halt hatte. Ihr Höschen hatte sich straff gespannt. Ich starrte auf ihr Hinterteil, das sie mir entgegenreckte.

„Du mußt mir aber richtig den Po versohlen“, brachte sie mich in die Wirklichkeit zurück.

„Ja, ein Dutzend Hiebe bekommst du von mir, oder wären dir zwei Dutzend lieber?“

„Ich weiß nicht ...“

„Wir werden sehen“, sagte ich. „Bist du bereit?“ Sie nickte, so gut es in ihrer Position ging, und ich ließ den hölzernen Löffel zum erstenmal auf ihr süßes Hinterteil heruntersausen.

Und schon folgte der zweite Schlag mit Schwung. Ich holte aus und versohlte ihr genüßlich und sorgfältig den Po, genau so, wie sie es verlangt hatte.

„Aahh!“ kam es gedämpft vom Sessel. „Ohhh..!“

„ Ich ließ mir Zeit, und nachdem ich das erste Dutzend vollgemacht hatte, sah ich zwischen ihren Schenkeln einen dunklen Fleck.

„Haben dich die Hiebe mitgenommen?“ fragte ich sie.

„Ja, gib mir noch ein Dutzend, ich brauch es.“ Ich ließ den Kochlöffel hinuntersausen. Sechzehn ... Ihre Beine zuckten. Siebzehn ... Achtzehn ... Ihr Hinterteil rötete sich zusehends. „Aaahhh!“ seufzte sie. Neunzehn ... Zwanzig ... Einundzwanzig ... Zweiundzwanzig. Regina zuckte in die Höhe und stöhnte immer heftiger. Bei den letzten zwei Hieben gab ich mir besondere Mühe. Dreiundzwanzig und Vierundzwanzig. Als das harte Holz zum letztenmal auf ihren Hintern klatschte, stand sie kurz vor dem Höhepunkt, beherrschte sich aber. Sie stand auf und nahm mir den Kochlöffel aus der Hand. „So, nun ist die Reihe an dir. Meinst du, du kämest ungeschoren davon?“ sagte sie mit einem Leuchten in den Augen. Sie deutete auf den Wohnzimmertisch.

„Leg dich darüber“ Ich gehorchte und beugte mich über die Tischkante. Mein Slip war stramm gespannt. Mit beiden Händen hielt ich mich an der gegenüberliegenden Seite des Tisches fest, so daß ich festen Halt hatte. Ehe ich mich versah, landete der Kochlöffel auf meinem gespannten Höschen. Ich zuckte leicht zusammen, hielt aber sofort meinen Hintern zur weiteren Bestrafung hoch.

Ich mußte mich beherrschen, um nicht schon jetzt zum Höhepunkt zu kommen. Auch sie wurde immer heißer. Mit dem letzten Hieb streifte sie mir das Höschen herunter und setzte sich auf mich. Ein heißer Ritt begann, und schon nach wenigen Minuten kam ich. Ihr kam es im gleichen Augenblick. Sie verdrehte vor Lust die Augen und tobte ihre Wollust aus.

Erschöpft blieben wir noch eine Weile auf der Couch liegen, bis wir uns wieder erholt hatten. Gegen drei Uhr morgens gingen wir ins Bett, wo ich sie durch gezielte Klapse auf den nackten Hintern in Stimmung bringen mußte, was mir spielend gelang. Es wurde eine herrliche Nacht, die ich so leicht nicht vergessen werde.

Zu dritt macht es doppelt Spaß!

Liebe Frau Sirius,

vielen Dank für den Sex-Kontakter. Schon beim Durchblättern werden wir so heiß, daß wir nicht mehr zu halten sind. Sandra, meine 23jährige, sehr gutaussehende Frau, ist in Sachen Sex eine richtige Kanone. Sie erfüllt mir wirklich jeden Wunsch und kommt auch selbst nicht zu kurz.

Wir antworteten auf mehrere Anzeigen von Frauen, Paaren, Männern. Wir waren sehr überrascht, von fast allen eine Antwort zu erhalten. So kam es nach relativ kurzer Zeit zu unserem ersten Treffen mit Petra, einem 25jährigen, wirklich sehr gut gebauten und tabulosen Früchtchen. Schon als sie unsere Wohnung betrat, wurde mein Penis ganz munter, und auch Sandra war die Erregung anzumerken.

Sandra und Petra begannen, mich zärtlich zu küssen und langsam auszuziehen. Zum Vorschein kamen die herrlich festen Brüste Petras. Ich saugte und knabberte an ihren Nippeln, bevor ich dazu überging, ihre Scham zu küssen. Von Petras Anblick unendlich erregt, legte ich nun meine Klamotten ab. Es war ein unbeschreibbar schönes Gefühl, abwechselnd die Brüste der beiden zu kneten, ihre Körper zu küssen und Petra vor den Augen meiner Frau zu vernaschen. Sandra streichelte sich während dessen selbst. So kamen wir alle drei fast gleichzeitig. Natürlich war das bei weitem noch nicht alles. Wir machten Französisch, massierten uns, liebten uns brachten uns so von Orgasmus zu Orgasmus und schliefen zu später Stunde erschöpft ein.

Als ich wieder erwachte, war das Bett leer. Ich ging ins Badezimmer und sah, wie die zwei Frauen unter der Dusche standen. Schon begann unser Liebesspiel von neuem. Ich weiß nicht mehr, wie viele Orgasmen wir an diesem Wochenende erlebten, es war jedenfalls ein tolles Erlebnis.

Leider konnten wir es mit Petra nicht wiederholen, da sie kurz darauf einen Mann kennenlernte, der so etwas nicht tolerieren würde.

Mit freundlichen Grüßen

J + S

Sex über den Wolken

Sehr geehrte Frau Sirius,

ein Erlebnis, das mir heute noch so gegenwärtig ist wie vor zwei Jahren, als sich das ganze zutrug, und wovon ich noch immer träume, möchte ich Ihren Lesern des Sex-Kontakters nicht vorenthalten.

Sicher habe ich durch mein Outfit dazu beigetragen, daß es zu diesem Erlebnis kam. Ich habe diese tolle Nacht aber auch nie bereut. Bei den vielen Flugreisen, die ich zusammen mit meinem Mann mache, hat sich solches aber auch nie wiederholt (leider!)

Vor zwei Jahren verbrachten mein Mann und ich unseren Sommerurlaub in Florida. Der Rückflug erfolgte am Abend vom Flughafen Miami. Als wir ankamen, warteten schon unzählige Menschen auf den Einstieg. Dabei kamen wir rasch mit einem anderen Ehepaar ins Gespräch, und es stellte sich heraus, daß der Herr von Mitte/Ende 40 mein Sitznachbar auf der Gangseite sein und seine Frau jenseits des Ganges sitzen würde.

Bei der Wärme in Florida war ich natürlich nur mit dem Notwendigsten bekleidet: ein dünnes, im Licht etwas transparentes Miniröckchen, natürlich ohne Slip, da ich Höschen nur ganz ungern trage und im Sommer schon gar nicht. Eine dünne, leicht durchschimmernde Bluse mit einem Halbschalen-BH darunter, die ich wegen ihrer Freizügigkeit auch sehr mag.

Als zum Einsteigen aufgerufen wurde, hielt sich mein zukünftiger Sitznachbar dicht hinter mir. Im Gedränge spürte ich dann seine Hand auf meinem Po, und weil ich offenbar nichts dagegen hatte, wurde es mehr.

Er strich zärtlich meine Pobacken, während sich die wartende Schlange ganz langsam zum Ausgang bewegte. Um mich besser streicheln zu können, schob er schließlich meinen Minirock hoch, so daß ich unten „ohne" war, was aber bei dem dichten Gedränge wohl niemand bemerkte. Es war herrlich, wie er mich streichelte, mich zwischen den Beinen berührte, wo ich schon ganz heiß wurde, so daß ich mich ganz diesen wunderbaren Gefühlen hingab. Völlig darin versunken, bemerkte ich gar nicht, daß ich plötzlich vor dem Ausgang stand und die dort stehende Stewardeß nicht nur meine Bordkarte sehen wollte, sondern mich auch diskret darauf aufmerksam machte, daß mein Rock ganz hochgerutscht sei, den ich dann natürlich rasch wieder über den Po herunterzog.

Im Flugzeug, als dann das Essen kam und die Tischchen heruntergeklappt waren, beschäftige sich mein Nachbar wieder mit einer Hand mit meiner Scham, während er mit der anderen aß, so daß niemand etwas von unseren Spielen merkte. Noch nicht einmal meinem neben mir am Fenster sitzenden Ehemann fiel etwas auf. Ich strich meinem aktiven, gut aussehenden Sitznachbarn auch immer wieder unter dem Tischchen mit einer Hand über die Hose, wo sich sehr schnell etwas regte und die Hose ausbeulte.

Nach dem Essen kam die allgemeine Müdigkeit, und mein Mann lehnte sich im Sitz zurück und schlief rasch ein. Auch sonst wurde es in der Maschine ruhig, und auch die jenseits des Ganges sitzende Frau meines Nachbarn war eingeschlafen. Als ich zur Toilette ging, verweilte ich etwas vor meinem Sitznachbarn, mit breiten Beinen vor ihm stehend, wie es beim Durchzwängen in den engen Sitzreihen notwendig ist. Ohne aufzufallen, konnte ich jedoch nicht lange in dieser Stellung vor ihm stehen, was ich aber am liebsten getan hätte. Also schob ich mich schließlich an ihm vorbei und ging zur Toilette.

Im Flieger war es ruhig geworden, die meisten Passagiere schliefen, und auch die Stewardessen waren verschwunden. Als ich aus der Toilette herauswollte, stand mein Sitznachbar davor, drängte mich rasch zurück und schloß hinter uns wieder die Falttür. Gleichzeitig schob er wieder meinen Minirock nach oben …

Ich kniete mich vor ihn, in der Enge einer Flugzeugtoilette nicht ganz einfach, und machte es ihm französisch. Nun konnte ich mich aber nicht mehr zurückhalten, drehte mich um und beugte mich nach vorn, über dem WC abstützend. So konnte er mich trotz aller Enge genußvoll lieben.

Er war ein erfahrener Mann. Ich hätte vor Lust laut schreien können, unterdrückte es aber in dieser Situation und stöhnte nur im Wechsel mit ihm, dem dieser ungewöhnliche Sex in 10.000 Metern Höhe auch sehr gefiel.

Es klopfte plötzlich. Ich erschrak zutiefst. Was tun? Aber er ließ sich nicht beirren und setzte sein Liebesspiel fort. Ich hatte vor lauter Lust das Klopfen an der Tür und meine Umgebung rasch vergessen. Schließlich bekam ich einen Orgasmus, wie ich ihn seit langem nicht mehr gehabt hatte. Gleichzeitig kam es aber auch ihm.

Da war wieder das Klopfen und die Frage, ob mit mir etwas sei. Ich erschrak nach diesem herrlichen Liebesspiel in dem engen Flugzeug-WC erneut und fragte ihn, was zu tun sei. Zwei in einer Toilette! Aber auch er war voll befriedigt, da wir beide gleichzeitig einen wunderbaren Orgasmus gehabt hatten, und nahm es gelassen. Er öffnete die Tür, nachdem er die Hose wieder hochgeholt und ich meine Bluse wieder zugeknöpft hatte. Draußen stand ein Herr mittleren Alters und schaute uns fragend an. Er meinte zu ihm, mir hätte etwas gefehlt und da hätte er seiner Sitznachbarin geholfen. Ohne eine Antwort abzuwarten, gingen wir zu unserem Platz zurück.

Bei der morgendlichen Ankunft in Frankfurt drängten sich die Leute um die Gepäckausgabe. Eine Reihe von Maschinen waren wohl gleichzeitig eingetroffen, so daß es keine Gepäckwagen mehr gab. Mein Nachbar und Partner der Nacht meinte, daß die anderen beiden sich um das ankommende Gepäck kümmern sollten, und wir beide gingen weg, um einen Wagen zu suchen. Wir waren kaum außer Reichweite, da zog er mich rasch in das Damen-WC und verriegelte die Tür. Wie beim ersten Mal in der

Nacht, bat er mich, mich nach vorn zu beugen und ihm den Po hinzustrecken, was ich natürlich nach den lustvollen Erlebnissen der Nacht gern tat. Ohne Rücksicht auf die Umgebung, in der wir uns befanden, liebten wir uns.

Rasch verließen wir das Damen-WC, wo sich zwei Frauen vor der Tür schon über den Lärm und wahrscheinlich auch über den Herrn wunderten. Als wir zu unseren Partnern am Gepäckband zurückkamen, hatten diese natürlich längst die Koffer und einen Wagen. Sie wunderten sich beide, wo wir so lange gewesen seien und nun doch ohne Wagen ankamen …

Ihre Daniela aus Düsseldorf

Ein heißer Ausflug

Sehr geehrte Frau Sirius,

wir haben Ihre Zeitschrift eigentlich zufällig gekauft und dann mit Interesse betrachtet und gelesen und waren vom Inhalt sehr erfreut. Auch wir möchten Ihnen heute eine kleine Begebenheit erzählen …

Da wir in ländlicher Gegend in den neuen Bundesländern wohnen, hatten wir uns einen Tag frei genommen, um in einer größeren Stadt in den alten Bundesländern einmal einen schönen Einkaufsbummel zu machen. In die engere Wahl sind die Städte Nürnberg, Regensburg und München gekommen. Die endgültige Entscheidung hatte sich mein Gebieter vorbehalten.

Morgens wurde ich von ihm geweckt und erhielt den Auftrag, den Kettenbikini, die Lederfesseln für die Hand- und Fußgelenke sowie das Halsband anzulegen und das Frühstück vorzubereiten.

Das war für mich eine ziemliche Enttäuschung, denn ich dachte, er hatte unseren Ausflug gestrichen. Auf der anderen Seite wurde ich auch erregt, denn die aufgetragenen Vorbereitungen ließen mich auf einen ganzen Tag intensiver Erlebnisse hoffen.

Es stellte sich sehr schnell heraus, daß ich mit meinen Vermutungen absolut falsch lag. Gleich nach dem Kaffeetrinken erhielt ich den Auftrag, einen Rock und eine Bluse überzuziehen und ab ging die Fahrt. Ich fühlte mich unsicher, denn die Lederfesseln und auch das Halsband hatte ich zwar vorm Einsteigen ablegen dürfen, aber das Kettenbikini-Oberteil trug ich noch immer.

Nach einiger Zeit schob mein Gebieter meinen Rock hoch, und meine Scham lag gut sichtbar frei, da ich kein Höschen trug. Er bespielte mich währen der Fahrt, und ich war zwischen Sorge, daß man von den Lkws aus alles sehen könnte, und starker Erregung hin und hergerissen. Allerdings nur kurze Zeit, denn sehr schnell dachte ich an gar nichts mehr und hatte einen intensiven Höhepunkt.

Inzwischen waren wir an unserem Ziel auch angekommen, und es kam die nächste Überraschung auf mich zu, denn entgegen der bisherigen Ausflüge, durfte ich kein Höschen anziehen und auch den Bikini nicht ablegen. Obwohl oder vielleicht gerade weil ich ständig befürchtete, jemand könnte etwas merken, war es für mich ein irres Gefühl, so bekleidet durch eine Großstadt zu laufen.

Ich begann mich allmählich daran zu gewöhnen, und meine Erregung ließ nach, da erreichten wir einen Erotik-Shop, und mein Meister nahm mich am Arm und ging hinein. Im Erdgeschoß waren, wie üblich, Prospekte, Magazine, Videos und Geräte zu haben, und eine Treppe höher konnte man Spezialkleidung kaufen und auch anprobieren. Mein Gebieter schickte mich in die Umkleidekabine und befahl mir, Rock und Bluse abzulegen. So stand ich nun, nur mit Ketten geschmückt, fast nackt und wußte nicht, was jetzt geschah. Plötzlich ging der Vorhang auf, und er kam mit einer Verkäuferin und zwei Stücken zum Probieren. Ihm war es gleichgültig, daß ich mich in diesem Augenblick schämte, doch bald bemerkte ich, daß er mich zeigen wollte, weil ich ihm gefiel.

Ich war bereit, für ihn noch mehr zu zeigen oder zu tun, aber vorerst begnügte er sich damit, mir beim Anziehen der Kleidung zuzusehen.

Er entschied sich für eines der beiden Sachen und schickte die Verkäuferin weg. Dann kam er ganz in die Kabine, öffnete seine Hose, ließ mich vor ihm knien und befahl mir, die Hände auf den Rücken zu verschränken. Er befreite seinen kleinen Freund und befahl mir, ihn mit dem Mund zu liebkosen. Sofort kam ich der Aufforderung nach, denn das gehört zu meinen Lieblingsbeschäftigungen.

Natürlich heizte auch mich das gehörig an, und ich fing an, eifrig mit den Hintern hin und her zu setzen. Gerade als ich vor Erregung zitternd die Hände nach vorn nehmen wollte, um auch sie aktiv werden zu lassen, entzog er mir sein bestes Stück und sagte: „Ich will jetzt von dir keinen Ton hören, sonst erhältst du eine Strafe, die du noch nicht erlebt hast. Dreh dich um, und stütz dich mit den Händen auf!"

Er liebte mich bis zum Höhepunkt, der mir trotz aller Bemühungen einige Seufzer entlockte. Er zog sich zurück, nachdem er sich verströmt hatte, und schimpfte mich leise aus, weil ich nicht seinem Wunsch, keinen Ton von mir zu geben, entsprochen hatte. Dann ließ er mich aufstehen und gab mir meinen Sommermantel. Diesen mußte ich anziehen. Rock und Bluse kamen in die Tasche, wo sich vorher der Mantel befand. Er schob meine Hände in die Taschen, nachdem er mir die Handfesseln umgelegt hatte. Erstaunt bemerkte ich, daß bei beiden Manteltaschen das Futter aufgetrennt war. Er fädelte meine Hände hindurch und verband sie unter dem Mantel miteinander. Dann knöpfte er diesen zu und sagte: „Das ist die Strafe für deinen Ungehorsam. Ich empfehle dir, ab sofort ganz lieb und folgsam zu sein, sonst mache ich den Mantel auf, und alle können sehen, daß du fast nackt und gefesselt bist!"

Anschließend bezahlten wir und machten uns langsam auf den Weg zum Auto. Vorher gingen wir noch in einige Kaufhäuser. Ich war schon wieder heiß, denn es ist unbeschreiblich, in diesem Zustand durch die Gegend zu laufen und vor jeder Tür auf die Hilfe des Partners angewiesen zu sein, zumal er es ab und zu darauf ankommen ließ, mich darum betteln zu lassen.

Kurz vor dem Parkplatz gingen wir, trotz meiner Einwände, in eine Gaststätte, weil mein Meister eine Kleinigkeit essen wollte. Nachdem wir uns einen Platz gesucht hatten und ich von den anderen Besuchern angestarrt wurde, weil ich den Mantel nicht ausgezogen hatte, gab er mir den Beutel und erlaubte mir, Rock und Bluse wieder anzuziehen. Wir nahmen einen Imbiß zu uns und begaben uns zum Auto, um die Rückfahrt anzutreten. Nach ca. einer halben Stunde Fahrt befahl er mir, Rock und Bluse auszuziehen. Sofort kam ich der Aufforderung bezüglich des Rockes nach. Dabei bettelte ich darum, die Bluse anbehalten zu dürfen, weil sonst jeder sehen könne, was ich sonst noch trage, aber er bestand auf seinen Wunsch. Ich machte nun ganz langsam, um Zeit zu gewinnen und die Bluse nicht ausziehen zu müssen. Plötzlich bog er in einen Parkplatz ein und sagte: „Du hast es so gewollt. Es ist fast dunkel, und keiner hätte noch etwas erkennen können. Ich hatte gehofft, die Fesseln nicht zu benötigen, aber ich sehe, daß du doch immer wieder ungezogen bist. Lege also Halsband und Fesseln an.“ Danach schnallte er mir den Knebel um und stieg aus. Gleich darauf ging die Beifahrertür auf, und mein Gebieter verband die Handfesseln hinter der Sitzlehne miteinander. Ich fühlte, wie der Sitz nach hinten gekippt wurde. Die Autotür wurde wieder zugeschlagen, und mein Meister stieg wieder ein. Er befestigte das Halsband mit den Karabinern an der Nakkenstütze und knöpfte meine Bluse auf. Darauf fesselte er meine Fußgelenke an den Autositz, schnallte mein rechtes Knie an den Türgriff und mein linkes Knie an die Handbremse und sagte: „Ich hoffe, so gefällt es dir besser. Da du ja nun liegst, kann dich keiner im Vorbeifahren sehen. Außerdem werde ich den Aufenthalt gleich noch ein wenig nutzen und einen Kaffee trinken gehen. Hoffe darauf, daß keiner inzwischen ins Auto schaut und von diesem entzückenden Anblick verführt wird.“

Von der Prozedur der Fesselung war ich schon mächtig angetörnt, und je weniger ich mich bewegen konnte, um so größer wurde meine Erregung. Doch jetzt war ich sehr erschrocken und versuchte, irgendwie freizukommen, denn die Vorstellung, in diesem Zustand ohne seinen Schutz zu sein, machte mir Angst. Natürlich waren alle Anstrengungen, mich zu befreien, zwecklos; er hatte es, wie immer, gründlich getan. Zur Sorge, entdeckt zu werden, kam wieder die wachsende Erregung, ausgelöst durch die völlige Hilflosigkeit.

Auf einmal ging meine Tür auf, und jemand begann mich intensiv zu liebkosen. Da das genauso geschah, wie ich es am liebsten hatte, hatte ich überhaupt keine Zeit zu erschrecken, sondern strebte schnell auf einen Höhepunkt zu. Doch nach kurzer Zeit hörte ich meinen Meister sagen: „Das hättest du wohl gerne? Aber du mußt dich gedulden, bis wir zu Hause sind, ich möchte schließlich auch etwas davon haben."

Er stieg auf seiner Seite ein und fuhr los. Da ich noch immer mit Augenbinde versehen, geknebelt und gefesselt war, war ich ihm total ausgeliefert. Schon dieses Gefühl ist für mich eines der schönsten auf der Welt. Da er mir während der restlichen Stunde Fahrzeit ständig bewies, wie hilflos ich bin und mich auch noch oft liebkoste, war ich fast verrückt vor Lust, als wir endlich zu Hause ankamen, und auch er konnte unser Zusammensein kaum noch erwarten. Wir gingen deshalb gleich in unser spezielles Zimmer und beendeten den Tag in der Weise, wie es uns beiden am besten gefällt: Ich ihm zu Diensten und ihm ausgeliefert, er der bestimmende und führende Teil, bestrebt, jeden Tag für beide zum schönsten Erlebnis werden zu lassen.

Vielen Dank und alles Gute
Ihre Cindy S.

Telefonsex mit erfreulicher Fortsetzung

Das Telefon als Kommunikationsmittel ist in heutiger Zeit kaum noch wegzudenken. Auch zarte Kontakte kann man am Telefon schon knüpfen. Partylines und andere Telefonmedien schießen wie Pilze aus dem Boden. Doch sind diese Medien sehr teuer. Darum kaufte ich mir bei einem Besuch in Salzgitter im Orion-Shop mal wieder einen Sexkontakter. Welche Ausgabe es war, weiß ich heute nicht mehr. „Lebe Deine erotischen Phantasien mit mir am Telefon aus", so oder ähnlich lautete die Anzeige, die mir auf einer der ersten Seiten entgegensprang. Begleitet von einem heißen Bild einer Frau, die auf einem Stuhl sitzt, den Telefonhörer in der Hand, und an ihren Brüsten spielt.

Auf diese Anzeige mußte ich antworten. Zwei Wochen später klingelte gegen 21 Uhr mein Telefon. „Ich bin es, Ela. Du hast auf meine Anzeige geantwortet."

Nachdem wir uns beschnuppert und über unsere sexuellen Interessen geplaudert hatten, verabschiedete sie sich mit den Worten: „Ich gehe jetzt nach oben. Von dort rufe ich dich wieder an." Ich glaubte ja fast nicht mehr daran, daß das Telefon erneut klingeln würde. Aber nach knapp fünf Minuten war es soweit. „Spielst du ein Spiel mit mir?" fragte Ela. Ich konnte nur mit ja antworten.

„Zieh dich bitte aus und stell dich hin! Nimm deine Hand so, als ob du darin Wasser transportieren wolltest. Lege deinen Penis in diese Hand. Nun fang langsam an, dein Becken vor und zurück zu bewegen." Ich tat, wie sie es von mir verlangte.

„Stell dir vor, ich liege auf dem Küchentisch, meine Beine gespreizt. Du stehst vor mir, nimmst meine Beine in die Hände und schiebst dich langsam vor und zurück."

Sie hatte mir erzählt, daß sie teilrasiert war und immer sehr heiß wurde. Ich konnte förmlich hören, wie sehr sie nach mir verlangte. Sie schilderte mir, wie sie sich befriedigte. Das spornte mich zu mehr Aktionen an. Ich bewegte mich schneller, und bald merkte ich, daß auch sie soweit war. Gemeinsam kamen wir zu einem telefonischen Höhepunkt.

„Ich habe Lust auf mehr!" sagte sie, als sie wieder zu Atem gekommen war. „Ich würd' das gern mal live mit dir ausprobieren. Paßt es dir vielleicht am kommenden Wochenende?"

Und wie mir das paßte! Am Samstag um 18 Uhr stand sie vor meiner Tür. Ein Outfit wie M. Rosenberg, genau so, wie sie sich beschrieben hatte. Wilde dunkle Haare, mit einer super Figur und völlig schwarz gekleidet. Ich bat sie herein. Mit einem Glas Sekt begrüßte ich sie aufs herzlichste. Ich hatte kleine Häppchen vorbereitet, die wir uns genüßlich zu Gemüte führten. Allein die Art, in der sie aß, ließ meinen kleinen Freund zur Höchstform auflaufen. Sie saugte an den Cocktailwürstchen auf den Käsespießen, leckte über die Radieschen auf den Crackern. Ließ den Sekt aus den Mundwinkeln laufen. Mit leicht geöffnetem Mund sah sie mich an. „Na, hast du noch Platz in deiner Hose?" Mit ihrer Hand testete sie die Platzverhältnisse aus. Noch ehe ich mich versah, hatte sie mir die Hose geöffnet. So schnell, wie er in Freiheit war, genauso schnell war er dann auch wieder gefangen. Zwischen warmen, weichen Lippen wurde er verwöhnt. Ich konnte nicht anders, auch ich mußte sie anfassen.

Sie trug kein Höschen. Oh, wie preßte sie sich mir entgegen. Sie drängte meine Hand zurück und entließ meinen Freudenspender aus ihrem Mund. Blitzschnell saß sie auf meinem Schoß. Der Ritt, der dann folgte, glich einem gestreckten Galopp. Weitere Intermezzos folgten, bis wir spät in der Nacht ermattet einschliefen.

Nach dem Frühstück am nächsten Morgen verabschiedete sich meine „M. Rosenberg". Wir haben uns nie wieder gesehen, aber von einem solchen Abenteuer kann man lange zehren. Ich hoffe, daß mir mal wieder eine solche Anzeige im Sexkontakter auffällt.

Ihr R. F.

Ein offenes privates Gespräch

Als Dresdner bin ich nicht nur am Wochenende am Senftenberger See, dem größten künstlichen See Europas. Ich habe dort auch ein Boot, was mich an den heißen Tagen über die Wellen trägt und umgerüstet im Winter als Eissegler dient. Zur Zeit ist eine sehr eisige Periode, und die Eisflitzer jagen verwegen über die oft unebenen Flächen des Sees. In der Woche gehe ich mindestens zweimal die Einkaufsmagistrale entlang, wo sich auch zwei Erotikshops befinden.

Auch heute machte ich meinen Rundgang und ließ mich halb erfroren in einem niedlichen Café nieder. Behaglich räkelte ich mich im bequemen Sessel und sah in die Gästerunde. Es war nicht viel Betrieb, und ich wurde auf eine Frau aufmerksam, die allein an einem Zweiertisch saß und in die Schneelandschaft träumte. Kurz entschlossen ging ich zur Toilette, machte mich frisch und nahm mein neues Erotikspray – extra stark – zur Hand, um zum erstenmal diese Mischung auszuprobieren.

Aus ihren Träumen erwachend, bestellte sie dasselbe von der Bedienung. Als sie den Duft bemerkte, wurde sie locker, und wir kamen ins Gespräch. Wir stellten uns einander vor, und im Laufe des Gesprächs erfuhr ich, daß sie so gerne einem Mann gehören würde, dem sie sich unterordnen könne!

Als ehemalige Opernsängerin arbeitet sie jetzt in der Regie, verdient ein gutes Gehalt und ihr unterstehen eine Reihe von Mitarbeitern. Im Privatleben jedoch ist die mittelblonde Frau ganz anders. Hier ist sie gern Untertan, und sie wünscht sich einen Partner, dem sie „gehört".

An diese Ausführungen anknüpfend, erinnerte ich mich an mein Studium mit psychologischen Vorlesungen.

„Eigentlich werde ich von allen beneidet. Ich bin über vierzig und habe einen sehr großen Freundeskreis. Verfüge über genügend Geld, bin erfolgreich im Beruf und kann mir vieles leisten. Und doch bin ich privat nicht ausgeglichen und unglücklich", offenbarte mir Monique.

„Weshalb?" fragte ich verwundert.

„Weil ich nicht den richtigen Partner finde."

Ich stutzte. „Das kann ich mir nicht vorstellen, bei Ihrer Figur und Ihrem Auftreten?"

„Doch!" unterstrich Monique ihre Aussage energisch.

Neugierig hakte ich nach: „Weshalb? Haben Sie so wenig Zeit, einen Mann kennenzulernen?"

Verlegen senkte sie ihren Blick. „Ich ... ich bin eine – vielleicht gespaltene Persönlichkeit."

„Ist mir völlig unverständlich. Was verstehen Sie denn darunter?"

„Alle Welt hält mich für selbstsicher. Für unnahbar und hart. Doch in der Praxis, im Leben bin ich ganz anders. Ich bin gerne in der Liebe schwach, wünsche mir sehnlichst eine Beziehung mit einem Mann, zu dem ich aufschauen kann, der mich förmlich besitzt!"

Ich versuchte, mir ein Bild von ihren Gefühlen zu machen. „Was haben Sie da für eine Vorstellung. Wie soll das sein?"

„Wie ich mir das vorstelle? Nun, er muß groß und stark sein. Autoritär. Wissen Sie, er muß sagen: 'Ich möchte jetzt, ich will dich haben. Mach mir es so und so'", erklärte sie mit verstörten Gesten.

Das reizte mich mehr und mehr, und ich formulierte meine Fragen noch genauer.

„Meinen Sie das jetzt im gesellschaftlichen oder dienstlichen Leben? Oder haben Sie da eine sexuelle Vorstellung?"

Monique rang nach Worten. „Na ja, hm ... da muß ich erst einmal nachdenken. Wenn Sie das so betonen, dann würde ich sagen, ja, rein sexuell."

„Und weiter? Wie würden Sie die ideale Beziehung sehen und oder sich diese Beziehung vorstellen?"

Beschämt erläuterte sie mit zarter Stimme: „Ja, wie gesagt, er würde über mich bestimmen müssen. Ich müßte alles tun, was er sagt.

Wenn er wünscht, daß ich heute Dessous tragen sollte, dann würde ich das tun. Wenn er sagen würde, ich solle heute im Bikini tanzen, dann würde ich es tun. Wenn er sagen würde, ich solle auf dem Tisch nackt tanzen, dann würde ich das tun. Wenn er wollte, daß ich bei einer Party einen Ausziehstrip vorlege, dann würde ich das tun."

Ich konnte kaum glauben, was sie mir so frei gestand.

„Und wo bleiben Ihre eigenen Wünsche? Sie sind doch eine Frau, die heute ihre Gleichberechtigung durchsetzen kann!"

Doch sie wich nicht von ihrer Denkweise ab.

Nach einem kräftigen Schluck Cognac fragte ich kopfschüttelnd: „Ist dies Ihre einzige Möglichkeit für Sie, eins zu sein mit Ihrem Freund?"

Monique etwas nachdenklich und ernst im Gesicht: „Hm, ja, vielleicht ist es auch falsch, sich so bedingungslos auszuliefern. Das kommt auf eine Probezeit an!"

Die Ausführungen dieser Frau waren für mich fast schon eine Herausforderung, und ich hörte nicht auf, sie immer gradliniger zu befragen.

„Haben Sie schon einen Mann in dieser Richtung gefunden?"

„Ich habe bis heute fast nur Männer gekannt, die entweder verheiratet waren und wenig Zeit hatten, die schwächer waren als ich und mich nur anhimmelten, die manchmal sogar Angst vor meiner Position hatten. Im Grunde genommen habe ich sie nicht für voll genommen, habe sie auch nicht ernsthaft geliebt und gemocht. Ich habe mit ihnen geschlafen, und das war es auch schon!"

Ihre Offenheit berauschte mich nahezu.

„Das war alles? Aber, aber!"

Sie fuhr fort: „Nun, einmal vor Jahren hatte ich schon einmal einen starken Mann. Da stand ich noch in der Blüte meiner Opernsänger-Laufbahn. Geliebt habe ich ihn richtig. Er hat mich genommen, wann und wo er wollte. Und wie! Alles hat er mit mir gemacht, alles. Selbst Dinge, die mir zuerst zuwider waren, die mußte ich tun. An manchen Tagen hatte er aus irgendwelchen Gründen keine Lust, mit mir zu tändeln und zu liebkosen. Da habe ich gebettelt und bin zu ihm gegangen und habe mir direkt von ihm Liebe und Zärtlichkeit gewünscht. Er aber lehnte ab, sah mich an und sagte, ich solle dieses oder jenes tun."

„Was zum Beispiel sollten Sie tun?"

Etwas zögernd und mich betrachtend, strich sie über meine Hände und fragte: „Soll ich es sagen? Aber nein, ich möchte nicht darüber sprechen!"

Mein Ton wurde energischer: „Was soll diese Heimlichkeit? Wir sind doch erwachsene Menschen. Sie haben mich am Tisch Platz zu nehmen gebeten – nun wollen wir auch offen sprechen und das Herz ausschütten. Ich würde vor Ihnen auch kein Blatt vor dem Mund nehmen."

Als ich Anstalten machte, mich zu erheben, ergriff sie erschrocken meinen Arm: „Nicht ungehalten sein! Oh nein, bitte nicht weggehen. Ich finde Sie sympathisch und vertrauenswürdig. Ich werde sprechen. Ich mußte mich beispielsweise vor seinen Augen ausziehen, mich vor ihm auf den Teppich legen und mich streicheln und reizen, bis ich mich aufbäumte."

Wieder ruhiger, fragte ich: „Und wenn Sie das nicht getan hätten, was dann?"

Sie antwortete: „Ich hätte weiter bitten und betteln müssen."

„Haben Sie das immer so getan?"

„Ich habe manchmal vor lauter Wut geheult. Habe einen Krach angefangen, habe mit Geschirr geworfen oder bin mit den Fäusten auf ihn los. Dann hat er mich in meiner Raserei genommen."

Moniques Beschreibungen beflügelten meine Phantasie. Mein Wissensdurst wurde immer heftiger.

„Was heißt das, ‘genommen’?"

Freizügig fuhr sie fort: „So wie man eine Göre behandelt. Erst setzte es Hiebe, dann ging das langsam über zur Liebelei und zum Verkehr. Er wollte mir zeigen, daß er der Herr im Hause ist."

„Hat es denn Spaß gemacht, war das nicht sehr untertänig?"

„Aber ja, ja doch – das sind doch – das sind doch Liebesbeweise. Und er brachte mir auch danach keine Blumen oder eine Schachtel Konfekt, nichts! Nur die Lust in ihm, daß er mich knechten will, nur mich mag."

Ein wenig entgeistert war ich schon.

„Aber er hat Sie geschlagen wie ein Schulmädchen, Sie, eine gestandene Frau und Sängerin."

„Na und? Er hat mir gezeigt: Ich bin seine Frau. Er liebt mich, ich bin seine einzige. Er hat mich in seiner Hand."

„Und was haben Sie ihm gezeigt?"

Hingabevoll antwortete sie: „Daß ich aus Liebe alles machen würde!"

Zunehmend fesselte mich Monique, und ich fragte immer weiter.

„Warum wurde die Beziehung zerbrochen, warum seit ihr auseinandergegangen?“

Sie hielt einen Moment inne. Seufzend und den Tränen nahe, fuhr sie dann fort: „Er hat mich verlassen, er wollte mich nicht mehr haben. Seine neue Freundin ist bisexuell, und das reizt ihn am meisten. Ich aber habe das nicht gewußt.“

„Hätten Sie nicht auch in so eine Rolle überwechseln können? Wo Sie doch wissen, daß Frauen sehr lieb und zärtlich sein können?“

„Ja, das habe ich ihm auch vorgeschlagen. Wir hatten auch schon einmal so einen Gruppenabend organisiert. Es ging toll her. Wir hatten mächtig getankt und waren in guter Fahrt. Wir begannen mit dem Flaschentrudeln. Bald hatten wir nichts mehr am Körper, und die Verschlingungen begannen. Danach begannen wir mit den Küssen an den Zehen und arbeiteten uns bis zu den Geschlechtsteilen vor. Ich lag vor meinem Freund und verwöhnte ihn. Dann wechselten wir die Stellungen. Es ging rauf und runter. Aber immer mehr merkte ich, daß es meinen Freund zu ihr zog, und er vernachlässigte mich. Schließlich saßen wir drei voreinander und befriedigten uns mit der eigenen Hand bis zum Höhepunkt. Schließlich schmissen sie mich aus dem Zimmer.

Mir stockte der Atem. „Das war ja ein tolles Abschiedsfest! Vielleicht leiden Sie noch heute an der plötzlichen Trennung?“

„Das stimmt! Unter der plötzlichen Trennung habe ich sehr gelitten. Aber heute, glaube ich, habe ich diesen Schmerz endlich überwunden. Ich glaube, er hat mich völlig durchschaut, er hat mich so geliebt, wie ich es wünschte.

Den anderen Männern aber war ich egal.

Sie sind kaum auf meine Wünsche eingegangen oder haben überhaupt gefragt, ob ich etwas Besonderes möchte!“

„Gibt es da ein Beispiel für solche Typen? Geben Sie eins zum besten!“

„Also, mein letzter Freund war etwas gereift. Seine Schläfen waren etwas ergraut. Aber eine gute Erscheinung, stramm gebaut. Er war sehr vornehm und entgegenkommend. Brachte mir Blumen und andere Aufmerksamkeiten. Aber in der Liebe wartete er immer auf meine Initiative. Ich habe ihn oft aus der Wäsche geschält, ich habe ihn in die Badewanne geholt und wir haben uns dort geliebt. Wir besuchten auch einmal einen Pärchen-Club. Ich glaubte, daß er dort Erfahrungen sammeln könne. Aber auch dort wurde er von all den anderen Partnern mitgezogen und herangeführt. Immer die erste zu sein, fand ich mit der Zeit langweilig. Wir trennten uns bald.“

Die Charakterbeschreibungen, die Monique über ihre Partner laut werden ließ, machten mich in ganz besonderer Weise aufmerksam.

„Wann ist denn bei Ihnen Pep oder Zoff drin?“

„Wann? – Nun, das habe ich schon in meinen letzten Erzählungen angedeutet. Wenn ich doch schon einen Mann habe, dann soll er festlegen, bestimmen und den soll ich mit Haut und Haar begehren wollen. Dasselbe wünsche ich auch von ihm.“

Meine Hoffnung wuchs. „Und bisher noch keinen neuen Partner in Sicht? Dabei gibt es in der Lausitzer Rundschau oder der Sächsischen Zeitung oder in anderen Kreisblättern Anzeigen und Suchangebote genug.“

Lächelnd gab sie zurück: „Das stimmt! Vor Wochen hatte ich eine Anzeige gelesen, die mir imponierte und auch zu meinem Naturell paßte. Wir trafen uns in der

Schwimmhalle zum FKK-Schwimmen. Schnell wurden wir uns einig, bei jedem Schwimmen zur Mauer umfaßten wir uns. Er streichelte sanft meine Brüste, und ich hielt mich an ihm fest. Das lief ganz gut. In der Umkleidekabine wurde ganz schnell ein Quickie im Stehen gemacht. Dann erwischte man uns, wir mußten die Halle verlassen. Da die Aufsicht den Knaben schon kannte, bekam er ein halbes Jahr Schwimmhallenverbot. Da schämte er sich und ließ sich nicht mehr sehen."

Diese Story belustigte mich. „Das war alles? Von so einer Eskapade lassen Sie sich abschrecken? Es gibt Schlimmeres!"

„Natürlich", fuhr sie mit ihren Darstellungen fort. „Mich kannte man ja nicht. Diese Leute waren voraussichtlich sehr wenig im Theater oder überhaupt keine Kunstgenießer.

Unlängst war ich in der Familien- oder gemischten Sauna. Ich ging etwas früher hin, so daß ich noch in die Zeit der auslaufenden Männerschwitzaktion kam. Es waren nur noch zwei stramme Jungs im Raum. Als ich sie sah, waren sie trotz meines Alters recht angetan. Ich legte mein Badetuch sehr breit, und es dauerte nicht lange, da saß der erste Schwitzer schon neben mir. Legte seinen Arm um mich und liebkoste meinen Mund, Hals, Schulter und nuckelte an den Brüsten. Der anderehat das gesehen, nahm sich meiner Beine an und drang etappenweise bis zu meiner Scham vor. Es war ein tolles Erlebnis.

Leider mußten sie abbrechen, da die ersten Familien eintrafen. Sie gingen, und ich nutzte meine restliche Zeit zwischen Pärchen und Kindern."

Es war ihr anzumerken, daß sie unter diesen Niederlagen sehr litt. Ich wollte sie mit einem sehr einfachen Tip motivieren.

„Wie wär's, wenn Sie einmal eine Anzeige veröffentlichen? Dort können Sie doch mit Bild und Kleinschrift viele Dinge, die Sie mögen und wollen, ausführen? Auch gibt es vom Orion-Versand ein Sexkontaktheft. Gegliedert nach Postleitzahlenregionen Deutschlands."

Monique blickte auf und strahlte mich an: „Das ist eine gute Idee! All das werde ich einmal nutzen. Bei den Kontaktern kann man sich ja auch entblößt als Aktaufnahme anbieten."

Mit diesen Worten verabschiedeten wir uns und verabredeten unseren nächsten Treff in genau einem Monat zur selben Zeit am selben Ort.

Die Zeit verging wie im Fluge. Sie schaute schon ganz neugierig auf die Straße und erwartete mich.

Ich war außer mir vor Freude, Monique zu sehen. „Endlich sehen wir uns wieder! Ich hatte schon gedacht, Sie hätten die Arbeit gewechselt und wären umgezogen."

„Nein, nein. Ich habe Ihren Ratschlag befolgt und toll annonciert. Ich schrieb: 'Ich suche einen Mann, der mich nimmt, der alles mit mir macht, was es gibt, der auch straffer rangehen kann!' Und das war's."

Erfreut darüber, daß sie meinen Vorschlag verwirklicht hatte, bohrte ich gleich nach.

„Und wie war's – hat es geklappt?"

„Natürlich. Meine Poststelle wunderte sich über die vielen Zuschriften. Ich habe sehr gut gewählt und mit jedem geschrieben, teilweise auch persönlich gesprochen und auch von Fall zu Fall geprobt. Jetzt bin ich in festen Händen!"

Ich lachte. „In festen Händen, das ist ja gut. Das freut mich."

„Das stimmt. Er führt ein strenges Regime, und das ist gut. Ihrem Ratschlag habe ich es zu verdanken, daß ich wieder lieben und aufatmen kann. – Nur ... ich zweifle etwas an der Bekanntschaft."

Verwundert hakte ich nach. „Wieso zweifeln Sie an der neuen Bekanntschaft? Ist er Ihnen zu groß, zu streng oder zu grob?"

Monique schmunzelte: „Wir werden abwarten. Was mich besonders berührt, ist das Inserat eines Mannes, was mich von Beginn an faszinierte. Immer wieder habe ich diese Anzeige gelesen und mit meinen Interessen und Begierden verglichen."

„Na, Sie werden doch nicht schon wieder eine Kehrtwendung machen wollen? Warum antworten Sie diesem Anzeiger nicht. Vielleicht ist es das große Glück, was im Verborgenen auf Sie wartet."

„Es scheint fast so zu sein. Ich werde Ihnen einmal diesen Zeitungsausschnitt zeigen."

Sie kramte in ihrer Handtasche und zog den ausgeschnittenen Schnipsel heraus, der auf ein Blatt Papier geklebt war, säuberlich angestrichen und bestimmte Passagen unterstrichen und mit Bemerkungen versehen, zeigte sie ihn mir.

Verblüfft schaute ich auf diese Anzeige und erkannte meinen Wunsch, den ich schon vor längerer Zeit in der Presse kund gab. Sie bemerkte meine Verlegenheit nicht, denn sie schaute zum Fenster hinaus und träumte von diesem Unbekannten. Unter meine Anzeige hatte sie geschrieben: „Ich drücke mich ganz innig an deinen Körper und küsse dich von oben bis unten. Deinen Beglücker würde ich über alles lieben und liebkosen. Ich erwarte dich ganz schnell, du sollst mich durchbohren mit deinem Liebespfeil und dir wünschen, was du willst."

Ich war ganz erstaunt über so viel emotionelle Ausdruckskraft.

Monique blickte mir mit strahlendem Blick in die Augen: „Nun, was sagen Sie dazu? Ich werde doch diesen Unbekannten wählen und mich für ihn entscheiden. Ich bin der Hoffnung, daß er der beste Liebhaber und treueste Mann sein wird. Wir werden einige Briefe mit unseren Gefühlen und Wünschen austauschen, und dann fällt die Entscheidung."

„Das würde ich auch so sehen." Ich strich ihr über die Hände, küßte sie. Dabei merkte ich ihre Zuneigung und Unruhe. Mein Geheimnis wollte ich aber nicht preis geben, und so folterten wir uns in die nächsten Wochen hinein.

Am Ende der Zeit schien es mir, als wenn wir schon Jahre korrespondierten und uns kannten. Endlich rückte der Termin des Treffens nahe.

Nach vielen Wochen des Briefwechsels, ich war wieder in der Großstadt, trafen wir uns dort. Im Prinzip war es gar keine so große Überraschung für uns beide. Durch die Gespräche und die Post waren wir uns schon einig und innig.

P.S: Es wurde meine Frau des Lebens. Heute sind wir nun schon Jahre vereint und überstehen Höhen und Tiefen des nicht gerade einfachen Lebens im Kapitalismus. Wenn auch etwas abgeschwächt, die Zärtlichkeit und Liebeleien bleiben, sie beginnen morgens und enden am Abend.

Bäumchen wechsle dich!

Es begann alles vor etwa über einem Jahr, wo sich anfänglich die Frage stellte, was das wohl für Leute sind, die in den Zeitungen, Zeitschriften usw. Kontaktanzeigen aufgeben. Nachdem gerade bei mir, Thomas, die Neugierde immer mehr wuchs, sprachen wir eines abends über dieses Thema.

Ohne bereits daran zu denken, sich selbst auf die Suche zu begeben, steckte ich auch Heike mit der „Idee“ an, doch einfach mal auf solch eine Annonce zu antworten. Nicht daß wir uns, nachdem wir erst zwei Jahre ein Paar waren, im Bett gelangweilt hätten, so war das nicht, doch jeder hat sicherlich gewisse Phantasien, die er, wenn er kann, auch ausleben möchte. So ist es auch bei uns.

In den folgenden Gesprächen zeigte sich beiderseits eine Experimentierfreudigkeit, mit der wir eigentlich nicht gerechnet hatten. So schrieben wir bereits ca. eine Woche nach dem Gespräch über dieses Thema den ersten Brief an ein Paar, von dem wir uns vorstellten, daß es „normal“ sei und wir hoffentlich nicht „überfordert“ werden würden. Schließlich wollten wir erstmal nur unsere Neugierde befriedigen.

Dieses Paar hatte im Sex-Kontakter inseriert und neben dem Alter auch einige Angaben zu seinen „Wünschen“ gemacht. Wir konnten uns also vorstellen, mit wem wir es wohl zu tun bekommen. Dachten wir jedenfalls!

Eine gute Vorbereitung war, daß wir vor dem Treffen bereits telefoniert hatten, so konnten wir vorher schon feststellen, daß eine Sympathie vorhanden ist und man ungefähr auf der gleichen Wellenlänge ist.

Wie sich bei unserer „Premiere“ des ersten Treffens mit „solchen“ Leuten schnell herausstellte, stimmten die

Beschreibungen der beiden mit der Wirklichkeit zwar überein, aber der Funke wäre diesen Abend von unserer Seite garantiert nicht übersprungen, so aufgeregt waren wir!

Trotzdem soll nicht unerwähnt bleiben, daß die Äußerlichkeiten, die wir sahen, doch nicht so ganz das waren, was man uns am Telefon erzählte.

Wir verlebten aber einen schönen Abend und bekamen viele nützliche Tips mit auf den Weg, die wir bei unserer späteren Suche auch schon angewandt haben. Es war ein netter Abend.

Nachdem wir uns nun tagelang über den „Besuch" unterhalten hatten und das Erlebte versuchten, für uns gemeinsam auszuwerten, stellten wir fest, daß es ganz reizvoll sein könnte, nicht nur darüber zu reden, sondern es auch zu tun. Der Gedanke, sich ein Paar zu suchen, um mit diesem leidenschaftlichen Sex zu haben, Zärtlichkeiten auszutauschen und auch mal einen Kaffee trinken zu gehen, war geboren.

Die nächsten Treffen folgten, und wir lernten nach und nach immer mehr über diese „Szene" kennen, ohne schlimme Überraschungen erlebt zu haben. Von diesen haben wir aber reichlich und in ausführlichen Beschreibungen gehört!

Was aber durchaus seine Vorteile hatte, denn dadurch gab es viel zu lachen.

Bei unserem achten oder neunten Treffen war es dann so weit: Es funkte!!!

Das schwierigste, nämlich daß sich alle vier sympathisch sind, war eingetreten. Ein lustiger, interessanter und auch „aktreicher" Abend nahm seinen Lauf. Es entstand eine nette Freundschaft, die neben dem Bett auch gemeinsame Unternehmungen ermöglichte. Doch wie es im Leben so ist, manchmal kann man nicht so, wie man möchte.

Aufgrund eines Umzugs wurden wir nach einigen Monaten bereits wieder auseinandergerissen. Wir halten zwar noch telefonischen Kontakt, aber zu mehr wird es wegen der großen Entfernung nicht kommen.

Jetzt sind wir seit mehreren Monaten wieder auf der Suche und haben einfach kein Glück!

Aber wir geben natürlich nicht auf und hoffen, wieder ein so nettes, aufgeschlossenes und hemmungsloses Paar kennenzulernen.

Vielleicht klappt es über den Sex-Kontakter!

Thomas und Heike

Ein unglaublicher One-Night-Stand

Mein erotisches Erlebnis klingt fast unwahrscheinlich, war aber traumhaft und hat sich genau so zugetragen. Ich bin ein gebundener Geschäftsreisender, und immer wenn ich morgens das traute Heim verlassen habe, überfallen mich während des Autofahrens erotische Phantasien, erst recht, wenn ich am Abend wieder in irgend einem Hotel übernachten werde. Ich bin Mitte 40, aber hinsichtlich Lebenseinstellung, Freizeitbekleidung, Musikgeschmack (gute Rockmusik) doch eher ein jugendlicher Typ. Auch hinsichtlich Figur und Haarfülle brauche ich mich Gott sei Dank hinter jüngeren Männern nicht zu verstecken.

Vor ca. einem Jahr schaltete ich in diesem Blatt eine Anzeige, mit der ich eine schlanke, erotisch aufgeschlossene Frau suchte, etwa zwischen 25 und 45 Jahren jung, für erotische Spielereien bei ihr (falls sie solo ist oder ihr Mann das toleriert) oder bei mir im Hotel. Die Anzeige enthielt zusätzlich den Hinweis auf mögliche anonyme

„One-Night-Stands“ bei mir im Hotel. Ich erhielt dann den Brief von Heike, die mir schrieb, daß sie ebenfalls gebunden ist, daß nur ein einmaliger „One-Night-Stand“ in Frage kommt und daß sie, bis auf den Vornamen, anonym bleiben wollte. Sie nannte noch eine Tel.-Nr. und beschrieb sich kurz wie folgt: 34 Jahre, schlank, vollbusig, KG 38, schulterlange Haare, Strapsträgerin und meistens rasiert, trägt im Sommer keine Slips. Schnell waren wir telefonisch verabredet.

Wir erwischten für unser Vorhaben einen besonders schönen Tag. Tagsüber wolkenlos bei ca. 33 Grad, am Abend ca. 26 Grad, und es herrschte an dem Tag eine trokkene Wärme, es war also überhaupt nicht schwül.

Ich erwartete Heike auf dem Hotelparkplatz. Als sie aus dem Wagen stieg, mußte ich dreimal schlucken. Sie hatte ein sonnengebräunte hübsches Gesicht, und sie trug einen karamelfarbenen Rock, Länge bis etwa eine Handbreite über dem Knie und eng geschnitten. Farblich dazu passend eine Bluse, von der sehr frivol ein Knopf zuviel geöffnet war, als sie auf mich zukam. Ihre Brüste waren heftig in Bewegung, es war unschwer zu erkennen, daß sie keinen BH trug, obwohl die Bluse nicht durchsichtig war. Außerdem trug sie tiefschwarze Strümpfe und Pumps – oder war es doch „nur“ eine liebestötende Strumpfhose. Bisher war das für mich nicht feststellbar.

Wir begrüßten uns herzlich und beschlossen, zunächst im Hotelrestaurant Essen zu gehen. Wir setzten uns in eine ruhige Ecke, aber nicht nebeneinander, sondern gegenüber. Schnell waren wir in erotische Gesprächsthemen vertieft, und jeder erzählte entsprechend Anekdoten aus dem Leben.

Nun wollte ich aber endlich wissen: Strümpfe oder Strumpfhose??? Ich bat sie, unter der Tischdecke den Rock leicht nach oben zu ziehen und die Beine etwas zu spreizen. Dann ließ ich „versehentlich“ die Serviette fallen, bückte mich unter den Tisch und riskierte einen langen Blick: Es waren Strapse mit schwarzen Strümpfen, und die blank rasierte Scham war ebenfalls zu sehen. Ab jetzt machte sich eine beängstigende Enge in meiner Hose bemerkbar. Schnell aßen wir zu Ende, ich zahlte, und wir verschwanden auf mein Zimmer.

Inzwischen wußte ich, daß Heike extrem zeigefreudig war. Es machte sie gewaltig an, wenn ein Mann sie lange und intensiv an intimer Stelle betrachtet. Ich zog ihr den Rock und die Bluse aus, Strümpfe und Strapse behielt sie an. Ich entkleidete mich ganz, wobei sie mir half. Der Anblick dieser Frau war umwerfend: Gebräunte Haut, aber da sie offenbar kein FKK machte, fielen die helleren Hautpartien, an denen normalerweise der Bikini sitzt, besonders ins Auge. Ihre Brüste waren prall und voll, und wenn sich Heike nach vorne beugte, hatten sie eine nahezu vollkommene Form.

Toll waren auch ihre Brustwarzen: deutlich übergroß und tiefschokoladenbraun, ein toller Kontrast zur normalen Hautfarbe.

Entsprechend ihrer Zeigefreudigkeit setzte sich Heike auf den Schreibtisch des Hotelzimmers und spreizte ihre bestrumpften Beine. Ich saß in Augenhöhe zu ihrer Scham auf dem Stuhl davor. Sie stimulierte sich zunächst selbst. Nur am Rande sei erwähnt, daß ich, seitdem Heike entkleidet war, eine gewaltige Erektion hatte. Aber wir hatten ja Zeit, viel Zeit. Bei der Stimulierung lösten meine Finger die ihren ab, so daß sie beidhändig ihre Brüste kneten konnte. Ihre Erregung nahm erheblich zu, sie fing an zu stöhnen, ihre Nippel standen weit hervor, und meine Zunge beschäftigte sich eifrig mit ihr. Heike hatte offenbar kurz vor der Verabredung geduscht und ein feminin duftendes Duschgel benutzt. Ich hatte natürlich ebenfalls geduscht und ein herberes Duschgel genommen. Beide Düfte vermischten sich nun im Raum und berauschten zusätzlich unsere erotischen Sinne.

Unser Vorspiel war noch nicht zu Ende, denn jetzt verlagerten wir unsere Aktivitäten ins Bett.

Ich sah an ihr hoch: zunächst die schlanken, schwarz bestrumpften, wohlgeformten Beine und darüber die prallen Brüsten, die aus dieser Perspektive einen herrlichen Anblick boten. Hinter meinem Kopf war die Wand, dort stützte Heike sich ab und ging langsam in die Knie. Näher und näher kam sie meinem Gesicht, bis ihr Delta genau vor meinem Mund Position bezog. Dann rutschte sie auf meinem Körper abwärts und begann mich zu verwöhnen. Heike machte das gut und ausgiebig, streifte dann gekonnt das Kondom über und setzte sich auf mich. Kurz darauf überkam uns beide ein gewaltiger Orgasmus.

Inzwischen war es Abend, und wir beschlossen, bei dem herrlichen Wetter einen Spaziergang zu machen die Sonne ging in dieser Jahreszeit erst gegen 22.30 Uhr unter. Das Hotel lag in sehr ruhiger Lage in einer Art Moorlandschaft in Norddeutschland. Gleich hinter dem Hotel gab es ausgedehnte Spazierwege. Trotz des tollen Wetters begegneten wir keiner Menschenseele. Wir kamen an ein Mini-Wäldchen, mitten drin eine Bank, die aber voll im abendlichen Sonnenlicht lag. Heike setzte ich auf die Lehne, Füße auf die Bank. Ich knöpfte ihre Bluse vollständig auf, schob ihren Rock ganz hoch und öffnete ihre Schenkel. Ich saß auf der Bank wieder in Augenhöhe zu ihrer Scham. Die jetzt orangefarbenen Sonne beschien Heike jetzt direkt und von vorn. In diesem Abendsonnenlicht hatte ihre Haut eine ganz besondere Farbe. Wir verwöhnten uns kurz gegenseitig mit dem Mund (ich hatte mich natürlich längst untenherum entkleidet), dann drehte Heike sich um, stützte sich auf die Lehne, und ich nahm sie kraftvoll von hinten, natürlich wieder mit Kondom. Ihr Orgasmus kam kurz vor meinem. Auf dem Rückweg zum Hotel bat ich sie, die Bluse vorne nicht zu schließen, denn wir waren wirklich mutterseelenallein. Ich legte meinen Arm um ihre Schultern und hatte so auf dem ganzen Rückweg ihre, beim Gehen ständig schaukelnden, Brüste vor Augen. Erst 100 Meter vor dem Hotel machte sie die Bluse zu.

Inzwischen war es etwa 22.30 Uhr und fast dunkel. Wir beratschlagten auf dem Hotelparkplatz, ob es das gewesen ist, oder ob noch mehr passieren kann. Wir entschieden uns für das „Mehr“ und beschlossen, nach Bremen ins Erotik-Kino zu gehen, die Fahrt dauerte höchstens 20 Minuten. Wir fuhren mit beiden Autos, damit sie von Bremen direkt nach Hause fahren konnte.

Das Kino war sauber und gepflegt, mit gemütlich gepolsterten Sitzen und schwach besucht. Die hinteren Reihen waren alle frei, nur in den ersten zwei Reihen saßen drei Männer. Der Film war nicht von der harten Sorte, also ganz ohne bizarre Brutalitäten, auch ohne KV und NS. Die Schauspielerinnen waren sämtlich toll gebaut, und alle trugen Dessous bzw. Strapse. Ein Film nach meinem Geschmack. Auch die Männer waren toll gebaut und gut bestückt.

Heike und ich saßen allein in der letzten Reihe. Sie zog mir die Hose vollständig aus (einen Slip trug ich ebensowenig wie sie), und ich knöpfte ihr die Bluse vollständig auf und zog ihren Rock ganz aus. Obwohl ich an diesem Abend bereits zweimal gekommen war, hatte ich bereits wieder eine prächtige Erektion, von Heike ging aber auch soviel Erotik aus, und die tollen Darstellerinnen trugen vermutlich ebenfalls dazu bei, meine Lust erneut zu aktivieren. Ich streifte ein Kondom über, und Heike setzte sich auf meinen Schoß, ihren Rücken zu mir. Sie machte mit ihrem Unterkörper keine Bewegungen; denn uns beiden war klar, mein dritter Orgasmus war an diesem Abend auch der letzte. So blieben wir fast bewegungslos in dieser Position, ich verwöhnte abwechselnd mit meinen Händen ihre Brüste und ihre Scham und verfolgte so den Film. Nur ihre Scheidenmuskulatur war in ständiger Bewegung. So saßen wir fast 20 Minuten. Anhand der Handlung deutete sich an, daß der Film bald zu Ende sein würde. Deshalb bat ich Heike, mit den Bewegungen zu beginnen. Ihr Unterkörper hob und senkte sich auf mir. Sie wurde schneller und schneller und wir immer lauter, aber der Ton des Films war laut genug, so daß die anderen nichts hörten.

Diesmal kam ich früher als sie, ich stöhnte mit geschlossenem Mund, um nicht zu laut zu werden.

Ihr Aufstöhnen war dann doch lauter als geplant, und einer der Männer schaute sich kurz um, schaute dann aber wieder zur Leinwand. Draußen vor dem Kino verabschiedeten wir uns und beide tief befriedigt, aber leider auf Nimmerwiedersehen. Aber so war es nun mal abgesprochen ...

„Tote Hose" im ehelichen Schlafzimmer

„Ach Schatz, nicht heute, ich hatte so einen schweren Tag ..." „Muß das sein? Denk doch an die Kinder, die könnten wach werden ..." „Nun gut, aber mach schnell, ich bin müde ..." Schnarch ...

Tote Hose im ehelichen Schlafzimmer. Nach Jahren, manchmal schon nach Monaten der Zweisamkeit, zieht die große Langeweile bei vielen Paaren ein. Die Frische und Neugierde, die Anziehungskraft und Abenteuerlust sind geschwunden, stattdessen bestimmen nun Gewöhnung und Routine das sexuelle Klima. Vom brennenden Feuer der jungen Liebe, vom lüsternen Sex der ersten Begegnungen ist nicht mehr viel übrig geblieben.

Das ist traurig, aber das ist nicht ungewöhnlich. Denn die Ehe – oder die langfristige eheähnliche Gemeinschaft, ist ein Kompromiß zwischen sexueller Begierde und sozialer Bequemlichkeit. Man wünscht sich neben der Erotik eben auch Intimität, Geborgenheit und Sicherheit. Zu Beginn des Beisammenseins ist der sexuelle Appetit noch groß, und man nimmt sich dafür ordentlich Zeit. Später tritt das Sexuelle vielfach hinter die Wünsche nach Kindern und Karriere, nach Hab und Gut zurück. Man schiebt nur noch die schnelle Wochenend-Nummer, rollt sich dann weg und schläft ein.

Es ist verdammt schwer, in einer solchen Situation neue Ideen zu verwirklichen und neue Pfade einzuschlagen. Die wären aber bitter notwendig, um das lauwarme Sexleben wieder zum Kochen zu bringen. Beispielsweise durch das Üben neuer Stellungen und Praktiken, durch die Wahl origineller Orte und ungewöhnlicher Zeiten. Durch die Hinzuziehung von Hilfsmitteln wie Reizwäsche oder erotischen Filmen, durch die Inszenierung von Lust-Mahlen und Strip-Darbietungen.

Ein Paar kann aber auch auf Reize von außen warten. Etwa durch Liebhaber und Geliebte, mit denen die eine oder der andere die sexuellen Freuden wiederentdeckt. Oder durch andere Paare, mit denen beide zusammen neue Spielarten des Geschlechtslebens kennenlernen.

„Die wirklich große, lustvolle Erregung ist immer eher an das Fremde, als an das Vertraute geknüpft," sagte der

Psychologe Norbert Bischof. „Sexualität braucht, um nicht einzugehen, das Fremde und das Neue. Diese Reize von außen lösen Triebimpulse aus, lassen den Hormonspiegel steigen, bringen den Spaß am Sex zurück.“

Klingt gut, ist aber nicht ganz so einfach. Der Seitensprung ist sicher kein probates Allheilmittel für eine lahmende Ehe, er kann ihr ebensogut den Rest geben. Und er ist meist begleitet von Heimlichtuereien und Gewissensbissen, von Eifersuchtsgefühlen und Verlustängsten. Freilich kann er auch positiv wirken, wenn er einerseits dem Fremdgänger zeigt, wie schön doch der Sex ist und welche Möglichkeiten er noch nutzen kann und ihn andererseits erkennen läßt, welchen Wert die bestehende Beziehung für ihn hat.

Dort schämen sie sich regelrecht, wenn sie mal etwas anderes, beispielsweise den Akt auf dem Wohnzimmerteppich, den Cunnilingus im Auto oder den Analverkehr im Ehebett machen wollen. Fremden gegenüber sind sie vielfach ungehemmter, lassen sich auf Neues ein und verwirklichen ungeniert ihre Phantasien. Und lernen andererseits deren Vorlieben, deren Ticks und Kniffe kennen. Solche neuen Erfahrungen und Kenntnisse können auch dem heimischen Sexualleben zugutekommen, können eine Art zweiter Flitterwochen einläuten.

Wenn die Lust auf fremdes Fleisch auftaucht, wenn man sich nach einem neuen Sexgespielen sehnt, den Ehepartner aber nicht betrügen will, bietet sich der Partnertausch an. Er entspricht einem gemeinsam begangenen Seitensprung. Einige Voraussetzungen müssen erfüllt sein, damit ein solches Experiment mit anderen Sexualpartnern tatsächlich die Ehe beleben kann:

- Es muß Übereinstimmung herrschen; niemand darf den anderen zu solchen Spielen zwingen.

- Die Partnerschaft darf nicht negativ beeinflußt werden, beide müssen sich deren Wert bewußt sein.

- Emotionale Bindungen zu den Sexpartnern von außen müssen unterbleiben, damit es nicht zu Eifersuchts-Komplikationen kommt.

- Die Sexspiele müssen dementsprechend oberflächlich und unpersönlich bleiben; die Öffnung der Ehe bezieht sich nur auf die Körper.

- Die Treue darf nicht verletzt werden; die Stärkung der Partnerschaft ist das Ziel der Aktion.

- Es müssen geeignete Räume vorhanden sein, ohne Störung quengelnder Kinder oder neugieriger Nachbarn.

Wer nur halbherzig mitmacht, weil es der Partner so will, wer innerlich seine Ehe schon abgeschrieben hat und bei der Gruppensex-Party nur Ausschau nach neuen Flammen halten will, sollte seine Finger davonlassen. Wer alle Voraussetzungen erfüllt und einen Versuch wagen will, sollte sich nicht zuviel versprechen. Es können sich nette Abende und heiße Spiele mit anderen Paaren ergeben, aber auch kalte Duschen und böse Reinfälle.

Man muß sich mögen, und man muß sich über die Spielregeln im Klaren sein. Zur Kontaktaufnahme gibt es verschiedene Möglichkeiten: das Aufgeben oder Beantworten von Kleinanzeigen, der Eintritt in einen Sexclub, der Besuch eines Pärchenclubs. Man kann auch vorsichtig im Bekanntenkreis oder der Nachbarschaft herumhorchen, welche Beziehung in einer ähnlichen Krise steckt und ob nicht evtl. über den gleichen Lösungsansatz nachgedacht wird.

Ist man fündig geworden, so ist abzuklären, wie weit man gehen soll. Manche Paare wollen die gemeinsamen Lustbarkeiten nur als Vorspiel verstanden wissen, sie möchten sich nach ausgiebigen Streicheleien und

Küssereien zurückziehen und den eigentlichen Geschlechtsverkehr allein mit ihrem Partner ausüben. Nach dem Motto: Den Appetit holt man sich außerhalb, gegessen wird zu Hause! Andere wollen auch die Kopulationen gemeinsam genießen, bestehen jedoch darauf, den Akt nur mit ihrem Partner zu vollziehen. Wieder andere mögen sich zwar mischen, wünschen sich aber paarweise in abgeschlossene Räume zurückzuziehen.

Bei der alle gemeinsam in einem Raum herumknutschen und koitieren, und bei der sich jeder in die Aktionen des anderen einschalten kann. Ein großer Reiz beim Gruppensex liegt im Spüren mehrerer Leute, darin, daß man von zwei, drei Männern oder Frauen verwöhnt wird oder gemeinsam mit anderen eine oder einen anderen befriedigt. Berauschend wirken auch die optischen Eindrükke von dem sich in Lust zergehenden Körper. Einprägsam ist das Bild der Gattin unter den Stößen eines Fremden, des Mannes in den Armen einer anderen.

„Die Sexparties haben unser Leben von Grund auf verändert," jubelte eine Frau. „Wir sind jetzt glücklich und schöpfen die sexuellen Freuden voll aus. Etwas Schöneres können wir uns kaum noch vorstellen."

Ein Mann: „Daß meine Frau öfter mal von einem anderen Mann gebraucht wird, tut unserer Liebe keinen Abbruch. Im Gegenteil, danach gehören wir nur noch inniger einander an."

„Warum sollte nicht auch mal ein anderer als der eigene Ehemann der Dame des Hauses die zärtlichsten Genüsse bereiten?" fragte eine Swingerin. „Bei Ehepartnern, die sexuell gemeinsame Sache machen, gibt es keine Geheimnisse untereinander."

Sie schwatzten ausgelassen nach eine Party und stellten fest, daß sie es miteinander doch am allerbesten hätten. „Phantasien verwirklichen solche Treffen nicht, den erträumten Hengst gibt es wohl nicht", sagte sie. Er: „Und meinen Traumbusen auch nicht. Nun kennen wir unsere geheimen Wünsche, trauen uns, sie auszusprechen und finden genügend Sachen, die wir beide toll und für testenswert halten." Schön, daß es solche Zufriedenen gibt. Prima, daß sich ihr Mut, ihre Offenheit und Toleranz ausgezahlt haben.

Aber: Viele schütteln den Kopf, haken das Thema Partnertausch mit einem „Nie wieder!" ab. Oft zeigt sich trotz aller guten Vorsätze Eifersucht. Hinzu kommt manchmal das Gefühl der Unzulänglichkeit.

Man fühlt sich als wirklich lausiger Lover, wenn plötzlich die geliebte Gattin beim Verkehr mit einem anderen noch nie gehörte Jauchztöne ausstößt und ständig „Mehr! Weiter!" fordert, während es ihr daheim nie schnell genug gehen kann.

Oder sie fühlt sich als unattraktives Aschenbrödel, wenn der Ehemann hingerissen die Kurven einer anderen preist und mit Inbrunst ihr Fleisch küßt und knetet, während es zu Hause gerade mal zu einem flüchtigen Stich reicht. „Was geschieht, wenn ich demnächst meine Hühnerbrust auspacke?" Ärgerlich sind Störungen während der kollektiven Kohabitation. Telefon und Klingel lassen sich abstellen, so daß Tante Klara und Nachbar Schulze nicht dazwischenfunken können. Die eigenen Kinder lassen sich jedoch nicht einfach wegsperren. Der Gute-Nacht-Kuß und die Ermahnung, nun bitte gut zu schlafen und fein zu träumen, bringen nicht viel. Entweder schreien sie zur unpassenden Zeit oder stecken ihre Nase durch den Türschlitz. Ersteres nervt Mutter oder Vater, die schlimmstenfalls kurz vor dem Orgasmus aufhören und rüber zu den Kleinen müssen, letzteres verwirrt nachhaltig die jungen Voyeure.

„Wir haben es ein paarmal mit Partnertausch versucht", berichtete ein Mann. „Dabei wurden wir durch die Gefühlskälte der Leute, mit denen wir zusammenkamen, arg enttäuscht. Man muß sich nicht lieben, aber mögen." Eine Ehefrau meinte: „Unsere drei Abende mit anderen Paaren waren okay. Aber es erfüllt eine Ehe mit Leben, wenn es Höhen und Tiefen gibt. Ich möchte die Kälteperioden, die Langeweile ebensowenig missen wie die Hitzewallungen, die ich bei Flirts mit anderen Männern oder beim Verdacht auf Seitensprünge meines Mannes hatte. Man kann sich doch nicht so einfach vor solchen Gefühlen davonstehlen. Wenn zwei verheiratete Menschen mit jedem Beliebigen ins Bett gehen können, wann immer und wie oft sie wollen, dann ist das wirklich keine Basis für eine Ehe. Partnertausch bewirkt eine schleichende Zerstörung der Partnerschaft. Warum muß immer alles so kompliziert sein?

Viele Grüße eines Lesers

Diana, die Jugendliebe

Nun möchte auch ich eine Leserstory einreichen. Ich hoffe, die Geschichte gefällt Ihnen und wird abgedruckt, was mich sehr freuen würde.

Das Erlebnis, von dem ich berichten möchte, ereignete sich im vergangenen Sommer. Im Winter 1994 kehrte ich in meine Heimatstadt Braunschweig zurück, nachdem ich für einige Jahre aufgrund meines Studiums in einer sehr netten Studentenstadt im Süden wohnte. Nachdem das norddeutsche Schmuddelwetter endlich vorüber war und der Sommer seinen Einzug hielt, begab ich mich täglich in ein Freibad, in dem es eine abgeteilte FKK-Fläche gibt.

Zu der Zeit gab ich mehrere Kontaktanzeigen im SK auf, die leider keinen Erfolg hatten. Ich bin zwar gebunden, führe aber eine Wochenendbeziehung, die mich sexuell ganz und gar nicht auslastet. An einem schönen Juli-Tag begab ich mich wieder zur FKK-Wiese, einen SK im Rucksack und die Hoffnung im Herzen, etwas Aufregendes zu erleben. Zunächst schien es so, als ob nichts passieren würde. Ich hatte mich etwas abseits hingelegt, damit ich meinen Sex-Kontakter genießen konnte. Nach etwa 1 1/2 Stunden wollte ich wieder gehen, als ich plötzlich die Frage hörte: „Ey, ey, was lesen wir denn da Unanständiges?“ Diese Stimme kam mir bekannt vor. Als ich mich umsah, bekam ich einen knallroten Kopf, als mich zwei wasserblaue Augen anfunkelten: Es war Diana, eine „alte“ Schulliebe. Die Welt ist doch klein. Diana und ich gingen auf das gleiche Gymnasium, sie machte aber drei Jahre nach mir ihr Abitur. Als Schüler hatten wir zwar wildestes Petting und bombastische Knutschereien, aber zum Sex, der die Erde beben ließ, kam es nie. Nach Bundeswehr und Studium verloren wir uns dann aus den Augen.

Nach meinem ersten Schreck konnte ich erkennen, daß Diana ein noch hübscheres Geschöpf geworden war, als sie es in der Schule ohnehin schon war – ein Vollblutweib: lange, blonde Haare, stramme, große Brüste, einen knakkigen Po und wahnsinnig schlanke Fesseln – ihre Scham war, wie auch schon früher, mit einem kleinen „Iro“ versehen. Ein wenig verlegen stammelte ich etwas von Horizont erweitern und dergleichen. Diana unterbrach mich und sagte, daß sie den SK ebenfalls lese. Ich mußte wohl ein ziemlich dummes Gesicht gemacht haben, als sie mich aufklärte, daß sie eine Wochenendbeziehung führe und ihr Freund in Nordrhein-Westfalen wohnte. Wir unterhielten uns ziemlich lange über dies und das, bis sie den Vorschlag machte, doch mal ins Wasser (einen Naturteich) zu gehen. Als wir die Leiter, die ins Wasser hinunterführt, heruntergingen, „rutschte" sie aus, so daß ich sie auffangen mußte. In diesem Moment bekam ich eine riesige Erektion ... Na ja, mit Baden war nicht mehr viel, denn wir zogen uns schnell an und fuhren zu ihr. Bei Diana war die Stimmung sehr intim, da die Jalousien noch etwas Licht durchließen, die Zimmer ansonsten aber abgedunkelt waren.

Diana legte „Careless Whisper" von G. Michael – unser Lieblingslied – auf. Wir fingen an zu tanzen – eng, sehr eng, so daß mein Schniedel ganz munter wurde. Durch den hauchdünnen Stoff ihres Kleides konnte ich ihren String fühlen. Diese Situation war so erregt, daß ich Dianas Kleid hochschob, um sie zu verwöhnen. Sie ließ sich an mir herunter, zog meine Radlerhose herunter und machte mir so heiß, wie ich es noch nie erlebt hatte. Ich mußte regelrecht betteln, damit sie aufhörte und ich nicht vorzeitig kam. In diesem Moment war uns beiden klar: Wir wollten uns lieben, einfach hemmungslos lieben, egal, ob um uns herum die Erde brennen würde!

Sie bettelte regelrecht darum, daß ich in ihr kommen sollte. Dies wollte ich aber noch nicht. Ich fesselte sie auf ihrem Bett an Armen und Beinen, so daß sie gespreizt vor mir lag und ich sie französisch befriedigen konnte! Ein himmlischer Genuß. Diana hatte einen wahnsinnigen Höhepunkt. Sie schrie und zitterte – ich entlud mich danach in ihr.

In der Folgezeit trafen wir uns unter der Woche sehr häufig. Wir probierten noch viele Varianten des Sex aus. Es war toll, vor allem weil wir sexuell beide sehr ausgehungert waren und uns beiden klar war, daß unsere jeweiligen Beziehungen nicht gefährdet werden dürfen. Leider ist Diana dann kurz vor Weihnachten zu ihrem Freund nach

Bielefeld gezogen. Seitdem suche ich wieder eine derartige Beziehung zu einer Frau, die eine rein sexuelle Beziehung ohne irgendwelchen Streß sucht, oder ein Paar, welches einen Dritten im Bunde wünscht.

Alles Gute wünscht Alex

Unersättliche Carmen

Vielen Dank für den Sex-Kontakter. Schon beim Durchblättern ist mir die Anzeige einer jungen Frau ins Auge gefallen. Bei unserem Telefonat erfuhr ich, daß sie Carmen hieß und 18 Jahre alt war. Wir verabredeten uns auch gleich für das kommende Wochenende. Als ich bei Carmen ankam, öffnete sie mir die Tür, bekleidet nur mit Strapsen, einem heißen Slip und hochhackigen Pumps, darüber nur einen durchsichtigen Umhang. Dieser Anblick machte meine Lust munter, und bei Carmen richteten sich die Brustwarzen auch schon auf. Nach einem Glas Sekt zogen wir uns gegenseitig aus. Als mir Carmen ihre großen Brüste entgegenstreckte, wollte ich sie mit der Zunge verwöhnen. Dann legte ich Carmen auf das große Bett, um auch ihren restlichen Körper mit der Zunge zu verwöhnen, so daß sie mit lautem Stöhnen zum Orgasmus kam. Nachdem Carmen sich wieder erholt hatte, begann sie, mit Küssen meinen Körper zu erforschen, bis sie meinen kleinen Freund mit der Zunge groß hatte. In der Zwischenzeit spielte ich mit den Fingern an ihr. Danach gab es auch für mich kein Halten mehr. Ich öffnete Carmens Schenkel und liebte sie. Nach ein paar Durchgängen wechselten wir die Stellung. Carmen wollte den Rhythmus bestimmen, und ich konnte schön ihre großen Brüste verwöhnen. Mit immer wechselndem Rhythmus und Tempo ritt sie uns bis zu einem erschöpfenden Orgasmus. Nach einer kurzen Pause beschlossen wir, noch Duschen zu gehen. Was natürlich auch beim Sex endete. Wir liebten uns im Stehen in der kleinen Dusche. Diesesmal nahm ich Carmen von hinten, und nach ein paar Minuten war es auch schon wieder so weit. Daraufhin beschlossen wir, es im Bett zu beenden. Wir trockneten uns gegenseitig ab und erregten uns mit Streicheln. Ich vergaß keine Stelle an Carmens wunderschönen Körper. Im Bett angekommen, trieben wir es, bis ein wunderschöner Orgasmus uns zur Aufgabe zwang. Nun schliefen wir erschöpft und glücklich ein.

Am kommenden Tag fuhr ich wieder nach Hause, aber Carmen und ich hatten schon ein neues Treffen ausgemacht. Nach ein paar weiteren Treffen mußte sie aus beruflichen Gründen wegziehen und hat jetzt einen festen Freund. Aus diesem Grund suche ich wieder eine junge Frau.

Viele Grüße von Sven

Herzklopfen

Durch meine Annonce in Ihrem Magazin hatte ich eine der schönsten Abende in meinem Sexleben. Hier eine kleine Schilderung:

Gerade eben klingelt es zum drittenmal. Jetzt kommen die letzten beiden, und meine nette Herrenrunde ist vollzählig. Oh Gott. Mein Herz rast vor Aufregung. Von Lust keine Spur. Sollte ich es vielleicht doch nicht tun? Die beiden gehen ins Wohnzimmer zu den anderen. Erst einmal etwas zu trinken anbieten. Nach einer Weile löst sich die Stimmung. Ich bin viel ruhiger geworden. Ein paar spitze Bemerkungen fallen von Zeit zu Zeit. In meinem Kopf kreisen die Gedanken. Meine Sachen gefallen den Herren. „Was trägst du drunter?“ fragt einer. Dann fangen alle an zu raten.

„Strapse?“

„Nein, Leder.“

„Nein, einen Body.“

„Auch nicht.“

„Vielleicht gar nichts, laß sie doch raten,“ denke ich. Plötzlich klingelt das blöde Telefon. Die Sitzgruppe steht über Eck, und genau dort steht das Telefon. Ich gehe ran und führe, so hoffe ich, ein kurzes Gespräch …

Was ist das? Eine Hand schiebt sich von hinten zwischen meine Schenkel unter mein Minikleid. Nebenbei höre ich die Bemerkungen der Männer.

„Ihr süßen Ferkel,“ denke ich noch, als auch von vorn eine Hand unter mein Kleid drängt. Ohne zu zögern, schieben ein paar neugierige Finger meinen String zur Seite. Oh jaaa, ich muß das Gespräch beenden, geht leider nicht so schnell. Oh Wahnsinn, was für ein Gefühl! Ich werde heiß. An meinen Brustwarzen streichelt und massiert auch jemand. Überall Hände und Finger. Oh Gott, beende bitte dieses Telefongespräch. Zarte und fordernd massierende Finger in meinem Delta. Er hat ihn, meinen G-Punkt. Phantastisch, wie er ihn stimuliert! Meine Brüste werden geküßt. Mir fällt gleich der Hörer aus der Hand. Oh ja, Süßer. Ich spreize die Beine etwas und beuge mich ein wenig vor. Schöner als in meinen Träumen. Ehe ich mich versehe, habe ich außer meinen Strapsen nichts mehr an. Ich kann nicht mehr stehen. Ich lege mich auf den Rükken. Es streicht etwas über mein Gesicht. Ich würde ihn gerne in den Mund nehmen. Etwas streichelt meine Knospen. Meine freie Hand greift nach einem langen Schaft. Dann passiert es, plötzlich dringen wieder zwei Finger in mich und ich …

Alles, was nun geschah, bleibt ein süßes Geheimnis aller Beteiligten des Abends.

Ihre M.

Hingebungsvolle Nachbarin

Schon lange lese ich mit immer neuer Begeisterung Euer tolles Magazin. Dabei haben es mir Eure Lesererlebnisstories ganz besonders angetan. Nun möchte auch ich einmal an dieser Stelle berichten. Und zwar über meine erste dauernde Beziehung. Wir wohnten seit dem Ende meiner Schulzeit in einem relativ neuen, vierstöckigen Haus im obersten Stock am Rande einer Neubausiedlung mit Blick aufs freie Feld. Das Haus war leicht geschachtelt, und wir konnten von unserem Balkon auf den Balkon unserer Flurnachbarn sehen. Die Wohnung des mittleren Eingangs dagegen öffnete sich mit Blick aufs Neubaugebiet. Es passierte während meines ersten Urlaubs nach dem Ende meiner Lehre bei einem Chemie-Riesen in der Vorderpfalz. Ich hatte schon einige, meist unbefriedigende, Beziehungen mit gleichaltrigen Mädchen, die jedoch sehr schnell auseinander gingen, weil diese seltsamerweise fast nur am Heiraten, Kinder kriegen, „Häusle" bauen und großen Autos interessiert waren. Von meinem Motorrad, das ich damals fuhr, waren sie meist nicht sehr begeistert und gingen auch nur selten mal in Kunstaustellungen, zu Volkshochschulvorträgen oder in Museen. Ganz zu schweigen von Motorradtreffen und Jugendcamps. Es waren bisher alles nur liebe „08/15-Omakinder“ gewesen. Doch dies sollte sich nun schnellstens ändern.

Sie war nicht allzu groß, doch sehr gepflegt, mit ausgeprägtem Vorbau, leichtem Bauch, kräftigem Hintern und festen Schenkeln. Ihr Mann, mit dem ich einige Male an meinem „Blechhobel“ rumgebastelt hatte, war leider vor einigen Jahren ums Leben gekommen. Sie hatte sich mittlerweile gefangen, unternahm während der Ferien des öfteren Bildungsreisen oder widmete sich der Aquarellmalerei und dem Töpfern.

Nun war wieder mal ein sehr heißer Sommertag. Meine Eltern und unsere Nachbarn von gegenüber waren im Urlaub, nur ich war noch da und sollte beider Familien Blumen gießen. Mein Motorrad hatte ich bereits am frühen Morgen in die Werkstatt zur TÜV-Inspektion gebracht und war mit dem Bus zurückgekommen. Ich stand in der Küche und machte mir gerade ein paar belegte Brote, als die Lehrerin auf ihren Balkon kam. Sie hatte etwas zu trinken und ein Buch dabei und machte es sich auf dem Liebesstuhl bequem. Dieser war von den Hausflurfenstern nicht einzusehen, da eine Lichtblende den Einblick verwehrte. Nach einiger Zeit wurde es ihr offenbar zu warm, denn sie begann, das Sommerkleid aufzuknöpfen. Schon früher saß sie einige Male ohne Oberteil in der Sonne, doch als sie nun auch noch das Unterteil zur Seite schlug, vergaß ich alle Brote, denn sie war darunter völlig nackt. Aus dieser Entfernung war auch ohne Fernglas alles zu erkennen. Ihre rot lackierten Finger- und Fußnägel, die kräftigen Brüste mit ihren dunklen Warzen waren sehr gut zu sehen. Als sie nun die Beine anzog und weit zur Seite legte, blieb mir nichts mehr verborgen. Ihre rechte Hand wanderte nach unten über das dunkle Dreieck hinweg, begann dort auf- und abzufahren, zu kreisen und zu rucken. Die linke massierte derweil die Brüste. Mit weit zurückgelegtem Kopf verwöhnte sich meine Nachbarin völlig hingegeben in der Sonne, bis sie schließlich die Beine kerzengerade ausstreckte und stocksteif wurde. Danach blieb sie noch etwas in Liegestellung liegen.

Ich hatte mich derweil auch selbst befriedigt und überlegte wieder einmal mehr fieberhaft, wie ich nur an sie herankommen könnte, ohne sie zu vergraulen. Da kam mir die rettende Idee. Sie lag nun wesentlich entspannter im Liegestuhl, als ich mir den Hausschlüssel unserer Nachbarn schnappte. Schnell war ich drüben auf der anderen Seite und begann, die Balkonblumen dort auf dem Balkon über ihr zu ertränken. Als diese anfingen, nach unten zu tropfen, goß ich extra noch eiskaltes, frisches Wasser nach. Direkt auf die Balkonkante meiner scharfen Nachbarin, von wo aus es in den Balkon hinein spritzte. Die Reaktion blieb nicht aus. Lautstarkes Protestgeschrei ertönte. Als ich nun, ein entsetztes Gesicht ziehend, nach unten schaute, hatte sich meine Nachbarin schnell ihr Kleid umgelegt und machte ein verblüfftes Gesicht, als sie mich sah anstelle unserer Nachbarn. Nach tausend Entschuldigungen von meiner Seite glaubte Sie mir dann aber doch lachend, daß ich nur Angst hatte, die Blumen meiner Nachbarn könnten vertrocknen.

In meine Wohnung zurückgekehrt, grinste ich nur breit vor mich hin. Schnellstens hatte ich mir ein paar andere Schuhe angezogen und rannte zum Blumenladen um die Ecke. Ein Blick zurück über die Schulter zeigte mir, daß ich vom Balkon aus beobachtet wurde. Durch den Fahrradkellereingang auf der anderen Seite zurückgekehrt, konnte ich beobachten, wie sie in der Küche stand, mit dem Hintern an den Küchentisch gelehnt und telefonierte. Offenbar sprach sie mit einem ihrer Nachhilfeschüler, denn sie malte mit der Hand irgendwelche Formeln in der Luft während des Sprechens. Ich hatte es nun wieder sehr eilig. Hausschlüssel und Blumenstrauß geschnappt und nix wie rüber zu ihr. Es dauerte nur kurze Zeit, bis sie öffnete. Mit abermaligen Entschuldigungen überreichte ich den Strauß, den sie lachend entgegennahm, mich bat hereinzukommen und Platz zu nehmen. Es war tatsächlich ein Nachhilfeschüler, mit dem sie telefonierte. Doch nach kurzer Zeit legte sie auf, brachte uns etwas zu trinken und setzte sich zu mir auf die Couch, nachdem sie den Blumenstrauß versorgt hatte. Da ich mich nach links gesetzt hatte, konnte ich nun nach rechts zwischen den Knöpfen ihres Kleides die Brüste, den Bauch und die Schenkel durchschimmern sehen. Ich hatte den Eindruck, daß sie meine Blicke bemerkt hatte, denn wenn sie nach dem Glas griff, beugt sie sich auffallend lange und weit nach vorne, wobei ich vollen Einblick auf ihren rechten Busen hatte. Wir unterhielten uns eine ganze Weile angeregt, und ganz nebenbei erfuhr ich, daß sie angenommen hatte, ich sei arbeiten, weil mein Motorrad nicht vor der Tür stand.

Nach einiger Zeit faßte sie mir mit dem Arm auf der Rückenlehne in mein damals langes Haar.

Sie wickelte es um den Finger und strich mir anschließend über die Wange, während sie sich mit der Zunge über die Lippen fuhr. Nun kam sie mir etwas näher, sah mir sehr ernst in die Augen und fragte, ob ich sie nicht von der anderen Seite aus auf dem Balkon gesehen hätte. Als ich dies bejahte, legte sie beide Arme nach hinten auf die Couchlehne und fragte erneut: „Und was hast du dabei alles gesehen?“ Sie wußte, daß dabei der Ausschnitt ihres Kleides weit auseinanderklaffte und die Brust gut zu sehen war, zusätzlich hatte sie den Kopf schief gelegt, leckt sich wieder über die Lippen und stellte das abgewandte rechte Bein auf den Couchtisch. Mir war kochendheiß, meine Ohren brannten, als ich antwortet: „Eine wundervolle reife Frau.“ Dabei beugte ich mich nach vorn und küßte ihren linken Oberschenkel. Gleichzeitig faßte ich mit der Linken nach ihrem Knöchel, um diesen sanft zu massieren. Mit der Rechten schob ich den Kleidersaum etwas weiter nach oben. Lautes Atmen war zunächst die einzige Reaktion. Als ich aufhörte, um vor ihr auf die Knie zu gehen, sagte sie nur hastig: „Bitte nicht aufhören, weitermachen.“ Dabei beugte sie sich nach vorn und faßte meinen Kopf mit beiden Händen, um meine Lippen wieder auf ihre Schenkel zu bringen. Nun kniete ich vor ihr, streichelte und massierte beide Füße, Knöchel und Unterschenkel mit den Händen, während ich abwechselnd beide Oberschenkel mit Lippen und Zunge verwöhnte. Immer heftiger und lauter wurde ihr Atmen. Schließlich schob ich den Rock bis zur Hälfte nach oben. Ihr dunkles Dreieck, aus dem es betörend duftete, war direkt vor mir. Sie stöhnte immer lauter, und während ich mich weiter nach oben in Richtung ihrer Lustgrotte vorküßte, begann sie mit fahrigen Bewegungen, ihr Kleid aufzuknöpfen. Als sie damit fertig war, schlug sie es zur Seite, zog die Beine an wie auf dem Balkon und forderte mich mit heißer Stimme auf: „Nun verwöhne mich!“ Dann ergriff sie wieder meinen Kopf und drückte ihn zwischen die Beine.

Nur kurz konnte ich ihre Scham bewundern, die seidig schimmerte. Dann waren auch schon meine Lippen auf ihrer Haut. Wie ein Verdurstender den Wasserschlauch, liebkoste ich sie. Ich benutzte dazu sachte Zunge und Zähne. Meine Zunge wirbelte im Kreis. Aufgepeitscht warf meine neue Partnerin den Kopf unter lautem Stöhnen hin und her. Die Hände links und rechts ins Sofa gekrallt, feuerte sie mich an. Ich hatte ihre Beine losgelassen, meine

Hände um den Po herum auf ihren Hüftknochen liegend, zog ich mich immer wieder an sie heran. Wenn ich meine Augen nach oben richtete, sah ich über ihrem kleinen, runden Bauch die Brüste tanzen. Immer höher und abgehackter wurden die Schreie, bis sie sich plötzlich verkrampfte und am ganzen Körper zitterte. Als sie sich laut aufatmend zurücklegte, hörte ich schnell mit meinem Spiel auf. An beiden Armen zog ich sie nun zu mir herunter, der Länge nach auf mich drauf. Streichelte das Haar, den Nacken hinunter bis zu den Pobacken. Sie hatte den Kopf auf meine Schulter gelegt, und ihr Atem beruhigte sich langsam. Schließlich begann sie, zart an meinem Ohr zu knabbern, und flüsterte mir zu: „Das war wunderschön, das mußt du öfter machen." Gleichzeitig begann sie, sich auf mir ganz leicht hin und her zu bewegen. Erneut flüsterte sie mir ins Ohr: „Du hast mich ganz toll verwöhnt, aber bist du dabei nicht etwas zu kurz gekommen? Hast du einen bestimmten Wunsch, den ich dir erfüllen kann?"

Sie hatte jetzt die Beine leicht gespreizt, und mein Glied berührte sie ständig, wenn sie sich auf mir leicht auf und ab bewegte. Offenbar gefiel ihr das sehr, denn sie preßte sich ganz fest an mich, dabei die Augen mit Schlafzimmerblick leicht geschlossen haltend. Ich hatte mich nun wieder gefangen und meinte nur breit grinsend: „Klar doch, der junge Hengst würde gerne einmal richtig geritten werden." Sie stützte sich nun mit den Händen ab, wobei ihre Brüste wie reife Birnen gerade noch meine Brust berührten und beim Hin- und Herpendeln leicht mit den Warzen kitzelten. Von unten kommend, stützte ich sie, währen sie sich aufrichtete, und führte anschließend abwechselnd die Warzen zum Mund.

Jetzt rutschte ich mit den Hüften ein paar Zentimeter nach unten. Meine Reiterin verstand. Kurz verharrte sie, um die Beine weiter nach vorn zu stellen und sich weiter aufzurichten. Jetzt saß sie richtig aufgehockt, mit den Armen auf meinen Knien abgestützt auf mir. Ich meinerseits legte die Arme nach hinten unter den Kopf. Sie spürte wohl etwas in sich, denn ein wohliges Stöhnen kam von ihren Lippen. Gleichzeitig begann sie, das Becken leicht kreisen zu lassen. Nach einiger Zeit beugte sie sich nach vorn, wobei ich sie durch Gegendruck, soweit es mir in dieser Lage möglich war, unterstützte. Ich hatte nun wieder ihre vor mir pendelnden Brüste gepackt, knetete sie mal sanft, mal kräftig, während sie immer lauter stöhnte. Endlich hatten wir unseren Rhythmus gefunden, und sie ritt mich. Ich feuerte sie dabei an: „Ja, reite deinen Hengst! Oh, ist das gut. Weiter so im Galopp!“ Bei dieser Behandlung blieb nicht aus, daß ich bald so weit war. Laut aufstöhnend rief ich ihr zu: „Paß auf, ich bin gleich so weit. Ja, jetzt kommt mir's. Oh, ja.“ Sie preßte sich mit aller Kraft an mich. Stieß laut aufschreiend hervor: „Ja, komm, mach's mir!“ Gleichzeitig fing sie an zu zittern und warf sich der Länge nach auf mich, um bewegungslos liegenzubleiben.

Danach gingen wir uns abduschen und plauderten noch lange dicht aneinandergekuschelt auf dem Sofa. Es wurde eine schöne mehrjährige Beziehung daraus. Wir unternahmen viele gemeinsame Ausflüge und probierten natürlich auch so manches Ausgefallene durch. Wie z. B. leichte S/M-Rollenspiele, wobei allerdings immer die Phantasie im Vordergrund stand. Leider endete diese Beziehung dann, als sie ins Ausland zog. Schon oft habe ich deshalb in der Vergangenheit reifere Damen angesprochen. Die einen waren entzückt und nahmen es heiter auf, waren jedoch leider vergeben, die anderen waren 08/15-formiert und phantasielos, dachten sofort einzig und allein nur ans Bett. Hochgradig entrüstet zogen sie von dannen. Selbst mit

Sicherheit zu feige und zu einfallslos ihrerseits, bei ihren Auserwählten den ersten Schritt zu tun. Bei anderen Magazinen hatte ich früher kein Glück, wenn ich auf Inserate antwortete. Entweder es waren dann doch letztendlich Paare, die auch für „Ihn" einen Gespielen suchten (ich bin nicht bi), oder jede Menge Bildverkäuferinnen tummelten sich dort. Deshalb möchte ich nun einmal selbst bei Euch inserieren, denn die Anzeigen sind schön nach Postleitzahlgebieten sortiert, und ihr habt fast keine gewerblichen Anzeigen, was auf mich einen wesentlich seriöseren Eindruck macht.

Macht weiter so wie bisher, Ihr seid auf dem besten Weg und an erster Stelle auf dem Kontaktsektor.

Euer B.

Ein heißes Würfelspiel

Seit mehr als einem Jahr lesen meine Frau und ich regelmäßig Ihren Sex-Kontakter. Nachdem ich keinen direkten Vergleich zu anderen Kontaktmagazinen habe, kann mein Lob zu der Qualität ihres Produkts nicht uneingeschränkt sein. Trotzdem finden wir es sehr interessant, manchmal auch amüsant, in erster Linie aber informativ. Machen Sie bitte so weiter. Wir selbst haben schon auf etliche Inserate geantwortet und auch selbst Anzeigen aufgegeben und die ganze von Ihnen beschriebene Bandbreite möglicher Antworten erhalten. Ob nun Chiffren gelöscht waren, gar keine Reaktion kam, unsere Briefe unkommentiert oder mit Absagen zurückkamen, unser Anliegen deutlich mißverstanden wurde, uns diverses zum Verkauf angeboten wurde oder auch tatsächlich ein relevantes Interesse bestand – hier können wir nur schreiben, daß all das von Ihnen im Magazin angesprochen ist und wir so am Wahrheitsgehalt Ihrer Publikation nicht zweifeln. Im Laufe der Zeit ergaben sich Briefwechsel, die zum Teil heute noch Bestand haben, auch in einem Fall ein viel direkterer Kontakt, von dem ich Ihnen im Folgenden berichten will.

Auf unser letztes Inserat haben wir mehrere Antworten bekommen. Eine davon hat uns auch wirklich zugesagt – wir antworten auf alle, aber nur in diesem einen Fall positiv. Es entwickelte sich zuerst ein längerer Briefwechsel, anfangs noch etwas zurückhaltend, später schickten wir uns auch sehr erotische Fotos.

Es war dann nur eine Frage der Zeit, bis wir alle den Wunsch hatten, uns persönlich kennenzulernen. Es paßte einfach alles – wir sind alle Mitte bis Ende 30, gutaussehend (möchte ich mal so behaupten), lachen gerne, gehen gerne aus und haben viel Spaß am Sex.

Im Februar war es dann soweit. Hermann und Manuela besuchten uns trotz Kälte und einer nicht unerheblichen Entfernung. Klar, daß wir uns erst bei einem Gespräch beschnupperten, schließlich ist es etwas anderes, ob man sich schreibt oder sich persönlich gegenübersteht. Wie gesagt – beide sehen sehr gut aus, und dem Blick meiner Frau konnte ich entnehmen, daß sie mit Hermann schon etwas anfangen können würde. Manuela, mit ihrer sehr weiblichen und üppigen Figur, ihrem charmanten Lächeln und den großen, dunklen Augen, gefiel mir auch sehr gut. Trotzdem war anfangs eine gewisse Anspannung zu spüren.

So gingen wir zuerst gepflegt essen. Das Lokal, in dem wir waren, hat Plätze, die relativ wenig eingesehen werden können. Das Essen war sehr gut, und der Wein, den wir tranken, hob die Stimmung sichtlich und hörbar. Unsere Gespräche hatten jetzt schon einen wirklich erotischen Charakter, und die Komplimente, die hin und her gingen, waren auch schon so eindeutig, daß sie in einem besseren Restaurant sicherlich nicht so richtig am Platz gewesen wären.

Als wir danach nach Hause kamen, waren wir wohl etwas beschwipst, aber es hatte sich die von uns allen erwartete Atmosphäre eingestellt. Schon im Lokal hatten wir besprochen, daß wir etwas spielen werden, und das taten wir auch.

Es war ein Würfelspiel, und es wurde dem Verlierer vom anderen Partner ein Kleidungsstück ausgezogen, wobei Manuela neben mir und meine Frau neben Hermann saß. Lange dauerte es nicht, bis meine Frau bis auf eine Corsage und Nylons nackt war und sie den Slip von Hermann herunterzog. Seiner Erregung war anzusehen, daß ihm sowohl das Spiel wie auch meine Frau anmachte. Manuela und ich gehörten anfangs leider immer zu den Gewinnern, so daß wir noch ganz bekleidet waren und zusahen, wie meine Frau Hermann die Lendengegend streichelte, während er sie mit der Hand zwischen den Schenkeln stimulierte.

Die beiden spielten sowieso nicht mehr mit, und auch Manuela und ich zogen uns jetzt gegenseitig soweit aus, wie es nötig war. Als sie nur noch BH, Strapsgürtel und Strümpfe, ich eigentlich gar nichts mehr anhatte, ging es dann richtig zur Sache.

Meine Frau sah ich vor Hermann knien, und ich wußte, warum er so einen verzückten Gesichtsausdruck hatte – keine Frau ist mit dem Mund besser als sie! Dieser Anblick machte mich so an, daß ich meine aufgestauten Gefühle mit aller Zärtlichkeit zu Manuela weitergeben mußte und sie intensiv französisch verwöhnte. Es war der reine Geschmack der Lust, den ich dabei spürte. Sie stöhnte immer lauter.

Schon nach relativ kurzer Zeit schien sie es nicht mehr auszuhalten, und sie forderte mich ganz eindeutig auf, sie jetzt richtig zu beglücken. Das hätte ich von mir aus sowieso gemacht, weil ich es sonst wohl kaum mehr länger ausgehalten hätte. So lag ich dann auf ihr, brachte sie mit meinen immer heftiger werdenden Stößen zum Schreien und konnte zugleich zusehen, wie Hermann meine Frau von hinten verwöhnte. Das laute Stöhnen, Schreien und Klatschen vermischte sich zu einem unsagbar Hintergrundgeräusch.

Irgendwann sagte Manuela, daß sie sich für meine vorangegangene Zungenarbeit revanchieren möchte. Während ich mich aufsetzte, kniete sie sich zwischen meine Beine. Erst machte sie es noch ganz langsam, fast zaghaft, doch dann wurden die Bewegungen immer heftiger. Ich kann nicht sagen, was mich heißer machte: das, was Manuela mit mir anstellte, oder was Hermann und meine Frau trieben. Schon nach relativ kurzer Zeit merkte ich, daß ich es nicht mehr lange aushalten würde, und brachte Manuela dazu, mit ihren Bemühungen aufzuhören.

Sie wollte sich sofort auf mich setzen, hatte meinen Stab schon in die Hand genommen und in Richtung zwischen ihre Beine dirigiert, doch ich stand auf, nahm sie bei der Hand und führte sie zum bei uns im Wohnzimmer freiliegenden Teppich. Dort legte sie sich hin, ich drehte sie so, daß sie auf dem Bauch lag und liebte sie von hinten, bis ihr Stöhnen in Schreien überging.

Zwar konnte ich so meiner Frau und Hermann nicht mehr zusehen, aber ich hörte wohl, daß meine Frau so scharf war wie selten zuvor. Kurz hörte ich auf, Manuela drehte sich wieder auf den Rücken, zog ihre Beine bis zu ihren vollen Brüsten, und so verwöhnte ich sie in dieser Stellung, bis ich merkte, daß ich jetzt bald explodieren würde. Ich fragte sie noch, was ich machen soll, wenn es mir kommt, und sie meinte nur, daß sie es gerne sehen würde.

So hörte ich also kurz vorher auf, und sie vollendete mit der Hand das, was sonst in ihrem Schoß passiert wäre. Für ein Paar Augenblicke war ich nicht mehr auf dieser Welt, alles um mich verschwamm.

Nachdem ich sie mit Papiertüchern gesäubert und mich auch ein wenig erholt hatte, begann sie, mich vom Hals bis zwischen die Beine zu küssen. Normalerweise bin ich nach dem Akt fast immer sehr abgespannt und müde, weil ich mich wirklich verausgabe, aber an diesem Abend war ich noch so aufgedreht, daß ich schon nach kurzer Zeit wieder für eine Nummer zu haben war. Manuela machte es auch wirklich sehr zärtlich und ausgiebig.

Meiner Frau und Hermann war es auf der Couch mittlerweile auch zu eng geworden, und sie vergnügten sich neben uns auf dem Teppich. Während ich mich weiter verwöhnen ließ, konnte ich zusehen, wie Hermann sie von vorne liebte und dabei ihre von der Corsage nur halb bedeckten Brüste knetete. Ihrem lauten Stöhnen war zu entnehmen, daß sie genauso weit war wie ich – kurz davor. Die beiden wechselten dann die Stellung. Hermann legte sich auf den Rücken, meine Frau kniete sich zwischen seine Beine und machte das, was Manuela gerade mit mir trieb. Es heizte mich unglaublich an, gleichzeitig zu sehen und zu spüren.

Es dauerte dann nicht mehr lange, bis ich aufstand, mich hinter meine Frau kniete und sie von hinten beglückte, während sich Manuela auf Hermanns Gesicht setzte und sich so von ihm mit Mund und Zunge verwöhnen ließ.

Nach einiger Zeit hörten wir mit dieser Konstellation auf, und ich schlug vor, daß wir noch einmal spielen sollten, nach ganz einfachen Regeln. Jeweils die Eins auf dem Würfel sollte festlegen, in welcher Reihenfolge einer von uns Vieren den verbliebenen Drei beim Liebesspiel zusehen durfte. Die erste Eins würfelte ich, die zweite bekam Manuela, die dritte meine Frau und als letztes war Hermann an der Reihe. So kam also ich zuerst in den Genuß, mit anschauen zu dürfen, was die beiden Frauen mit einem Mann machten. Meine Frau machte da weiter, wo sie vorher aufgehört hatte. Manuela zog sich ihren BH aus und ließ sich von Hermann ihre schönen, vollen Brüste solange mit Mund und Händen massieren, bis sie es kaum noch aushalten konnte. Dann kniete sie sich wieder so über ihn, daß er sie französisch beglücken konnte, während sie ihren Busen selbst knetete. Es war fast genauso scharf zuzusehen, als ob ich selbst mitgemacht hätte.

Trotzdem hielt ich das nicht lange aus, und als ob Manuela meine unausgesprochene Bitte gehört hätte, stand sie auf und gab mir zu verstehen, daß sie jetzt damit an der Reihe wäre, unser Treiben zu beobachten. So ging ich also zu den anderen beiden und machte mit. Das Stöhnen meiner Frau war durch Hermanns Männlichkeit unterdrückt, wurde aber trotzdem immer lauter. Sie schwitzte, hatte aber sichtlich und hörbar ihren Spaß an dem, was mit ihr getrieben wurde.

Wie lange das so ging, kann ich beim besten Willen nicht sagen. Wir hörten auf, als Manuela zärtlich meine Schulter berührte und so anzeigte, daß sie gerne wieder mitspielen würde. So wechselten wir also Spieler und Stellung. Manuela verwöhnte mich oral, Hermann bediente sie von hinten, und meine Frau hatte die Position des Voyeurs eingenommen. Für mich war es nach den Anstrengungen sehr entspannend, mich so verwöhnen zu lassen, und für Manuela war es sicher sagenhaft schön, gleichzeitig zwei Männer zu befriedigen.

Dann ließ sich Hermann von meiner Frau ablösen. Auch Manuela ließ von mir ab, statt dessen setzte sich meine Frau auf mich. Manuela setzte sich jetzt auf mein Gesicht und genoß die Bemühungen meiner Zunge. So ließen es sich die beiden Frauen auf mir gutgehen.

Nach einiger Zeit kam Hermann, den das Gesehene wohl ziemlich aufgeheizt hatte, wieder dazu und nahm meine Frau in Beschlag, während Manuela sich bei mir neuerlich in Mundarbeit übte. Wir waren jetzt alle kurz vorm Explodieren, und ganz genau das geschah mir jetzt. Noch während Manuela mich liebevoll küßte und verwöhnte, konnte ich zusehen, wie auch Hermann kam. Uns allen war sehr heiß geworden, und so holten wir uns ein wenig Abkühlung mit Wasser und Wein. Wie anfangs, saßen wir um den Wohnzimmertisch, jetzt alle fast nackt, und unterhielten uns. Hermann machte den Vorschlag auszuwürfeln, wer mit wem im Schlafzimmer oder auch im Gästezimmer nächtigen sollte. Wie sollte es anders sein: Das Spiel ordnete meiner Frau Hermann und Manuela mir zu. So wurde es also auch nach den Aktionen im Wohnzimmer noch eine sehr aufregende Nacht mit viel Erotik und wenig Schlaf.

Für Ihre Bemühungen bedanken sich M. + P.

Das erste Erlebnis war auch das schönste!

Erst einmal meinen Glückwunsch zu Ihrem Magazin, welches sich durch feine, aber entscheidende Unterschiede von anderen abhebt. Das Angebot mit der Telefonnummer muß man sicher lange suchen. Auch daß vom Text her nicht alles und jedes gedruckt wird, ist ein sicheres Zeichen von Seriosität. Was ich zu beanstanden hätte, wäre einzig und allein die Tatsache, daß die Herren der Schöpfung für Anzeigen wieder einmal zur Kasse gebeten werden, während die Damen zum Nulltarif inserieren.

Doch nun zum Grund meines Schreibens. Ich möchte über ein mir unvergessenes erotisches Erlebnis erzählen, welches geschah, als ich 19 Jahre alt war. Praktisch hatte ich bis dahin wenig Erfahrung mit Mädchen und Sex gemacht, obwohl ich früh aufgeklärt wurde. Theoretisch wußte ich eine ganze Menge, war doch mein erster Gang am 18. Geburtstag der in einen Sex-Shop. Mit einem Video ging ich in meine erste eigene Wohnung und sah mir da an, was Mann und Frau so anstellen können, um Spaß zu haben. Unter anderem war da auch ein junges Pärchen beim „ersten Mal“. Der Film war für mich so wie Anschauungsunterricht.

Danach war etwa ein Jahr tote Hose im wahrsten Sinne des Wortes. Damals wie heute trieb ich viel Sport, unter anderem auch mit Roller-Skates, die ‘85 groß in Mode waren. Bei einer solchen Fahrt im Mai am Rhein entlang lernte ich Bianca, eine 21 Jahre alte Amerikanerin (sexy Figur, Beine „bis zum Hals“, fester, nicht zu großer Busen), kennen. Aus der Plauderei wurde meine erste Beziehung.

Nach drei Monaten lud sie mich telefonisch gegen Abend zum Picknick auf der Rheinwiese ein. Ich sollte leicht bekleidet kommen, was ich bei der Hitze sowieso getan hätte. Ich dachte mir nichts dabei. Gegen 21 Uhr sah ich sie auf einer Decke in T-Shirt und Minirock unter einem Baum sitzen. Sie hatte zwischen ein paar Steinen ein kleines Feuer gemacht. Nach einem „Hello Ralf" lud sie mich ein, mich neben sie zu setzen. Nach einem Kuß legte sich mich aufs Kreuz und schmuste mit mir. Ihre Hand strich mir über mein Shirt und ging mir suchend, aber zielsicher, in die Shorts. Sie wußte, daß ich noch jungfräulich war. Ich wurde total von meinen Gefühlen übermannt. Sie hatte inzwischen ihr Shirt und den Minirock ausgezogen. Ein Höschen trug sie nicht. Was ich da im Feuerschein im Halbdunkel sah, raubte mir fast den Verstand. So wie Gott sie geschaffen hatte, stand sie nun vor mir. Neckisch lächelnd zog sie mir mein Shirt aus und stellte sich mit gespreizten Beinen und dem Rücken zu mir über mich, um mir Shorts und Slip auszuziehen. Sprachlos ließ ich es geschehen.

Sie setzte sich auf meinen Bauch und verwöhnte mich manuell. Das fühlte ich nur, denn ich sah nur ihren herrlichen Po. Was ich vorher irgendwann in einem Film gesehen hatte, probierte ich nun aus. Wie von selbst begann ich mein französisches Liebesspiel.

Mein Tun verfehlte seine Wirkung nicht. Sie hielt überrascht bei ihrem Treiben kurz inne, stöhnte auf und revanchierte sich auf die gleiche Weise. „Mir kommt es gleich", sagte ich ihr. In ihrem Schweiß glänzend, stieg sie von meinem Bauch, drehte sich, umfaßte mein bestes Stück und zeigte ihm den richtigen Weg. Ich konnte vor Lust nur noch Stöhnen. Eine ganze Weile saß sie unbeweglich auf mir, dann fing sie an, auf mir zu reiten, erst langsam, dann schneller. Ich fühlte, wie es in meinen Lenden wieder zu kochen und zu brodeln begann. Gleichzeitig merkte ich, wie ihr Ritt immer wilder wurde. Mit einem lauten Schrei bekam ich meinen Orgasmus, während sie fast gleichzeig ihren Höhepunkt genoß. Wir streichelten uns noch lange und küßten unsere salzige Haut. Sie fragte mich, ob es mir gefallen habe. Was für eine Frage! Später habe ich sie gefragt, ob sie die Pille nähme. „Mach dir keine Sorgen," hat sie gesagt. Wir haben noch manch schönen Sex gehabt, doch keiner war so superschön wie dieser.

Gruß Ralf

Frivole Erstbegegnung

Sehr geehrte Frau Sirius, Ihrer Aufforderung an Leser und Inserenten, vom Erfolg oder Mißerfolg einer Kontaktsuche mittels Sex-Kontakter zu berichten, will ich gern nachkommen.

Ich kenne den Sex-Kontakter seit Ausgabe 6 und habe zweimal inseriert. Ich bin verheiratet und was den Sex anbetrifft sehr freizügig und verlangend. Ob dieser Veranlagung habe ich noch sehr viele offene Wünsche, die ich im Ehe-Allerlei leider nicht erfüllt bekomme. Folglich habe ich den Sex-Kontakter beansprucht und mittels meiner Inserate Ausschau nach netten Herren und einer Herrenrunde gehalten. Über die Resonanz auf die Anzeigen konnte ich mich eigentlich nicht beklagen.

Beklagen muß ich vielmehr die Tatsache, daß viele Herren der Schöpfung den ersten Kontakt suchen und dann, wenn es ernst wird, im sprichwörtlichen Sinne „den Schw... einkneifen". Denen kommt es im wesentlichen auf eine erregende Korrespondenz an und auf das Sammeln scharfer Bilder der Kontaktsuchenden. Zum Glück gibt es aber auch noch andere, aufrichtig interessierte Leser und gleichermaßen kontaktsuchende Männer. Ich jedenfalls habe zumindest vor kurzem meine Sehnsüchte von einem Traum-Lover erfüllt bekommen. Die wunderbare Zeit mit einem in jeder Beziehung starken, dominanten und erfahrenen Freund war das Ergebnis meiner Inserate.

Bereits in meiner Anzeige und den Kennenlernbriefen gab ich mein Faible für Lack- und Lederkleidung, Dessous und High Heels bekannt. Damit habe ich genau die Vorlieben meines Freundes getroffen. Wir waren uns einig, daß ich bei unserer Erstbegegnung in einem sehr frivolen Outfit aufwarten sollte. Entsprechend seiner Anweisung, wartete ich sehr auffällig geschminkt, gekleidet in einen ultrakurzen Ledermini, einer schwarzen, durchsichtigen Bluse und schenkelhohen, schwarzen, hochhakkigen Lack-Leder-Stiefeln, auf ihn. Auf ein Höschen hatte ich entsprechend seiner Anweisung verzichtet, lediglich halterlose schwarze Strümpfe zierten den Rest meiner von den Stiefeln bedeckten Oberschenkel bis an den Rockansatz. Alle an mir vorbeiziehenden Passanten am ausgemachten Treffpunkt – Bahnhof Hannover – sahen mich als Prostituierte, die auf Freier wartet. So ganz Unrecht hatten sie damit ja nicht. Das Aufregende – ich fühlte mich nicht unwohl in meiner Situation!

Nach kurzer, höflicher und sehr aufmerksamer Begrüßung nahm mich mein Freund in seine starken Arme und küßte mich begierig. Durch unsere begierig aneinandergepreßten Leiber spürte ich ganz deutlich seine heftige Erregung im Unterleib. Meine Begierde veranlaßte mich zuzufassen, wobei ich feststellte, daß dieser Typ unter seiner dünnen Hose ebenfalls nackt war. Um nicht zum öffentlichen Ärgernis zu werden, verschwanden wir Arm in Arm ins nahegelegene Steintorviertel (Rotlichtmilieu von Hannover). In einer schummrigen Bar, in der fast nur Männer anwesend waren, setzten wir im Schutze einer gepolsterten Nische unser Treiben fort. Während er sehr gekonnt alle erogenen Zonen mit Lippen, Zunge und Händen erforschte und diese mal zärtlich, mal hemmungslos wild bearbeitete, befreite ich ihn aus dem Hosengefängnis. Mit meinen langen, rotlackierten Liebeskrallen reizte ich ihn, um ihn danach vornübergelegt, im Schutze des Tisches, oral zu verwöhnen.

Nie hätte ich geglaubt, mich in der Öffentlichkeit derart schamlos zu zeigen bzw. zu verhalten. Wie in Trance folgte ich meiner kurzen Männerbekanntschaft auf die Toilette, wo ich mich ihm hemmungslos wild hingab. Als wir nach etwa einer halben Stunde in das Lokal zurückkehrten, klatschten die männlichen Gäste und die weibliche Bedienung in die Hände. Ganz offensichtlich hatte man unser Gestöhne und meine Ekstaseschreie vernommen. Alle wußten, daß soeben ein triebhaftes Pärchen sich die erlösende Befriedigung verschafft hatte. Dieser Mann hat mir im Laufe unserer Beziehung nicht erahnte Lust verschafft und diese immer wieder verstanden zu erfüllen.

Durch ihn habe ich den Herrenüberschuß kennengelernt. Anläßlich einer Herrenüberschußparty wurde ich eine ganze Nacht von sechs Männern gleichzeitig, nacheinander und immer wieder verwöhnt und habe verwöhnt. Es war für mich ein himmlisches Erlebnis, Lusterfüllung pur.

Leider ist mein Freund aus beruflichen Gründen weit weggezogen. Auf die gesteigerte Lusterfüllung will und kann ich nicht verzichten. Deshalb suche ich nunmehr gemeinsam mit meinem Ehemann mittels eines erneuten Inserates gleichgesinnte, tolerante Leute, d. h. Herren, Damen, Paare.

In der Hoffnung, wieder Erfolg zu haben und danach, daß alle Beteiligten ihren Spaß bekommen werden, beende ich meinen Brief.

Mit freundlichen Grüßen
Christa

„Hobbyfotograf erstellt Video ...“

... nach Ihren Wünschen für Frauen und Pärchen, aber keine einzelnen Männer. Habe keinerlei finanzielle Interessen, möchte aber Mitschnitt behalten, da Erotikfilmanfänger.“ So lautete in etwa mein Inserat. Darauf erhielt ich allerdings nur eine einzige Zuschrift. Die Frau hatte selbst eine Anzeige aufgegeben und die Chiffre als Kontaktadresse angegeben. Sie suchte einen diskreten Fotografen, weil sie ihren Mann mit einem Video überraschen wollte. Das hörte sich doch recht vielversprechend an, zumal ich zuvor schon mehrfach vergeblich über ein Inserat versucht hatte, eine zeigefreudige Frau zu finden, weil Filmen und Fotografieren zu meinen Hobbies gehören. Leider war der Erfolg gleich null. Daher hoffte ich, daß ich diesmal etwas mehr Glück hatte. Ich schrieb der Frau, daß ich nur ein Hobbyfotograf sei, der gerne mal Akt- oder heißere Aufnahmen mit einer Frau machen wollte, auch hätte ich eine Art Drehbuch gemacht, welches ich gerne filmen möchte, hatte bisher aber noch kein Model gefunden. So schickte ich den Brief mit einem frankierten Rückumschlag an die angegebene Adresse. Ca. vier Wochen danach erhielt ich die Rückantwort.

Die Frau schrieb mir aus Weinstadt, neben der Adresse gab sie auch die Telefonnummer an. Sie habe ihren Mann schon seit drei Monaten nicht mehr gesehen. Dieser sei in einem afrikanischen Land, wo er schon seit einem halben Jahr an irgendeinem Entwicklungsprojekt arbeite. Dort würde er noch ca. ein Jahr zu tun haben und nur alle drei bis vier Monate heimkommen. Daher wollte sie ihn bei einem zweiwöchigen Urlaub in Afrika mit einem Video überraschen. Falls es ihm gefallen würde, wollte sie ihm noch weitere per Luftpost schicken. Ich sei nicht der einzige Hobbyfotograf, der ihr geschrieben habe. Allerdings sei ich der erste, dem sie geantwortet habe, weil ich nicht weit entfernt wohnte und mit meinem Drehbuch bestimmt Anregungen für verschiedene Szenen hatte. Daher wollte sie es mit mir versuchen. Meiner Bitte, daß ich einen Mitschnitt behalten dürfte, würde sie entsprechen, wenn ich dafür keine Kosten für Videokassetten und Anfahrt in Rechnung stellen würde. Sie sah kein Problem darin, daß ich einen Mitschnitt behalten wollte. Als wichtigste Bedingung galt jedoch die Vereinbarung, daß ich auf keinen Fall die Kontrolle über meine Hände verlieren durfte. Sobald ich den geringsten Versuch unternehmen würde, ihren Körper unerlaubt zu berühren, würde ich rausfliegen. Ich fand das o.k., weil ich ja kein sexuelles Abenteuer anstrebte, und stimmte zu.

Wie gewünscht, schickte ich ihr ein paar erotische Auszüge aus meinem Drehbuch und rief ein paar Tage danach an. An einem Samstag trafen wir uns gegen 11 Uhr. Ich hatte meine Video-8-Kamera dabei. Die Akkus waren aufgeladen, es konnte also losgehen, und ich fuhr nach Weinstadt. Nachdem ich das Auto geparkt hatte, klingelte ich an der Tür des Einfamilienhauses. Es hatte einen relativ großen Garten, war von einer hohen Hecke umgeben. Da ich von der Frau weder Alter noch Aussehen wußte, war ich recht angenehm überrascht, als sie die Tür öffnete. Ich schätzte sie auf Mitte 30, später erzählte sie mir, daß sie bereits Mitte 40 war, aber viel Sport trieb, was ihrer Figur zugute kam. Außerdem ging sie regelmäßig zu einer Kosmetikerin. Sie war ungefähr 176 cm groß, trug ein reizvolles Minikleid, das ihre relativ schlanke Figur betonte und im Ausschnitt die Rundungen der relativ üppigen Oberweite zeigte.

Sie holte eine Handtasche aus dem Haus, bat mich, ihr zu folgen. Mein Drehbuch, das ich in einer Plastiktüte dabei hatte, legte sie auf den Boden. Da sie sich weit nach vorne bückte, rutschte der Mini etwas höher, und ich konnte einen Blick auf ihre makellosen Beine werfen. Trotz des warmen Wetters trug sie eine Strumpfhose. Dann gingen wir zu ihrem Auto, fuhren ein Stück weit und gingen in den nahe gelegenen Weinbergen spazieren. Während ich die Kamera aus der Kameratasche holte, den Akku aufsetzte, plauderten wir ein bißchen.

Die ersten Aufnahmen machten wir dann, während sie vor mir herlief, sich im Kreis drehte. Als wir an einem Baumstück vorbeikamen, setzte ich mich auf den Boden, während sie von mir weglief und wieder auf mich zu. Sie beugte sich weit nach vorne, zog etwas an ihrem Ausschnitt, so daß ich den ganzen Busen im BH filmen konnte. Leider hörten wir in diesem Moment Stimmen und liefen daher weiter bis zu einer Mauer. Wir saßen uns gegenüber. Ich sollte die Kamera auf die Mauer stellen und sie so einstellen, daß ich unter den Mini filmen konnte. Sie trug einen knappen, hellen Slip, der so weit nach oben gezogen war, daß sich der Venushügel abzeichnete. Schließlich klemmte sie den Slip im Schritt ein, so daß man noch mehr sehen konnte, bevor wir weiterliefen.

Mit den Worten, sie müsse mal kurz hinters Gebüsch, ließ sie mich allein am Wegrand stehen. Als wir anschließend eine Parkbank sahen, die ein paar Meter vom Weg entfernt stand, nahm sie mich an die Hand. „Komm schnell!“ meinte sie nur. So setzte sie sich auf die Parkbank, während ich etwas entfernt von ihr niederknien sollte. Ich sollte sie von vorne auf Kniehöhe filmen. Während ich die Kamera auf ihre Knie richtete, spreizte sie etwas die Beine und zog den Minirock ein Stück hoch. Sie fing doch tatsächlich an, sich selber zärtlich zu streicheln. Da sie teilrasiert war, konnte man alles genau sehen. Sie fing an, leise zu stöhnen, als wir wieder Stimmen hörten. Wer hätte auch geahnt, daß so viele Leute unterwegs waren.

Danach fuhren wir in die Nähe von Backnang zu einem Waldstück, das recht verkommen schien. Das Gras war ziemlich hoch, und das Wiesenstück lag etwas erhöht. Sie lief ca. 100 Meter weiter und legte sich in das Gras, während ich am Weg stehenblieb. Da ich sie nicht mehr sehen konnte, fühlten wir uns sicher. Als ich sie erreichte, saß sie leicht aufgerichtet und streichelte sich mit langsamen Bewegungen zwischen den Beinen. Sie streichelte dann immer leidenschaftlicher, während sie mich noch aufforderte, auch ein paar Nahaufnahmen nicht zu vergessen. Dann ließ sie sich nach hinten fallen und schien mich total vergessen zu haben. Immer wilder wurde sie, während sie mit der anderen Hand eine Brust streichelte, so daß sich ihre Knospen unter dem Minikleid abzeichneten. Schließlich bäumte sie sich auf, ihr ganzer Körper zuckte sekundenlang in einem heftigen Orgasmus. Sie streichelte sich noch ein bißchen, bevor sie sich vollends auszog, sich entspannt sonnte, während ich ihren aufregenden Körper filmen durfte.

Nachdem wir wieder zu ihr gefahren waren und sie einen Kaffee gemacht hatte, holte ich mein Drehbuch und ein paar Fotos aus Magazinen, die ich zur Veranschaulichung beigelegt hatte. Da ich neben Soloaufnahmen mit einer Frau auch Szenen mit einem gemischten Paar aufgeschrieben hatte, legte ich letztere wieder in die Plastiktüte.

Beim Kaffeetrinken blätterten wir dann das Drehbuch durch. Sie kreuzte sich ein paar Stellen an, die sie an diesem Tag auf jeden Fall filmen wollte. Während ich noch ein Stück Erdbeerkuchen auf den Teller schob, meinte sie, sie habe die Sahne vergessen und sei gleich wieder zurück. In der Küche hörte ich ein paar Geräusche, eine Kühlschranktür, die bewegt wurde. Als sie zurückkam, trug sie die Sahneschüssel in den Händen, dazu trug sie nur noch die im Schritt freie Strumpfhose. Auch den BH hatte sie jetzt abgelegt. Ihre festen Rundungen ließen mich automatisch zur Kamera greifen.

Sie nahm einen Löffel, mit dem sie Sahne auf ihren Busen strich, und ließ mich filmen, wie sie ihre Brüste genüßlich wieder saubermachte. Danach filmte ich sie im Badezimmer unter der Dusche, bevor wir verschiedene Szenen aus dem Drehbuch umsetzten. Ob in diversen Minis, Dessous, unbekleidet, im Schlafzimmer, Wohnzimmer, in der Küche, wir filmten mehrere Stunden, wie sie strippte, sich selbstbefriedigte und und und ... Glücklicherweise hatte sie ebenfalls eine Video-8-Kamera, so daß wie auch Akkus von ihr verwenden konnten, als meine leer waren.

Es war so gegen 17 Uhr, als sie mich fragte, ob ich auch so ein Fußball-Narr sei, was ich bejahte. Sie lud mich ein, zum Abendessen zu bleiben, während wir gemeinsam eine Sportsendung sahen. Während ich mich gemütlich auf der Couch zurücklehnte, meinte sie, sie müsse mich etwas fragen. Sie würde gerne wissen, ob es mich eigentlich stark erregt hätte, sie stundenlang freizügig zu filmen. Dies konnte ich schlecht verleugnen …

Ob es mir tatsächlich gekommen sei, fragte sie danach. Diese Frage irritierte mich etwas, und ich sah sie wohl sehr entgeistert an. Meine Erklärung, daß ich wohl selten so erregt war, aber nicht gekommen sei, akzeptierte sie. Ob es mich gereizt hätte, sie zu vernaschen? Daß ich echt heiß war, konnte ich nicht abstreiten, aber ich hatte ihr ja versprochen, daß ich sie nur filmen würde und dürfte. Aber wenn sie irgendeinen Angriff auf meine Männlichkeit gemacht hätte, ich hätte der Versuchung wohl nicht widerstehen können. Zum Glück fragte sie nicht weiter, denn mir war in dem Moment unsagbar heiß, und ich brachte kaum noch ein Wort heraus. Ich schaute dann die Sportsendung an, während sie sich etwas frisch machen wollte.

Nach einer längeren Zeit kam sie zurück. Sie hatte meine Tüte dabei und meinte, sie habe sich für den Rest des Drehbuches interessiert. Sie habe beobachtet, daß ich ein paar Seiten wieder in die Tüte gelegt hatte.

Nachdem die Sendung vorbei war, stimmte ich zu, noch ein paar Aufnahmen zu machen. Sie trug nur Strapse und High Heels, drückte mir eine Vogelfeder in die Hand und legte sich auf den Boden. Ich sollte die Kamera auf ihre Scham einstellen und dann an den Videorecorder bzw. Fernseher anschließen. Ich sollte sie mit der Vogelfeder streicheln. Das Gesicht, über ihre Brüste, den Bauch und auch die Schenkel entlang. So streichelte ich sie längere Zeit. Es schien ihr auch zu gefallen, denn auf dem Fernseher konnte man deutlich sehen, wie erregt sie war. Dann massierte sie sich selber, und ich sollte nur noch mit der Feder ihre Brust streicheln, dabei oberhalb ihres Kopfes knien, damit sie sich selbst beobachten konnte, während sie sich mit der Hand befriedigte. Während ich mit der Feder ihre Brustwarzen streichelte, faßte sie mit der linken Hand nach meiner freien Hand, drückte sie gegen ihren Busen, massierte sich die Brust mit meiner Hand, bekam kurz darauf einen Höhepunkt. Es war der Wahnsinn, wie sich dabei ihre Hand um meine verkrampfte, sie fest drückte, selbst dann noch, als sie ansonsten entspannt vor mir lag.

Ich sagte nichts, aber es war mir bestimmt anzusehen, daß ich mich nicht mehr lange beherrschen konnte. Sie wollte schließlich noch eine Aufnahme aus einer anderen Perspektive machen, bevor ich wieder heimfahren würde. Sie kniete sich auf den Boden, setzte sich mit dem Po auf die Fersen. Ich stand vor ihr. Sie stützte sich nach hinten auf ihre Hände, und ich filmte ihren geschmeidigen Oberkörper, den sie vor und zurück bewegte, dann das Becken, das sich vor und zurück schob, als ob sie auf einem Mann sitzen würde.

Ohne mich zu berühren, streckte sie plötzlich die Zunge raus, mit wenigen Zentimetern Abstand zu meinem Geschlecht bewegte sie ihren Mund, als würde sie mich oral befriedigen. Ich hielt es kaum noch aus, wollte sie schon bitten, daß wir Feierabend machen sollten, als sie anfing, meinen Gürtel zu lösen. Es war mir jetzt schon ziemlich egal, was sie mit mir machen würde, ich filmte nur weiter, mußte daran denken, daß ich eine derartige Szene im „versteckten" Drehbuch beschrieben hatte.

Sie zerrte meine Hose zu den Knöcheln runter. Es dauerte nicht lange, bis ich einen Orgasmus bekam. Sie legte sich zurück, und ich sollte sie so filmen, wie sie war. Danach machte sie sich wieder über mich her. Während ich filmte, wie sie mein bestes Stück mit den Händen wieder in Form brachte, zog sie ein Kondom aus der Handtasche und darüber. Sie kniete über mir, und langsam, wie in Zeitlupe, setzte sie sich nieder. Es war ein Wahnsinnsgefühl. Auch diese Szene war im Drehbuch vorhanden, das sie sich offensichtlich gut gemerkt hatte. Mehrmals bewegte sie sich auf und nieder, bis sie selbst immer erregter wurde. Sie bewegte sich jetzt immer gleichmäßiger, während ich nach oben filmte, ihr Gesicht, die Brüste, die sich immer auf und ab bewegten, auf die Kamera zu, wieder weg.

Sie bewegte sich leidenschaftlich, bis sie schließlich fast gleichzeitig mit mir einen Höhepunkt bekam. Danach legte ich die Kamera zur Seite, und wir lagen noch aneinandergekuschelt da. Bis auf ihren Höhepunkt war allerdings die ganze letzte Szene verwackelt, weil sie sich doch recht lebhaft bewegt hatte.

Am folgenden Samstag trafen wir uns, als ich ihr die überspielten Filme brachte. Ich hatte wunschgemäß jeweils eine Stunde auf jeweils eine Kassette gespielt. Den Film von uns beiden überspielte ich auf eine Extra-Kassette. Wir haben dann die Szenen zusammen angesehen.

Sie hat mich dabei nochmals verführt. Wir filmten unser Liebesspiel, indem wir die Kamera an ihren Videorecorder anschlossen. So konnten wir einen heißen Film ansehen und das Geschehene gleichzeitig am eigenen Körper fühlen, wobei ich eher passiv blieb und nur sie agierte. Diesmal verbrachte ich die ganze Nacht bei ihr. Als wir uns verabschiedeten, haben wir uns darauf geeinigt, daß wir uns nicht mehr wiedersehen würden, weil sie doch ihrem Mann, bis auf unseren Ausrutscher, immer treu geblieben war und dies auch weiterhin so halten wollte.

Da ich das freizügige Filmen sehr aufregend fand, suche ich eine oder noch weitere Frauen, die sich auch tabulos filmen lassen möchten, um Freund, Mann oder Freundin zu überraschen oder ein Video machen möchten, das sie mit Gleichgesinnten tauschen können.

Auf jeden Fall will ich noch öfters ein weibliches Wesen bei einem heißen Solo filmen.

Mit freundlichen Grüßen

U. aus A.

Naschereien zum Geburtstag

Ich danke schon mal im voraus für den Abdruck meines Briefes. Erstmal etwas über mich: Ich heiße Dirk, bin jetzt 30 Jahre alt, 184 cm groß, wiege 75 Kilo, bin sehr potent, dunkelblond, steril und gesund (Test). Ich mache gerne in Erotikfilmen mit (umsonst, evtl. nur Kilometergeld) und bin auch eine ungewöhnliche Überraschung bei Geburtstagsfeiern, Namenstagen usw. So bin ich schon nackt aus Torten oder Geschenken gestiegen (nur für Frauen), aber von einem besonderem Erlebnis möchte ich in der Hoffnung berichten, daß ein Leser jemanden überraschen will:

Über eine Anzeige, in der ein kleiner Kreis etwas Besonderes für ein Geburtstagskind (sie wurde 20 Jahre alt) suchte, habe ich mich gemeldet und wurde auch eingeladen. Ich ging natürlich zu dem ausgemachten Termin, bei dem ich schon sehnsüchtig erwartet wurde. Ich sollte mich in die Küche begeben und mich ausziehen. Ich zog mich sofort aus und legte mich auf einen Servierwagen, der schon für mich bereit stand. Er ächzte sehr unter meinem Gewicht, und ich dachte sehr oft daran, ob er wohl bald zusammenkrachen würde. Ich wurde ganz mit Sahne und Naschereien verziert, in den Mund und auf meinen Körper wurden Kerzen gesteckt (mit kleinen Ständern, damit ich keinen Wachs abbekam). Mein Penis, der schon sichtlich erregt war, wurde irgendwie aufrecht gestellt, mit Sahne verziert und auf die Spitze wurde eine Erdbeere gesteckt. Nach kurzer Zeit waren in einem anderen Raum die Gäste versammelt, und ich wurde auf dem Wagen reingeschoben.

Als erstes blies das Geburtstagskind dann die Kerzen aus und fing dann an, die Sahne und die anderen Naschereien zärtlich von meinem Körper zu lecken. Nachdem mein Körper abgeleckt war, ging ich mit dem Geburtstagsgirl unter die Dusche, wo sie von mir verwöhnt wurde. Nachdem wir beide sauber und voll befriedigt waren, trockneten wir uns ab und gingen nackt zu den anderen, die ebenfalls nackt so mit sich beschäftigt waren, daß sie uns kaum bemerkten. Wir mischten uns einfach darunter und machten mit.

Diese Party hat etwa fünf Stunden gedauert, und ich denke, das war eine sehr schöne Feier, die (vor allem dem Geburtstagskind) noch lange in Erinnerung bleibt.

Mit vielen Grüßen

Dirk

Mein Jahr mit T.

Auch ich nehme nicht alles für bare Münze, was SKS-Leser zu berichten wissen. Geschult an den Texten einschlägiger sexy Blitz- und Wochenendblätter, beflügelt vom eigenen Wunschdenken und befördert vom daraufhin einsetzenden Blutstau in den Genitalien, vermischen sich Dichtung und Wahrheit, und es entstehen die tollsten Dauererektionen und Französisch-Orgien. Doch leider ist nicht jeder ein Boccaccio und nicht jede eine Anaïs Nin. Meine Erlebnisse sind nicht so spektakulär, dafür aber wirklichkeitsnah und meines Erachtens nicht weniger reizvoll.

Trotz meiner guten Ehe reizte mich eine „sehr zeigefreudige Sie", die einen Briefwechsel suchte, in dem sie ihrer Phantasie freien Lauf lassen könnte. Vielleicht war es der Widerspruch „sehr zeigefreudig" (was sie mit einem Foto unterstrich) und „nur" Briefwechsel", der mich neugierig machte.

Ich widmete mich zunächst – sicherlich etwas ungeschickt – einem neutralen Thema und ließ mich über meine Erfahrungen mit verschiedenen Kondomsorten, über ihre Vorteile und Nachteile für sie und ihn aus. Die Folge war die Antwort, daß sie meine Vorliebe für Pariser nicht teile und es daher wohl keinen Zweck habe, den Briefwechsel aufzunehmen. „Ich tue es lieber ohne", schrieb sie. Auch bevorzuge sie die französische Liebeskunst, und dabei sei „so ein Ding doch eher hinderlich". Damit war das Eis gebrochen.

Als ich ihr meine ähnliche Neigung offenbarte, schilderte sie mir in einer „Französisch-Story" einen Oralverkehr nach ihrer Methode in einer Form, daß es mir sehr leid tat, ihn nur schriftlich zu erleben. Natürlich bot sie auch heiße Fotos an. Aber sie machte den Briefwechsel nicht vom Kauf abhängig, und der Preis überschritt mit Sicherheit die Selbstkosten nur wenig. Ich ließ mir ein paar schicken – Ganz- und Detailfotos von ihr sowie Fotos bei ihrer Lieblingsbeschäftigung mit ihrem Freund –, die nichts zu wünschen übrig ließen. Dabei war sie absolut ehrlich. So hätte sie einmal Analverkehr versucht, aber trotz aller Vorkehrungen habe es so weh getan, daß sie aufhörte und es auch nicht wieder probiert hat. Auch offenbarte sie mir, daß sie es gern einmal mit zwei Männern tun würde. „Aber das wird wohl ein Wunschtraum bleiben, denn bisher habe ich es nicht gewagt, so etwas anzugehen." Ab und zu fügte sie ihrem Brief auch ein Foto als Geschenk bei.

Kurzum, es war ein äußerst offener, anregender und vor allem ehrlicher Briefwechsel über ein Jahr hinweg, mit dem Austausch von Erfahrungen, Anregungen und Wünschen. Sie freute sich immer, wenn ich ihr berichten konnte, daß sie mit ihrem Brief bei mir etwas „zustande gebracht" hatte, und ich war stolz darauf, wenn sie mir gestand, daß sie ein Brief von mir sehr angemacht hätte.

Zuletzt bekam ich einen Urlaubsgruß von einer Reise mit ihrem Freund in die Karibik, worauf sie sich schon lange sehr gefreut hatte, und nach ihrer Rückkehr die Mitteilung, daß sie schwanger sei.

Obwohl sie sich noch kein Kind gewünscht hatte, behielt sie es, heiratete ihren Freund, brach ihre heißen Briefkontakte ab und gab auch ihre Nebenbei-Modeltätigkeit auf. Von mir verabschiedete sie sich mit einem besonders lieben Brief und einem gut ausgewählten persönlichen Andenken, das ich in Ehren halte.

Dieses eine Jahr mit ihr, die durchaus kein Engel war und mir auch ihren Natursekt, getragene Höschen oder gebrauchte Dildos überlassen hätte, wenn meine Neigung dahin gegangen wäre, hat mir (und ich hoffe auch ihr) viel gegeben.

Herzliche Grüße

Einer Ihrer Leser

Erotisches Lebenselixier

Ich verfolge die Entwicklung des Sex-Kontakters mit regem Interesse. Die Farbseiten, wo sich zwei Männer gleichzeitig um eine Frau bemühen, sprechen mich besonders an, weil mir diese Spielart der körperlichen Liebe selber große Lust bereitet.

Mein Mann und ich haben auf dem SKS-Anzeigenmarkt einen neuen Freund gefunden, mit dem wir mindestens einmal im Monat im Bett zusammen unsere körperlichen Sehnsüchte ausleben. Diese Trio-Aktivitäten bereichern unser Eheleben. Alle Beteiligten haben völlig unterschiedliche Grundmotive. Ich liebe die Abwechslung, kräftige neue Männerhände, den Duft fremder Haut, ein neues, schöngeformtes, starkes Glied. Mein Mann hat mir vor einiger Zeit gestanden, daß er leidenschaftlicher Voyeur sei und schon seit vielen Jahren den sehnlichen Wunsch hatte zuzusehen, wenn mich ein anderer Mann liebt. Er hat es mittlerweile in Reinkultur. Mir bereitet es hohe Lust, mich einem Mann hinzugeben, er sieht gerne zu und arrangiert im Vorfeld mit meinem Lover prickelnde Situationen, in die ich jeweils gestellt werde. Unser Freund Bernd z. B. kommt besonders in Fahrt, wenn er im Beisein des Ehemannes dessen Frau lieben kann und dabei vom Ehemann noch tabulos angefeuert wird. Dabei fallen auch deftige Worte, die auch mich beflügeln.

Er ist groß, schlank, attraktiv, sehr gut von der Natur beschenkt und an ausgeglichenen Tagen auch super potent, aber an zweiflerischen Tagen, wenn er über sein Alter nachdenkt und sich fragt, wie lange er wohl noch potent sein wird, dann läuft wenig oder nichts. Er ist fünfzig Jahre alt, aber wirkt viel jünger. Ich bin stolz auf meinen Mann.

Es gibt jedoch Dinge, über deren Schatten kann er nicht springen; er macht z. B. beim Vorspiel mit Wonne mit. Es gibt nichts Schöneres am Anfang, als vier Hände und zwei Münder auf meinem Körper zu fühlen. Manchmal nimmt mich Bernd aus dem Vorspiel heraus ganz spontan. Wenn Bernd einhält, könnte mein Mann nachlegen, was mir manchmal sehr willkommen wäre, um mich wieder auf mein Lustplateau zu heben, von dem ich gerade abzugleiten beginne. Aber das kann mein Mann nicht. Wenn Bernd fertig ist, macht er nur noch den Voyeur.

Ich genieße den ausschweifenden Sex mit zwei Männern und habe bereits die verbindliche Zusage meines Ehemannes, auf diesem Wege weitergehen zu dürfen, um meinen sexuellen Erfahrungshorizont zu gegebener Zeit durch neue Intimfreunde auszudehnen. Mit meinen 38 Jahren verlockt es mich sehr, noch vor meinem Klimakterium (denke fast schon wie mein Mann) der Palette meines Frauseins ein paar schöne, erotische Farbtupfer hinzuzufügen.

Ich schreibe diesen Bericht aus Überzeugung und aus dem Grunde nieder, damit andere aufgeschlossene Ehefrauen dies lesen und ermuntert werden, sich ähnliche erotische Erlebniswelten zu erschließen, wenn sie einen verständnisvollen Mann an ihrer Seite haben, der auch noch erotisch voranschreiten möchte. Dabei verkenne ich natürlich nicht die Tatsache, daß solche Beziehungen, wo man in die Ehegemeinschaft andere Personen zur sexuellen Abwechslung einbezieht, nur Ausnahmefälle sein können, weil so viele Einzelheiten bei den Beteiligten zusammenpassen müssen, wie es im Durchschnitt nicht vorkommt. Es sollen die ermuntert werden, bei denen es eigentlich paßt, die sich aber einfach nicht trauen, ihren Gefühlen nachzugeben. Ich weiß, wovon ich spreche, denn wir hatten schon vor der Freundschaft mit Bernd Trio-Sex, der aber in Komplikationen entglitt und beinahe unsere Ehe aufgelöst hätte.

Damals fühlten wir unsere sexuelle Ehemüdigkeit. Ich habe sehr jung geheiratet, weil ein Baby unterwegs war. Unser Sohn studiert mittlerweile. Und auch ich habe mein seinerzeit nicht angetretenes Studium absolviert und arbeite bei einem karitativen Verband im Sozialsektor, wo mir viel Kraft abgezogen wird.

Nach so langen Ehejahren kennen sich Mann und Frau auch im Bett sehr genau. Der Sex ist schön und unverkrampft, aber die Leidenschaft lodert nicht mehr. Ich war nicht unglücklich, aber auch nicht ausgeglichen, zumal dann, in den letzten drei Jahren, mein Mann (grundlos!) an seiner Potenz zweifelte und längere Zeit gar nicht mit mir schlief und ich deshalb meine Masturbationsfrequenz erhöhen mußte.

Wir hatten wohl an Bordmitteln alles ausgeschöpft, um uns in unserer Ehe sexuell zu stimulieren: raffinierte Dessous, lange Stiefel, Masken, Hüte, Strümpfe aller Art, Intimschmuck, in Ansätzen Leder und Gummikostüme, private heiße Fotos (teilweise mit Selbstauslöser), Videos. Das half uns über die Runden. Aber zuletzt war auch die erotische Phantasie in unseren Köpfen ausgezehrt, kein Kopfkino mehr, weniger Lust. Damals outete sich mein Mann als Voyeur und fand bei mir relativ leicht Gehör, weil ich seit einigen Wochen sexuell „trocken lag". Sein Vorschlag, einen intelligenten, gepflegten, stark ausgestatteten Lover zu finden, beleidigte mich deshalb nicht. Im Gegenteil, in den darauffolgenden Tagen breitete sich dieser Gedanke immer mehr und seltsam prickelnd in meinem Gemüt aus. Mein Kopfkino begann wieder zu funktionieren. Mein Mann unternahm dann zielgerichtete Anstrengungen und kam eines Abends mit einem Geschäftsfreund nach Hause, der die angenehmen Wesenszüge und die körperliche Beschaffenheit eines Trio-Lovers auf sich vereinigte. Ich kürze meine Schilderung ab, weil die damaligen Ereignisse letztlich zu nichts Gutem geführt haben. Nur soviel: Der Abend entwickelte sich charmant und prickelnd, ich bediente mich unseres großen Kostümfundus und zog mich sexy um, ließ mich willig verführen und auch fallen. Ich genoß; immerhin war ich seit Wochen ohne richtige Lustlösung.

Dieser Geschäftsfreund war ein Schweizer aus Bern. Er war erfahren und sehr potent. Am nächsten Morgen erzählte ich meinem Mann arglos, daß der Schweizer eine kleine Sensation ausgelöst hatte, Orgasmusgefühle wie noch nie zuvor (und leider auch nie wieder von einem anderen Mann). Der Schweizer nahm mich von hinten, liebte mich langsam und kräftig, füllte mich wunderbar aus und massierte eine Stelle an der Vorderwand meiner Vagina, die mich vor Lust wahnsinnig machte.

Jedenfalls hatte ich an dem Abend den schönsten Orgasmus meines Lebens.

Ich hätte es meinem Mann nicht erzählen sollen. Er konnte es nicht ertragen und versuchte in der Folgezeit, wenn er mit mir schlief, ebenfalls diesen Punkt zu finden und zu stimulieren. Natürlich ohne Erfolg. Es war jedesmal schlimm für mich, an Lusterfüllung war überhaupt nicht zu denken. Und als es mir dann auch noch entfuhr: „Hör auf, den Schweizer zu kopieren!“, da war das Debakel perfekt. Mein Ehemann wurde eifersüchtig und gemein. Ich führe dazu nichts weiter aus, denn ich mag nicht gerne daran zurückdenken. Wir haben dann aber doch noch die Kurve gekriegt. Den Schweizer sah ich nie wieder. Schade. Mein Mann blockt das ab. Vielleicht gut so, damit die Probleme der Vergangenheit begraben bleiben. Ich bin aber ehrlich, wenn ich masturbiere (das tue ich regelmäßig seit meiner Teenagerzeit, und dazu stehe ich), dann denke ich meistens an das besagte Supergefühl und kann wunderbar kommen.

Wir mußten im Bett wieder zu alter Vertrautheit zurückfinden, was mit vielerlei Rückschlägen verbunden war. Nach dem Schlüsselerlebnis mit dem Schweizer fühlte ich mich mit meinem Mann permanent unbefriedigt, wagte aber natürlich nicht, ihm dies zu vermitteln, aus Angst, neues Ungemach auszulösen. Ich überlegte mir bereits, ich bin ehrlich, als Ausweg fremdzugehen, ließ dies jedoch fallen, weil mein Mann eines Abends den besten Tropfen aus seiner Weinsammlung kredenzte und zu einem konzentrierten Gedankenaustausch über unsere sexuelle Befindlichkeit bat.

Als ich merkte, daß er wohl doch nervlich in seiner Mitte ruhte, hielt auch ich mit meinen Gedanken zu unserem sexuellen Defizit nicht hinter dem Berg. Fazit unserer Unterredung: Er wünschte sich sehnlich einen neuerlichen Trio-Versuch und vermittelte mir recht glaubhaft, dies in Zukunft auch mittragen zu können. Ich war einverstanden, aber nur auf der Basis eines Miteinander, denn ich wollte sexuelle Abwechslung nur aus einer gesicherten Partnerschaft heraus. Ich liebe meinen Mann und möchte mit ihm den Herbst und den Winter des Lebens verbringen, wenn die Sexualität naturbedingt nicht mehr dominiert.

Er zeigte mir an jenem Abend einige Ausgaben des Sex-Kontakters, deren Inhalt gar nicht „schmierig" war. Ich hatte mir Kontakthefte immer ganz anders, mit wenig Niveau, vorgestellt. Wir formulierten sogar eine eigene Anzeige, in die ich meine Gedanken mit einbrachte, und sprachen über unsere Chancen, einen für alle unsere Belange passenden Partner zu finden. Das führte zu sinnlichen Empfindungen in uns, Kopfkino begann zu laufen, unsere Phantasiefähigkeit vergangener Tage war wieder da, und wir schliefen nach langer Zeit wieder sehr leidenschaftlich miteinander.

Es verging noch eine ziemlich lange Zeit, bis unsere Anzeige veröffentlicht war und wir die ersten Briefe erhielten. Ich will hier die Summe der Offerten nicht detailliert bewerten, es gab ansprechende und auch abstoßende Briefe. Wir entschieden uns, drei Offerten ernsthaft näherzutreten, und blieben gleich beim ersten Kandidaten hängen, einem fünfundvierzigjährigem Mann, selbständig, mit Freizeit, die er selber gestalten kann, und finanziell nicht unbemittelt. Wir hatten mehrere offene Telefongespräche, die sich zuletzt bis ins Frivole entwickelten und den Grundstein für unseren ersten Besuch bei Bernd legten. Mein Mann und Bernd hatten im Vorfeld einiges ohne mein Wissen abgestimmt, was stimulierend zum Tragen kommen sollte und in der Tat die erhoffte Wirkung entfaltete.

Bernd hat eine große Eigentumswohnung in einem renovierten Altbau aus der Gründerzeit, in die er viel Zeit und Geld investiert hat. Er wohnt in der 4. Etage, und wir näherten uns seinem Domizil mit Herzklopfen, was nicht nur auf die vielen Treppenstufen zurückzuführen war. Die Fotos, die Bernd uns gesandt hatte, hatten wirklich nicht gelogen. Uns empfing ein gepflegter, schlanker Mann mit freundlichem, offenen Blick. Ohne den kleinen Schnauzer im Gesicht wäre sein Kopf dem Cäsars ähnlich. Unser Gastgeber trug ein kurdisches Gewand (wie sich später herausstellte, war es nepalesisch) mit Pluderhosen, seidenweich, dazu leichtes Schuhwerk. An seiner Schärpe um den Bauch baumelten einige bunte Seidentücher. Schwerer Duft von Räucherstäbchen lag in allen Räumen, in der ganzen Wohnung erklang in gedämpfter Form aus versteckten Lautsprechern klassische Musik, da war gedämmtes Licht und viele Kerzen in kunstvoll gestalteten Leuchtern (was mich sehr faszinierte). Es ist eine Sammelleidenschaft von Bernd, sich nach Kerzenleuchtern in aller Welt auf seinen Reisen umzusehen. Vom Flur aus konnte man ins Wohnzimmer sehen, das traumhaft war, überall Holz in einem warmen Rotbraun, wie der Salon einer Luxusjacht. Später erklärte uns Bernd, daß die Wandbekleidung und Einbauschränke wirklich von einem Schiff stammten.

In der Mitte des Raumes waren drei zweisitzige Sofas hufeisenförmig um ein niedriges Tischen gruppiert, auf dem ein englisches Tee-Service dekorativ arrangiert war. Die Sofas waren mit dunkelgrünem Leder bezogen und im englischen Stil mit vielen Lederknöpfen gerastert. Prunkstück des Raumes war eine halbrunde von der Wand abstehende Bar, die mit zwei Stoßzähnen eines Elefanten in Messinghalterungen als umlaufende Haltergriffe versehen war. (Spätere Erklärung: Kein echtes Elfenbein wegen Artenschutz, aber phantastische Kopie aus Hongkong.) Der Hausherr nahm mir den Mantel ab, um ihn in die Garderobe zu bringen, als mein Mann vorgab, unten etwas vergessen zu haben und noch einmal zum Auto zu müssen. Dies gehörte zu einem im voraus geplanten Spiel, was ich nicht wußte.

Bernd und ich gingen über den moosweichen Teppichboden zur Bar. Ich fühlte mich so seltsam, nicht unsicher, aber auch nicht selbstbewußt genug, und rettete mich in den Wunsch nach einem trockenen Sherry. Was mir eigentümlich auffiel war, daß vor der Bar keine Barhocker standen. (Sie wären, wie sich bald zeigte, nur im Weg gewesen.) Ich war relativ dezent angezogen. Wenn es nach dem Wunsch meines Mannes gegangen wäre, dann wäre ich in Richtung Edelprostituierte gewandet erschienen. Fast wäre unsere Abstimmung über meine Kleidung in Streit ausgeartet. Mein Mann wollte Lederminirock, durchsichtige schwarze Chiffonbluse, halterlose schwarze Netzstrümpfe, schwarze High-Heels, schrittoffenes Seidenhöschen in knallrot und keinen BH. Er mußte sich mit einem sehr kleinen Kompromiß begnügen. Ich akzeptierte nur die halterlosen Strümpfe, denn an jenem Abend war ich ganz in Schwarz. Ich trug einen nicht zu kurzen Wikkelrock und eine Wickelbluse aus Crepe de Chine, dünn, aber nicht so durchsichtig wie Chiffon, darunter einen Lack-BH mit passendem Tanga (was meinem Mann mißfiel, weil er die Lacksachen für S/M-Rollenspiele reserviert wissen will, wo wir noch experimentieren).

Meinem Make-up hatte ich mehr Aufmerksamkeit gewidmet als sonst üblich und mir als Extravaganz mit dem Lidstift ägyptisch anmutende Linien in die hinteren Augenwinkel gezeichnet. Ich konnte mir nicht helfen, ich fand mich rundum hübsch.

Wir standen dicht beieinander. Bernds Haut duftete sehr dezent nach einem Wässerchen in Richtung Zimt mit Leder und kitzelte zusehends intensiv meine sexuellen Sinne. Irgendwie bin ich eine Geruchsfetischistin. Als leidenschaftliche Fellatrix gibt mir zum Beispiel der Genitalgeruch eines Mannes stets einen lebhaften Kick für meine Lust. Bernd nahm einen schottischen Whisky mit Wasser. Wir prosteten uns mit erhobenen Gläsern zu, nippten einen Schluck und blickten uns dann lange und intensiv über den Rand des Glases an. Einer versank in den Augen des anderen, wobei die Gier warm, atemberaubend, süßgeil aufeinander in uns aufstieg. Wie Marionetten stellten wir unsere Gläser ab, sanken uns in die Arme und küßten uns leidenschaftlich. Durch unsere Mundhöhlen wirbelten unsere Zungen und setzten Regionen in Flammen. Hüftwärts tanzten wir schon den Tango der Lust in Trockenform. Mein Mann existierte in diesen Minuten nicht. Er saß, lustgepeitscht durch seine Phantasien und die Ungewißheit, wie sich oben alles entwickeln würde, im Auto. Er wollte unbedingt, daß der zweite Versuch, eine Trio-Freundschaft zu entwickeln, von Erfolg gekrönt sei, und hatte sich das erregende Verführ-Vorspiel versagt, um für Bernd optimale Voraussetzungen zu schaffen. Er wußte gar nicht, wie selbstbewußt und gut drauf Bernd war und daß keinerlei Rücksicht vonnöten war.

Bernd nahm nacheinander zwei der seidenen Tücher von seiner Taille und band jeweils eins davon um meine Handgelenke, ganz selbstverständlich, spielerisch, souverän. Sein Gesicht zeigte einen gewissen Eifer, aber seine Augen waren nach wie vor so liebevoll im Ausdruck, daß ich alles ohne Unbehagen mit mir geschehen ließ. Er schob mich sanft, aber bestimmt mit meinem Rücken an die Bar und band meine Handgelenke mit links und rechts ausgestreckten Armen an die beiden Elfenbeinzähne. Ich hatte mit meinem Mann schon ein wenig mit S/M-Rollenspielen experimentiert, aber nie dieses Prickeln erreicht, das Bernd mir mit seinen Praktiken in die Lenden schickte. Er begann, mich Wehrlose zu küssen, indem er meine unabkömmlichen Arme dadurch ersetzte, daß er meinen Kopf zwischen seinen Handflächen stützte und mir so ein Widerlager bot, auch meine Küsse weiterhin mit Nachdruck einzubringen. Langsam und genüßlich entkleidete er mich und kommentierte seine Handlungen mit kleinen Komplimenten, die nicht dick aufgetragen waren. Ich konnte ihm jedes Wort abnehmen. Mein Wickelrock verließ meine Lenden. Er weidete sich an dem Anblick meiner netzbestrumpften Beine, meinen anteilig unbekleideten Oberschenkeln und dem knappen schwarzen Lacktanga, der meinen recht gut entwickelten Venusberg überspannte.

Ich trage Konfektionsgröße 36 und erreiche knapp das BH-Maß 75 B, bin aber kein Strich in der Landschaft. Man(n) hat etwas in den Händen bei mir, auch wenn ich (Gott sei Dank!) nicht üppig bin. Wegen der angebundenen Handgelenke konnte er meine Bluse nicht vollends ausziehen. Sie hing kurz darauf hinter meinem Rücken und teilweise herabgezogen auf meinen Armen. Als er mir den BH abstreifte, kam mein Busen heraus. Er ließ mich die Beine spreizen und enthüllte mein pochendes Delta, das sich so nach Berührung sehnte! Der Tanga hatte dünne Halteriemchen, so daß es keine Schwierigkeiten gab, ihn hinab in den Bereich meiner Kniekehlen zu ziehen. Bernd war entzückt von meinem dichten, tiefschwarzen Vlies, das wir am Vorabend extra getönt hatten. Einmal mehr die Idee meines Mannes; ich wäre darauf nie gekommen, erkannte aber die vorausgeahnte Wirkung an. Bernd geriet aus dem Häuschen, untersuchte mich unten zwischen den Beinen wie ein gründlicher Frauenarzt und brachte mich zum Stöhnen und meinen Unterleib fast konvulsivisch in Bewegung. Dann entkleidete er sich, schlüpfte leicht und behend aus den bequemen Kleidungsstücken.

Hier und da eine kleine Ziehnarbe von Bindegewebsschwäche, relativ dünne Waden und daran große Füße. Kein Idealbild von einem Mann, aber gepflegt, schlank und ohne Fettansätze. Auffallend war sein linker Unterarm, der besonders dick und muskulös ausgebildet war, mit einer kräftigen Handschaufel am Ende. Resultat von dreimal wöchentlich Tennis, erfuhr ich später.

Sein Penis zeigte ein wenig Erregung. Mit ein paar unaussprechlichen Handgriffen brachte er sich aber in kurzer Zeit vor meinen Augen in Form, was mich wahnsinnig erregte. So etwas hatte noch nie ein Mann in meiner Gegenwart getan. Seine Blicke wanderten über meinen ganzen Körper von oben nach unten und wieder zurück. Bis zu diesem Augenblick war mir noch nie so deutlich vor Augen geführt worden, was ich als Objekt der Begierde bei einem Mann auslösen kann. Bernd hat es mir damals gezeigt, und ich liebte ihn dafür. Ich glaubte, im sexuellen Bereich viel zu kennen, wurde aber eines Besseren belehrt.

Ich nickte, ohne zu zögern. Er hätte in diesem Augenblick alles von mir haben können, so fuhr ich auf ihn ab. Er eilte hinaus. Ich war fasziniert von seinem Anblick und konnte meine Augen nicht von ihm wenden, als er mich aus verschiedenen Winkeln fotografierte und sich sogar rücklings zwischen meine gespreizten Beine legte.

Ich glaube, ich bin eine von wenigen Frauen, die sich gerne beim Vorspiel und beim Verkehr fotografieren oder auf Video aufnehmen lassen und sich an den Aufnahmen erfreuen. Ich habe esoterische Lebensansichten und meditiere manchmal über bestimmten Fotos wie über Tarot-Karten und betreibe Selbstfindung. Meine Gefühle explodierten, und ich riß an den seidenen Fesseln und keuchte Bernd an, mich endlich zu nehmen, wobei ich meine Gier brünstig durch obszöne Worte ausdrückte. Ich sagte so etwas bisher nur aus Berechnung, um meinen Mann zu stimulieren und seine Potenz zu unterstützen. Damals bei Bernd drückte es meine grenzenlose Lust aus. Ich wäre ausgeflippt, wenn er mich noch länger an der Bar exponiert hätte. Er band mich sofort los, und wir eilten Hand in Hand durch den langen Gang seiner Riesenwohnung in sein Schlafzimmer, das buddhistisch karg eingerichtet ist und im wesentlichen aus einem Futon auf dem Fußboden besteht.

An den Wänden nepalesische Rollbilder und am Kopfende des Raumes Ikebana-Blumenschmuck. Bernd hieß mich, auf allen vieren niederzuknien, begab sich hinter mich, streckte einen Arm von hinten durch meinen Schritt, berührte meine Brüste, massierte sie hart, zwirbelte meine Brustwarzen und küßte dabei meine Rückenpartie, wobei sein kleiner Schnauzbart besonders stimulierte. Ich versank in Wogen von Wollust. Ich wollte ihn und bemühte mich, spreizbeinig auf den Rücken zu kommen. Er aber war der Stärkere, hielt mich mit eiserner Faust im Genick und ließ mich zappeln, warf mich herum, als er es gerade für angebracht hielt, und liebte mich. Ich war total weggetreten und konnte mich meiner Lust voll hingeben.

Bernd erregte mich bis zum Wahnsinn. Plötzlich nahm seine Erektion ab, und ich reagierte enttäuscht, was Bernd nicht verborgen blieb. Er verfiel aber überhaupt nicht in Panik, wie es meinem Mann unweigerlich ergangen wäre, sondern blieb gelassen und souverän und beruhigte mich. Wir sollten umarmt liegenbleiben und einander zuhören; er würde mir bald wieder Gutes tun. Ich erwähne dies, um festzuhalten, daß unsere Sex-Freundschaft nicht von Leistungsdruck beeinflußt wird, sondern eher spielerisch verläuft. Es war unerhört friedlich, nur so dazuliegen, Haut an Haut. Für mich war es wohltuend, daß Bernd mich nicht ständig schematisch an meinen Brüsten und im Delta manipulierte.

Zu diesem Zeitpunkt war mein Mann bereits wieder heimlich in der Wohnung und hatte durch den Türspalt seine Video-Kamera mit dem lichtstarken Objektiv auf uns gerichtet. Ihm wurde bald noch mehr geboten. Die Musik wechselte, denn Bernd hatte mehrere Tonbandanlagen; manche Spulen geben mehr als fünf Stunden Musik her. Raffinierte Trommel-Rhythmen umhüllten uns plötzlich, nicht hell und rasch, sondern getragen und dumpf, perpetuierend.

Der Videostreifen davon ist wunderschön geworden. Nach und nach nahmen wir den Rhythmus der Trommeln in unser Gemüt und unsere Körper auf, gaben uns Minute um Minute der Lust hin, immer dicht am Rande des Höhepunktes. Einzelheiten weiß ich nicht mehr. In mir gab es nur warmen Frieden, unbändige Lebensfreude. Ich sah Farben und bizarre Formen bei geschlossenen Augen.

An manchen Tagen, wenn mein Mann geschäftlich verreist ist, sehe ich mir insbesondere dieses Video gerne an und masturbiere dabei. Ohne dieses Dokument wäre mir nie bewußt geworden, zu welchen ekstatischen Regungen ich fähig bin. Mich lustvoll jauchzen, lachen und stöhnen zu hören, ist mir nicht peinlich.

Schweißgebadet drifteten wir unserem Höhepunkt entgegen. Meine Lust erhielt einen besonderen Kick, als Bernd mir knurrend vor Begierde ankündigte, was gleich passieren würde. Für meinen Mann vor der Schlafzimmertür war es allerdings ein Schock. Kein Kondom! Aids! Er, der Sicherheitsfanatiker, war nicht rechtzeitig anwesend gewesen. Und seine Frau aalte sich drinnen auf dem Futon wie von Sinnen. Den Schweizer hatte er seinerseits noch auf den Kondomgebrauch eingeschworen. Wir waren Bernds erster Kontakt aus dieser Szene, denn bisher hatte er sexuell nur mit seiner Freundin Verkehr. Die beiden kennen und lieben sich seit zehn Jahren und sehen sich etwa alle vierzehn Tage, weil sie in verschiedenen Städten leben. Um uns vollends zu beruhigen, zeigte Bernd uns einige Zeit später eine ärztliche Bescheinigung.

Wir waren danach beide völlig erschöpft, aber sehr glücklich. Bernd lag ganz entspannt auf mir. Ich mag es gar nicht, wenn sich mein Liebhaber nach dem Orgasmus einfach von mir herunterwälzt. Ich brauche den ausklingenden Hautkontakt. Mein Mann war rücksichtsvoll genug, so lange hinter der Tür auszuharren, bis wir von unserer sinnlichen Orgie zurückgefunden hatten. Er war nackt, als er sich zu uns gesellte. Sein Gesicht war krebsrot wie die unseren vor ein paar Minuten. Ich fühlte mich plötzlich schlecht, weil ich an ihn nicht eine Sekunde gedacht hatte und nur auf Bernd und meine körperliche Gier abgefahren war. Ich tröstete mich dadurch, daß ich ihm aber einige sehr aufregende Lust-Sequenzen als Voyeur geschenkt hatte. Es war wohltuend, daß mich mein Mann nicht sexuell bedrängte. Er hätte mich aber als Fellatrix einfordern können (eine Spielart, die ich sehr mag, aber im Anschluß an das Erlebnis mit Bernd nicht gewollt hätte). Die Atmosphäre im Raum war sehr freundschaftlich heiter. Bernd servierte uns Tee aus Nepal mit Kardamom und verschieden Fruchtsäften. Er stellte die Musik aus. Das öffnete die Hähne für ein vertrauliches Gespräch zwischen uns dreien. Es gab keine unbehagliche Pause. Bernd ergötzte sich an meiner Nacktheit und bat mich, meine Schenkel zu spreizen, um mich noch besser streicheln zu können. Trotz langer Ehejahre gab es noch kleine Gesten, die mir bisher unbekannt geblieben waren. Ich fühlte mich stark und sehr glücklich. Neben dem Begrüßungsschluck nahmen wir keinen weiteren Alkohol zu uns, um unsere Empfindungsfähigkeit nicht einzuschränken. Das halten wir prinzipiell weiter so, auch wenn ich mir ab und an bei besonderem Anlaß ausdrücklich ein Glas Champagner wünsche. Wir hatten wunderbare Gespräche über die unterschiedlichsten Dinge.

Als wir zufällig auf die Uhr blickten, war es schon ein Uhr morgens des neuen Tages. Wir hatten fünf Stunden miteinander zugebracht und wandten uns langsam heimwärts. Bernd fragte mich, ob er meinen Lacktanga behalten dürfe. Da mein Mann kein saures Gesicht zog, somit keine Verärgerung im Anzug war, stimmte ich gerne zu und war unter meinem dünnen Röckchen völlig nackt im Schritt. Wir standen in Bernds Küche. Er hatte noch zwei Espresso für den Heimweg gekocht. Als Bernd und ich uns in der Küche zum Abschied küßten, elektrisierte uns das Zusammentreffen unserer Lippen derart, daß Zungenküsse daraus wurden und die Gier erneut in unsere Lenden schwappte. Bernd drehte mich mit festen, unmißverständlichen Bewegungen um, beugte mich vorn über den Küchentisch, schob mir den Rock über die Hüften, stupste mit seinem Fuß meine Beine auseinander wie ein amerikanischer Polizist bei einer Verhaftung im Fernsehen, ließ seinen Morgenmantel fallen, den er angezogen hatte, um mit uns nach unten zu gehen und die Haustür aufzuschließen, und liebte mich voller Leidenschaft von hinten. Mein Mann war hinausgestürzt, um seine Video-Kamera zu holen, denn er wollte möglichst wenig von der delikaten Szene verpassen. Als er zurückkam, war Bernd schon außer sich. Er sprach mich tabulos an und wurde von meinem Mann wortgewaltig im gleichen Wortlaut unterstützt, wodurch wir erneut einen gewaltigen Orgasmus erlebten. Auch mein Mann war bei dem aufregenden Anblick gekommen. Er verhielt sich weiterhin sehr partnerschaftlich, indem er mich auf der gesamten Heimfahrt meinen zurückgebliebenen Gedanken nachhängen ließ und mich nicht nach meinen Gefühlen ausfragte. Wir hatten in der Folgezeit eine ganze Reihe weitere Treffs in Bernds schöner Wohnung.

Wir sind nun auf der Suche nach einem wirklichen Gentleman, der in einem Lokal im Rotlichtbezirk von St. Georg am Hamburger Hauptbahnhof auftauchen soll, wo wir drei als Gäste sind. Der Gentleman kann aus versteckter Position mitansehen, wie ich im Lokal mein Höschen am Tisch in einer geschützten Ecke ausziehe, nachdem mich meine beiden Begleiter mehr oder minder ungeniert im Schritt durch Streicheln erregt haben. Das Höschen ist teuer und aus reiner Seide. Er kann es wahlweise in einer Aktentasche abholen, die bei uns am Tisch für ihn gefüllt wird, oder das Höschen in einem Klarsichtbeutel vor der Herrentoilette zugesteckt bekommen. Der Preis, den er zu entrichten hat, ist der Stundensatz für eine Absteige auf dem Steindamm ziemlich in der Nähe, wohin wir uns zu dritt hinbegeben (evtl. darf der Gentleman mitkommen und als Voyeur auftreten, obwohl ich eigentlich dagegen bin). Der Reiz liegt darin, das Geld für das „sündige Höschen" in dem Stundenhotel lustbringend wieder anzulegen. Mir prickelt es, wenn ich darüber phantasiere, an der Rezeption im Hotel mit zwei Männern aufzukreuzen und der Portier genau weiß, was in den nächsten Minuten oben mit mir gemacht wird. Ich habe diese Idee unter anderem auch nur unter dem Vorbehalt zugestimmt, daß ich meinen Lackledermantel tragen darf und dessen breiten Kragen hochstellen werde, eine Baskenmütze aufhaben möchte und unbedingt eine große Sonnenbrille vor den Augen. Der Gedanke peinigt mich, von jemandem erkannt zu werden und gesellschaftlichen Schaden zu nehmen. Gleichzeitig fasziniert mich das Verbotene. Soweit mein Bekenntnis.

Mit freundlichen Grüßen vom happy Trio!

Ihre Gesine

Dinner for two

Sehr verehrte Frau Sirius!

Hiermit möchte ich Ihnen gerne ein erotisches Erlebnis schildern, das durch Ihren Kontakter zustande gekommen ist. Gerne dürfen Sie die Story auch veröffentlichen, wenn sie Ihnen gefällt.

Ich lese Ihr Magazin schon seit einiger Zeit, und immer wieder habe ich auf Anzeigen, die mich ansprachen, geantwortet. Dabei habe ich wohl alles kennengelernt, was man bei einem seriösen Magazin eigentlich nicht erwartet. Es gab viele, die nicht einmal antworteten, Bilder nicht zurückschickten oder einfach nur die schnelle Mark machen wollten. Daher war ich um so mehr überrascht, als ich Antwort von einem Paar erhielt, das einen Herrn für die Dame des Hauses suchte. Der Brief enthielt ein Foto der Frau, das mich sehr ansprach. Es war kein Nacktfoto, sondern zeigte eine hübsche Rothaarige in Jeans und Pulli. Außerdem enthielt der Brief eine genaue Beschreibung, was sich beide von einem Treffen versprachen und wie sie es sich vorstellten. Ich war anfangs etwas skeptisch und antwortete mit einem genauso offenen Brief meinerseits.

Schon am nächsten Abend klingelte das Telefon, und eine Angelika war am Apparat. Natürlich wußte ich sofort, wer da mit mir sprach, aber ich konnte oder wollte noch nicht so recht daran glauben. Wir unterhielten uns über dies und jenes, und als das Gespräch auf ein Kennenlernen kam, entstand eine kleine Pause. Schon dachte ich, das wäre es jetzt gewesen, da hatte ich ihren Mann Klaus am Hörer. Auch wir hatten sofort das Gefühl, als ob wir uns schon lange kennen würden. Er schlug mir ein Treffen an einem der nächsten Wochenenden vor, und er wollte von mir wissen, wie ich mir ein Treffen vorstellen würde. Ich schilderte ihm meine Vorlieben für schöne Dessous, und er war begeistert. Daraufhin einigten wir uns auf ein Treffen am übernächsten Wochenende, und ich sollte mich ruhig überraschen lassen.

Nach diesem Gespräch nahm ich mir noch einmal Angelikas Foto und versuchte, mir mehr vorzustellen. Und noch immer war ich skeptisch. Aber als der Tag, an dem wir uns Treffen wollten, immer näher rückte, machte sich bei mir Nervosität breit. Ich setzte mich rechtzeitig in mein Auto, um pünktlich an unserem Treffpunkt zu sein. Klaus hatte mir ein kleines Lokal in ihrem Heimatort beschrieben, und ich sollte ihn anrufen, wenn ich dort bin. Es war schon fast 22 Uhr, als ich eintraf. Nur wenige Gäste waren anwesend. Ich bestellte mir etwas zu trinken und sah mich nach einem Telefon um. Ich nahm allen Mut zusammen und rief bei Angelika und Klaus an. Angelika war am Telefon und sagte, sie wäre in fünf Minuten da. Ich wollte nach Klaus fragen, aber sie hatte bereits aufgelegt. Nervös setzte ich mich wieder auf meinen Platz und wartete. Und wirklich, keine fünf Minuten später öffnete sich die Tür, und ein tolles Weib betrat den Raum. Wallende rote Haare, schwarze Lederjacke, Ledermini und lange, schwarzbestrumpfte Beine in hohen weißen Pumps. Es war Angelika, und sie kam allein. Wo mochte Klaus wohl sein?

Sie trat zu mir an den Tisch und fragte, ob sie sich setzen dürfte. Ich bot ihr einen Platz an, und sie ließ sich mir gegenüber nieder. Es entwickelte sich schnell ein lockeres Gespräch zwischen uns. Ich fragte nach Klaus, aber sie meinte, er würde etwas später kommen. Dann machte ich ihr einige Komplimente über ihr tolles Aussehen und beobachtete sie dabei. Sie lächelte mich nur an und ließ mich einen Blick auf ihren Brustansatz werfen, der durch den halbgeöffneten Reißverschluß ihrer Jacke zu sehen war.

Wir bestellten beim Ober noch ein Glas Wein und plauderten ein wenig über Gott und die Welt. Sie flirtete schamlos mit mir, und meine Erregung steigerte sich von Minute zu Minute.

Wo blieb Klaus denn nur? Der Ober brachte uns noch ein letztes Glas, und als er an den Tisch trat, passierte das Mißgeschick. Er verlor die Balance und der Inhalt beider Gläser landete auf meiner Hose. Es war ihm sehr peinlich, und er ging, um ein Tuch zu holen. Angelika war inzwischen aufgestanden und versuchte mit einem kleinen Tüchlein, den Schaden zu begrenzen. Sie wischte über meine Schenkel und wie selbstverständlich auch über mein bestes Stück. Ich war elektrisiert und überlegte, was der Ober wohl dachte, der nun wieder neben uns stand. Angelika nahm ihm sein Tuch aus der Hand, und gemeinsam trockneten wir den Rest. Dabei konnte ich einen Blick in ihren Ausschnitt werfen und sah, daß sie unter der Jacke nur einen durchsichtigen BH trug. Wir setzten uns wieder, und unter tausendmaligen Entschuldigungen servierte uns der Ober zwei neue Gläser. Es wurde immer später, und bald waren wir die letzten Gäste. Klaus war immer noch nicht da, und ich fragte Angelika noch einmal nach ihm. Sie blickte sich nur um, und dann stand sie auf. Sie stellte sich vor mich und zog ihre Jacke aus! Ein Paar herrliche große Brüste kamen zum Vorschein. Ich war perplex und sah mich um, was wohl die anderen Besucher von uns dachten. Aber wir waren allein. Angelika setzte sich auf meinen Schoß und drückte ihre Brüste an mich. Sie küßte mich, und ihre Hände begannen, meinen Körper zu erforschen. Das Licht im Raum erlosch, und der Ober erschien mit einer Kerze in der Hand. Jetzt wurde mir alles klar: Alles gehörte zu einem Spiel, in dem Angelika und ich die Hauptpersonen waren, und Klaus war der Regisseur, der alles eingefädelt hatte! Und da hatte er als Ober natürlich einen Platz in der ersten Reihe.

In der Zwischenzeit hatte Angelika auch ihren BH ausgezogen und streichelte ihre Brüste. Sie ließ ihre Hüften kreisen, und ich war völlig benommen. Ich nahm sie in den Arm und begann, sie zu streicheln. Meine Hände griffen nach ihren Brüsten, und ich massierte sie kräftig. Wir waren wie im Rausch und zogen uns gegenseitig die Klamotten aus. Es dauerte nicht lange, und wir waren splitternackt. Wir waren so erregt, daß wir Klaus ganz vergessen hatten.

Ich drängte Angelika an den Tisch, und sie legte sich rücklings darauf. Ich legte mich zwischen ihre weit geöffneten Schenkel. Was nun folgte, war einfach traumhaft. Wir liebten uns auf dem Tisch und steigerten uns immer mehr in Ekstase. Unsere heißen Körper waren wild, und wir erlebten einen tollen Höhepunkt.

Natürlich war die Nacht noch lang, und später bezogen wir auch Klaus in unser Spiel ein. Wir liebten Angelika abwechselnd. Der Abschied von den beiden am nächsten Morgen fiel mir schwer, und wir vereinbarten, daß wir uns bald wieder treffen wollten. Seitdem sehen wir uns regelmäßig, und jedesmal lassen wir uns ein neues Spiel einfallen.

Inserieren lohnt sich ...

Zuerst möchte ich sagen, daß mir Ihr Magazin ausgezeichnet gefällt. Ich habe es erst Anfang diesen Jahres entdeckt, und neben Form und Inhalt gefällt es mir auch deshalb, weil es mir den Beweis geliefert hat, daß es auch ehrliche Frauen gibt, die echte Kontakte suchen. Über dieses Erlebnis möchte ich berichten.

Ich habe schon öfter auf Anzeigen in anderen Sexmagazinen geschrieben, auch Antworten bekommen, allerdings im wesentlichen nur Geld für Fotos bezahlt, die man sich in besserer Qualität billiger beschaffen kann, wenn man dies will. Vor knapp einem dreiviertel Jahr schrieb ich auf eine eher unauffällige Anzeige. Mich hatte der zurückhaltende und doch eindeutige Text neugierig gemacht. Ich schrieb einen Brief, in dem ich mich kurz vorstellte, meine Vorstellungen beschrieb und vor allem Rückumschlag und auch meine Telefonnummer nicht vergaß. Seine Telefonnummer möchte sicher nicht jeder Inserent so schnell bekanntgeben; ich persönlich vermeide dadurch, daß mich Männer, die Bilder von Frauen verkaufen, betrügen. Eine Frauenstimme läßt sich nun mal auch am Telefon schlecht imitieren. Etwa zwei Wochen später kam ein Brief mit raffiniertem, scharfen Foto, das zwar noch einiges offenließ, aber doch mehr als genug zeigte. Die Absenderin hatte mich bereits einen Tag vor Erhalt des Briefes angerufen. Es war Conny, 35 Jahre, mit beiden Beinen im Leben stehend. Conny war Single, wollte nur eine lockere Bindung, und sie war sehr nett. Unser erstes Telefongespräch dauerte sicher eine halbe Stunde. Wir waren uns sympathisch, und es hatte schon gefunkt zwischen uns beiden.

Unser erstes Treffen vereinbarten wir für den übernächsten Tag, zuerst auf „neutralem Boden“, in einem Café nicht weit von meiner damaligen Wohnung. Wir plauderten sehr angeregt und kamen uns nicht nur mit Worten, sondern auch körperlich, unter dem Tisch, immer näher. Zuerst merkte ich, wie sich ihr Knie gegen meines drängte. Mein „kleiner Freund und ständiger Begleiter“ reagierte sofort und begann, sich zu regen. In kleinen Schritten tastete ich mich von ihrem Knie aufwärts. Das Knie war nackt, die Schenkel waren nackt, die Scham war herrlich rasiert.

Der Reiz des Spieles bestand darin, sich „über dem Tisch" nichts anmerken zu lassen. Was zunehmend schwieriger wurde. Den Wein tranken wir dann schnell aus und fuhren zu mir. Wir waren beide scharf aufeinander und konnten es kaum erwarten. Kaum fiel die Tür hinter uns ins Schloß, umarmten wir uns auch schon. Meine Hände waren überall. Conny war unter dem Rock nackt, hatte auch keinen BH an und griff mir sofort in die Hose (ich war auch gut vorbereitet und trug die Jeans auf der blanken Haut). Dennoch hatte ich sie schneller ausgezogen als sie mich. Dann trug ich sie ins Zimmer, legte sie auf dem Teppich auf den Rücken und liebte sie voller Lust. Sie schlang die Beine um meinen Po, als ob sie mich nie mehr loslassen wollte.

Nach dem ausgiebigen Vorspiel brauchten wir nicht lange, bis zuerst Conny kam, und ich gleich danach tief in ihr explodierte. Die Entspannung gab Gelegenheit, eine Flasche zu öffnen und zu plaudern. Wir sprachen über die Rollenspiele, die Conny in ihrer Anzeige angedeutet hatte. Sie hatte schon lange einige Vorstellungen, die sie nun mit mir verwirklichen wollte. Das meiste verschweige ich, aber über die Dramaturgie der nächsten Nummer möchte ich doch noch berichten. Conny spielte die unterwürfige Frau, ich den genußsüchtigen, kühlen und distanzierten Liebhaber. Es war zum Schluß ein Kampf, der lange unentschieden blieb und den sie dann doch gewann. Conny begann mit einem „Nimm mich, bitte ...!" Das ließ ich mir nicht zweimal sagen, legte sie über den Tisch und liebte sie von hinten. Immer kurz vor dem Orgasmus hielt ich inne und befahl „Stellungswechsel“, was sie gehorsam befolgte. Sie heizte mich mit obszönen Aufforderungen an und streichelte meinen Körper, so daß ich schließlich die Beherrschung verlor.

Der Abend ging weiter, und unser erstes gemeinsames Erlebnis klang so aus, daß ich ihr die Augen verband und sie französisch verwöhnte, bis sie um eine Pause bat. Wir trafen uns öfter, ich lernte auch ihre Freundin sehr gut kennen, und wir hatten viele schöne Stunden, bis ich den Wohnort wechseln mußte. Jetzt wohne ich ganz in der Nähe Berlins und suche wieder eine niveauvolle Gespielin, die ihre geheimsten Phantasien mit mir auslebt.

Bei reiferen Paaren sehr beliebt!

Sehr geehrte Frau Sirius!

Ich lese schon seit einiger Zeit mit großem Interesse Ihren Kontakter. Öfter habe ich schon auf Inserate geantwortet und habe auch schon selbst einige Anzeigen aufgegeben. Ich suche erotische Kontakte (zärtliche Erotik, normale Neigungen) zu Frauen, Paaren und Privatpartykreisen. Ich liebe die zärtliche Erotik in den unterschiedlichsten Variationsmöglichkeiten. Es sind schon einige Kontakte zu Paaren zustande gekommen. Ich habe nur von einem ganz jungen Paar nach unserem ersten persönlichen Kontakt eine Absage bekommen, den anderen Paaren mußte ich absagen, da sie nicht meinen Vorstellungen entsprachen. Mit zwei reiferen Paaren ist es bisher zu einem näheren Kontakt gekommen.

Der erste Kontakt mit dem ersten Paar liegt schon ein halbes Jahr zurück (Ich hatte auf ihr Inserat geschrieben).

Sie haben mich nach einem Telefonat zu sich nach Hause eingeladen. Der Empfang war sehr freundlich, wir waren uns sofort sympathisch. Ich war überrascht, welch ein tolles Paar sie doch waren (35 und 42 Jahre alt). Wir haben uns sehr nett über alles mögliche unterhalten. Nachdem wir uns etwas nähergekommen waren, sind wir in ihren Partyraum im Keller gegangen, den sie extra für solche Treffen sehr erotisch eingerichtet hatten. Ganz schnell war dann auch die knisternde Stimmung da, um sich endlich ganz nah zu kommen. Ich durfte genüßlich die Frau ausziehen, während sie mich auszog. Ganz schnell sind wir dann im Bett gelandet, das vor einer Spiegelwand stand. Leidenschaftlich hat sie mich dann mit Zunge und Händen verwöhnt. Sie hatte einen tollen Körper und wußte ihre Reize ganz zielbewußt einzusetzen. Ihr Mann war eher passiv. Ich durfte dann ihren Körper und ihre erogenen Zonen lustvoll verwohnen. Als wir es schließlich vor Erregung nicht mehr aushalten konnten, bin ich lustvoll in sie eingedrungen. Es dauerte nicht lange, und wir hatten fast gleichzeitig einen himmlischen Orgasmus. Danach haben wir uns innig geküßt und gestreichelt, während ihr Mann sie lustvoll beglückte. Nach einer kurzen Erholung war sie dann schon wieder heiß auf uns, was sie uns auch unverblümt zu verstehen gab. Sie konnte vom Sex einfach nicht genug bekommen. Wir haben uns an diesem Abend noch mehrmals geliebt. Als wir alle ziemlich erschöpft waren, haben wir den Abend dann beendet. Zum Abschied hat sie mich nochmal leidenschaftlich geküßt.

Ich bin heute noch mit diesem Paar befreundet, wir haben uns schon ein paarmal getroffen, manchmal war noch ein anderes Paar dabei oder noch eine einzelne Frau oder ein Mann. Es war bisher immer abwechslungsreich und schön. Leider ist dieses Paar beruflich sehr beschäftigt, so daß unsere Treffen nicht regelmäßig stattfinden können.

So habe ich ein eigenes Inserat aufgegeben, und dadurch kam wieder ein Kontakt zu einem reiferen Paar zustande (40 und 60 Jahre alt). Die Frau war wieder sehr gutaussehend. Sie haben mich zu sich nach Hause eingeladen, zusammen mit noch weiteren vier Herren. Sie wollte von vielen Herren erotisch verwöhnt werden, was wir dann auch gemacht haben. Bei so vielen Herren wird zwar die Frau voll befriedigt, aber wir Männer mußten doch einige Abstriche machen. Da die Frau nur Treffen mit mehren Herren wollte, habe ich den Kontakt mit diesem Paar wieder abgebrochen.

Jörg S.

Unsere ersten Kontaktanzeigen

Wir sind ein Ehepaar von 39 und 44 Jahren und hätten bis vor wenigen Monaten nicht im Traum daran gedacht, unser Liebesleben über ein einschlägiges Kontaktmagazin in neue, spannende Bahnen zu lenken.

Mein Mann und ich kennen uns von Kindesbeinen an aus der gemeinsamen Nachbarschaft. Wir haben relativ jung geheiratet und dies nicht bereut. Auch wenn uns Kinder versagt blieben, fühlten wir uns nicht unglücklich. So konnten wir unsere Kräfte desto mehr in den Aufbau einer selbständigen Existenz investieren. Ich arbeite gleichberechtigt an der Seite meines Mannes in unserem Unternehmen mit und war nie nur Hausfrau.

Unser Liebesleben war in allen Ehejahren nie langweilig, denn wir haben fröhlich alles ausprobiert, was

Mann und Frau im Bett und in der freien Natur treiben können. Im Laufe der Jahren haben wir einen umfangreichen Fundus an raffinierten Sex-Kostümen, Dessous und Sex-Spielzeug zusammengetragen. Ich besitze zum Beispiel fast ein Dutzend schenkellange, hochhackige Stiefel in Lack- und Nappaleder in verschiedenen Farben, die ich auch oft im Bett anbehalte, weil es meinen Mann „hochbringt".

Vor ein paar Monaten machten sich bei uns plötzliche sexuelle Abnutzungserscheinungen breit. Uns zog es nicht mehr so oft und leidenschaftlich zu- und aufeinander. Da wir beide sensible Menschen sind, redeten wir ohne Umschweife darüber und kamen dabei auch dem Gedanken nahe, über ein Kontaktmagazin Sexfreunde in ähnlicher Situation zum Gedankenaustausch und vielleicht mehr zu finden. Wir waren uns darüber einig, daß zunächst nur voreinander agiert werden sollte: zeigen, sehen, zusehen. Partnertausch erst nach einer Eingewöhnungsphase mit Vertrauensbildung.

Als die Anzeige draußen war, kamen mir Bedenken, wie ich die neue Situation verkraften würde. Bei mir stand die Eifersucht schon bedrohlich in der Ecke. Ich konnte mich mit dem Gedanken nicht anfreunden, meinen Mann, den ich bisher allein sexuell „unter Vertrag" hatte, mit einer anderen Frau zu teilen.

Das Problem mit der anderen Frau stellte sich für mich indes gar nicht, denn wir bekamen keine Zuschrift von einem Paar. Aber wir hatten im Verlaufe von drei Monaten insgesamt sieben Offerten von Männern im Hause, die sich anboten, für engagierte sexuelle Abwechslung in unserem Ehebett zu sorgen. Drei dieser Briefschreiber erweckten sympathische Gefühle in uns. Die Nachrichten waren handschriftlich in gutem Deutsch verfaßt, gutes Briefpapier, Briefstil mit Niveau, Textilfotos (kein aufdringlicher „Ständer-Überfall").

Mein Mann und ich begannen immer häufiger zu phantasieren, wie es wohl wäre, sich tatsächlich einen Liebhaber zum Trio-Sex ins Haus zu holen. Das törnte uns vielleicht an! Unsere Empfindungen wurden immer „schmutziger". Es war sensationell, wir schliefen plötzlich wieder so lustvoll wie früher miteinander!

Ich wäre mit dem wiederauferstandenen Status unserer Leidenschaften zufrieden gewesen. Aber meinen Mann hatte es so gepackt, daß er ganz massiv darauf hinarbeitete, das Experiment zu wagen, mich einem anderen Mann zum Beischlaf auszuliefern. Es dauerte fast zwei Wochen, bis ich seinem Drängen nachgab, den ersten Kandidaten anzurufen und einzuladen. Ich hatte wahnsinniges Herzklopfen, mich einem anderen Mann anzubieten. Andererseits flimmerte in mir ein angstvollsüßes, feines Lustgefühl, das mich an Pettingabende aus meiner Jugendzeit erinnerte.

Das Telefongespräch war dann gar nicht so schlimm. Der Mann am anderen Ende der Leitung war charmant, hatte eine sympathische Stimme und nahm mit Freuden meine Einladung an.

Der Lover in spe war darüber informiert, daß er mir nur mit Kondom beiwohnen dürfe. Ich war zwar seit einem halben Jahr sterilisiert, so daß eine Schwangerschaft ausgeschlossen war, aber wir wollten kein Risiko in bezug auf eine Geschlechtskrankheit auf uns nehmen.

Unsere Kontaktbereitschaft wurde indes zunächst enttäuscht. Unser neuer Freund konnte seine Erektion nicht halten, als ich ihm das Präservativ überrollen wollte. Und dabei hatten wir den Abend ohne Streß begonnen: Abendtafel bei Kerzenschein, Schmusemusik, Champagner,

Dessert, warmes Schlafzimmer mit Kerzen und orientalischen Räucherstäbchen. Bei unserem Freund ging auch nach weiteren Versuchen nichts. Wir trennten uns ohne Groll. Wir erhielten gleich am Anfang einen Einblick, daß es nicht so einfach ist, sexuelle Abwechslung zu inszenieren.

Um es kurz zu machen, auch Kandidat zwei und drei kamen für eine Dauerfreundschaft nicht in Frage. Der zweite schied aus, weil er sich so machohaft angeberisch benahm und ständig anstößige Sprüche abließ. Er konnte gleich nach dem Dessert nach Hause gehen und hat unser Schlafzimmer erst gar nicht von innen gesehen. Der dritte war in allen Belangen willkommen. Charmant, gepflegt, unten schön stark gebaut, ausdauernd. Ich wurde von ihm (unter den Anfeuerungsrufen meines Mannes) in jener Nacht dreimal super zum Höhepunkt gebracht. Den dritten hätten wir gerne behalten, aber es blieb bei dem einmaligen Erlebnis.

Zunächst hakten wir unsere Idee nach sexueller Abwechslung ab, genügten uns wieder selber. Aber irgendwie hatten wir „Blut geleckt", denn nach einiger Zeit bekannten wir uns gegenseitig, daß jeder von uns immer noch an diese „schmutzigen Phantasien" dachte und davon erregt wurde.

Wir diskutierten sehr offen und kamen zu dem Entschluß, einen Mann zu finden, der mit einem neuen Gesundheitszeugnis belegen sollte, ohne Kondom mit mir zu verkehren. Wir inserierten deshalb erneut, und zwar ausdrücklich, um einen „sehr gut bestückten und nachweislich gesunden Solomann" zu finden für „Verkehr ohne Gummi".

Aus den vielen Zuschriften zogen wir diesmal sofort den richtigen Mann an Land: Gerd, einen sehr athletischen Mediziner, der in seiner Freizeit boxt und viel Tennis spielt. Unser Freund ist 45 Jahre alt und sexuell über die Maßen interessiert. Ich hätte nie gedacht, daß ich auf einen Mann abfahren könnte, der sich sein Liebchen ohne viel Federlesen sehr direkt hernimmt. War ich doch von meinem geliebten Ehemann nur die (auch weiterhin von mir geschätzten) langen, einfühlsamen Streichelorgien und Tantra-Sex gewöhnt. Und dann kam dieser auffallend vitale Mann daher und machte mich in nur wenigen Minuten zu einer völlig rolligen Katze ohne eigenen Willen und Verstand.

Ich lernte eine Reihe neuer optischer und taktiler Reize kennen und schätzen. Gerd ist rassig schwarz wie ein typischer Südländer, behaart vorne auf seiner breiten Brust, an seinen muskulösen Beinen und Unterarmen und auf seinen Handrücken. Mein Mann ist unten „gut gebaut“. Gerd aber übertrifft ihn noch mit seinem „Ding“. Hoden und Penisschaft sind bei ihm ständig rasiert, was mich die Fellatio, die ich gerne zelebriere, besonders lustvoll erleben läßt.

Ich bin ehrlich und bekenne, daß ich mich zunächst nicht unbeschwert ins körperliche Vergnügen fallenlassen konnte. Ich hatte ein schlechtes Gewissen. War ich es doch, die am Anfang unserer Aktion die eifersüchtigen Bedenken angemeldet hatte, und jetzt gab ich mich wollüstig vor den Augen des Gatten einem anderen Mann hin und mußte auf die vorurteilsfreie Billigung meines Mannes bauen.

Ich bin froh, daß mein Mann hohen Genuß am Zusehen hat und sich im Hintergrund hält. Ich bin sicher, es würde mich irritieren und in meinem körperlichen Genuß einschränken, wenn Gerd und mein Mann mich gleichzeitig bedienen würden.

Sobald mein neuer Liebhaber mich berührt und verwöhnt, drehe ich ab, vergesse Zeit und Raum, reite auf ihm freudetrunken in den Weltraum hinaus …

Ehemann:

Für mich war die Triole von Anfang an äußerst verlokkend. Mein erotisches Kopfkino kam gar nicht zur Ruhe. Ich konnte es zuletzt nicht mehr erwarten, endlich Zeuge zu sein, meine Frau unter einem anderen Kerl zu sehen.

Es war dann aber eine Bewährungsprobe meiner aufgewühlten Gefühle, als ich zum erstenmal „spannen“ durfte, wie meine Monika unter ihrem Lover lag. Es gab mir zuerst schon eifersüchtige Stiche, meine Frau maunzen und stöhnen zu hören, sobald Gerd nur in sie eingedrungen war. So leidenschaftlich war sie unter mir zuletzt in den scharfen Anfangsjahren unserer Ehe gewesen. Ich überwand den aufkeimenden Neid auf die Liebeskunst des anderen, indem ich mir bewußt machte, daß ich solche Ekstasen bei Monika ja vor Jahren auch schon hervorgerufen hatte. Ich war ja kein Versager. Wir beide waren eben im Laufe unserer Ehe in ein ruhigeres sexuelles Fahrwasser gelaufen. Da ist es ganz normal, daß ein neuer Mann (und zumal so ein voluminöser) Monika besonders entzückt. Des weiteren besänftigte mich die Erkenntnis, daß die Affäre mit dem neuen Lover mir als Voyeur optische und akustische Leckerbissen liefert, die wir als gestandenes Ehe-Duo in der Intensität wohl nicht mehr wiederbeleben können.

Außerdem hat Monika „Blut geleckt“. Es wäre unfair, ihre sexuelle Experimentierfreudigkeit zu bestrafen, nur weil ich nicht mehr die innere Ruhe aufbringe, dem lustvollen Geschehen seinen Lauf zu lassen.

Neulich erhielt meine Schaulust einen besonderen Kick. Monika und Gerd hatten die erste leidenschaftliche

Runde hinter sich. Monika hatte sich mit der leichten Federdecke zugedeckt. Wir saßen zu dritt einträchtig in unserem breiten Ehebett, tranken Champagner und plauschten entspannt.

Nach einer sexuell enthaltsamen Stunde wurde Gerd wieder aktiv. Er zog Monika die Decke vom Körper und klappte ihre Schenkel auseinander. Bei Gerd und bei mir knallte dieser Anblick voll durch. Wir bekamen sofort eine Erektion. Und Gerd verlor auch keine Zeit und drang in sie ein. Ich konnte mich nicht zurückhalten. Ich machte schamlose Bemerkungen, die beide noch mehr in Wallung brachten. Ich konnte meine Gefühle ohne Bremse loswerden und betätigte ohne Hemmung unten an mir „Fräulein Faust", bis ich zum Orgasmus kam.

Monika:

Mittlerweile genieße ich unsere Trio-Zusammenkünfte immer mehr. Ich kann mich fallenlassen, ohne einen heimlichen Seitensprung zu begehen. Im Gegenheil, mein Mann genießt meine neue körperliche Gier mit.

Ich hatte Gerd von meinen Phantasien zum Thema „Lust wider Willen" erzählt, die mich schon seit meiner Jugend sporadisch anfliegen. Er hat diesen Umstand geschickt bei einer Begegnung integriert. Bei einem Treffen Ausgangs des Sommers empfing ich Gerd in einem hauteng geschnittenen Kleid aus türkisfarbener Seide an der Haustür. Bis auf die halterlosen Strümpfe mit breitem Spitzenrand war ich unter dem Kleid nackt, keinen Slip, keinen BH.

Ich reagierte gleich dem Pawlowschen Hund. Als Gerd an unserer Haustür klingelte, versteiften sich automatisch meine Brustwarzen wie harte kleine Datteln, und meine Vorhöfe körnten sich lustvoll. Meine Nippel zeichneten sich herausfordernd unter dem dünnen Stoff meines

Kleides ab. In solchen Situationen fühle ich mich wunderbar als Frau. Ich genieße wieder auf voller Flamme brennende Leidenschaft. Es würde mir schwerfallen, das Rad wieder zurückzudrehen und auf die gelegentlichen Besuche Gerds zu verzichten. Wir sehen uns etwa sechsbis siebenmal im Jahr. Ich würde aber immer den Bestand meiner Ehe höherwertig einstufen und zum „eingefahrenen Ehesex" zurückkehren.

Aber das Problem stellt sich zur Zeit nicht. Ich wollte davon berichten, wie Gerd mir an jenem Tag einen besonderen Kick verschafft hat. Als Gerd eingetreten war, entzog er sich meinen Begrüßungsküssen, was mich total verwirrte, denn ich küsse leidenschaftlich gern. Er hatte fast brutale Gesichtszüge, zog meinen Lackgürtel um die Taille um zwei zusätzliche Löcher zu, so daß ich nach Luft rang. Dann drückte er mich mit meinem Rücken an die Flurwand, faßte mit beiden Händen in meinen geknöpften Kleidausschnitt und riß den dünnen Seidenstoff auseinander und hinab zu meinen Hüften, daß die Knöpfe nur so zur Seite sprangen. Er knetete mit seinen Händen meine Brüste. Das Rockteil meines Kleides zerlegte er ebenso fachkundig in Streifen, die er vorne auch noch im Taillenbereich abriß, so daß meine tiefschwarz eingefärbte Scham exponiert wurde. Dann packte er mich fest im Genick und führte mich im Eilschritt in unser Schlafzimmer, wo er mich aufs Bett schubste und sich anschließend auf mich warf …

Ich habe in einer stillen Stunde darüber nachgedacht, ob ich die eben geschilderte Situation auch als junge Frau erregend gefunden hätte. Ich meine nein. Zum einen wohl, weil mein Man ein ausgesprochener Softie ist, der sich gar nicht so strikt benehmen kann. Und dann müssen die Sexualpartner schon über langjährige Körpererfahrung verfügen und bereits einer gewissen sexuellen Abnutzung unterworfen sein, um auf solche an die Grenze zum Bizarren stoßenden Praktiken abzufahren.

Wir haben so etwas noch nicht wiederholt. Aber ich kann mir vorstellen, daß Gerd es drauf hat, mir eines Tages auch noch weitere Tricks aus der bizarren Kiste zu präsentieren.

Wir möchten unsere Dreisamkeit noch möglichst lange lustvoll und ohne Komplikationen genießen.

Ehemann:

Was möchten wir mit unserem Beitrag vermitteln? Sexuelle Kontakte über Bekanntschaftsanzeigen in einschlägigen Sexmagazinen können müde Ehen beleben, wenn frau/man(n) genügend Geduld aufbringt und sich auch von Rückschlägen nicht beeindrucken läßt. Vielleicht bilden unsere Gedanken konstruktive Anreize für noch unentschlossene Suchende.

Freundliche Grüße an die Leserschaft, Weiblein wie Männlein,

von Monika, Martin und Gerd

Ein heißer Abend

Ich habe vor einem viertel Jahr eine Anzeige in Ihrem Kontaktanzeiger geschaltet und hatte eine gute Resonanz. Aber eines der Treffen war unbeschreiblich schön. Schon die Antwort auf meine Anzeige und das beigefügte Bild ließen viel versprechen, aber daß es so scharf werden würde, hätte ich nie zu denken gewagt. Das Bild zeigte eine schöne, junge (22), blonde Frau mit schönen Brüsten. Wir verabredeten uns zu einem Theaterbesuch.

Schon als ich sie auf dem Parkplatz traf, blieb mir die Spucke weg. Sie, Sandra, hatte einen Minirock an, der ihre makellosen Beine perfekt zur Geltung brachte, mit halterlosen schwarzen Strümpfen, einem beigen Pullover und einem schwarzen Samtblazer. Darunter, wie ich später noch feststellen konnte, nichts außer bloßer, an bestimmten Stellen rasierter Haut.

Als wir zusammen zum Theater gingen, konnte sie es sich nicht verkneifen, vor ein paar an der Bushaltestelle wartenden Burschen den Rock, völlig unabsichtlich, zu heben, so daß sie ihre wunderbare unverhüllte Kehrseite sehen konnten. Na warte, dachte ich so bei mir, du wildes Luder wirst schon sehen!

Das Musical war ganz gut gemacht, nur die Akustik war zu schlecht. So gingen unsere Hände schon im Theater auf Wanderschaft. Es war aber zu voll und zu hell für solche heimlichen Spiele. In der Pause tranken wir einen Piccolo, um uns für danach schon in Stimmung zu bringen. Nach dem Theater gingen wir noch kurz etwas trinken und plauschten so dahin. Aber wir hielten es nicht lange in diesem Pub aus, und so spazierten wir Arm in Arm durch einen Park zu unseren Autos. Ungefähr in der Mitte des Weges überkam es uns, und wir fielen übereinander her und küßten uns wild und leidenschaftlich. Da bei ihr alles bereit lag, konnte ich sie mit den Fingern sehr gut verführen, und als ich sie noch auf eine Bank hob, konnte ich sie mit meiner Zunge französisch verwöhnen. Da es schon ziemlich spät war, kamen nicht mehr viele Leute durch den Park, und wenn schon, uns konnte jetzt nichts mehr stören. Sie war völlig benebelt und willenlos vor Lust, so daß ich mir jetzt einen lange gehegten Wunsch erfüllen konnte. Ich öffnete ihren Minirock, sie protestierte noch etwas, aber ließ es dann doch geschehen, daß er zu Boden fiel. Nun stand sie da mit ihren halterlosen Strümpfen und der rasierten Scham. Nur noch ihr Oberkörper war mit dem Pullover und einem schwarzen Blazer bedeckt, doch auch dies mußte sie jetzt ausziehen.

So gingen wir dann den Rest des Weges zum Auto. Sandra mit ihren schönen, großen Brüsten und ihrer nackten Scham und für jeden Entgegenkommenden aufreizend mit den Halterlosen und dem Blazer schwarz umrahmt.

Doch als wir am Auto ankamen, mußte sie auch den Blazer ausziehen und so neben mir im Auto fahren. Sie beugte sich während der Fahrt zu mir herüber und bot sich als Streichelobjekt dar, während sie meinen Tiger befreite und sich um ihn kümmerte. Zum Glück waren wir schnell zu Hause. Da fielen wir sofort ins Bett und konnten nicht mehr genug von uns bekommen. Sandra war so erregt, daß wir uns bis tief in die Nacht hinein verwöhnten, bis wir vor Erschöpfung in die Federn fielen. Ich hätte nicht gedacht, daß mir so etwas in Wirklichkeit auf eine Kontaktanzeige passieren würde, doch leider blieb es wegen der Entfernung bei dem einmaligen Treffen.

Eurer Sven K.

Ein tolle Liebesnacht!

Liebe Freunde des Sex-Kontakters!

Ich heiße Michael, bin 40 Jahre, wohne in Stade und erzähle Euch, wie mir der Sex-Kontakter geholfen hat: An einem Sonntag abend vor fast 2 Jahren war ich bei einem befreundeten Ehepaar eingeladen. Meine Frau hatte wie üblich keine Lust mitzukommen, so ging ich allein zum Klönen. Während der Unterhaltung entdeckte ich in einem Zeitungsständer den Sex-Kontakter. Als Peters Frau mit dem Hund Gassi ging, sprach ich ihn darauf an und erzählte ihm auch, daß ich den SK ebenfalls lese. Seine Frau und er suchten einen Hausfreund, sagte er mir, und als er mich grinsen sah, fragte er, ob ich nicht diesen Job übernehmen wolle. Auf meine begeistere Zustimmung hin überlegten wir, seine Frau zu überraschen.

Am darauffolgenden Sonntag kam ich zur verabredeten Zeit ins Haus. Peter erwartete mich im Adamskostüm, so legte ich schnell meine Kleidung ab und folgte ihm wortlos ins Schlafzimmer. Janine lag nackt, mit verbundenen Augen und ans Bett gefesselt, da. Die Musik war so laut, daß sie meine Schritte nicht hören konnte. Nun fing ich an, Janines Fingerspitzen zu küssen. Wenn ich aufhörte, küßte Peter auf der anderen Seite des Bettes Sekunden später dieselbe Stelle, so daß sie annehmen mußte, Peter würde um das Bett herumlaufen, um sie zu verwöhnen. Als ich bei ihrer Brust angekommen war, gab ich Peter ein Zeichen. Wir senkten gleichzeitig unsere Münder auf ihre Brustwarzen und fingen an zu saugen. Den überraschten Aufschrei werde ich nie vergessen – und die folgende Liebesnacht ebenfalls nicht!

Wir küßten nun gemeinsam ihren herrlichen Körper, und nach kurzer Zeit fing sie an zu zucken, ihren ersten und auch die weiteren Orgasmen stöhnte und schrie sie laut heraus. Noch immer wußte sie nicht, wer sie als zweiter beglückte, aber es gefiel ihr sichtlich. Peter band sie nun vom Bett los, aber fesselte ihre Hände auf den Rücken und setzte sie dann auf sein bestes Stück. Während ich Janine nun nach vorne beugte, so daß sie auf ihm lag, visierte ich sie von hinten an. Nachdem wir einen gemeinsamen Rhythmus gefunden hatten, kamen wir drei kurz hintereinander zum Höhepunkt. Danach befreiten wir Janine von den Fesseln und der Binde. Da ich mich beherrscht und den Mund gehalten hatte, erkannte sie mich erst jetzt. Wir küßten uns ausgiebig und leidenschaftlich, während Peter eine Flasche Sekt öffnete, danach gingen wir drei unter die Dusche. Als Belohnung für diese gelungene Überraschung verwöhnte uns Janine danach mit ihrem süßen Mund.

Es wurde der erste von vielen wunderbaren Nachmittagen und Abenden voller Lust. Leider zogen meine Freunde im September nach Süddeutschland, so daß ich sie nicht mehr besuchen kann.

Viele Grüße
Michael

Jacky aus Berlin

Hallo, hier schreibt Euch nochmal Jacky aus Berlin! In SKS 13 hatte ich in einem Leserbrief schon einmal meinen Wunsch nach einer größeren Männergruppe zum Ausdruck gebracht und hatte im Anschluß an diese Schilderung ein Inserat aufgegeben. Man glaubt es kaum, aber zunächst sah es gar nicht danach aus, daß sich ein geeigneter Herrenkreis finden würde. Zwar bekam ich jede Menge Zuschriften, doch die waren meist in folgendem Stil abgefaßt: „... Ich bin der geile X aus Y und will Dich unbedingt bumsen. Schicke ein Nacktfoto und Deine Telefonnummer an beiliegende Postlager- oder Postfachadresse ...“ Toll! Und das, obwohl ich ausdrücklich keine Einzelherren suchte.

Vor einigen Wochen erhielten wir dann endlich eine Zuschrift, die meinen Vorstellungen entsprach. Der Brief war von Peter, einem Geschäftsmann aus dem Ruhrgebiet, der im Februar mit vier Kollegen auf einer Baufachmesse in Berlin sein würde. Dem Brief lag eine Akt-Fotokopie, die einen ganz passabel aussehenden Herrn zeigte, bei. Ich bat also meinen Mann, bei Peter anzurufen und mit ihm etwas zu vereinbaren. Die beiden verblieben so, daß Peter bei uns anrufen würde, wenn er mit seinen Kollegen in Berlin wäre.

Irgendwann im Februar meldete sich Peter dann wieder und lud uns mit den anderen vier Herren zum Essen ein. Ich sollte mich an diesem Abend so aufreizend wie möglich kleiden, meinte er. Schließlich wolle man eine richtig heiße Ehefrau ausführen. Gott sei Dank war es nicht mehr ganz so kalt, und so wählte ich rosafarbene 12-cm-High-Heels, eine transparente weiße Bluse ohne BH, weiße Netzstrümpfe und einen extrem kurzen Mini – natürlich ohne Slip. Darüber zog ich einen warmen Wintermantel. Natürlich schminkte ich mich sehr auffällig und nahm einen wirklich auffallenden grellpinkfarbenen Nagellack mit dazu passendem Lippenstift.

Pünktlich um 20 Uhr betraten mein Mann und ich das vereinbarte Restaurant am Kudamm. Peter und seine Kollegen saßen schon an einem Tisch. Den Männern fiel die Kinnlade runter, als mein Mann mir aus dem Mantel half. Mein Busen war unter der hauchdünnen Chiffonbluse für jeden im Restaurant gut sichtbar, und auch der Ansatz der halterlosen, weißen Netzstrümpfe war durch den kurzen Stretchmini nicht verdeckt. Vermutlich konnte der eine oder andere im Sitzen sogar einen Blick auf meine rasierte Scham erhaschen. Aber sie hatten es ja so gewollt: So auffallend wie möglich, hatten sie gesagt.

Zunächst waren alle etwas verlegen, doch nach einem Glas Sekt begann sich die Atmosphäre aufzulockern. Mein Mann faßte mir unterm Tisch zwischen die Beine, was die anderen als Aufforderung betrachteten, auch Hand anzulegen. Ich genoß es, in meinem aufregenden Outfit mit insgesamt sechs seriös gekleideten Männern an einem Tisch zu sitzen und überall befummelt und betatscht zu werden. Die Leute an den Nachbartischen machten etwas betretene Gesichter, denn es war ein ziemlich feines Restaurant. Nur die Kellnerin, eine üppige blonde Vierzigerin, kümmerte sich rührend um unseren Tisch. Man merkte ihr an, daß sie wohl ganz gern an meiner Stelle gewesen wäre.

Ursprünglich wollten wir nach dem Essen einen Bummel durch die Sexkinos machen, doch ich fand, daß es dazu noch zu kalt war. Auch war ich mittlerweile so gierig, daß ich mich am liebsten gleich im Lokal auf den Tisch gelegt hätte. So beschlossen wir, ins Hotel zu fahren. Unsere fünf Freunde wohnten im Esplanade am Lützowplatz, keine schlechte Adresse für Berliner Verhältnisse.

Schon im Hotelaufzug ging die Fummelei los. Einer nahm mir den Mantel ab, ein anderer schob den Mini hoch und der dritte befreite meine Brüste aus der Bluse. Die letzten Schritte auf dem Hotelflur ging ich praktisch nackt. Im Zimmer war es dann nur noch eine Frage von Sekunden, bis ich den ersten Mann französisch verwöhnen durfte, während die anderen Kerle mich liebkosten. Ich spürte, wie mich ein Mann nach dem anderen beglückte, während ich meinen Mann französisch verwöhnte. So gut ich konnte, versuchte ich die Männer, die sich mir entgegenreckten, mit den Händen zu befriedigen. Nach einer Stunde waren wir alle fix und fertig. Es war eine richtige „Schlacht" gewesen. Eine Dusche tat uns allen gut.

Wir tranken zum Abschied noch etwas Champagner, und um Mitternacht fuhren mein Mann und ich nach Hause. Im Auto entblößte ich mich wieder, was ihn so scharf machte, daß er mich noch in der Tiefgarage des Esplanade auf den Beifahrersitz warf und mir nach wenigen Minuten einen enormen Orgasmus bescherte. Noch heute erinnern die Spuren auf unserem Autositz an diesen Abend. Ich war glücklich und so richtig schön befriedigt. Es war für alle ein gelungener Abend gewesen. Schade nur, daß solche Erlebnisse so selten sind!

Mit freundlichen Grüßen
Eure Jacky

Verlockendes Inserat

Heute möchte ich mich auch mal positiv zu den Kontaktheften aus dem Orion-Verlag äußern!

Beim Durchblättern der heißen Anzeigen stieß ich auf ein besonders verlockendes Inserat von einer Frau, die einen toleranten und zärtlichen Liebhaber suchte. Nun, ich habe schnell darauf geschrieben und ein neues Foto von mir beigelegt. Bereits nach zwei Wochen, was außergewöhnlich schnell ist, bekam ich eine ausführliche Antwort. Die Zeilen waren mehr als vielversprechend, und das Foto machte mich so heiß, daß ich sofort einen weiteren Brief an meine neue Bekannte schrieb. Sie war ebenfalls sehr angetan von mir, und so verabredeten wir am Telefon ein zwangloses Treffen, um uns persönlich kennenzulernen.

Da wir beide gebunden sind, mußten wir einen Ort wählen, wo wir nicht gleich auf Bekannte stoßen, daher trafen wir uns in Stuttgart. Die Umstände, wie alles ablief, möchte ich aus Platzgründen weglassen und komme gleich zum Thema:

In einem verschwiegenen Lokal tranken wir etwas, und es funkte sofort zwischen uns. Im Laufe unserer Unterhaltung kam heraus, daß Maria (Name geändert) bereits ziemlich heiß war und am liebsten sofort mit mir heißen Sex erlebt hätte, doch da war noch ein Problem! Wo sollten wir hin? Naja, wir entschlossen uns, in ein Erotik-Kino zu gehen, um dort unsere angestaute Lust ein wenig auszukosten. Schon nach wenigen Schritten auf der Königsstrasse wurde uns bewußt, daß wir jederzeit auf jemanden treffen könnten, der uns kennt. Also fuhren wir mit der S-Bahn nach Echterdingen, wo Maria ihren Wagen geparkt hatte. Auf der Fahrt sagte sie mir immer wieder, wie erregt sie schon ist, und damit war sie nicht alleine. Kaum saßen wir in ihrem Auto, da küßten wir uns auch schon voller Verlangen, und ihre Hände suchten nach meinem besten Stück. Schnell fuhren wir zu einem mir bekannten Waldparkplatz, um dort ungestört zu sein, doch es kam ganz anders.

An diesem zwar kalten, aber schönen Tag waren irre viele Spaziergänger unterwegs, so daß wir keine Ruhe hatten. So kam es, daß wir auch ein paar Schritte gingen und dann einfach mitten im Wald hinter einen großen Holzstapel liefen. Unser Verlangen war inzwischen so groß, daß wir fast wie Tiere übereinander herfielen. Während wir uns innig küßten, suchten meine erfahrenen Hände unter ihrem Mantel die bebenden Brüste. Welch ein Genuß, schon lange hatte ich keine so festen und doch großen Brüste in meinen Händen. Kaum hatte ich ihre dünne Bluse ein wenig geöffnet, da kam auch schon der nächste Wonneschauer über mich, denn Maria trug einen dunkelroten Spitzen-BH, der ihre prallen Brüste kaum bedeckte und die großen Warzen durchschimmern ließ. Ich befreite eine der runden Kugeln und ließ meine flinke Zunge kurz darübergleiten, was zur Folge hatte, daß Maria gleich heftig zu stöhnen begann.

Meine Liebkosungen wurden immer intensiver, und auch sie ließ all ihre letzten Hemmungen fallen. Maria griff mir zwischen die Beine und massierte meinen Freund, während ich nun ihren Minirock hochschob, um die tollen Schenkel zu streicheln. Erneut erlebte ich eine Überraschung, denn sie trug keine Strumpfhose, sondern nur zarte Nahtstrümpfe mit einem breiten Spitzenabschluß. Genau diese Region streichelte ich nun ganz intensiv, und Maria dankte es mir, indem sie mich sanft streichelte. Meine suchenden Hände fanden den Weg zwischen ihre Schenkel, und ich stellte mit Freuden fest, daß es ihr mächtig gefiel. Jetzt konnte ich auch ihren gleichfarbigen Spitzenslip sehen und schob diesen etwas zur Seite, worauf ich Marias Scham zu Gesicht bekam, welche bis auf einen kleinen Rest ausrasiert war. Maria stöhnte unter meinen Liebkosungen laut auf, und schon nach ein paar sanften Bewegungen meiner Finger erreichte sie einen ersten Orgasmus. Dies war der Beginn eines wilden, frivolen und hemmungslosen Aktes. Kaum hatte sie sich ein wenig beruhigt, da ging sie auch schon in die Knie und begann voller Wollust, mich zu liebkosen. Während Maria mich ausdauernd verwöhnte, massierte ich ihren bebenden Busen. Schon bald spürte ich, daß ich bald kommen würde, und warnte sie, doch dies schien genau ihr Ziel zu sein, denn Maria liebkoste mich noch stärker …

Danach lehnte sie sich an den Holzstapel und spreizte ihre Beine, worauf ich sie ausgiebig verwöhnen konnte. Es dauerte nicht lange, da kam sie erneut zum Höhepunkt. Jetzt war ich wieder bereit, und auch sie wollte mich in sich spüren, doch gerade als ich ansetzen wollte, da kamen zwei Jogger vorbei. Wir warteten kurz und wollten dann wieder loslegen, aber da sahen wir, daß schon wieder einige Spaziergänger in unsere Richtung liefen. Wir wollten zwar weitermachen, doch das war uns dann doch zu riskant, und wir liefen zurück zum Auto.

Inzwischen haben wir uns richtig angefreundet und werden schon bald einen genußvollen sowie Abend bei ihr genießen. Davon berichte ich Ihnen gerne zu einem späteren Zeitpunkt und werde diesen erotischen Abend ausführlich beschreiben, damit auch all die anderen Leserinnen/Leser Ihres Kontaktmagazins etwas davon haben. Vielleicht zeigen diese auch den Mut und berichten von ihren Erlebnissen oder lassen sich anregen, um ebenfalls eine Anzeige aufzugeben, in der sie ihre geheimen Erotik-Träume ausleben wollen? Ich wünsche allen Sexinteressierten viele lustvolle Höhepunkte und würde mich freuen, wenn meine neue Anzeige viele Interessenten ansprechen würde und reichlich Zuschriften von ehrlichen Erotikfreunden kommen werden?!

Ihnen wünsche ich weiterhin viel Erfolg und natürlich allzeit heiße, erregende Höhepunkte in Ihrem Intimleben.

Ihr Erotikfreund Horst

Zu viert auf der Spielwiese

Liebe Frau Sirius!

Sie fordern immer wieder Ihre Leser/-innen auf, über ein besonders schönes Kontakterlebnis zu berichten. Aus Diskretionsgründen sind alle Namen im Text geändert.

Wir lesen den Sex-Kontakter schon seit über einem Jahr und haben auch schon selbst einige Anzeigen aufgegeben und beantwortet. Leider hatten wir bisher keinen Erfolg. Nun hatten wir auf eine Anzeige im Sex-Kontakter 22 mit Foto und Telefonnummer geantwortet.

Eines abends klingelte das Telefon. Ein junger Mann, der sich als Martin vorstellte, rief an und sagte, daß seine Frau Anja und er Post von uns bekommen hätten und sich nun gern mit uns treffen wollten. Da ich zum Dienst war, und meine Frau meinen Dienstplan nicht genau kannte, sagte sie, daß wir uns am folgenden Tag melden würden, um ein Treffen zu vereinbaren. Wir verabredeten uns dann für den nächsten Samstag.

Wir fuhren am frühen Samstag abend in die Nähe von Hildesheim zu Martin und Anja. Als wir dann bei ihnen klingelten, waren wir dann doch etwas nervös, was aber sofort vorbei war, als wir in der Wohnung waren. Denn wir waren uns auf Anhieb sympathisch. Aber es blieb wie vereinbart nur bei Gesprächen über Vorlieben, Erfahrungen, erotische Phantasien, Pärchen-Clubs und vieles andere. Wir verstanden uns recht gut und verabredeten uns gleich für den nächsten Samstag wieder, aber diesmal bei uns.

Als es dann am Samstag bei uns klingelte, war ich noch unter der Dusche, denn Anja und Martin waren fast eine Stunde zu früh. Als ich dann ins Wohnzimmer kam, unterhielten sich meine Frau und die beiden über dies und das. Wir tranken erstmal ein Glas Sekt zur Lockerung und um noch letzte Hemmungen abzubauen. Später klappten wir dann unser Schlafsofa zur Spielwiese aus. Danach zogen wir uns langsam gegenseitig aus und kuschelten uns aufs Bett. Erst jeder mit seinem Partner. Aber schon bald gingen unser aller Hände auf Wanderschaft, und nach einigen Minuten war jeder mit dem Partner des anderen beschäftigt.

Mein Frau und Martin streichelten sich gegenseitig. Ich lag zwischen Anjas Schenkeln und verwöhnte sie mit meinen Lippen und der Zunge, dabei streichelte ich noch ihre prallen Brüste. Als ich zur Seite schaute, begannen Martin und Heike einen heißen Akt. Davon inspiriert, kniete ich mich vor Anja. Später verwöhnte Anja ihren Mann mit den Lippen. Sie kniete sich dabei hin, so daß ich mich unter sie legen und sie erneut mit meiner Zunge verwöhnen konnte. Meine Frau begann nun ebenfalls, mich mit ihrem Mund zu liebkosen. Nach kurzer Zeit setzte sie sich jedoch auf mich und begann einen heißen Ritt (was schon immer mein Sex-Traum beim Sex mit zwei Frauen war – meine Frau wußte das). Nachdem wir alle auf unsere Kosten gekommen waren, kuschelten wir noch etwas miteinander. Gegen Mitternacht fuhr unser Besuch dann nach Hause.

In der Nacht war ich dann noch so heiß, daß ich im Halbschlaf begann, meine Frau zu streicheln. Ich war aber wohl doch von dem Erlebten zu müde, und es kam zu keinem Sex mehr. Da es uns allen sehr viel Spaß gemacht hat, werden wir uns wohl noch öfter zu einer heißen, sexgeladenen Nacht mit Anja und Martin treffen. Demnächst wollen wir vier mal gemeinsam in einen Pärchen-Club gehen.

Jens & Heike